覆載萬安方校注 上

[日] 梶原性全 撰
郭秀梅 回穎 校注
[日] 岡田研吉 審訂

學苑出版社

图书在版编目（CIP）数据

覆载万安方校注/(日)梶原性全撰；郭秀梅，回颖校注．—北京：学苑出版社，2020.10

ISBN 978-7-5077-6010-1

Ⅰ.①覆… Ⅱ.①梶… ②郭… ③回… Ⅲ.①方书-汇编-日本 Ⅳ.①R289.2

中国版本图书馆 CIP 数据核字（2020）第 177418 号

责任编辑： 黄小龙
出版发行： 学苑出版社
社　　址： 北京市丰台区南方庄 2 号院 1 号楼
邮政编码： 100079
网　　址： www.book001.com
电子邮箱： xueyuanpress@163.com
销售电话： 010-67601101（销售部）、010-67603091（总编室）
印 刷 厂： 北京兰星球彩色印刷有限公司
开本尺寸： 800mm×1220mm　1/16
印　　张： 110
字　　数： 1486 千字
版　　次： 2020 年 10 月第 1 版
印　　次： 2020 年 10 月第 1 次印刷
定　　价： 598.00 元（上下册）

編校說明

《覆載萬安方》六十二卷，日本鎌倉時代（一一八五—一三三三）僧醫梶原性全（一二六五—一三三七）編著，成書於一三一五年，是日本中世紀最大的醫學全書，代表鎌倉時期醫學特徵及水平。

本書內容主要摘錄中國唐宋，特別是宋代醫書，以及非醫書中所載症候方藥，並且加入著者臨床經驗及見解。其特点：大量引用方書（書名三三一種，其中非醫書五十五種，和書三種），明確標記引用書名及人名，其中收錄中國已亡佚醫書數種。

如所周知，日本永觀二年（九八四），丹波康賴編纂《醫心方》三十卷，是日本現存最古醫書，其中記載大量中國唐以前醫學文獻。一八六〇年江戶醫學館摹刻刊行《醫心方》，震驚內外，中國影印出版之後，凡點校、輯佚醫書，大多以《醫心方》爲依據。而《覆載萬安方》即《醫心方》之後重要醫書，如果說《醫心方》是研究中國唐以前醫學的貴重資料，而研究唐宋醫學則非《覆載萬安方》莫屬。

又《覆載萬安方》所引醫書與現存《永樂大典醫藥集》略同。《永樂大典》奉勅編修，約成書於永樂六年（一四〇八），所集多爲宋元時代優秀書籍，爲後世保存了大量文獻。而《覆載萬安方》成書於《永樂大典》之前，故對整理、校勘包括《永樂大典》在內的傳世醫書均具有一定的參考意義。

《覆載萬安方》內容豐富，是傳世罕見的大型方書，但該書是梶原性全爲長子冬景所著，作爲家傳秘本珍藏數百年，鮮爲世人所見，難以評價其對時代的影響及其歷史地位。但是依據此書可以了解宋以前中國醫書傳入日本的歷史，以及日本醫家利用中國醫書之實情，對照比較研究兩國同時代醫學發展狀況。

一、底本

《覆載萬安方》（簡稱《萬安方》）底本採用日本公文書館内閣文庫所藏抄本。

二、構成

《萬安方》全六十二卷，五十七册。缺第十八卷。此次點校，盡可能保留原書内容，不增不删。

三、文字處理

1．採用通行規範正字，日本當用漢字改爲相對應繁體字。同時保留必要異體字，以示各時代書寫字形異同。盡量依據原本書寫字體，不予統一，如咳、欬，藏府、臟腑，鈆、鉛，寫、瀉等等。保留書名中異體字。

2．原稿中衍脱誤倒之處，誤字用（）括號標出，補入脱文用〔〕括號標出，不另出校注。

3．原稿中重文符號，一律變換成相應文字。如：「云〃」→「云云」，「陰虛而陽盛〃〃則熱矣」→「陰虛而陽盛陽盛則熱矣」等等。

4．原稿中使用一些符號，如「丸如●大」等，均予保留。

5．難以判讀文字，一字用一「□」表示，字數難以判明之處，以「◇」表示。

四、標點符號

1．使用新式標點。

2．原稿用圓括號提示重點詞語，不影響閱讀理解，給予保留。

五、行文格式

1．保留原稿六十二卷體例，内容順序完全按照底本，即原文、校勘記事、作者按語（黑體字）。

2．原稿眉批，按照作者意圖補入正文，另起一行，於文頭加「〇」表示。

3．原稿有錯簡及言之未盡，或僅列條目而無文章等情況，皆原樣保留。

六、假名注音釋義

作者使用片假名注音、釋義，具有一定文獻價值，給予保留。如，「蚌」讀作ハマクリ。「腹脹」釋爲ハラフクル。

七、索引

《萬安方》卷末附錄書名、人名索引。

獻萬安方序

初臣壽品高祖宗什世居平安家醫，見推博洽，書籍藏過五車，藏中有梶原性全《萬安方》，傳以尊信，殊加韞匵。及臺廟時，召見爲醫官，賜禄千石，遂移東都。後復應詔至京進藥天子，而得奏起號之功，勅賜啓迪院法印位號，亦皆以此書多已見功也。以故世世子孫傳以至今，侍醫臣望三英有志古方，與臣相善，乃一覽驚嘆曰，「嗚乎！古方未喪，賴天之靈，何幸也。」迺勸臣曰，「當今國家設天官之政，尚宋局之方，亦欲以救恤民瘼，仁莫大焉。」夫上有好者，下必有甚焉，此書顯於世，誠以聖明之所融，乃欲令臣獻之。臣唯恐倣獻芹之愚，而反獲遼豕之誇，未敢焉。既而臣英遂奉狗監之對，乃得蒙凌雲之譽。前奉教命當謄寫進獻，因圖防朽蠹，特賜剪春羅紙五千張，於是與英等共俱校正，周歲而成，凡六十二卷。原闕二本，目次一本，總計五十九冊也。獨以經五百年，蠹簡誤字，衍文錯簡，尚猶不尠，悉仍舊貫不改一字，所以存古也，既以進獻焉。謹按性全者，不知何人，相傳云以醫仕足利氏鹿苑公，恒懸藥囊，時稱名醫，嘉曆之間著此書。鹿苑公嘉其志，爲記花押二，今見在此書中。性全博覽強識，自言所見方書凡貳百有餘部，二千有餘卷，亦皆漢魏唐宋經驗之方，及自所試效，莫不集載。嗚乎！古方之損益，以今視之，亡彼存此，而其引用亦獨在此書，則可謂海内無雙古方書也。今也藏之秘府，則使彼性全之業再垂不朽。臣亦與此顯祖先十襲之功，豈不幸哉？臣歲已八十耄矣，無能爲而不任犬馬之勞，伏惟國家無窮之恩，無報萬一，喜遇此舉，聊表愚衷，以敘其由云爾。

延享二年乙丑冬十二月

啓迪院法眼　岡本玄治謹上

目录

此卷有鹿苑相公御判同梶原性全判朱墨共存

又相公判在六十貳卷

初虞世《養生必用方》云，秋冬不可發汗，以陽氣歸根，即不見。有秋冬不可服麻黃之文，麻黃雖開玄府，又有諸藥佐使混併，但能微微發散風寒爾。

一　中風門　二　五藏中風　三　通藥諸方　四　中風發熱　五　熱毒風散在諸方

鹿苑院殿此末六十二卷ニモアリ

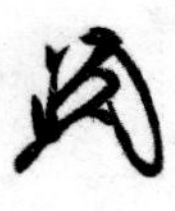

覆載萬安方卷第一

性全　撰

中風門

夫風者天地山川之氣也，所發遠近有二焉，一者天地八方、四時、五行之氣爲近風，春秋冬夏各依其時。從東西南北、天涯地際、八卦之鄉來者爲遠風，溫涼寒暑從微至盛，各隨其孟仲季，以順十二月周下歲也。溫涼寒暑之氣是風也，動則靡靡然，靜則含含爾，是天地之風也。《經》曰諸邪風者，非是時行乘節之風，亦非山川皷振之風，是人間庭巷門戶窻牖之逕氣爾。天無風之日，其恒有逕氣，人長居其間，日月積久，乃能虛人膚肉，入人百脈，流注五藏六府，則致生病焉。

凡四時風者，春九十日名曰清風，傷人爲肝風；夏九十日名曰陽風，傷人爲心風；秋九十日名曰涼風，傷人爲肺風；冬九十日名曰寒風，傷人爲腎風。其分布八方，亦異名也。太一之神，隨其節居其鄉，各王四十五日，風雲皆應之。

東北方艮之氣，立春王，名爲條風，一名兇風，主四十五日。自立春四十五日間，從艮方來風，曰鄉來風，生長萬物，不傷人。餘準之。

東方震之氣，春分王，名爲明庶風，一名嬰兒風，王四十五日。

東南方巽之氣，立夏王，名爲清明風，一名弱風，王四十五日。

南方離之氣，夏至王，名爲景風，一名大弱風，王二十七日。合仲夏也。仲夏，中央之氣，戊己王十八日，合夏至都四十五日，王皆同。在此仲夏者，非孟仲之仲也，是天地之正中，五行之所會，四季之所同。其一節而火土二氣王之，分夏數爲仲夏也。

西南方坤之氣，立秋王，名爲涼風，一名謀風，王四十五日。

西方兌之氣，秋分王，名爲閶闔風，王四十五日。一名剛風。

西北方乾之氣，立冬王，名爲不周風，一名折風，王四十五日。

北方坎之氣，冬至王，名爲廣莫風，一名大剛風，王四十五日。

此八風者，八方之風也。若從其鄉來者，主長養萬物，則人少病。若不從其鄉來，而從所尅來者爲賊邪，害於萬物則人多病。是故聖人云避風如避矢，是以風者百病之長，至其變化乃爲他病也。

五藏中風

肝風

論曰，《内經》謂，以春甲乙中風爲肝風，肝風之狀，多汗，惡風善悲，咽乾，善怒時憎，但踞坐不得低頭，繞兩目連額色微青，唇青面黃者可療，急灸肝俞百壯。若大青黑，面一黃一白，是肝已傷，不可復療。女人者，頭目瞤，兩脅痛，行常傴僂，嗜甘味如阻婦狀也。（肝俞在第九椎左右。）

石膏湯　治肝藏中風，筋脈拘攣，手足不隨，或緩，或急。（《聖總》）

石膏（一兩，碎）　麻黃（去根節，一兩二分）　川芎　芍藥　桂心　黃芩　甘草（炙）　人參　當歸　防風（各二分）　杏人（一分）

右麤末，每服五錢匙，水一盞半，生薑二分，切片，煎至八分，去滓，溫服，空心朝、午時、夜臥各一服。後喫熱生薑葱薤稀粥，出微汗，慎外風。

升麻湯　治肝虚中風，頭痛目眩，胸中客熱，氣壅衝心，煩悶目。

升麻　前胡各一兩二分　玄參、　地骨皮各一兩　羚羊角　葛根各二兩　茯神一兩一分

右麤末，每服五錢匕，水一盞半，竹絮一分，煎至八分，去滓溫服。食後如人行五六里半時，更進一服，熱氣未退，至三五服，熱悶氣退，即更可服小續命湯等通用藥矣。

心風

論曰，心中風之狀，多汗惡風，焦絕善怒，赫赤色，病甚則言不快，口色赤則心受風，風盛則生熱，熱盛則汗不止，心之液爲汗故也。汗多則腠理踈，踈則真氣邪氣相摶，是以惡風。又心惡熱，惡極則唇焦內躁多怒。心之聲爲言，病甚則言不快，心氣通於心故也。又其證胸背拘急，不可傾側，面赤頭痛，熻熻發熱，不能安臥，以心主血脈，其風日久，隨榮衛行，內外相摶，藴積而熱也。若唇赤流汗者可療，急灸心俞百壯在第五椎左右。若唇或青或黑或白或黃，此是心壞爲水，面目亭亭，時悚動者，不可復療，五六日而死也。

人參飲，治因心驚風，邪入心包，或加胸背悶痛驚怖，小腹微痛，寒熱心煩悶，色變青黃赤白，兼治虚勞驚懼風邪諸疾。

人參　甘草　麻黃　獨活　當歸　川芎　石膏　秦艽去苗，各二兩　附子炮，二分　白朮　細辛　桂心去麤皮，各三分　防風一兩一分　杏仁三分　黃芩一兩　赤芍藥　乾薑各二分

右剉散，每服五錢匕，水一盞半，煎至七分，去滓，溫服，日三夜二。

脾風

論曰，脾風之狀，多汗惡風，身體怠惰，四肢不欲舉，色少黃，不思食，鼻上黃色。又曰，踞而腹滿，身通黃，吐鹹汁。又曰，熻熻發熱，形如醉人，腹中煩重，皮肉瞤動，短氣，脾埤諸藏，灌四旁者也。所主

四肢，故脾中風，則身體怠惰，四肢不欲動。脾者，倉廪之官，故病則不嗜食，診在鼻中央之位也。其色黄如黄土之色也，煩重發熱，風之候也。形如醉人者，邪氣之甚也。急灸脾俞百壯（在十一椎左右）。若手足青者，不可復療也。

獨活湯，治脾藏中風，肢體緩弱，言語不利，熻熻發熱。《聖總》

獨活　麻黄　防風（各一兩）　白茯苓　羚羊角　人參　前胡　沙參（《外臺》方。代用地骨皮）　旋復花　黄耆　半夏　附子（炮，各三分）　甘草（炙，半兩）

右㕮散，每服五錢匕，水一盞半，生薑七片，煎至七分，去滓，溫服，不拘時候，日三服，夜一服。

肺風

論曰，肺中風之狀，多汗惡風，色皏然，時咳短氣，晝日則差，暮則甚。診在眉上，其色白。又口燥而喘，身運而重，胸而腫脹，冒悶汗出。夫熱生風，風盛，盛則熱，腠理開，多汗者，熱盛故也。風薄於內，所以惡風。皏然而白，金之色也。在變動爲咳。又肺主氣，故時咳短氣也。風，陽也。陽晝則在表，暮則在裏，陽衰而風應之，故暮則甚也。喘而腫脹，偃臥而胸滿短氣，以主氣故也。肺中風，偃臥而胸滿短氣，冒悶汗出，視目下，鼻上下兩邊，下行至口，色白者可療，灸肺俞百壯。若色黄，爲肺已傷化爲血，不可復療。其人當妄掇空指地，或自拈衣，尋衣縫，如此數日而死。診其脈，虛弱者亦風也，緩大者亦風也，浮虛者亦風也，滑散者亦風也。

羚羊角丸，治肺中風，氣急，背項強鞕，語聲嘶敗。《聖總》

羚羊角　白鮮皮（一名仙靈脾。代用羌活一兩半，《外臺》或代用秦艽）　升麻（一兩）　蔓荊子（一兩）　天麻（二兩）　秦艽（二兩）　惡實（牛蒡子也。一兩）　枳殼（一兩）

右細末，以煉蜜和丸，梧桐子大。食後煎桑根白皮湯下三十丸，若五七十丸，日三服。

腎風

論曰，腎風之狀，多汗惡風，脊痛，不能正立。其色炲，隱曲不利，診在肌上，其色黑。夫身之本在腎，受五藏六府之精氣，以養百骸九竅。腎受風則諸陽之氣不能上至於頭面，故有面疣然浮腫之證。陽氣虛者則多汗惡風，腎主骨，骨不強則脊痛不能立，精神衰弱則隱曲之事不利，肌上色黑如炲色。又路（踞）而腰疼不可俛仰，或爲冷痺，或爲偏枯，耳鳴，聲濁，志意昏沉，善恐，多忘，皆腎風證也。腎中風，踞而腰痛，視脅左右，未有黄色如餅粢大者，可療。急灸腎俞百壯。若齒黄赤鬓鬚直，面土色者，不可復療也。

吴茱萸丸，治腎中風，惡風多汗，面浮腫，腰脊痛，不能正立，面色枯黑。

吴茱萸二錢半　山茱萸　牛膝酒浸焙　石斛各五錢　細辛　川芎　附子炮，二錢半　菟絲子酒浸，五錢　白茯苓二錢半　羌活　獨活　南木香各二錢半　草薢五錢

右細末，用醇酒半盞，煉蜜半盞，拌和杵丸，如桐子大，每服五十丸，若七八十丸，以鹽湯或鹽酒服之。空心，日、午、臨臥。

已上五藏中風，分明審察，則如上可療之，若不詳辨別，則可用通藥諸方。

小續命湯，治卒中風欲死，身體緩急，口目不正，舌強不能語，神精悶亂，諸風服之皆驗，不令人虛。

防風一兩半　麻黄　防己　人參　黄芩　桂心　杏仁　白芍藥　甘草　川芎各一兩　附子二分

右剉散，每服四錢重，水一盞半，生薑七片，棗三個，煎至七分，去滓，不拘時服，日二三服，夜一二服。《深師錄驗方》有白朮，不用杏仁。《救急方》無川芎、杏仁。《延年方》無防風。崔氏《外臺方》不用防己，忌豬、冷水、海藻、菘菜、生葱。一本《千金方》，恍惚，加茯神、遠志各一兩。骨節煩疼，本有熱氣，去附子倍

芍藥。藏寒大便利，去黃芩加附子。骨肉冷痛，加肉桂、附子。煩多驚悸，加犀角。嘔逆腹脹，加人參半夏。自汗，去麻黃。秘結胸膈不快，加枳實、大黃。氣塞不通，加沉香。有痰，加天南星炮切片，數片。《葉氏方》有羌活、川烏頭、當歸，無防己。春加麻黃一兩，夏加黃芩三兩，秋加當歸四兩，冬加附子半兩。風虛加川芎一兩，身疼痛加秦艽一兩，失音加杏仁一兩，渴加麥門冬、乾葛各一兩，浮腫喘急加防風一兩。已上是名四時加減續命湯。《千金方》治中風痱，身體不知自收，口不能言，冒昧不識人，皆痛拘急不得轉側，用麻黃六兩，石膏四兩，甘草、川芎、乾薑、黃芩、當歸各一兩，杏仁三十粒（二分）。

右每服五六錢重，水二盞，薑三五片，煎一盞，去滓，溫服，是名西州續命湯。

《外臺方》云（林億等作），余昔任戶部員外，忽嬰風疹，便服此湯，三年之中，凡得四十六劑，風疾迄今不發。余曾任殿中少監，以此狀說，向名醫云，此方爲諸湯之最，有腳氣人，服此方至六七劑得差。有風疾家，天陰節變，輒合之可以防瘖也。《事證方後集》云，《千金》曰，治風不以續命湯治之，則不爲治風。斯以見聖人之心矣。有人腳氣，服此方至六十劑得差。《簡易方》云，小續命湯，古今治風良方也。但無通氣藥，不可獨用，以此藥兼而治之，成功必矣。（《和劑方》人參順氣散下有此說）

○《局方》云，治腳氣緩弱，久得羌風，人每遇天色陰晦，節候變更，預服之，以防瘖瘂。《百一選方》云，治婦人產後感冒傷風，服此以防中風搐搦傷寒。《究原方》云，大便秘，胸膈不快，加枳實、大黃。

○《大全良方》第四婦人血風病下傳云，有一婦人先自兩足踝骨痛，不可忍，次日流上於膝，一二日流於髀骨，甚至流於肩，肩流於肘，肘流於後溪，或如鎚鍛，或如蟲齧，痛不可忍，晝靜夜劇，服諸藥無效。召僕診之，六脈緊。予曰，此真歷節證也，非解散之藥不能愈，但用小續命湯一劑而愈。

○又劉安人，夏月亦病歷節，痛不可忍，諸藥無效。召僕診之，人迎與心脈虛，此因中暑而得之，合先服酒蒸黃連丸。衆醫莫不笑。用此藥服一貼即愈，自其施人良驗。

○《無卷齋衛生良劑續備急方》云，切記風中人不可便服風藥，氣中人不可便服氣藥。纔覺有此證候，急用真好麝香肉三錢，乳鉢中研令極細，以真清麻油不拘多少調令稀薄，可飲爲度。即令患人一服頓盡，須辨菜子細，不可用藥少即效遲。如牙關緊，即撥開灌入，候少甦省，然後服紫湯。紫湯者，其方用獨活削洗去沙土，薄切片，以豆淋酒煎濃汁服之，累服一二斤無害，服此二藥，永無手足偏廢，言語蹇澀之患。後見得是中風，以小續命湯之類，見得是中氣，只須服調氣藥，自然無事也。

○神栢散治中風，不醒人事，涎潮口噤，語言不出，手足嚲曳，得病之日便服此藥，可使風退氣和，不成廢人。栢葉一握去枝，葱白握一連根。右同研如泥，用無灰酒一升同煎二十沸，去滓，溫服，不拘時候。獨香散治氣中，目不閉，四肢不收，昏沉。右南木香細末二三錢，以瓜蔞子煎湯調服。

○腳氣服小續命湯，《大全良方》第四卷腳氣篇云，腳氣寒冷，如本方服之。若熱腳氣，則小續命湯去附子，減桂一半主之。

○《傷寒一覽》云，太陽傷寒發熱，脈沉細，搖頭口噤反張，汗出而不惡寒者，名柔痓，亦曰陰痓。小續命湯主之。又同第四卷云，小續命湯治傷寒剛柔二痓證，中風及腳氣痺弱，不能轉側。兼治小兒慢驚風。

○《百一方》曰，麻油麝香又勝麝煎五積散云。

○《魏氏家藏》云，治腳氣腫痛，小續命湯與四物湯合煎服，尤有效，號雙和湯。《楊仁齋直指方》治小兒中風，續命湯與排風湯合煎服，又名雙和湯。

人參順氣散《局方》名通氣驅風湯，治一切風，與小續命湯可雜服，通氣除風也。

○又《局方》烏藥順氣散十味也。

烏藥五兩，以十錢爲一兩　桔梗　香白芷不見火　川芎　甘草　陳皮　白朮各二兩半　麻黄　枳殼各一兩半　乾薑七錢半　人參半兩

右細末，每服三錢，若五錢匕，水一盞，薑三片，棗三枚，煎八分，和滓，食前服，日兩服。續命湯食後日日可兼用也

八味順氣散《濟生方》，治一切中風，先當服之調氣，次可兼服續命湯等。

白朮　白茯苓　青皮　香白芷　陳皮　烏藥　人參各一兩　甘草半兩

右細末，每服三五錢，水一大盞，煎至七分，溫服，不拘時。仍以酒化蘇合圓間服，有風之人，先宜服此，次進風藥。或書中蘇合圓不可以酒化服，無效云云，可以白湯井花水、人參湯等化服歟。《病源論》有五十九種風證諸方，即或三十六種，或云一百二十種風，而續命湯、順氣散、蘇合香圓，通以可治之。今人僅服一二劑已，責其驗，疾若不差，求失於醫，貽疑於藥，是則暗愚之所致耳。予治風人漸及數百，只灸大椎百壯，百會或五十一，或七八十壯，肩井、手三里、曲池、風門二椎、膻中、巨闕、胃脘、氣海、風市、足三里、絕骨各百壯，或二三百壯。

春秋各一報，而用此兩三方藥，咸得平復。此外遇有異證疾，則任諸方說處治之，無不驗者也。○絕骨一名懸鍾，出《必用方》中。

○《衛生良劑方》云，如欲調氣化涎，宜先服六味順氣散。其方白朮五兩　白茯苓三兩　人參二兩　陳皮二兩半　青皮二兩　甘草一兩，炮，再麩炒。右細末，每服三大錢，水一盞半，棗一個，薑三片，煎七分，溫服，日三四服。

大續命湯《聖總》，治中風入藏，四體不自知，口不能語，昏昧不知痛處。或筋脈拘急，中外疼痛，不得轉側，並宜：

麻黄去根節，六兩　當歸　桂心　甘草炙，各二兩　川芎　黄芩　乾薑各一兩　石膏四兩　杏仁四十枚，或三分

右麤散，每服五錢，水一盞半，煎至八分，去滓，溫服，空心。二服相去如人行五七里半時行，十里，用熱生薑稀粥，投衣覆微覺身潤或汗出，切慎外風。

○虞世南《養生必用方》有吐涎良方，可見彼說。

取涎丸，治中風病不語，喉中如拽鋸，口吐沫出。

天南星（大者一枚，去浮皮，剜中作坑，入醋，令八分滿，四面用火，令醋乾，黃色時剉） 藜蘆（一分）

右二味，研抹，用麪糊丸如梧子大，三五丸以溫酒服之。良久，吐出涎爲效，若吐不止，用冷蔥湯呷，即止。

秦艽丸，治中風汗出不止。

秦艽（去苗） 附子（炮） 白朮 桂心（去麤皮） 石斛（各一兩）

右爲散，每服五錢匕，空腹溫酒服之，日二三服。

續斷湯（《事證方》），治久年病風不差，王思和用此方一月而愈。思和，名醫，寓儀真，時人少知者，後至都下，聲名籍甚，爲醫官。

續斷 杜仲 肉桂 防風 甘草 牛膝 白茯苓 細辛 人參 當歸 白芍藥（各一兩） 川芎 秦艽 熟地黃 獨活（各三兩）

右爲細末，每服三錢，或五錢，水一盞，生薑三片，棗子一個，同煎至七分，空心食前稍熱服，或日三服夜一服。

○《大全良方》有傳記，可見第三卷。

排風湯（《局方》），治男子婦人風虛冷濕，邪氣入藏，狂言妄語，精神錯亂。肝風發，則面青，心悶，吐逆嘔沫，脇滿頭眩，重耳不聞人聲。偏枯筋急，曲拳而臥。心風發，則面赤翕然而熱，悲傷瞋怒，目張呼喚。脾風發，則面黃，身體不仁，不能行步，飲食失味，夢寐倒錯，與亡人相隨。肺風發，則面白，咳逆唾膿血，上氣奄然而極。腎風發，則面黑，手足不隨，腰痛難以俛仰，痺冷骨疼。若有此候，令人心驚，志意不定，恍惚多忘。服此湯，安心定志，聰耳明目，通藏府。諸風疾並主之。

白鮮皮一名仙靈脾，二兩，若無用秦艽　當歸二兩　肉桂去麤皮，二兩　芍藥二兩　杏人二兩　甘草炙二兩　防風二兩　川芎二兩　獨活三兩　麻黃三兩　茯苓三兩　白朮二兩

右爲麤末，每服叁錢五錢，水一盞半，入生薑四片，同煎至八分，去滓，溫服，不計時候。

《活人事證方後集》云，排風湯、續命湯、風引、竹瀝諸湯及神精丹之類，更加以灸，無不愈者。然此疾積習之久，非一日所能致，皆大劑久而取效。

《濟生方》云，排風湯者，大理榮血，摧抑肝邪。肝實有風，脈浮實有力，目赤脇疼，口苦心煩，錯語多怒，宜加羚羊角。肝虛有風，脈浮虛無力，當去麻黃加黃耆。不能言者，加荊瀝荊瀝者，以火炙荊芥莖，從兩頭所出之汁以鉢受盛用之。若無代荊芥穗。

二香三建湯《濟生》，治男子婦人中風虛極，六脈俱微，舌強不語，痰涎併多，精神如癡，手足偏廢，不能舉運。此等證候，不可攻風，止可扶虛。

天雄無則可代用大烏頭　附子去皮尖，生用　川烏頭去皮，生用，各一兩　南木香不見火，半兩

右㕮咀，每服四五錢，水二盞，生薑十片，煎至七分，去滓，溫服，空心食前。

三生飲《局方》，治卒中昏不知人，口眼喎斜，半身不遂，咽喉作聲，疾（痰）氣上壅。無問外感風寒，內傷喜怒，或六脈沉伏，或指下浮盛，並宜服之，兼治疾（痰）厥及氣虛眩暈，大有神效。

天南星生用，一兩　川烏頭生，去皮，半兩　附子生，去皮，半兩　木香半兩

右㕮咀，每服半兩，若一兩。水二大盞，薑十五片，煎至八分，去滓，溫服，不拘時候。《易簡方》云，或口噤，不省人事者，用細辛、皂角各少許吹鼻。中風人口噤，不省人事，只用半夏末，以蘆管吹入鼻中，嚔少

蘇，然後進藥也。又細辛、皂角、半夏合用，吹入鼻中也。

〇御藥院方

防風通聖散《御方》，治一切風熱欝結，氣血蘊滯，筋脈拘攣倦，手足麻痺，肢體焦痿，頭痛昏眩，腰脊強痛，耳鳴鼻塞，口苦舌乾，咽嗌不利，胸隔痞塞，咳嗽喘薄，涕唾稠黏，腸胃燥澀，便溺淋閟。或腸胃蘊熱，欝結水液，不能浸潤於周身而爲小便出多者，或溫熱內甚而有溏泄者，或表之正氣與邪熱併甚於裏，陽極以陰而寒顫煩渴者，或熱甚變爲瘧疾久不已者，或風熱走注疼痛頑麻者，或腎水陰虛，心火陽甚，熱暴甚而中風，或暴瘖不語及暗風癇病，或破傷中風時發潮搐，併小兒熱甚驚風，或瘢疹未出不快者，或熱劇黑陷將欲死者，或風熱瘡疥久不愈者，併解酒熱毒及調理傷寒發汗不解，頭項肢體疼痛宜服之。

防風　甘草　荊芥穗各二錢半　川芎　赤芍藥　大黃　麻黃　白朮　黄芩　桔梗　牛膝　人參　半夏各半兩　石膏　當歸　薄荷葉　滑石三兩　山梔子三錢重　連翹半兩

右麤末，每服四錢重，水一盞，生薑三片，煎至六分，去滓，溫服，不計時，日三服。病甚者五七錢至十餘錢，極甚須可下者多服二三十錢，得利後卻常服三五錢，以意加減。病愈後，更宜常服三二錢，別無所損，使病不能再作。

調氣圓《全書》，踈風順氣，流注血脈，舒暢筋絡。凡是風中氣中，先用此調氣，次用治風藥，無不效驗，終不爲廢人。此方乃龐安常所製也。

沉香　檳榔　木香　川芎　肉桂　羌活　枳殼各半兩　大黃　郁李仁各一兩半

右爲末，煉蜜爲圓如梧子大，每服三十、五十、七八十丸，食後臨臥，溫酒服，或熟水亦得。

犀角圓《局方》，除中風三焦邪熱，踈一切風氣，治風盛痰實，頭目昏重，肢節拘急，痰涎壅滯，腸胃燥澀，大小便難。

黄連　犀角　人參　大黄各二兩　黑牽子抹十二兩，炒末

右細末，煉蜜爲丸如梧子大，每服三十丸，臨臥溫水服。未利加丸數至五十丸、七十丸、八九十丸、百餘丸。

巴郡太守所獻，四時加減三黄丸方，治五勞、七傷、六極、中風、中氣諸疾，不問老少虛實，並宜服之。

春　黄芩四兩　大黄三兩　黄連四兩

夏　黄芩六兩　大黄一兩　黄連一兩

秋　黄芩六兩　大黄二兩　黄連三兩

冬　黄芩三兩　大黄五兩　黄連二兩

右細末，蜜丸如大豆大，每服五丸，乃至七丸，日三服，一月病愈。久服走逐奔馬，常試其驗身輕之貌也。

今案，本方如此，若利不快者，可服七八十丸，或百餘丸。若尚秘結，病人兼於脚氣、水氣、腹脹、痃癖、積聚、血癥、血瘕等，本方上加黑牽牛子末三兩、五兩半生半炒，減丸數。每日若隔日，或兩三日，以夜半可用之。若無蜜，皂角十餘挺，去麤皮，併弦實細剉，以沸湯揉出汁，可丸之。

青州白圓子一名白玉丹。《局方》，治男子婦人半身不隨，手足頑麻，口眼喎斜，痰涎壅塞，小兒驚風，大人頭風，婦人血風。

南星三兩，生用　白附子二兩，生用　半夏七兩，生用，以水洗白　川烏頭半兩，去皮臍，生用

右爲細末，以生絹袋盛，用井花水於鉢中擺出，未出者，更以手揉出，如有滓，更以乳鉢研末，又再入袋中，以水擺出，以盡爲度。放磁盆中，日夜露星月至曉，換水又攪立，晝日露曬，至來日再換水攪，如此

每曉換水。春五日，夏三日，秋七日，冬十日，去水曬乾如玉片，碎研，以糯米粉煮粥，爲丸如菉豆大，每服五十丸，以生薑湯嚥下。《易簡方》云，此藥本方所服圓數極少，恐難愈病。今加數服之。《局方》初服五丸，加至拾五丸，不計時候。若癱瘓風，以溫酒服二十丸，日三服，至三十日後，洛（浴）當有汗，便能舒展服，經三五十日，呵欠是應。又常服十粒已上，永無風痰膈壅之患。小兒驚風，薄荷湯服兩三丸。

今案，小兒可服十丸、二十丸，大人可服五十丸、七十丸。雖服數十丸，不可損真氣，必可有速效也。《易簡》說尤叶理矣。

○《易簡方》云，治中風頭風，它藥所不能療者，小兒驚風，男子婦人小便白濁，尤效。

○《百一選方》治小兒慢驚，用此與金液丹等分，同研爲末，以麵糊圓如黍米大，量兒大小，服二十丸至三十九。名青金丹。

○《衛生良劑續方》云，四寶丹，治小兒驚疳、潮熱等證，發爲搐搦、驚疳癇、鬼忤，每服一圓，生薑米飲湯化服。但是驚疳潮熱，悉皆治之，此藥安鎮心神，溫養胃氣，壓驚化涎，止吐進食，極有神效。更量兒大小，加減服之。若急驚，薄荷湯化下。慢脾風，米飲湯化下。並食後。右用蘇合香圓、青州白圓子、感應圓、金箔鎮心圓等分，同擦細，入少熟蜜爲圓如雞頭大。金箔鎮心圓在《局方》小兒卷中。

○《大全良方》六云，若因思憂過度，小便白濁，用四七湯吞青州白圓子，極妙。

脾約麻仁圓（《局方》），治腸胃燥澀，津液耗少，大便堅硬，或秘不通。臍腹脹滿，腰背拘急，及有風人，大便結燥。又治小便利數，大便固硬而不渴者，謂之脾約。此藥主之。

厚朴（薑汁製） 芍藥 枳實（去瓤，麸炒，各二兩） 杏仁（一兩一分三朱） 大黃（四兩） 麻人（三分）

右細末，煉蜜和圓如梧子大，每服二十丸，或三五十丸，臨臥溫水服下，以大便通利爲度。未利再服，三利爲度。未利再三服。

川芎圓《局方》，消風壅，化痰涎，利咽膈，清頭目，治頭痛旋運，心忪煩熱，頸項緊急，肩背拘倦，肢體煩疼，皮膚瘙癢，腦昏目疼，鼻塞聲重，面上遊風，狀如蟲行。

龍腦　薄荷　川芎各一兩二分　防風一兩　桔梗四兩　甘草一兩一分　細辛

右細末，煉蜜和搜一兩二分，作五十圓。每服一丸，細嚼以蠟茶清下，食後臨臥或二三丸。蠟茶清者，蠟茶中片一片，細末，以水一盞煎，令清冷也。

烏荊圓《局方》，治諸風緩縱，手足不隨，口眼喎斜，言語蹇澀，眉目瞤動，頭昏腦悶，筋脈拘攣，不得屈伸，遍身麻痺，百節疼痛，皮膚瘙癢，抓成瘡瘍。又治婦人血風，渾身痛癢，頭疼眼暈，及腸風藏毒下血不止，服之尤效。久服令人顏色和悅，力強輕健，髮鬚不白。

川烏炮，去皮臍，二兩二分　荊芥穗五兩

右細末，以醋麵糊圓如梧子大，每服二十粒，溫酒或熟水下。有病空腹食前，日三四服，無疾早晨一服。有少府郭監丞，少病風，攣搐，頭頷，寬嚲不收，手盛含頷，然後能食，服此藥六七服即差。遂長服之，已五十餘年。年七十餘，強健，鬚髮無白者。此藥療腸風下血尤妙，累有人得效。予所目見下血人，服此而差者，一歲已數人矣。已上《大全》《局方》

今案，每服七八十丸爲佳，諸藥如此。一二倍、二三倍服之皆有驗。

八風五痺

加減三五七散《局方》，治八風五痺，癱瘓嚲曳，口眼喎斜，眉角牽引，項背拘強，牙關緊急，心中憒悶，神色如醉，遍身發熱，骨節煩疼，肌肉麻木，腰膝不仁，皮膚瞤動，或如蟲行。又治陽虛頭痛，風寒入腦，目旋運轉，有似舟船之上，耳內蟬鳴，或如風雨之聲應。風寒濕痺，腳氣緩弱等疾，並皆治之。

山茱萸　乾薑各三兩　附子炮，一兩二朱　防風四兩　茯苓三兩

右細末，每服二三錢，溫酒調下，食前。日二三服，夜一二服。

○《究原方》云，治氣虛頭暈，耳内常鳴，手足麻木，身重拘急，磨沉香水少許，生薑三片，同煎服。

枳殼圓《全書》，治風中氣中，大小便秘結，小腹痛，不得大小便，邪氣客入，入約而不行，故穀氣不得通也。並治諸疾。

枳殼去穰，麩炒，三兩　牽牛子半炒半生，須抹一兩半

右爲末，煉蜜爲丸如梧子大，每服三十丸、五十丸，或七八十丸。以米飲下之。夜半服之，至曉以白粥補之，尤佳。

京師俞山人降氣湯真方《百一》《三因》《選奇》《事證》《全書》皆同，治虛陽上攻，氣滯不快，上盛下虛，鬲壅痰實，咽乾不利，咳嗽中滿，喘急氣麤，臍腹膨脹，滿悶虛煩，微渴引飲，頭目昏眩，腰痛脚弱，四肢倦怠。此藥專治脚氣上衝，中懣喘急，下元虛冷，服補藥不瘥者，飲之立效。兼治諸中風，故諸方載於中風段。

紫蘇子五兩　川當歸　半夏薑汁製　厚朴薑製　前胡　肉桂　陳皮各三兩　甘草二兩

右麤散，每服三大錢四五錢，水一盞半，生薑三五片，棗二個，煎至八分，去滓，食前服。二滓併作一服煎飲之。凡患中風中氣，腫滿及脚氣等疾，多是虛氣上攻，胸鬲不快，不進飲食。此藥能降此氣。昔京師俞山人專賣此藥有名，但人多不得其真方，故服之無效。唯此八味最其真者也。其他加人參、附子、五加皮、大腹皮、蘿蔔子者，皆僞方也。此本出《千金翼》，名紫蘇子湯，云湘東王患脚氣十年，困篤，一日得此方遂安，然最要真紫蘇子，若鋪上買者，皆野蘇子，雜以他物，皆無效不佳。

麻黃湯，治中風四肢拘攣，百節疼痛，心煩，惡寒淅淅，不欲飲食。

麻黄（去根節末，一兩半）　獨活（一兩）　細辛　黄芩（各半兩）

右剉散，每服五錢匕，水二盞煎一盞，去滓，空心溫服。相去如人行五七里，再服，微汗即愈。病在四肢者併服，有熱加大黄二分（以醋炒令紫也）。腹滿加枳殼二分，氣逆加人參二分，脇下悸滿加牡蠣灰二分，渴加栝樓二分，素有寒加附子二分。

杜仲飲，治中風筋脈攣急，腰膝無力。

杜仲（去麤皮，炙，一兩半）　川芎（一兩）　附子（半兩）

右剉散，每服五錢匕，水二盞。生薑一塊，拍碎，煎至一盞，去滓，空心溫服。如人行五里，再服，汗出愼外風。

〇《聖濟錄》〇角弓反張

人參湯，治中風半身不隨，手腳拘急，不得屈伸，身體痺冷，或時瘈瘲，或身背強直不語，或狂言妄語，或角弓反張，或欲得食，或不能食，或大小便不利，悉皆治之。

人參　甘草（各一兩半）　麻黄（一兩）　桂心　當歸　獨活　石膏　黄芩　乾薑（各二分）　杏人（三分）

右麤末，每服四錢匕，水一盞，煎至七分，去滓，溫服，空心併服，二服相去如人行五里，衣覆令汗出，汗解即食白粥，愼外風。未汗，復更煎服之，唯汗出得差。服藥後，又如人行七八里，食熱生薑稀粥迺汗出。

中風發熱

論曰，中風發熱者，身體無汗，肢節煩疼，腹急，大小便不利。蓋風邪所客，則皮膚閉密，內不得通，外不得泄，蘊滯發而爲熱，熱盛則內燥，津液虛少，故無汗也。汗不出則氣不舒，肢節疼而腹滿急，大小腸不利，緣風邪流傳心肺之經，外干於府，不愈則加頭疼，面赤而渴燥也。

麻黃湯，治中風發熱，頭目昏疼，失音不語，喘息麤大，口偏吐涎，手足不隨。

麻黃（去根節，末焙，二兩） 防風 赤芍藥（各一兩二分） 石膏（碎，三兩） 羌活 杏仁（炒） 甘草（炙，各一兩）

右麤散，每服五六錢匕，水一盞半，煎至八分，去滓，空心服，日二服。若牙頷冷痺舌強，加附子二分，竹茹少許。若渴加麥門冬、栝樓各一兩半，犀角一兩。

防風湯，治中風頭痛面赤，熻熻發熱，惡風，煩悶，身痛。

防風 白朮 桂心（各一兩） 細辛（半兩） 赤芍藥 黃芩 甘草（炙，各一兩） 麻黃（三兩） 石膏（二兩）

右麤散，每服五錢匕，水一盞半，大棗三個（破打），煎至八分，去滓，空心溫服，日二三服。

熱毒風（散在諸方。）

論曰，熱毒風之狀，頭面腫熱，心神煩燥，眼目昏暗，時復語澀，痰黏口乾，皮膚壯熱，肢節疼痛是也。皆由藏府虛弱，風邪因入客於心胸，或服熱藥與飲酒過度，心肺壅滯，熱積不散，故其證如此。

黑豆飲，治熱毒風，皮膚壯熱，心神煩燥，口乾面熱，肢節疼痛。

黑豆（緊小，五兩） 防風（一兩） 羌活 甘草（炙，各半兩）

右麤擣，每服五七錢，水一盞半，生薑三片，煎一盞，去滓，溫服，食後，臨臥，日二夜一。

羌活散，治熱毒風，頭面腫癢，心胸煩悶。

羌活 防風 川芎 荊芥穗 麻黃 甘草 木通 惡實（炒，牛蒡子，各五兩。）

右擣羅，每服三四錢匕，茶酒任服，不拘時。

省風湯，治卒急中風，口噤，全不能言，口眼喎斜，筋脈攣急，抽掣疼痛，風盛痰實，旋暈僵仆，頭目眩重，胸膈煩滿，左癱右瘓，手足痺麻，骨節煩疼，步履艱辛，恍惚不定，神志昏憒。應一切風證，可預服之。

防風四兩　天南星生用，四兩　半夏生，洗用，二兩　黃芩二兩　甘草生用，二兩

右㕮咀，每服五錢匕，［水］二盞，生薑十片，煎一盞，去滓，溫服，不拘時候。日三夜一。《醫學全書》云，氣逆者，加紫蘇一兩，南木香三分。氣虛人，加生附子一兩，沉香三分。胸膈不利有痰，加半夏一兩，人參半兩。

覆載萬安方卷第一

正和四年九月九日書之，子孫勵稽古莫失墜此術。

性全　六十一

嘉曆元年六月二十三日重令宋人道廣清書，而今日加朱點了。

冬景深秘重此方，而如守眼睛，不敢忽之忽之。

性全

同日墨點了

性全

一中風諸候

二急風

三卒中風

四風癔噫也

五風口噤

六風口喎

七破傷風

八中風失音

九中風舌強不語

十柔風腹中急，皮膚緩倦也。

十一攤緩風

十二風嚲曳

十三賊風邪風竊害中和之氣，故名賊風。

十四風痓痓，其郢反。風強病也。

十五中風角弓反張

十六偏風半身中風也

十七風偏枯

十八中風半身不隨

覆載萬安方卷第二

覆載萬安方卷第二

性全

中風諸候

夫中風證，其類是多，《巢氏論》有五十九篇，《聖惠方》有七十三篇，《風科集驗方》二十四卷，獨論中風一病。《聖濟總錄》二百卷內，中風篇有二十卷，或名或證，或灸或方，繁亂難辨，混雜易迷。是以入崑山而拾片玉之堪握，臨溟海以酌涓滴之滿掬，只以救人爲心，則天必加術，以耻天爲性，則人自施惠而已。性全自敘

急風

論曰，急風中人，乃毒厲之氣，非天地陰陽槖籥之常也。其證筋脈緊急，身背強直，面黑鼻乾，口噤不語，須臾風入五藏與精氣相引，則通身壯熱，汗出如油，直視脣青，痰涎結聚，咽塞如拽鋸聲。診脈陰陽俱細緩者生，或沉微浮數者難治。《聖惠方》云，急風者，是天地毒厲之氣，非山川皷振之風。世有體虛之人，不避寒濕，觸犯之者，乃多中爾，倉卒之際至膏肓，故名急風也。

治急風吐痰方《聖總》

薺苨桔梗根，味甘也。

右切，以水五盞，煎取三盞，每一盞入生薑汁半盞服之，良久即吐痰併惡物等。

治急風吐痰方同

桂心爲末　髮灰研，各一兩

右二味，和匀爲散，以好酒一盞調灌入口，以吐爲度。凡中風人，口噤或不噤藥，即用黑豆二三升，以青布裹於醋湯鐺內蘸蒸，及熱熨前後心，風氣散即得藥下入，或炒鹽灌醋熨亦得。

卒中風

論曰，卒中風之人，由陰陽不調，府藏久虛，氣血衰弱，風毒乘間，仆倒不識人事者，此其證也。

白礬生用　半夏生用　天南星生用

右等分細末，每服以好酒一盞，藥三錢匕，生薑五片，煎七分，溫灌入口，當吐涎，即扶令正坐，經一伏時，不得令臥，若臥則涎難出。良久，再依法煎藥一錢，常可服半錢。

芎藭湯，治卒中風四肢不仁。

芎藭　當歸各一兩半　黄芩　乾薑　秦艽　甘草　黃連　麻黃各一兩　桂心二兩　杏人三分

右麤末，每服五錢匕，水一盞半，煎取八分，去滓，溫服，日三服，夜二服。

風癔噫也。

論曰，風邪中於陰，發於五藏，其狀奄忽不知人，喉中噫噫然有聲，舌強不能言，身輭而汗。眼下及人中左右白者可治。一黑一赤，吐沫汗不出，身體強直者死。陰陽之氣不得偕行，榮衛不流，所以目瞑不知人也。喉者所以通氣，氣既不利，故喉中噫噫然有聲。陰氣閉密，得汗則表裏疏通，筋脈和緩，陽氣得復，故可治也。

獨活湯，治風癔舌強不語，昏冒不知人，喉中作聲。

獨活 生葛根各二兩 甘草一兩半 桂心 芍藥各一兩

右每服五錢匕，水一盞半，入生薑五片，煎至八分，去滓，溫服，日三夜二。

馬尾散，治風癔，咽喉作聲，言語澀。

白馬尾燒急火

右一味，燒末，以酒服一字一錢有四字，一字四分一也。漸至半錢匕，若一錢，日夜三服，勿令病人知。

又方

桂心紫色者，去麤皮，一兩

右細末，每用少許吹入鼻中及置舌下。

又方

菖蒲根石上九節者，刮淨，一兩

右取新者，焙末，每用少許吹入鼻中。

又方

梁上塵

右羅取少許吹入鼻中。

風口噤

論曰，風寒客於三陽之筋，使筋脈拘急，口噤不開，牙關緊急。若不速治，恐致他病，以風者善行而數變也。

防己湯，治中風口噤，頸項筋急，飲食不下。

防己　桂心（去麤皮）　麻黃（去根節、沫）　葛根（各二兩）　甘草　防風　芍藥（各一兩）

右麤散，每服三錢或五錢匕，以水一盞，生薑三片，煎七分，去滓，溫服，日三夜一。失音不能言者皆治之。

吳茱萸湯，治中風口噤，悶亂不知人，湯飲共不下。

吳茱萸（湯洗七返，炒，二兩）　豉（炒，六兩）

右麤擣，每服四五錢匕，水一盞半，煎七分，去滓，溫服，朝夕夜二三服。

附子散，治中風牙關緊急，徧身強鞕。

附子（一兩，炮製）　白附子（炮製，一分）

右爲細散，每服一二錢匕，溫酒調下，三服，必有效。

白礬散，治一切急風，口噤不開。

白礬（半兩）　鹽花（一分）

右細研，以手點揩牙根下，又以半錢匕，以綿裹安牙頭咬。

風口喎

論曰，足陽明脈循頰車，手太陽脈循頸上頰，二脈俱受風寒氣，筋急引頰，令人口喎僻，言語不正，目不能平視。又云，風入耳中，亦令口喎，其脈浮而遲者可治。

附子湯，治中風口面喎斜。

附子（炮）　乾薑（各四兩）　桂　麻黃（去根節、沫，各二兩）　川芎（二兩二分）

右剉散，每用十錢匕，以水三盞，煎至二盞，去滓，分三服，空心一服，夜臥併二服。

○《可用方》云，治心虚寒風，半身不遂，骨節解離，緩弱不收，便利無度，口眼喎斜，乾薑附子湯。藥數分兩同此方。

青松葉浸酒方，治中風口面喎斜。

青松葉一斤細剉，五粒松葉佳

右木石臼中擣，令汁出，用生絹袋貯，以清酒十盞浸二宿，近火煨一宿，初服半盞，漸加至一盞，頭面汗出即止。

又胡麻一斤　如松葉可服

○《魏氏家藏方》木香附子湯，治急中風不語，口眼喎斜，半身不遂，肢體癱瘓。附子一枚，七錢重者，炮去皮臍　南木香一兩十錢重，不見火　右切片，量病勢重則分爲二服，輕則分四服，每服水一盞半，生薑三十片，煎至半盞，去滓，空心食前熱服。間服小續命湯，若急中，附子不炮。

蠶沙浸酒方，治口面喎僻，口角涎流。

蠶沙微炒，擣碎，五盞

右用生絹袋貯，以酒十五盞浸，歷七日，取飲之，半盞至一盞、二盞，令常有酒氣，以差爲度。

人參丸，治中風口眼喎斜，手足無患，語無勞止，緣坐臥處對耳有竅，爲風所中，筋牽過一邊，連眼皆緊，睡著一眼不合者，服此藥，二十日内口眼皆正。

人參　草烏頭生用，去皮尖，日本有大毒　牛膝去苗，酒浸，焙，各二兩二分

右擣羅，水麪糊爲丸如梧子大，每服二十丸、三十丸，炒黑豆淋酒服，日二服夜一服。

破傷風

論曰，破傷風者，傷損處卒暴風邪襲之，傳播經絡，致寒熱更作，身體反強，口噤不開。甚者邪氣入藏，則不可治。諸瘡久不差，榮衛虚弱，肌肉不生，瘡口不合者，風邪亦能外入，爲破傷風之候。（此證併治方，可在腫瘡並疵段也。）

奪命散（亦名南星散），治破傷中風。

天南星　防風（各一兩）

右細末，先用童子小便洗瘡口，後以此藥酒調貼之。

獨聖散，治破傷風

蘇枋木（不拘多少）

右一味細末，每服三錢、五錢匕，酒服之立效。

白殭蠶散，治破傷風身腫，牙關不開。

白殭蠶（直者不拘多少）

右不見火，生用，爲細末。用生薑自然汁調，以鷄羽刷於瘡口，勿令乾，斯須腫揭皮皺爲效。又仍用生薑汁調半錢、一錢服之。

銀花散，治破傷風，打撲内損。

天南星（大者，半生半炮）　白附子（半生半炮）　防風

右三味等分，爲細散，每服三錢匕。重者以童子小便調下，稍輕者以熱酒調下。如外傷用此藥貼瘡口，仍依法服之。如破傷風，先以小便溫洗瘡口，次用藥乾貼追出風毒，立愈。勢稍惡，口噤者，以童子小便調，斡開口灌之，如鬪打至死，但心頭微煖者，頻灌三服即活。常須合以備急用。

中風失音

論曰，喉嚨者，氣之所上下也。會厭者，音聲之門戶也。其氣宣通，則聲音無所阻礙，若風邪搏於會厭，則氣道不宣，故令人失音，入藏則不能言語矣。

薑附湯，治中風失音不語。

乾薑　附子炮　甘草炙　桂　當歸　白朮　細辛　杏人各一兩　麥門冬二兩

右剉，每服三五錢匕，水一盞，煎至七分，去滓，溫服。

菖蒲飲，治中風失音立效。

菖蒲根石上者，二錢半重　桂二兩二分

右麤末，每服三錢匕，水一盞，煎至七分，去滓，溫服，不計時服。

白礬丸，治卒中風，不語失聲，及聲噎不出。

白礬生研　陳皮炒　桂去麤皮，各一兩

右爲細末，以棗肉和丸如彈子大，每服一二丸，含化嚥津，不計時。

中風舌強不語

論曰，中風舌強不語者，蓋脾脈絡胃，俠咽連舌本，心氣所通。今風邪客搏，則氣脈閉塞不利，所以舌強不能舒卷，有害於言語也。

麻黃湯，治中風舌強不得語，身體緩急，口目不正，奄忽神情悶亂。凡中諸風者，服之皆驗，不令人虛。

麻黃去根節、沫　防己　黃芩　桂　芍藥　甘草　防風　人參各一兩半　附子炮，二分

右剉，每服三五錢匕，水一盞半，生薑五片，棗三枚打破，煎至一盞，去滓，[溫]服空心，半時又一服，

再三服，衣覆汗出，慎外風。

陳醋方，治中風不得語，舌根澀強。

陳醋（半盞）　三年醬汁　人乳汁（各一盞）

右相和研，以生絹慮絞取汁，分爲三服，日夜服之，服盡能語。

白礬散，治中風舌強不得語。

白礬（生用）　桂（去麤皮，各二兩）

右細末，每服一二錢匕，安舌下，有涎吐出即語。

又用桂心末一種，亦有效。

柔風（腹中急，皮膚緩倦也。）

論曰，柔風之狀，四肢不能收，裏急不能仰，蓋以血氣俱虛，風邪並入。在陽而搏於外，則皮膚緩。在陰而乘於內，則腹裏急故也。

附子（炮，二兩二分）

右㕮咀，每服三四錢，水一盞半，菉豆百粒，並至一盞，去滓，細細飲之，空心，日午臨臥（諸方在大部方書中。）

癱緩風

論曰，癱則懈惰而不能收攝，攝緩則弛縱而不能制物，故其證四肢不舉，筋脈關節無力也。不可枝梧者，謂之癱矣。其四肢雖能舉動，而肢節緩弱，憑物方能運用者，謂之緩。或以左爲癱，以右爲緩，則非也。但以左得之病在左，右得之病在右耳。皆由氣血內耗，肝腎經虛，陰陽偏廢而得之。或有始因他病，服吐下之藥過度，亦使真氣內動，榮衛失守，一身無所稟養而致然。

鎮心散，治攤緩風，四肢緩弱無力。

白牽牛半生半炒　防風　甘草各一兩

右細末，每服三錢匕，新汲水調下，服了後，便令患人就所患一邊臥於鋪上，纔上鋪便用追魂散三五錢匕，酒一盞，煎兩沸，和滓服，服盡當有汗出如膠水。

○《究原》第二云，金銀散治左癱右瘓，筋骨疼痛，手足麻痺，腎藏風毒上攻頭面，下注腰腳生瘡，行步不能，常服活血去諸風濕痺氣急。金銀花，即鷺鷥藤上開花也。黃白花也。右不以多少曬乾爲細末，每服二三錢，熱酒調服，不飲酒人以木瓜湯、荊芥湯調服，不計時候。

追魂散，五靈脂三兩，水飛過。唐物也，哭寒蟲屎也。

右一味研，每服三五錢匕，酒一盞，煎兩沸服之，繼服續命湯。

風彈曳

論曰，人假水穀之精化，爲氣血周流一身，使四肢相隨，筋脈相續，猶挈裘領，無所不從。若脾胃虛弱，水穀不化，筋脈無所稟養，復遇風邪外搏，彈曳。其彈則偏而不舉，曳則弛而不隨，是皆不能收攝也。

獨活湯，治中風手足彈曳，不能言。

獨活二兩　甘草　桂心　生葛根　芍藥　栝蔞實各一兩

右剉散，每服五六錢匕，水一盞半，生薑三五片，煎取一盞，去滓，溫服，日三夜一服。

羚羊角丸，治風手足顫彈曳，語澀。

羚羊角一兩　犀角三分，無代升麻　羌活　防風各一兩半　薏苡人炒　秦艽各二兩

右細末，鍊密丸如梧子大，每服三十丸。煎竹葉湯下，漸加至五十丸。

賊風 邪風竊害中和之氣，故名賊風。

論曰，邪之中人有四，從所不勝來者，謂之賊邪。與冬至之日疾風南來，名曰賊風。其義一也。聖人於虛邪賊風，避之有時。以邪從所不勝來，故謂之虛邪。以其竊害中和之氣，故謂之賊風。加以風冷，則骨解深痛，按之徹骨，或遇冷氣相薄，則結成瘰癧，或偏枯，風熱相薄，則變附骨疽。

甘草飲，治賊風入腹，角弓反張，口噤舌強，目視不明，不能言語，舉體不仁，或心腹疞痛。

甘草　黃芩各二兩　附子炮二分，　人參　川芎　防風　麻黃　防己各一兩

右剉散，每服五錢匕，水一盞半，生薑三五片，煎八分，去滓，空心食前，溫服。

麻黃飲，治賊風入五藏四肢，心脇急痛，咽乾口噤。

麻黃去根節，二兩　當歸　川芎　甘草　乾薑各二兩　黃芩一兩　杏人二分

右麤末，每服五錢匕，酒半盞，水一盞，煎至一盞，去滓，空心溫服，日三夜一。

當歸飲，治賊風口噤，角弓反張。

當歸三兩　附子二分　防風三兩　獨活　麻黃各一兩半　細辛一兩

右剉散，每服五錢匕，酒半盞，水一盞，生薑三片，煎至八分，去滓，空心溫服。

風痙 痙，其郢反。風強病。

論曰，風痙者，以風傷太陽之經，復遇寒濕故也。其狀口噤不開，腰背強直如發癇。蓋風邪內薄於經，則榮衛凝泣，筋脈緊急，故令口噤不開，卒然倒臥，不知所以。凡發極則復甦，甦則復作，其或耳中策策而痛，身背直而不屈者，不可治也。

○泣，音澁，凝也。策策，耳鳴聲。

甘草湯，治風痓口噤不語，肢體強直，神識不明。

甘草　羌活各一兩一分　人參半兩　防風一兩　附子半兩

右剉散，每服四錢匕，水一盞半，入地黄汁一合，先同煎至八分，去滓，次入荊芥、竹葉同煎三沸，溫服，日夜各一服。

附子湯，治風痓口噤不語，身體強直。

附子二分　羌活　防風　桂各二兩

右剉散，每服五錢匕，水二盞，煎一盞，入竹葉十葉本竹瀝一合，更煎三五沸，去滓，溫服，空心食前，日二三服。

中風角弓反張

論曰，風角弓反張之狀，腰背反折，不能俛也。由風邪客於諸陽之經，邪正相搏，風氣勝則筋脈縮急，腰背反折如弓之形也。

○此第一卷中人參湯，治角弓反張。

當歸湯，治中風身如角弓反張，口噤不開。

當歸　細辛各三分　防風　獨活各一兩半　麻黄一兩一分　附子二分

右剉散，每服三錢五錢匕，水一盞，酒半盞，同煎一盞，去滓，溫服如得汗出，慎外風。若口噤，即斡開口灌之。

當歸酒，治中風角弓反張。

當歸　細辛　防風各一兩半　麻黄二兩半　獨活三兩　附子二兩

右剉如麻豆，以酒五盞，煮取三盞，去滓，溫服一盞，食前。

偏風半身中風也。

論曰，人身所養者，惟血與氣，血氣均等則無過不及之害，稍至衰微則所運不周，遂致體有偏虛，復因風客身一邊者，謂之偏風，其狀半體不知痛癢，或痹痺不仁，或縱緩，或痺痛是也。

〇痹，五還反。痺也。

防己湯，治偏風半身不隨，口眼喎斜，不能言語，筋脈拘急，不得轉側。

防己　麻黃　附子　川芎　桂心　黃芩　芍藥　人參　甘草　防風各一兩　杏人三分

右剉散，每服五錢匕，水一盞半，生薑五片，煎一盞，去滓，溫服，日二三服，夜一二服。

羚羊角湯，治偏風手足不隨，四肢痹痛。

羚羊角三兩一分　獨活二兩　烏頭炮製，二兩一分　防風三分

右剉散，每服五錢匕，水一盞半，煎一盞，去滓，溫服，空心，夜臥各一服。

羌活湯，治偏風一邊，手足嚲曳，行履不得，肌肉痹痺，百日內能起。

羌活一兩半　桂心一兩　葛根一兩　附子二分

右剉，每服五錢匕，水二盞，煎一盞，去滓，溫服，空心，臨臥二三服。

獨活酒，偏風一邊不隨，口眼喎斜。

獨活六兩　大豆二十兩，緊小不蟲者，炒熟

右麤擣，以清酒五盞，煎十餘沸，去滓，每服半盞，或一盞，日二三服，夜一二服。

風偏枯（偏風之重極也。）

論曰，氣血不足，腠理開踈，風濕客於分肉之間而不差。真氣去，邪氣獨留，乃爲偏枯之疾。其狀肢體不隨，肌肉偏枯，細小而痛，言語不變，神智不亂，乃可治也。宜溫臥取汗，益不足，損有餘。診其胃脈沉而大，心脈小而牢急，皆偏枯之脈也。

磁石湯，治中風偏枯，骨痠無力。

磁石（燒赤浸醋七返，打捽，三兩）　防風（三兩）　五味子（二兩）　甘草（炙，一兩）　玄參（二兩）　附子（炮，一兩）　牡丹（去心，二兩）

右剉散，每服五錢匕，水二盞，入黑豆三十五粒，同煎至一盞，去滓，空心，日午夜臥服之。

天南星丸，治風偏枯，肢體細小而痛，言語神智不亂。

天南星　半夏　烏頭　草烏頭　木鱉子　自然銅　滑石（各二兩）　乳香（一分。已上並不見火）

右擣研爲細末，以酒麵糊和丸如梧子大，每服十丸，若二十丸，溫酒下。

中風半身不隨

論曰，脾胃爲水穀之海，水穀之精化爲氣血，氣血充盛則身體滋榮，而風邪不能爲寇。脾胃既弱，水穀虧耗，所以滋養者不足，血氣偏虛，又爲邪風所侵，此所以半身不隨，病苦悲傷不樂，惡聞人聲，少氣，時汗出，臂偏不舉。診其脈，寸口沉細是也。又寸口偏絕者，則偏不隨，兩手俱絕，則不可治。

獨活湯，治中風半身不隨，口不能言。

獨活　桂心（各二兩）　葛根（生四兩）　甘草（炙）　防風　當歸（各一兩）　芍藥（一兩半）　附子（半兩，炮）　半夏（薑制，二兩）

右㕮咀，每服五錢匕，水一盞半，生薑半分，煎至一盞，去滓，溫服，空心，午時及夜臥各一服。

芎藭湯，治中風半身不隨，口不能語，冒昧如醉不知人。又《集驗方》云，凡風生於涎，毒多起於腎藏，腎惡燥，燥則生熱，熱氣上乘，風則成病。又入室多則腎乾，故令半身不隨。

川芎　人參　甘草　當歸各二兩　石膏四兩　麻黄　乾薑各三兩　桂心二兩　杏人三分

右麤末，每服四五錢，水二盞，煎至一盞，去滓，溫服，日二三服，夜一服。

羚羊角湯，治中風半身不隨。

羚羊角　桂心　甘草各一兩　獨活　麻黄各一兩半　升麻　葛根　防風各一兩一分

右麤散，每服十二錢匕，水四盞，浸藥，經一宿，明旦五更，初便煎取二盞，絞去滓，分作二服。溫服，可相去如人行五里，服後以衣覆微汗出，慎外風。

風痱痱，音肥，又扶沸反，又蒲罪反。肉損壞。

論曰，氣血虚甚，風邪乘之，内外不得通洩，其病爲痱。風痱之狀，身體不痛，四肢不收，神智不亂，時能言者是也。

《字書》謂病痱而廢肉，非其肉者，以身體無病，四肢不收而無所用也。若瘖不能言者，漸至於不可治。

續命湯，治風痱身體不能自收，口不能言，冒昧不知人，不知痛處，或拘急不得轉側。

麻黄三兩　甘草　桂心　當歸　人參　石膏　乾薑各二兩　川芎一兩　杏人三分

右剉，每服五錢匕，水一盞半，煎八分，去滓，溫服，當小汗，薄覆脊，憑机坐，汗出則愈。

伏龍肝湯，治風痱卒不能語，口噤，手足不隨而強直者。

伏龍肝三兩

右一味，以冷水四盞和攪取汁，去滓，澄清二盞，分作二服，服之。

肉苛苛，音何。政苛，煩也，怒也。

論曰，《內經》謂人之肉苛者，雖近衣絮，尚苛也。以榮氣虛，衛氣實。夫血爲榮，氣爲衛，氣血均得流通，則肌肉無不仁之疾。及榮氣虛，衛氣實，則血脈凝澀，肉雖如故，而其證痹重爲苛也。

升麻湯，治肉苛肌肉不仁。

升麻　秦艽　連翹　芍藥　防風　羚羊角　南木香　枳殼　薏苡人各半兩

右細剉，分爲十服，每服水二盞，生薑五片，煎一盞，去滓，溫服。

歷節風

論曰，歷節風者，由血氣衰弱，爲風寒所侵，血氣凝澀，不得流通，關節諸筋，無以滋養，真邪相薄，所歷之節悉皆痛疼，故謂歷節風也。痛甚則使人短氣汗出，肢節不可屈伸。

羌活湯，治歷節風，身體骨節疼痛，不可屈伸，舉動不隨。

羌活三兩　桂心　芍藥　熟乾地黃　葛根　麻黃各二兩　甘草一兩二分　防風　當歸　川芎各一兩

右剉，每服先用水三盞，黑豆三十粒，棗三個，生薑五片，煎至一盞半，去滓，入藥五錢匕，煎至一盞，去滓，溫服，空心，日午夜臥各一服。

附子湯，治歷節風疼痛，日夜不可忍。

附子炮，一兩　黃耆四兩　甘草半兩　麻黃五兩　防風半兩

右剉，每服四錢匕，水一盞半，棗三個去核用肉，生薑三片，煎至一盞，去滓，溫服，日二三服，夜一服。

紫桂湯，治歷節風，疼痛不可忍。

桂四兩 防風三分 防己 赤茯苓 芍藥各四兩 人參二兩 烏頭七個 白朮四兩 甘草五兩 當歸一兩二分

右剉，每服三四錢匕，水一盞，酒少許，生薑五片，煎至七分，去滓，溫服，空心，日午臨臥各一服。

防己湯，治歷節風，舉體疼痛。

防己 白朮各四兩 桂 赤茯苓 人參 甘草各三兩 附子半兩

右剉，每服四五錢匕，水一盞半，生薑三片，煎至一盞，入醋少許，攪勻，去滓，溫服，當覺身熱痺。未知，六七錢加增服之。空心二服，如人行五里再服，用熱薑粥投，汗出，慎外風。

知母湯，治歷節風，身體四肢疼痛，如脫落或腫，按之皮急，頭眩，身熱悶，欲嘔吐。

知母二兩 防風 桂心各三兩 白朮五兩 芍藥 甘草各三兩 附子

右剉，每服五錢匕，水二盞，生薑三片，煎至一盞，去滓，溫服，日三夜一服。

秦艽湯，治歷節風，骨節疼痛，日夜不可忍。

秦艽 防風各二兩 黃耆三兩 附子一兩 麻黃四兩 當歸一兩

右剉，每服五六錢匕，水一盞半，生薑三片，煎一盞，去滓，溫服，空心，頻二服。臨臥，頻二服，厚覆微出汗，慎外風。

沒藥丸，治歷節風，百骨節疼痛，日夜不可忍。

沒藥一兩，研 虎脛骨六兩，酒浸，炙

右細研末，以蜜丸如梧子大，每服五十丸，或七八十丸，溫酒服，日三服，不拘時候。

獨活散，治歷節風。

獨活一兩半　玄參一兩　犀角二兩，無代用升麻　升麻三兩　惡實根半兩　豉三兩　生乾地黃半兩

右細末，每服三錢，若五錢，以米飲，空腹，日二三服。

此病證世多之，故抄載於數方。

中風百節疼痛

論曰，由體虛受風，風邪中於關節，故令百節筋脈拘急疼痛，寒熱更作，不可屈伸，皆此真氣怯弱，不勝風邪，真邪相薄，故痛也。

加減三黃湯，治中風手足拘攣，百節疼痛，煩熱心燥，惡寒經數日，不欲飲食。

麻黃十二文重　獨活十文重　黃耆五文重　細辛二錢半重　黃芩七錢半重

右㕮咀，每服五六錢匕，水二盞，煎至一盞，去滓，空心一服小汗，兩服大汗。心燥加大黃五錢重，腹滿加枳實一個每服加一二個，氣逆加人參三分，驚悸加燒牡蠣粉七錢半重，渴加栝蔞根七錢半重，先有寒加附子炮一個。

又方，杏人炒，二兩　虎骨以酒塗，炙黃

右細末，用好酒一盞，服一兩，日一服。

中風身體疼痛

論曰，由寒邪風濕之氣，時襲於體，陽氣內弱，爲邪氣所勝，在分肉之間，不得發散，往來攻擊，故身體疼痛也。

草薢散，治中風身體筋骨痛。

草薢　牛膝（酒浸，炙）　蒺藜子（炒，去角）　枸杞（或子或根皮）　惡實（炒）　秦艽（去苗土）　羌活　當歸　桂各（二兩）

右細末，每服三錢匕，先嚼胡桃人，以熱酒調服之。痛甚者，二服三服，痛止未平，更可五服。骨痛者，飯後服。腳膝及腹內痛者，空心服。

萬安方卷第二

正和四年十一月二日巳刻抄之
性全　五十歲

嘉曆元年六月二十四日以清書本，亦加朱墨點了。
性全

同日朱點
性全　六十一歲

朱墨紙數三拾九丁

一　中風走注疼痛
二　白虎風或名虎嚙風
三　風腰腳疼痛
四　腲腿風腲，烏每反。肥貌也。腿，魚敗也。
五　風不仁
六　風瘙癢
七　風瘔瘟
八　風瘙癮疹
九　蠱風
十　刺風
十一　風熱
十二　漏風亦名酒風
十三　風消此疾與虛勞相似也。以此方可治男子女人諸虛勞五勞七傷等也
十四　風勞老若俱目冥併唾如涕
十五　風成寒中淚多出云寒中也
十六　風成熱中
十七　中風寒熱

覆載萬安方卷第三

覆載萬安方卷第三

性全　集

中風走注疼痛

論曰，走注風疼痛之病，其痛無定處是也。氣血流通筋脈和同，則骨肉滑利，一有不調，風邪乘虛與血氣偕行，使榮衛凝澀，隨所注處悉爲疼痛，故云走注風也。

乾地黄丸，治走注疼痛。

生乾地黄　香白芷　當歸　沒藥　烏頭炮　防風　南木香　赤小豆揀

右等分各三兩細末，以麵糊和丸如梧子大，每服十丸，若二十丸，以冷酒空心食前服，日二三服。

沒藥丸，治風邪走注，百節疼痛，晝夜不可忍。

沒藥研，二分　虎脛骨塗酒，炙，三兩

右細末，煉蜜若麵糊爲丸如梧子大，每服三五十丸，以溫酒服，不拘時，日二三夜一服，或散服之。

白虎風或名虎嚙風。

論曰，白虎風之狀，或在骨節，或在四肢，其肉色不變，晝靜而夜發，發則痛徹骨髓，或妄言，妄有所見者是也。蓋由風寒暑濕之毒，乘虛而感，播在經脈，留於血氣，蓄聚不散，遇陽氣虛弱，陰氣隆盛，則痛如虎齧，故以虎名焉。

羌活湯，治白虎風，痛甚如齧。

羌活一兩二分　防風二兩　秦艽　川芎　當歸三兩　牛膝酒浸，炒，二兩　附子炮，一兩二分　大腹子連皮，六個　桃人二分

右剉散，每服五錢匕，水二盞，生薑五片，煎至一盞，去滓，溫服，日二三夜一二服。

附子散，治白虎風，止痛疼。

附子炮　虎脛骨塗酒，炙，各二兩　桂二分

右細末，每服二三錢匕，溫酒入鹽調服，空心午時各一服，夜一二服。

牛膝散，治同前。

牛膝酒炙　當歸各一兩　虎骨酒炙黃，二兩　赤芍藥一兩　芒消二分　桃人炒，二兩　川芎二分

右爲末，每服，空心溫酒服二三錢，日二夜一。

抵聖散，治白虎風骨髓疼痛，至夜轉甚。

虎脛骨不計多少，打破，酒浸，漸炙令黃脆爲度

右爲細末，每服二錢，或一錢，入加薄荷末一錢匕，人參末半錢匕，以酒一盞，煎乳香半錢，若一錢，服之，日夜各一二服。

七神散，治白虎風，晝靜夜發，痛徹骨髓，狂言妄見。

防風　羌活　桂　地骨皮　川芎　細辛　虎骨酒炙，各二兩

右細末，每服一二錢匕，或三錢匕，溫酒調下。

風腰腳疼痛

論曰，腰者，腎之府也。腎主腰腳，其氣不足，風濕冷氣乘虛內攻，與正氣交爭，經脈蘊滯，不能榮養於腰腳，故屈伸步履皆疼痛也。

狗脊丸，治風腰腳疼痛。

狗脊去毛　防風　萆薢　烏頭炮，各二兩　蓬莪朮煨，一兩

右細末，水煮麵糊和丸如梧子大，每服三十、五十、七八十丸，空心溫酒下。

三神散，治風腰腳痛，不得履地，及拗折傷腫，瘀血攻痛。

黑豆四兩，連皮炒　當歸　熟地黃二兩

右細散，每服二三錢匕，溫酒服，食前日二三服。

牛膝散，治冷痺下焦風冷，腳膝疼痛，痹痺無力。

牛膝酒炙　山茱萸各二兩　桂一兩

右細散，每服二三錢匕，溫酒服，空心食前。

腲腿風腲，烏每反。肥貌也。魚敗也。

論曰，腲腿風之狀，四肢不收，身體疼痛，肌肉虛薄，骨節懈怠，腰腳緩弱，不自覺知也。蓋風邪侵於分肉，流於血脈，榮衛稽留，澀而不行，致身體骨節，肌肉腰腳，痺滯無力，不能用也。

獨活湯，治腲腿風，四肢不收，身面浮腫，筋骨怠惰，皮膚不仁。

獨活　防風　赤茯苓　防己　赤芍藥　桂各二兩　川芎　當歸　白朮各一兩二分　人參　秦艽　麻黃　細辛各半兩　甘草炙，一兩

右㕮咀，每服五錢匕，水一盞半，生薑三片，棗三個破打，煎至七分，去滓，溫服，日二三服，夜一服。

風不仁

論曰，風不仁之狀，皮膚搔之如隔衣是也。由榮氣虛，衛氣實，風寒入於肌肉，血氣不相與，凝痺結滯，皮膚痹厚，無所覺知。《內經》曰，皮膚不榮，故爲不仁，此之謂也。

烏頭丸，治風不仁，膝脛痹痺，兼治皮肉，身體諸風。

烏頭炮，半兩　附子炮，一兩半　麻黃去根節、沫，二兩　防風一兩

右細末，煉蜜丸如梧子大，每服十丸，或二十丸，若三十丸。溫酒空心，午時夜臥各一服。若不用防風，只三味，生用爲末，麵糊爲丸，如大麻子大，每服五丸、七丸、十二十丸，酒服，服已即不可熱食。

摩風膏，治皮膚痹痺，不知痛癢，去風毒。

龍骨二兩　虎骨三兩，酒炙　當歸切，焙　桂去麤皮，各一兩　苦酒二盞許。酢也　皂莢去黑皮，炙末，八兩

右除酢外，細末。又別皂莢十挺，以酒五盞。按取汁去滓，入鐺中煎半分，即皂莢末，熬次入前四味，候如餳，入瓷合。患不仁者，旋取摩身體。

秦艽湯，治榮氣虛爲不仁，皮膚搔之如隔衣狀。

秦艽　連翹　升麻　芍藥　防風　羚羊角　木香　枳殼　薏苡人各半兩

右細剉，分爲六服，每服以水二盞，入薑五片，煎取一盞，去滓，緩緩溫服。

風瘙癢

論曰，風瘙癢者，表虛衛氣不足，風邪乘之，血脈留滯中外，皷作變而生熱，熱則瘙癢，久不差，淫邪散溢，搔之則成瘡。

威靈仙散，治脾肺風毒攻皮膚，瘙癢或生瘡癬。

威靈仙（和漢共用，無則代用甘草、梔子） 防風 羌活 甘草（各一兩） 紫參（半兩，無代用苦參） 荊芥穗（一分）

右細末爲散，每服二三錢匕，沸湯入蜜少許，調服不拘時。

枳殼散，治風，皮膚瘙癢麻痺。

枳殼（二兩） 苦參 蒺藜子（炒，去角） 蔓荊子（各一兩）

右爲細末，每服三錢匕，溫酒服，日二三服，不計時。

荊芥散，治風瘙癢，搔之成瘡。

荊芥穗 麻黃 羌活 獨活（各五兩）

右細末，每服二三錢匕，臘茶或溫酒服，食後臨臥。

苦參丸，治肺風皮膚瘙癢，或生癮疹疥癬。

苦參（一斤） 皂莢（去皮，併子打碎，二斤，以水十五盞，浸揉取濃汁，去滓熬成膏。）

右苦參爲細末，以皂莢膏和丸如梧子大，每服三十丸、五十丸，以荊芥、薄荷酒服之（以酒煎荊芥、薄荷用之。）

天門冬丸，治風熱皮膚瘙癢，癮胗生瘡，如水疥或如粟粒。

天門冬（二兩） 枳殼（三兩） 白朮 人參（各一兩二分） 獨活 苦參（各一兩一分）

右細末，以煉蜜爲丸如梧子大，每服食後，米飲服三十、五十丸，日二服。又可服《和劑局方》胡麻散、何首烏散、苦參圓。

風瘖癗

論曰，風瘖癗者，由腠理不密，陽氣外泄，發而爲汗，汗出未已，爲風邪所搏，風熱相併，不得流行，故結爲痞瘟，狀如麻豆，甚者漸長，搔之成瘡。

天門冬，治肺藏風熱，皮膚結成癮疹痞瘟，搔之癢痛成瘡。

天門冬二兩　枳殼　白朮　人參各一兩半　苦參　獨活各一兩一分

右爲細末，煉蜜和丸梧子大，每服二十、三十丸，若五十、七十丸，溫酒或米飲服，日二三，夜一服，以酒糊丸亦得。

風瘙癮疹（癮，隱也。皮下隱，云隱下也。搔，發出攻。）

論曰，風瘙癮疹，其狀有二，皆緣肌中有熱。若涼濕之氣折之，熱結不散，則成赤胗。若因風邪所折，風熱相搏，則成白胗。赤胗得熱則劇，得冷則減，蓋熱氣欝結於內，故惡熱宜冷。白胗得陰雨則甚，得晴暄則消，蓋熱氣散釋於外，故惡冷宜熱，冷熱之證雖異，其爲癮疹則一。蓋身體風瘙而癢，搔之隱隱而起是也。

蔓荊實散，治風瘙癮胗，手足麻木。

蔓荊子　何首烏各二兩　羌活　威靈仙無則用甘草、梔子　荊芥穗　防風各一兩　苦參一分

右細散，每服三四錢匕，溫酒服，日三夜一，不拘時。

紫威散，治風瘙癮胗。

紫威瓦上炒，凌霄花是也　附子炮，半兩

右細末，每服二三錢匕，溫酒入蜜少許調服，日二服。

蒺藜子散，治風瘙皮膚，癮胗癢痛或有細瘡。

蒺梨子炒，去角，二兩　枳殼麵炒，去瓤　荊芥穗　羌活　防風各一兩　蒼朮米泔浸一宿，炒，四兩

右細散，每服二三錢匕，溫酒或臘茶調下，不拘時。

蒴藋湯淋洗方，治風癮胗。

蒴藋十兩，根葉莖俱用

右以水三升，煎五七沸，冷暖得所，洗患處，日一度，以差爲度。

芒硝湯洗方，治風癮胗。

芒消研

右以熱湯和，拭貼瘡胗上。

礬石塗方，治風赤白癮胗，積年不愈，每發遍身腫，久恐入腹傷人。

礬石三兩，生末 酒三盞

右先煎酒令沸，次入礬石末同煮，煮如稀糊塗之，頻用之。

枳實熨方，治風白胗。

枳實八兩，生用

右擣碎，以醋浸，令浥浥炒熱，用帛包裹，熨胗上，冷即易，作兩包子，相更熨尤佳。

《和劑局方》烏荊圓，何首烏散尤妙。

蠱風

論曰，蠱風之狀，在皮膚間，一身盡痛若劃刺，如中蠱毒，故名蠱風。皆由體虛受風，侵傷正氣也。

何首烏散，治蠱風。

何首烏 威靈仙各一兩 苦參半兩 麒麟竭一分

右並生擣，羅爲散，入乳鉢，研三五百遍，每服一錢匕，用荊芥湯服之。每日三服，酒服尤妙，二三錢亦得。

刺風

論曰，刺風者，以氣血爲風寒所侵，不得宣利，則蘊滯而生熱，寒熱相搏於皮膚之間，淫躍不能發泄，故遍身如鍼刺也。人其痛甚，若刀劃者，謂之蠱風，與刺風相似，不可不辨也。

何首烏散，治體虛受風，侵傷氣血，遍身刺痛。或因寒邪未解，食熱物，亦能致此。

何首烏三兩　蔓荊子　威靈仙　菖蒲根九節者　苦參　荊芥穗　蒺藜子炒，去角，各一兩　甘草半兩

右細散，每服二三錢匕，薄荷茶或溫酒服下，不計時候。

惡實根酒，治刺風遊風。

惡實根去土，乾，牛蒡也　生蒴藋根去土，乾，各一斤

右細剉，以酒三升浸七日後，每服溫一盞，日三四服。

芎枳丸，治刺風遍身刺痛。

川芎米泔浸一宿，剉焙　枳殼米泔浸三宿，每日換泔水，麸炒，各四兩

右細末，蜜丸如梧子大，每服三十、五十丸，溫湯，食後服，日二三服，至月餘見效。

風熱今云氣逆上是也。

○上氣，此病證世間多之。

論曰，風熱者，風邪熱氣客於皮毛血脈，傳入肺經也。令人頭面熻然發熱，皮膚痛，咳嗽咽乾，上焦不利，故謂之風熱也。

地骨皮湯，治風熱毒氣，身體煩熱，頭目不利，口乾舌澀，夜臥不安。

地骨皮　人參　甘草　柴胡　葛根　麥門冬(各一兩)

右麤散，每服三錢匕，水一盞，入竹葉二十片，生薑三片，煎至七分，去滓，溫服。此藥兼解傷寒餘熱煩燥。

○治傷寒餘熱

涼心知母湯，治風熱攻頭面，壅盛虛煩。

知母(焙)　人參　赤茯苓　麥門冬　甘草　地骨皮(各一兩)　黃芩(二分)

右麤散，每服三五錢匕，水一盞，入竹葉十片，煎七分，去滓，溫服，食後，日二三服。

緩中湯，治風熱三焦壅滯，口乾，咽喉不利，咳嗽。

黃耆　防風　地骨皮　甘草　紫蘇葉(生用，各三兩)

右麤散，生服三五錢匕，水一盞，煎至七分，去滓，食後，臨臥服，日三服。

牽牛子丸，治風熱氣結，踈風順氣。

牽牛子(不限多少，飯上炊氣透便出，冷後擣爲末)　青皮　陳皮　木通　桑根白皮　芍藥(各一兩)　栝樓根(二兩)

右細末，牽牛子末一斤，入餘藥末四兩，拌和，以蜜和，杵三五千下，丸如梧子大，每服二十丸，若三五十丸，以紫蘇湯服。未利，可服七八十丸服之。瘰癧，茶湯服。婦人血氣，芍藥酒下。血風瘡癢，枳殼酒下。五淋，榆皮酒下。癱瘓中風，豆淋酒下。腸風下血，葳蕤酒下。肺氣，訶梨勒酒下。傷寒，蔥白酒下。風秘，蔥薑茶下。

羌活散，治風熱頭面生瘡。

羌活　防風　川芎　荊芥穗　麻黃　甘草　木通　惡實(炒，各三兩，牛蒡子也)

右細末，每服二三錢匕，茶酒調下，不拘時。

大黄丸，治風熱上焦痰毒。

大黄三兩　青皮　半夏各二兩

右一處炒熟，爲細末，以麵糊丸如梧子大，每服二三十丸、五七十丸，食後臨臥，溫水服下。

漏風亦名酒風。

論曰，《内經》曰，飲酒中風則爲漏風，漏風之狀，或多汗，不可單衣。食則汗出，甚則身寒喘息惡風，衣裳濡，口乾善渴，不能勞事。又曰，身熱懈惰，汗出如浴，惡風少氣，亦名酒風。夫酒以養陽，酒入於胃，與穀氣相搏，熱盛於中，其氣慓悍，與陽氣俱泄，使人腠理虚而中風。故其證多汗惡風，不可單衣。其喘息而少氣者，熱重（熏）於肺，風容（客）於皮毛肺主皮毛也。其口乾善渴者，汗出多而亡津夜也。其懈惰而不能勞事者，精氣耗竭，不能營其四肢也。謂之漏風，以汗出不止，若器之漏，久而不治，轉爲消渴。

秦艽散，治風虚汗出不止。

秦艽　附子　石斛去根　菖蒲根　白朮　桂各三兩　麻黄根　防風各五兩

右細散，每服二錢若三四錢匕，溫酒服，日三服。

防風散，治風虚多汗惡風。

防風一兩一分　澤瀉　牡蠣煆赤冷　桂各三分

右細散，每服三錢匕，溫酒服下，空心日二三服。

牲蠣白朮散，治風虚多汗少氣。

牡蠣煆赤，三分　白朮二兩一分　防風二兩二分右細散，每服三四錢匕，溫水服下，不計時。惡風倍防風，少氣倍白朮，汗多面腫倍牡蠣。

附子湯，治漏風汗出不止。

附子炮，一兩半　山椒去目併閉口，炒，出火毒，半兩　白朮二兩　杏仁炒，二兩

右剉散，每服三四錢匕，水一盞半，煎至一盞，去滓，溫服，日三夜一。

風消此疾與虛勞相似也，以此方可治男子女人諸虛勞，五勞七傷等也。

〇虛勞通用，憔悴曰消也。

論曰，《内經》謂，二陽之病發心脾，不得隱曲，女人不月，其傳爲風消。夫腸胃發病傳於心脾，心主血，心病則血不流。脾主味，脾病則味不化而精不足。精血不足，故其證不能隱曲。女子不月，久則傳爲風消。蓋精血已虧，則風邪勝而真氣愈削也。

黄耆羌活飲，治心脾受病，精血虛少，風氣乘之，日益消削。

黄耆一兩半　羌活　石斛　防風　枳殼　人參　附子　茯苓　五味子　牛膝酒炙，各一兩　續斷半兩　地骨皮三分　生乾地黄二兩　牡蠣煅，一兩

右剉散，每服五六錢匕，水一盞半，煎至一盞，去滓，溫服，日二三服。

五補人參丸，治風消。

人參　白茯苓　黄耆　地骨皮　熟地黄各二兩二分

右細末，煉蜜丸如桐子大，每服三十丸或五七十丸，溫酒服，空心夜臥二三服。

太和湯，治風消五勞七傷，痃癖積聚等男女諸病。

前胡　枇杷葉拔毛　鱉甲醋炙　白茯苓　桔梗　白芷不見火　五味子　白朮　厚朴薑製　半夏　京三稜　蓬莪朮　藿香

葉

防風各一兩　人參三分　柴胡半兩　桂一兩半　桑白皮　當歸　芍藥　枳殼　牡丹皮　甘草　知母　杏人炒，各半兩

右二十五味麤散，每服三五錢匕，水一盞，生薑三片，煎七分，去滓，溫服，不計時，日二三服。

風勞老若俱目冥，併唾如涕。

論曰，目視不明，唾如涎涕，從腎肺之虛損起也。

芎枳丸，治風勞強上冥視。

川芎二兩　枳殼一兩

右細末，蜜丸如梧子大，每服二十丸或三十丸，食後溫水服，日二三。

枳殼湯，治風勞涕唾稠黏。

枳殼二兩　人參　赤茯苓各一兩

右剉散，每服三四錢匕，水一盞，煎六分，去滓，溫服，日二三服。

風成寒中淚多出，一云寒中也。

論曰，其人瘦，淚泣頻出也。瘦則腠理開疎，風邪損虛而入，故津液化而爲目淚泣出也。

溫中湯，治風邪所傷，肌瘦泄汗，寒中泣出。

當歸　白朮各二兩　人參　附子　乾薑　甘草　蜀椒　桂各一兩

右㕮咀，每服四五錢匕，水一盞半，煎八分，去滓，溫服，日二三服。

石斛散，治肌瘦中風，汗出太多，成寒中，淚泣出。

石斛去根　附子炮　白朮　桂心　秦艽　黃耆各三兩

右細末，每服三錢匕，以溫水服，不拘時，日三夜一。

風成熱中（人肥目黃疾也。）

論曰，《內經》云，其人肥而風氣不得外泄，乃爲熱中，而目黃也，熱氣入目故也。

內解散，治風邪入中，蘊瘀成熱，頭昏目黃，心膈注悶。

柴胡　黃芩　葛根（各二兩）　黃連　石斛（去根，各二分）　甘草（二兩二分）

右爲細末，每服二錢匕，薄荷湯入蜜少許，每服之日一二服，以黃色散爲度。

中風寒熱（寒熱往來如瘧，尤可分別。）

論曰，因於露風，乃生寒熱，始感於腠理。腠理開則灑然寒，腠理閉則悶熱，依寒飲食減，依熱肌肉消，寒熱相爭，所以慄振。故《內經》云，病成而變，風成爲寒熱。

葛根湯，治中風項背急強，灑淅寒熱，無汗渴。

葛根（二兩）　麻黃（一兩半）　甘草（炙）　芍藥　桂（各一兩）

右麤散，每服五錢匕，水一盞半，生薑三片，棗二個（去核），煎至一盞，去滓，連三服，衣覆取汗。未汗，用熱薑粥服。

柴胡散，治陰陽不和，寒熱往來，頭目昏重，身體煩疼，咳嗽咽乾，鼻寒清涕。

柴胡（四兩）　人參（一兩一分）　甘草（一兩）　白朮（三分）　半夏　黃芩（各一兩一分）　防風（三分）

右剉散，每服四五錢，水一盞半，生薑五片，煎至七分，去滓，熱服不拘時。又熱多寒少加天仙藤一兩，葛根二兩，增柴胡二兩。又《局方》不換金正氣散尤宜。

風狂（陽病也。）

論曰，風狂之狀，始發則少臥不飢，自高自賢自辯自貴。蓋人之榮衛周身循環，晝夜不窮，一失其平，則有血併於陰而氣併於陽者，有血併於陽而氣併於陰者。陰陽二氣，虛實不調，邪乘虛而入，併於陽則謂之重陽。故其病妄笑好樂，妄行不休，甚則棄衣而走，登高而歌，或至數日不食，故曰狂也。又肝藏魂，魂則隨神往來，悲哀動中，有傷於魂，則爲狂妄。是亦血氣俱虛，風邪乘之，陰陽相併也。陽病狂動。陰病癲絕也。

麻黃丸，治中風邪狂走，或自高自賢，或悲泣呻吟，及卒得驚悸邪魅，恍惚心下虛悸。

麻黃去根節，末　甘草　半夏各二兩　生薑去皮，三兩，與半夏擣炒乾

右擣羅，煉蜜丸如大豆大，生薑湯服七丸十丸，或二三十丸，空心午時各一服。

禹餘糧飲，治風邪所中，驚狂啼哭或笑。

禹餘糧煆赤，冷研　防風　桂心去皮　赤芍藥　遠志　獨活　白朮　人參　牡蠣　秦艽　石膏　甘草各二兩　雄黃研　茯神　菖蒲　虵蛻炙　防己各一兩

右麤末，每服五錢匕，水一盞半，煎七分，去滓，食後服，日二三服。

風癲陰疾也。

論曰，風癲之狀，發無常時，每發則仆地，吐涎沫，無所覺知，蓋由血氣皆虛，精神離散，魂魄失守，風邪入於陰經故也。又以胞胎之初，其母卒大驚，精氣併居，能令子發癲。其證與風癲大率相似。

飛鴟頭丸，治風癲癋瘲。

飛鴟頭三個，自然死者也，去毛喙，炙焦，擣羅爲末　鈆丹黃丹也，八兩

右二味合研，蜜爲丸如菉豆大，每服三丸，若五丸、七丸、十二三丸，溫酒服下，日三夜一。

雄黃丸，治風癲失性欲死，併治五驚諸癎。

雄黃（別研）　雌黃（研，唐物也。日本以水銀灰稱雌黃，大誤也，有大毒也）　真珠（別末，各一兩）　黃丹（灑醋，炒用之）　水銀（各二兩，杵研，入合於蒸棗肉二兩，入乳缽內，以柳木杵，令青色水銀星盡爲度）　黃丹（一兩）

右水銀之外，五味各別研如粉，後合水銀、棗肉膏，入臼，更杵千杵，爲丸如大麻粒，每服三丸或五丸，以人參茯苓湯服之，日二夜一，食後。癲病治方可見小方等。又可灸於百會　大椎、膏肓、顱中、巨闕、胃脘、足三里、氣海等。灸之得愈數十人，兩三遍可灸之。

○菖蒲圓（《究原方》二），治諸癲疾神妙。九節菖蒲，不以多少，焙乾爲末，煉蜜爲丸如桐子大，每服五十七十丸，食後臨睡，用溫酒服。又用豬心煎湯汁送下，神妙。

風厥（噫欠之病名也。）

論曰，《內經》云，二陽一陰發病，主驚駭，背痛，善噫，善欠，名曰風厥也。夫胃，土也。肝，木也。木尅土，故風勝而驚駭背痛，土不勝木，故善噫。土不制水，則腎氣上逆而善欠，爲風厥也。

遠志散，治風厥多驚駭，背痛，善噫，善欠。

遠志　人參　細辛　白茯苓　黃耆　桂心（各一兩）　熟地黃　菖蒲　白朮　防風（各半兩）

右細末，每服二三錢匕，溫酒服，空心，日晚食前或四五錢。

茯苓湯，治風厥驚駭，背痛，善噫欠。

白茯苓　熟地黃　人參　桂心（各二兩）　半夏（一兩半）　甘草　麥門冬（各半兩）

右細剉，每服五錢匕，水一盞半，生薑七片，煎八分，去滓，溫服，不拘時，日二三服。

獨活湯，治風厥肩背痛，驚惕不安，善噫多欠。

獨活　人參　白茯苓　當歸（各二兩）　桂心　遠志　熟地黃　防風（各一兩半）　細辛　甘草（各一兩）

右細剉，每服五六錢匕，水一盞半，煎八分，去滓，溫服，不拘時，日二三服。

萬安方卷第三

嘉曆元年六月二十四日宋人道廣清書本。加墨點了。朱點同時終功□了。
性全

《魏氏家藏方》第一治風痺方訣云，大凡風痺，真氣昏亂，致有偏癱緩軟弱，喎斜涎流不隨之候，切不可便服風藥吐瀉，因此有損，非徒無益而又害之。蓋緣常人多忽事機，先有目瞤、腰瘁、腳疼、舌澀、面赤貪食等候，並謂等閑無慮，一旦疾作昏沉，舉族驚惶，止務速安，頃刻之間，藥餌妄進，不知性命之存亡在須臾也。其次，庸醫不明此理，偶遇人家倉卒招請，計無所因，便據方書用藥，或吐或利，或便用鍼灸，拙術既施，遂致不救。最下者求速效，急近利，不顧害之在後也。凡如此者，未有能已人之疾苦也。惟明哲之士，審觀要理，萬一失衛生，遂至此疾，切不可當驚憂之際，任人妄攻，以自取斃。止用正氣藥，便是救性命之要策也。莫若用附子、木香。附子炮裂，去皮臍二兩，木香炮過二錢半，爲細末，每服四錢，薑十片，水二碗，攪令溫服。有熱則候藥冷服之，比壞正氣者蓋有間矣。氣正則精神漸定，數日之後，服風藥未脫也。小續命湯之類併前藥，勤服自可取差。風藥如碧霞丹、金虎靈寶之類，最不可服。初虞世論之甚詳，蘇沈方所用藥尤合人情，今錄此方，以爲後來之戒。已上可見《魏氏家藏方》。

朱墨之紙數　三拾六丁

一首風頭風也

二風頭眩

三風頭痛

四偏頭痛

五風頭旋

六頭面風

七胃風

八風秘利秘結

九風入腹拘急切痛

十諸痺統論治風痺《魏氏家藏方》第一有治風痺方訣，尤肝要，可見彼中

十一肝痺筋痺也

十二心痺

十三脾痺

十四肺痺

十五腎痺

辰砂五苓散治頭風

《究原方》第二云，又有人患頭疼數月，痛致厥不省人事，皆作虛陽上攻。又有做風氣併痰治。求醫於

僕，診其脈，心脈肝脈俱洪大，遂以辰砂五苓散，用龍膽草煎湯調下二錢，一服頃刻如失。

又云，治氣虚頭暈，耳内常鳴，手足麻木，身重拘急。《局方》三五七散，磨沉香水少許，生薑三片，同煎服。

覆載萬安方卷第四

性全　述

首風（頭風也。）

論曰，《内經》云，新沐中風則爲首風。首風之狀，頭面多汗惡風，當先風一日則病甚，頭痛不可以出内，至其風日則病少愈。夫諸陽之脈，皆會於頭，平居安靜，則邪無自而入。新沐之人，皮腠既踈，膚髮濡漬，不慎於風，風邪得乘之，故客於首而爲病。其證頭面多汗，惡風頭痛，不可以内者，以邪氣之客也。當先風一日則病甚，至其風日則少愈者。陽之氣，以天地之疾風，名之風行陽化。頭者，諸陽之會，與之相應也。

茯神湯，治首風頭痛，當先風則甚。

茯神（去木）　羌活　木通　防風　細辛　蔓荊子（去白皮）　生乾地黄　白朮　當歸　芍藥　陳皮　川芎（各一兩）

右麤末，每服三五錢匕，水一盞，煎七分，去滓，空心，食前溫服。

一字散，治沐頭中風，頭面多汗，爲首風頭痛。

藿香葉　烏頭（去皮臍，各二兩）　甘松　零陵香（各一兩）　白附子　天南星（各半兩）

右並生用，細末，每服一字（一錢四分之一），溫酒服下。口噤，斡開口，徐灌服半錢，未愈再三服，一二三錢服無毒。

天麻散，治首風頭痛。

天麻二兩（日本有之，和名乃土知，又賊足） 藿香 石膏（研） 莎草根（香附子也。各一兩） 川芎（一兩半）

右細末，每服二三錢，以臘茶煎調服。

○《究原方》第二云，有人患頭暈，耳鳴作蟬聲，令煎《局方》四桂散，服下黑錫丹百粒，兩服頓除。

○中風目眩頭旋謂之頭暈。

茶調散，治首風，定偏正頭痛。

菊花 細辛 石膏 香附子（炮去毛，各五兩）

右爲細末，每服二三錢，若五七錢匕，以茶清調服，食後。

茶調散（《事證》《局方》並），治偏正頭風，諸藥不愈者，宜服此。李全總領云，此天下第一頭風藥。

香白芷（二兩半，炒） 川芎（一兩，炒） 甘草（一兩，炒） 川烏頭（二分，炮）

右細末，每服二三錢，好茶少許，薄荷五七葉，沸湯調服。若傷寒傷風頭疼，可加葱白五七莖切，和茶服。

芎香散（同），治頭風。

川芎 香附子（大者燒，去毛，各三兩）

右細末，每服三五錢，食前空心，以熱酒服，亦食後以茶清重服。此藥明目，又治婦人血風。

藿香散（《三因方》），治傷風挾涎飲上厥頭疼，偏正夾腦諸風。

藿香（半兩） 川烏頭（湯浸七返，去皮，一兩） 乳香（二分） 草烏頭（炮，半兩）

右細末，每服一錢若二錢。薄荷茶清調下，食後。

芎辛湯《三因方》，治傷風傷寒，生冷及氣虛，痰厥頭痛如破，兼眩暈欲倒，嘔吐不定。

附子生，去皮臍　烏頭生，去皮尖　天南星　乾薑　甘草炙　川芎　細辛各二兩

右剉散，每服四大錢，水二盞，薑五片，茶芽少許，煎七分，去滓，食後服，日二三服。

救生散《三因》，治外傷風冷，內積憂思，氣欝聚涎，隨氣上厥，伏留陽經，頭疼壯熱，眩暈或胸膈塞痞，兼服寬中圓攻之。

菊花蒂　川芎　石膏煆冷，各一兩　甘草一分　〇蒂，蓋也，花也。

右日乾爲細末，每服三錢，煎蔥湯調服，如覺胸塞，即調此下寬中圓，不拘時。

寬中圓《三因》，治氣滯不快，飲食不消，胸鬲痞塞，凝痰聚飲，狀如傷寒頭疼。

大附子　南木香炮　青皮　大黃濕紙裹煨，各等分

右細末散，醋煮米糊圓如梧子大，每服十丸二十丸，若三十丸，以生薑湯服。頭疼甚則以救生散服之。

〇頭痛硫黃圓，沈存中方《本事方》　硫黃五兩，研細　消石二兩，二分　右水圓如指頭大，空心臘茶嚼下。予中表兄病頭風二十餘年，每發頭痛如破，數日不食，百方不能療。醫田滋見之曰，老母病此數十年，得一藥遂愈。就求之，得十圓，日一枚。十餘日，滋復來，云頭痛平日食何物即發？答云，最苦飲酒食魚。滋取魚酒，令恣食。云，服此藥十枚，豈復有頭痛耶？如其言食之，竟不發，自茲遂差。予與滋相識數歲，臨別以此方見遺。陳州懷醫有此藥圓如梧子大，每服十五圓，暑暍懵冒者冰冷水服，下咽即豁然清爽。傷冷即以沸艾湯下。《素問》云，頭痛巔疾，下虛上實者，過在足少陰巨陽，甚則入腎，徇蒙招搖，目瞑耳聾。下實上虛，過在足少陽厥陰，甚則入肝，下虛者腎虛也。故腎厥則頭痛，上虛者肝虛也，故肝虛則頭暈。徇蒙者，如以物蒙其首，招

搖不定，目眩暈耳聾，皆暈之狀也。故肝厥頭暈，腎厥巔痛，不同如此。

除風荊芥湯，治首風頭目昏眩，肢體痛，手足麻痺，上膈煩悶，或發寒熱。

荊疥穗　川芎　防風　獨活　甘草　麻黃各一兩　人參二兩

右麤末，每服三五錢匕，水一盞，生薑三片，薄荷五七葉，煎七分，去滓，溫服，食後，臨臥再服。

芎藭散，治首風頭面多汗，惡風頭痛。

芎藭　石膏研　細辛　荊芥穗　甘草炙　草烏頭去皮，與大豆同炒，去豆

右各等分，細末，每服半錢匕，若一二錢匕，蠟茶清調服，空心食前服。

○有神效

○二白散《究原》二，治頭疼不可忍，半夏、黑附子去皮，右二味，用等分，細末。用水調塗太陽穴，立效。

○《翰良方》頭痛黃黃圓，硫黃二兩，研細，消石一兩，研細，右水圓指頭大，空心臘茶嚼下。予中表兄病頭風二十餘年，每發頭痛如破，數日不食，百方不能療。醫田滋見之曰，老母病此數十年，得一藥遂愈。就求之，得十圓。日服一枚，十餘日，滋復來，云頭痛平日食何物即發？答云，最苦餘（飲）酒食魚。滋取魚酒，令恣食。云服此藥十枚，豈復有頭痛耶？如其言，食之竟不發，自此遂差。予與滋相識數歲，臨別以此方見遺。

陳州懷醫有此藥圓如梧桐子大，每服十五圓，暑暍瞢冒者，冰冷水服，下咽即豁然清爽。傷冷即以沸艾湯下。

搐鼻藥《三因方》

華撥　高良薑　香白芷一錢匕　細辛半錢匕

右細末，每用一小字，先含水一口，搐鼻內，即吐出水。

吹鼻藥

川芎末，一分 鵝不食草二分半

右細末，先令病人含水一口，而後以筆管此藥大豆許，令吹入於鼻中，吹入後吐去口中水，萬不失一，年遠日近，用之咸得愈也。一方入麝香少許。

如聖餠子《三因方》，治氣厥上實下虛，痰飲風寒伏留陽經，偏正頭疼連腦巔，吐逆惡心，目瞑耳聾，常服清頭目，消風痰，暖胃氣。

川烏頭生，去皮 天南星 乾薑各一兩 甘草 川芎各二兩 天麻 防風 半夏各半兩

右爲末，湯浸蒸餠，和丸如鷄頭子大，捻作餠子，曬乾。每服五片，荊芥穗三五穗同細嚼，茶酒任下，熟水亦得，不拘時。

《三因》云，頭者，諸陽之會，上丹產於泥丸宮，百神所集。凡頭痛者，乃足太陽受病，上連風府、眉角而痛者，皆可藥愈。或上穿風府，陷入於泥丸宮而痛者，是爲真頭疼，不可以藥愈。夕發旦死，旦發夕死，責在根氣先絕也。原其所因，有中風寒暑濕而疼者，有氣血食飲厥而疼者，有五藏氣欝厥而疼者，治之之法，當先審其三因，三因既明，則所施無不切中。

〇金花一聖散，治頭風。《魏氏家藏》

川烏去皮臍 川芎 白芷 右等分，爲細末，每服一字。先用蔥青三四寸，薄荷三四葉，安於盞內，同藥食後點服。

〇茶調散，清神。同方

川芎十二錢重 甘草炙 白芷 香附子 防風 細辛 縮砂仁各十錢重 薄荷葉二十錢重 右細末，每服二三錢，食後茶調下。

點頭散，治腦風頭痛，吹鼻。

細辛　高良薑　瓜蒂各一分　消石半兩

右研細，每用新水滿含一口，藥半字，吹入鼻中，良久即定。

遠志散，治腦風頭痛不忍。

遠志去心，不拘多少

右細散，每用半字，先含水滿口，即吹入鼻中。

風頭眩

論曰，風頭眩之狀，頭與目俱運是也。五藏六府之精華，皆見於目，上注於頭，風邪鼓於上，腦轉而目系急，使真氣不能上達，虛則眩而心悶甚，則眩而倒仆也。

人參湯，治風頭眩，但覺地屋俱轉，目閉不開。

人參　防風　白朮　當歸　麥門冬各一兩　獨活　桂　黃耆　芍藥各一兩半

右麤末，每服五錢匕，水一盞半，煎一盞，去滓，食前溫服，日夜一。

六神散，治風眩煩悶，頭目運轉不止。

川芎　羌活　防風　甘草各一兩　荊芥穗　雞蘇各一兩半薄荷也

右細末，米飲溫水調下二錢匕，或三錢，不計時候。

風頭痛

論曰，風頭痛之病，由風邪客於陽經，循風府而上，至於頭腦，令人頭重疼痛，心膈煩熱，上焦壅滯，頭面虛汗。診其脈，尤手寸口浮緊者是也。

○《本事方》十云，婦人患頭風者，十居其半，每發必掉眩，如在舩車。蓋因血虛，肝有風邪襲之爾。《素問》云，徇蒙招搖，目眩耳聾。上虛下實，過在足少陽厥陰，甚則歸肝。蓋謂此也。予嘗處此方以授人，比他藥捷而效速。芎羌散，川芎十錢重，洗，當歸洗，去蘆，薄切，焙，七錢半重，羌活去蘆、旋覆花、細辛去皮、蔓荊子、石膏生、藁本、荊芥穗、半夏麴炙、防風去蘆又股、熟地黃酒浸焙、甘草炙，各五錢重。右末，每服二錢，水一大盞，薑五片，煎至七分，去滓，溫服，不拘時候。

槐實散，治風頭痛，清頭目，化風痰。

槐實炒，八兩　荊芥穗　甘草炙，一兩　防風三兩

右細末，每服一二錢、三四錢匕，茶酒任服，食後，日二三服。

香芎湯，治頭痛，清氣。

川芎五兩　細辛二兩半　人參一兩半　半夏麴一分　甘草炙，三分

右㕮咀，每服三五錢匕，水一盞，入生薑三片，薄荷五七葉，煎七分，溫服，日二三服，不拘時。

《魏氏家藏》香芎散，白芷　菖蒲各三兩　川芎　甘草各一兩　川烏炮　香附子各二兩。右細末，煎服。

偏頭痛

論曰，偏頭痛之狀，由風邪客於陽經，其經偏虛者，邪氣湊於一邊，痛連額角，故謂之偏頭痛也。

○偏頭疼方《翰良》《裕陵傳》王荊公偏頭痛方云，是禁中秘方，用生蘆菔汁一蜆殼，仰臥注鼻中，左痛注右，右痛痛左，或兩鼻皆注亦可。數十年患，皆一注而愈。公與僕言已愈數人。

至靈散，治偏頭痛。

雄黃研　細辛等分

右細末，每用一字，右遍痛吹入左鼻，左邊痛吹入右鼻。

乳香散，治偏頭不可忍。

乳香　高良薑

右等分如燒香，於香爐火上燒，迎煙熏鼻孔，左痛左鼻，右痛右鼻。

神妙方，治偏頭痛不可忍者。

萊菔大根也

右洗去土，絞取汁，每用少許，以筆管吹入鼻內，隨左右用之。

蓽撥散，治偏頭疼。

蓽撥

右細散，每用一字，先令病人滿口含溫水，隨病左右，搐入鼻中。

風頭旋

論曰，風頭旋者，以氣體虛怯，所稟不充，陽氣不能上至於腦，風邪易入，與氣相鼓，致頭運而旋也。又有胸膈之上，痰水結聚，復犯大寒，陰氣逆上，風痰相結，上衝於頭，亦令頭旋。

防風丸，治風頭旋眩運，肩背拘急，發熱惡寒，肢節疼痛。

防風　甘草炙，各一兩　羌活　獨活　桔梗各半兩　川芎　香白芷各三分

右細末，煉蜜元如大母指大，每服一丸，或二三元，食後荊芥湯嚼下。

祛痰元，治風頭旋，痰逆惡心，咽膈不利。

天南星生　半夏生洗　赤茯苓　乾薑炮　陳皮各三兩

右細末，稀麪糊元如梧子大，每服三十元或五十元、六七十丸，溫米飲下，不拘時。

○《本事方》[二]羚羊角散，治一切頭旋，本因體虛，風邪乘於陽經，上注於頭面，遂入於腦，亦因痰水在於胸膈之上，犯大寒，使陽氣不行，痰水結聚，上衝於頭目，令頭旋。羚羊角屑、茯神去木，各二兩二分、川芎、防風、半夏、白芷、甘草炙，各一兩一分、枳殼去白，麸炒、附子炮，各一兩三分二銖。右麤末，每服四錢，水一盞半，生薑三片，慢火煎至七分，去滓，溫服，不拘時。

頭面風

論曰，頭面風之狀，頭面多汗，惡風頭痛是也。蓋諸陽之脈，皆上至頭面，若運動勞役，陽氣發泄，腠理開踈，汗多不止，陽氣虛弱，風邪乘之，上攻於頭面，故惡風而痛也。

檀香散，治頭面風，頭目昏眩，肩背疼痛，頭皮腫癢如蟲行，頸項拘急。

白檀香半兩　甘菊花三兩　川芎二兩　甘草生用，一兩

右細散，每服一二錢，薄荷湯調下，茶清或沸湯調亦得。

羌活散，治頭面風，眼黑及面腫。

羌活　獨活　川芎　桂　乾薑　附子各三兩

右細末，每服豉汁二三錢，服立差。

胃風此病世間太多，人不知病源治方，常可辨之。

論曰，胃風之狀，頸多汗惡風，食飲不下，膈塞不通，腹善滿，失衣則䐜脹，食寒則泄利，形瘦而腹大。蓋胃者，水穀之海，五藏六府之大源。因於食寒失衣，則風邪易感，故其證頸多汗惡風者，以人迎胃脈之所動也。食飲不下，膈塞不通，腹善滿者，其經循腹裏，其病在中焦也。失衣則䐜脹者，重感於風邪，傷肌肉

也。食寒則泄者，風寒交傷於胃，故泄注也。形瘦者，精不營也。腹大者，氣不通也。

豆蔻元，治胃風頸項多汗惡風，飲食不下，膈塞不通，腹善滿，失衣則䐜脹，食寒則泄，形瘦而腹大。

肉豆蔻半兩　羌活　防風　桔梗各一分　陳皮　獨活　薏苡仁　人參　草豆蔻仁　川芎各半兩　甘草　木香各一分

右細末，煉蜜元如梧子大，每服三十丸、五七十丸，米飲服，日三夜一。

厚朴陳橘皮湯，治風邪於胃，食物不化，便利完出，病名飧泄。

厚朴薑製，一兩　陳皮　甘草　川芎　肉豆蔻　赤茯苓　防風　吳茱萸　羌活各二分

右麤末，每服三五錢匕，水二盞，煎一盞，去滓，溫服，空心食前。又加附子、縮砂各一兩，尤佳。

風秘利秘結也。

論曰，風秘之病，以大腸秘澀不通。大腸者，肺之府，通行水穀，傳導所出。若三焦不和，風熱所搏，則腸胃乾燥，津液虛少，糟粕結聚，傳導不行，令人心煩腹滿，便秘不通也。

前胡元，治風秘，潤利腸胃。

前胡二兩　大黃剉炒　黃芩　木通　麻子人　芍藥各一兩一分

右細末，煉蜜元如梧子大，每服二三十丸，溫水服下，每夜一服。未快利，至五六十元，久服漸生津潤滑利。

羌活元，治風氣大腸秘澁。

羌活　檳榔　木香　桂心　陳皮各一兩　大黃二兩，煨　牽牛子末，八兩，取四兩

右細末，蜜丸如梧子大，每服十五丸，或二三十丸、五十丸、七十丸，以生薑紫蘇湯服此藥，不損人藏府，年高氣弱人常服之，自然通利，兼不轉瀉。

香枳散，治大腸秘澀，祛風順氣。

枳殼麸炒，四兩　防風四兩　甘草二兩

右細散，每服四五錢匕，沸湯點服，空心食前各一二服，夜一服。

檳榔圓，治風秘大便不通，發燥引飲。

檳榔二兩　牽牛子末，三兩

右煉蜜丸梧子大，每服二三十丸，或四五十元，生薑汤服，不拘時。更看人虛實加減，大渴，加栝蔞末二兩。

風入腹拘急切痛

論曰，風入腹拘急切痛者，風邪搏於陰經也。風邪搏於陰經則腸縮踡，腸縮踡則風寒之氣與正氣相擊，故裏急而切痛也。

甘草湯，治風入腹中疞痛，併飛屍遁注傳屍一類也，發作無時，發則搶心，脹滿脅下如錐刀刺。

甘草　細辛　乾薑　當歸　桂　白茯苓　赤芍藥　吳茱萸　熟地黃各一兩

右麤末，每服五錢匕，水一盞半，煎八分，去滓，空心，日午夜臥服。

理中湯，治風入腹，心腹疞痛，痰逆惡心，或時嘔吐，膈塞不通。

人參　乾薑　甘草　白朮各三兩

右麤散，每服四五錢匕，水一盞，煎七分，去滓，稍熱服，空心食前。

諸痺統論

痺《素問》《太素》有二音義。一必至反，一方廢反。

論曰，飲天和，食地德，皆陰陽也。然陽爲氣，陰爲血，氣爲衛，血爲榮，氣衛血榮，通貫一身，周而復會，如環無端，豈欝閉而不流哉。夫惟動靜居處失其常，邪氣乘間，曾不知覺，此風寒濕三氣所以雜至，合而爲痺。淺則客於肌膚，深則留於骨髓。陽多者，行流散徙而靡常。陰多者，凝泣滯礙而有著。雖異狀殊，然即三氣以求之，則所謂痺者可得而察矣。且痺害於卑，其爲疾也。初若無足治，至其蔓而難圖，則偏廢弗舉，四體不隨，皆自詒伊戚者也。可不慎哉。

肝痺筋痺也。

論曰，《內經》云，風寒濕三氣雜至合而爲痺。又曰，以春遇此者爲筋痺。又曰，筋痺［不］已，復感於邪，內舍於肝。蓋五藏皆有合，病久而不去者，內舍於其合。肝之合筋也，故筋痺不已，復感於邪，則舍於肝也。其證夜臥則驚，多飲小便數，上爲引懷者是也。

薏苡人湯，治肝痺，筋脈不利，拘攣急痛，夜臥多驚上氣。

薏苡人　羌活　蔓荊子　荊芥穗各二兩　白朮　木瓜　防風　牛膝　甘草炙，各一兩

右剉散，每服五錢匕，水一盞半，生薑五片，煎一盞，去滓，稍熱服。

心痺

論曰，《內經》言，風寒濕三氣雜至合而爲痺。又曰，以夏遇此脈痺。脈痺不已，復感於邪，內舍於心，是爲心痺。其狀脈不通，煩則心下鼓，暴上氣而喘，嗌乾善噫，厥氣上則恐。蓋淫氣憂思，痺聚在心。《經》所謂諸痺不已，亦益內者如此。

赤茯苓湯，治心痺胸中滿塞，心中微痛，煩悶不能食。

赤茯苓　人參　半夏　柴胡　前胡　桂心　桃人炒，各三分　甘草一分

右麤剉，每服三錢匕，水一盞，生薑五片，棗三個，打破，煎七分，去滓，熱服，不拘時。

脾痺

論曰，風寒濕三氣雜至合而爲痺。又曰，以至陰遇此者爲肌痺。肌痺不已，復感於邪，內舍於脾，是爲脾痺。其狀四肢解惰，發咳嘔汁，上爲大寒。《經》所謂諸痺不已，亦益內者如此。

大半夏湯，治脾痺四肢怠惰，發咳。

半夏五兩　白朮　白茯苓　人參　甘草　附子　陳皮各二兩　桂三兩

右剉散，每服五錢匕，水一盞半，生薑五片，煎一盞，去滓，溫服，日三服。

肺痺

論曰，風寒濕三氣雜至合而爲痺，以秋遇此者爲皮痺。皮痺不已，復感於邪，內舍於肺，是爲肺痺。其候胸背痛甚，上氣煩滿，喘痺嘔是也。

紫蘇子湯，治肺痺胸心滿塞，上氣不下。

紫蘇子八兩，炒　半夏五兩　陳皮　桂各三兩　甘草　人參　白朮各二兩

右麤散，每服四五錢匕，水一盞，生薑五片，棗三枚，煎六分，去滓，溫服，不計時。

腎痺

論曰，風寒濕三氣雜至合而爲痺。又曰，以冬遇此者爲骨痺。骨痺不已，復感於邪，內舍於腎，是爲腎痺。其證善脹，尻以代踵，脊以代頭。蓋腎者胃之關，關閉不利，則胃氣不行，所以善脹，筋骨拘迫，故其下攣急，其上踡屈，所以言代踵、代頭也。

牛膝酒，治腎氣虛冷，復感寒濕爲痺。

牛膝　秦艽　川芎　防風　桂　獨活　丹參　白茯苓各二兩　杜仲　附子　石斛　乾薑　麥門冬　地骨皮各一兩半

五加皮兩五　薏苡人兩一　大麻人半兩，炒

右剉如麻豆，以生絹袋盛，浸酒一斗。春夏三日，秋冬五日，每服半盞，空心溫服，日二三服。

已上五痺如此，此外有痛痺、著痺、行痺、皮痺、肌痺、血痺、脈痺、筋痺、骨痺、腸痺、周痺、風冷痺、風濕痺、痺氣、熱痺或云十八痺，或云二十痺，或云五痺，皆此中也。可見《聖濟總録》

五痺湯《局方》，治風寒濕邪客留肌體，手足緩弱，麻痺不仁，或氣血失順，痺滯不仁，並皆治之。

薑黃老生薑，二兩　羌活二兩　白朮二兩　防己二兩　甘草一兩

右㕮咀，每服四五錢重，水一盞半，生薑十片，煎八分，去滓，溫服。病在上食後服，病在下食前服。

又可服《局方》換腿圓、追風應痛元、省風湯、三五七散等，皆治諸痺也。

萬安方卷第四

嘉曆元年六月二十四日申刻，朱墨兩點同時加之了。性全

朱墨之紙數 二拾八丁

覆載萬安方卷第五

性全　撰

惡癩諸風門（從淺至深，諸風之流類故次之。）

癧瘍風（付白駮、白癜風、紫癜風）

論曰，癧瘍之病，其狀班駮點點相連而圓，大概似白駮而稍微也。皆由風邪熱氣，搏於脾肺經，流散肌肉使然也。

雄黃散塗方，治癧瘍風，面頷頸項忽生班駮，其狀如癬。

雄黃　硫黃　白礬（並研如粉，各一分）

右合研令勻，以豬脂調塗駮上，常塗即差。

硫黃散，治癧瘍及赤白殿風。

硫黃（研，半兩）　砒霜（研）　膩粉（各一分，又名胡粉）　蒼耳子（兩半，爲末）

右細研，入生薑自然汁，泥連塗之，勿令近口有毒。

附子散塗方，治同前。

附子（一個大者，去皮生用）　硫黃（研，半兩）　蒼耳苗（一握，乾者）

右爲末，以米醋調，先以布巾揩瘍上，即以藥塗之，乾更塗。

油麻酒，治癧瘍風。

油麻不拘多少，淨揀生用

右一味，每服半合，細嚼用溫酒服，空心，日午夜臥，漸加至一合，百日服得瘥。

又方，治頭項及面上白駮漸長如癬，但不成瘡，宜用此。

桂心去皮，一兩

右細末，以津唾和傅於白駮上，日三。

白癜風

論曰，白癜風之狀，皮膚皴起，生白班點是也。由肺藏壅熱，風邪乘之，風熱相併，傳流榮衛，壅滯肌肉，久不消散故也。

防風湯，治風熱熏蒸，皮膚白癜。

防風　地骨皮　王不留行　梔子　荊芥穗　惡實炒，各一兩　甘草三分　人參　生乾地黃焙，各半兩

右麤末，每服三錢匕，若五六錢匕，水一盞，更入惡實根二三寸，煎七分，去滓，溫服，不拘時候。

玉粉膏，治白癜風。

白礬　石硫黃各半兩

右研細，以醋調爲膏塗，以愈爲度。

又方，治白癜。

杏仁生用

右每日早晨爛嚼十四五粒，晝夜搔爛揩塗。

紫癜風

論曰，紫癜風之狀，皮膚生紫點，搔之皮起而不癢痛是也。此由風邪挾濕，客在腠理，榮衛壅滯，不得宣流，蘊瘀皮膚，致令色紫，故名紫癜也。

硫黃膏，治紫癜風。

石硫黃

右研，用生薑自然汁煎成膏，每沐浴揩塗之，令熱，度度洗之。

雄黃膏，治紫癜風點點相連。

五倍子二分　胡粉一分　石硫黃半兩　雄黃一分　牡蠣二分　胡桃二十個　羊蹄根自然汁　生薑自然汁

右末，調成膏，先以羊蹄根浴時揩爛，傅此膏一日，不得洗，不過兩三度，必消愈。

惡風癩病也。

論曰，惡風者，皆五風厲氣所致也。風有青白赤黑黃之異，其毒中人五藏則生蟲，蟲亦有五種蟲，生息滋蔓入於骨髓，五藏內傷，形貌外應。故食肝則眉睫墮落，食肺則鼻柱倒塌，食脾則語聲變散，食腎則耳鳴如雷皷之聲。心不受食，食心則爲不可治，是故謂之惡風。

白花虵散，治惡風。

白花虵一條，酒浸炙，取肉三兩　露蜂房炙　苦參　防風　丹參　梔子　山芋各二兩半　秦艽一兩一分

右細末，每服溫酒，服三四錢匕，日二服。

蔓荊實散，治肺藏風毒，發作如癩，變成惡風證。

蔓荊子（去白皮，生用，四兩）　胡麻（末炒，半兩）　天麻（二兩）　菊花（四兩，未開者良，生用）　天南星（炮，一兩）　枸杞（生用，四兩）　苦參（粉，四兩）

右細羅，每服溫酒調下三四錢匕，日三夜一服。食前食後稍可遠相隔，恐藥食氣相犯。

治惡風天蓼散

天蓼紫（焙乾，一斤）　天麻（三兩）　何首烏（酒炒）　王不留行（炒，各二兩）

右細散，每服三四錢匕，以熱湯服，日三，不拘時。

大風眉鬚墮落（大風，癩總名也。又云大麻風也。）

論曰，大風眉鬚墮落者，蓋癩病也。皆惡風染著，榮氣不清，風濕毒氣浸漬肌肉，致淫邪散溢，癢搔成瘡，皮膚瘍潰，鼻柱倒塌，鬚眉墮落。

何首烏丸，治風氣留滯皮膚不仁，鬚眉墮落，多生瘡癬，身體搔癢等。

何首烏（刮去黑皮，十二兩）　白牽牛子（揀末）　薄荷（乾，各三兩）　肥皂莢（三斤，一斤去皮子，椎碎，用好酒三四盞浸兩宿，揉出濃汁，去滓，入石器中，熬成膏。一斤炭火燒，令煙盡，收放濕紙上，覆盆出火毒，候冷用一斤去皮塗蜜炙，令焦爲末）

右細散三味爲末，用皂莢膏和劑，使膏盡爲度，熟擣丸如梧子大，每服二三十丸，不拘時候，溫酒服，日三服，無效則可服五六十丸。

山梔子散，治大風癲疾，眉鬚墮落，遍身痹痺，手足攣縮。

山梔子（去皮，二兩半）　川芎（一兩半）　藁本（三分）　當歸　蔓荊子（各一兩）　桔梗（炒，一兩三分）　羌活　白蒺梨（炒）　白茯苓　防風（各一兩一分）　側子（炮，又用烏頭）

右細末，每服三五錢匕，若六七錢匕，溫酒空心食前、夜臥各一服，服一二劑，眉毛再生。

苦參元，治大風癩疾，遍身瘾疹如爛桃李大，作瘡，經年不愈，重者毛髮脫落。

苦參（十六兩）　生乾地黃（焙末，五兩半）　乳香（半兩）　丹砂（辰砂也。一兩一分）　天麻（各半兩）

右研勻，煉蜜和丸如梧子大，每服三十五十元，以溫水每日空心食前夜臥服之。

羚羊角飲，治大風癩，身上生瘡，並面部浮腫，眉髮墮落，四肢㾓痺。

羚羊角　甘草各一兩二分　獨活　山梔子各三兩　防風二兩　枳殼麩炒　黃耆　蒺藜炒　丹參炙　玄參　木通各二兩二分

右麤散，每服五錢，若七八錢匕，水一盞半，煎一盞，去滓，溫服，每日早旦及午食前、晚食前、夜臥各一服。可二三劑、四五劑可見效。

側子丸，治大風癩眉鬚墮落，身上有瘡，手足脹悶，㾓痺攣縮，鼻梁未壞。

側子烏頭亦得，三兩二分　白芷微炒　附子　天麻酒浸，焙　龍骨　防風各二兩二分　蔓荊子三兩　白蒺藜炒，四兩　白朮二兩　人參　山芋　生乾地黃　當歸各一兩二分

右細散，煉蜜和丸如梧子大，空心食前，溫酒服三十丸，五十、七十丸，日服此藥後，脣舌微痺爲效，慎避外風。

乳香丸，治大風癩，卒無眉鬚者。

乳香炒輭冷，研　人參　紫參無用丹參　沙參　玄參　苦參　天麻酒浸，焙　菊花未開者　枳殼麩炒，各二兩

右細末，煉蜜和丸如梧子大，食後溫酒服三五十丸，日二夜一，服百日內差。六十日內兩鼻中血出，是效之候也。

側柏丸，治大風癩，令生眉鬚。

側伯葉不計多少

右一味，九蒸九曝，擣羅爲末，煉蜜和丸如梧子大，每服五十七十乃至百丸，以熟水空心食前、夜臥各一服，百日必毛生。

法製蓖麻方（似巴豆，名蜱麻。蜱，牛蜱。形如牛蜱，故云蜱麻）

蓖麻子（不拘多少），去皮浸黃連水七日，每服四五粒，空心用黃連水服至一月，覺四肢腫，用鍼刺出水，再服一月，永除根本。

大風出蟲

論曰，蟲，動物也。皆風之所化。風入五藏，化生五蟲，則成五癩。入肝其蟲青，入心其蟲赤，入脾其蟲黃，入肺其蟲白，入腎其蟲黑，四蟲皆可治，惟黑蟲爲難療，或所傷未深，專意治之，亦有愈者。

通神散，治大風癩疾，凡是鼻梁未折，服之蟲出，無不愈。

皂莢樹上獨生刺（無杈叉者）　川大黃（剉）

右二味生用等分，細羅爲散，每服三五錢匕，以冷酒調。每臨臥服，至明朝令病人於淨地上登溷，當下黑身赤頭蟲，蟲下後即可服平胃散、嘉禾散，溫補風藥，候氣完復，又依前法，更可進通神散，直候無蟲，即病根已除，不須服也。服藥時，慎勿語病人能取蟲，若知之則無驗。

大風癩病

論曰，癩者《內經》爲厲。厲者，榮氣熱，其氣不清，故使其鼻柱壞而色敗，皮膚瘍潰，其證不同。其始則乍寒乍熱，腠理壅塞，血氣精髓耗竭，久而不治，令人痹痺，汗不流泄，手足痠疼，面目習習奕奕，胸頭間狀如蟲行，身體偏癢，搔之成瘡。或身體錐刺不痛，青赤黃黑如腐木形，或痛無常處，流移非一處。或似繩縛，拘急不可俛仰，眼目浮腫，小便黃赤餘瀝，心神恍惚而善忌也。日月浸久，其風化生毒蟲，蟲即變動，外先食氣血，膚革不澤，甚則內食五藏。食肝則眉睫墮落，食肺則鼻柱損壞，食脾則語聲散亂，食腎則耳聞雷鼓之音，食心則死。推是癩病，率皆風與蟲之爲害也。

○革，皮膚如革也，故曰膚革。

苦參丸，治大風癩及熱毒風瘑瘡疥癩。

苦參（九月末取者，成粉一斤） 枳殼（麩炒，六兩）

右擣羅，煉蜜爲丸如梧子大，每服三十、五十、七十丸，患冷者以溫酒服下，餘者以粟米飲，或以溫水服下。食後日三服，夜一服。

胡麻續肌散，治大風癩疾。

胡麻（八兩） 天麻（二兩） 乳香（三分）

右擣羅，每服三四錢匕，用荊芥蠟茶調服，慎房室、鹽酒二三年。服藥半月後，兩腰眼中灸三五十壯，次常服補藥。

犀角元，治一切大風瘡化爲水。

烏犀角（一兩） 升麻 黄芩 防風 人參 當歸 黄耆 乾薑 黄連 甘草 梔子人（各半兩） 大黄（煨，一兩） 巴豆（去皮心，炒，研粉，三分）

右擣研爲末，煉蜜和杵二三百下，丸如梧子大，每服三五丸，溫湯服，以利爲利三兩行爲度，不利以意加之。

黄耆丸，治大風癩疾。

黄耆 防風 丹參 白朮 白茯苓 川芎 山梔子 赤芍藥 枳殼（麩炒） 細辛（各一兩半） 大腹子（一兩二分） 升麻 秦艽（各二兩）

蒺藜子（炒） 獨活 苦參（各三兩）

右擣羅爲末，煉蜜和丸如梧子大，每服三五十丸，空腹，以枳殼湯服，日二三服。

烏癩

論曰，烏癩初覺皮膚變異，肌腠之間淫淫躍躍如蟲行動。眼前有物如絲懸布，時發驚恐，言語錯亂，皮肉癮疹如桃李實，或赤或黑，手足痹痺，不知痛所，或腳下痛不可踐地，身體生瘡，兩肘如縛，此名黑癩。皆由惡風日漸，傷損血氣，不榮所致也。

露蜂房酒，治烏癩，又治白癩。（一名苦參酒）

露蜂房　苦參（四斤）

右剉散，用水五十盞，煮取二十五盞，去滓，浸麴四斤半，炊黍二升，如常醞法（作濁酒之法），候酒熟，每服一盞，若半盞，日二三服，夜一服，多服無妨。

雌黃散塗方，治烏癩。

雌黃（半兩，研）

右以米醋和塗瘡上，乾即更塗。

白癩

論曰，白癩之候，語聲嘶嗄，目視不明，四肢痹痺，關節熱痛如火燔灼，脊膂拘急，肉如刀劈，手足緩弱，身體癮疹，鼻生肉，目生白珠，肉色斑白，故謂之白癩也。

苦參酒，治遍身白點，搔之屑落，或癢或痛，色白漸展，世呼白癩。

苦參（五斤）　露蜂房（五兩）　蝟皮（一具）

右用水六十盞，煮三十盞，去滓，浸麴四斤半，黍飯三十盞，如常醞酒，酒熟每服三盞二盞一盞，服之以差爲度。

商陸酒，治白癩大風眉鬚墮落，八風十二痺，筋脈拘急，肢節緩弱，手足痺痛。

商陸根削去麤皮，二十五斤。和名號山牛蒡

右一味，用水百五十盞，煎取八十盞，去滓，浸麴十五斤，入黍米飯百盞，如常醞酒法，熟每服半盞，或一盞二盞，隨人日二三服，夜一服。重者至三十盞，輕者二十盞有效。若得藥吐瀉爲佳，唯宜食鹿羹。

艾葉酒，治白癩。

熟艾葉艾二十兩　麴三斤

右先煎，取艾葉水百盞，艾葉二十兩，煎五十盞，用濃艾煎汁，浸麴三斤，入黍米飯五十盞，如常酒法，熟時稍溫服之，日二三服，夜一服。常令酒氣勢相接，水併麴飯，尋訪酒家，可作之。久服有效。

《三因方》云，大風者，《經》所載厲風，即方論中所謂大風惡疾癩是也。雖名曰風，未必皆因風。大率多是嗜慾勞動氣血，熱發汗泄，不避邪風冷濕，使淫氣與衛氣相干，致肌肉憤脹，氣有所凝，則肌肉不仁。榮氣泣濁，則胕熱不利，故色敗，皮膚瘍潰，鼻梁塌壞。《千金》所得（謂）自作不仁極猥之業，雖有悔言而無悔心，良得其情。然亦有傳染者，又非自致，此則不謹之故。氣血相傳，豈宿業緣會之所爲也。原其所因，皆不內外涉外所因而成也。證候多端，並見諸後。又曰，凡治大風，須推其所因。凡因風寒濕熱、勞逸飲食與夫傳染，不可混亂。散寒溫風濕清熱，調和氣血，穎然不同。若例以瀉風藥治之，則失其機要矣。昔見一僧得病，狀如白癩，卒不成瘡，但每旦起白皮一升許如蚰蛻。醫者謂多啖炙煿所致，與《局方》解毒雄黃圓，三四服而愈。豈非得其因邪治之。

解毒雄黃圓　鬱金　雄黃研飛，各一兩　巴豆去皮，出油，五十一個。右爲末，醋煮，麪糊爲丸如菉豆大，用熟茶清下七丸。或云鬱金　雄黃各一分　巴豆十四個。

通天再造散，治大風惡疾。

鬱金半兩，生，五錢重也　大黄一兩，炮，十錢重也　白牽牛子末六錢重，半生半炒　皂角刺一兩十錢重也，炮，經年黑大者好也

右爲末，每服五錢，或六七錢，日未出，面東以溫酒服，每朝如此，盡劑，晚利黑頭小蟲。稍病輕者，只利如魚腸臭穢物。忌諸熱毒、豬肉等物，但食稠粥軟飲，漸生眉毛皮膚。甚者不過三兩劑。

三濟元，治如前。

當歸　熟地黄　川芎　荊芥穗各二兩　防風　細辛各一兩　桂心一分

右剉散，以醋一盞半，浸一宿，漉出焙乾，再以生地黄一斤，搗汁浸一宿，焙乾，亦浸酒一盞半，一宿，焙乾爲末，入乳香末五錢重，以前所浸之酒醋地黄汁，入麵粉作糊元如梧子大，每服五十丸、七八十元，日二三服。又加烏頭二分，炮製剉，荊芥穗半兩，同浸酒焙乾末，尤有神效。

八葉湯，淋渫大風瘡。

桑葉　荷葉　地黄葉　皂角葉　蒴葉　蒼耳葉　菖蒲葉　何首烏葉

右等分，曬乾，燒黑灰存性如粉糰，塗身體手面。

又曰《三因》，大風惡疾，瘡痍荼毒，膿汁淋漓，眉鬢墮落，手足指脱，頑痺痛癢，顔色枯痒，鼻塌眼爛，齒豁脣揭，病證之惡，無越於斯。負此病者，百無一生。猶且愛戀妻孥，復著名利，不仁之行，仍欲更作，死而無悔，深可悲傷。凡遇此疾，切須斷鹽及一切口味，公私世務，悉宜屏置。能不交俗事，絶慶吊，幽隱林下，依法治療，非但愈疾，亦能因是而至神仙，所謂因禍而得福也。

胡麻散《局方》，治脾肺風毒攻衝，遍身皮膚瘙癢，或生瘡疥，或生癮疹，用手搔時，浮成瘡，久而不瘥，愈而復作，面上遊風，或如蟲行。紫癜白癜，頑麻等風，或腎藏風攻注，脚膝生瘡，並宜服之。

胡麻十二兩　荊芥穗八兩　苦參八兩　何首烏十兩　甘草六兩　威靈仙六兩，無則代用甘草、梔子

右細末，每服三四錢，薄荷茶點服，食後服，或酒服，蜜湯點服亦得。服此後，頻洗浴，貴得汗出而立效。

苦參圓《局方》，治心肺積熱，腎藏風毒攻於皮膚，時生疥癩瘡癢難忍，時出黃水，及大風手足爛壞，眉毛脫落，一切風疾，並皆治之。

苦參三十二兩　荊芥穗十六兩

右細末，水糊爲圓如梧子大，每服三十、五十、七八十元，好茶服，或荊芥湯服下，食後服，日二三服，久可服之。

覆載萬安方卷第五

嘉曆元年六月二十五日巳刻，朱點墨點同時加之了。爲冬景耳。

性全

朱墨之紙數　二拾五丁

《易簡方》縮脾飲下云，多有病家，無主病之人，親故問疾，各立一說，各傳一方，皆謂屢經作效。來者既衆，議論紛然，不知孰是，猶豫之間，遂致困篤。莫若參以外證，確意服藥，無信浮言，以貽後悔。此語諸病家者要節也

一傷寒門總𤸇
二傷寒十勸
三傷寒歷傳於六經次第
四《一覽方》云，表不可汗有七證
五傷寒傷風有汗無汗桂枝麻黄論
六傷寒時行疫癘不問表裡日數陰陽通藥
七傷寒六經轉變諸候
八傷寒可下
九傷寒可吐
十傷寒過經不解
十一傷寒後不思食
十二傷寒後宿食不消
十三手足厥冷
十四大小便秘澀
十五傷寒禁忌

覆載萬安方卷第六　上

性全　撰

傷寒門惣瘵上○瘵、療字同。

○冬即病曰傷寒，至春病曰瘟病，至夏病曰熱病，至秋即變病瘧疾。

論曰，[風]寒暑濕，飲食勞倦，皆能爲病，是謂五邪。冬傷於寒者春必病溫，春傷於風者夏必飧泄，夏傷於暑者秋必痎瘧，秋傷於濕者冬必咳嗽，是乃四時之氣也。然五邪所中雖不同，本皆外邪，大率同類。唯冬時嚴寒，其毒厲尤甚，人或中之。病在冬時，則正名傷寒。若邪毒藏於肌膚，至春之時，乘溫而發者，爲溫病。若留連日久，至夏之時，乘盛暑而發者，爲暑病。所謂先夏至日爲病溫，後夏至日爲病暑是也。其病傳之次，先客於太陽，其病令人頭項痛，腰脊強，其脈尺寸皆浮。太陽不已，傳於陽明，其病體熱，目疼鼻乾，不得臥，其脈尺寸皆大。陽明不已，傳於少陽，其病胸脇痛而耳聾，其脈尺寸皆長。少陽不已，太陰受之，其病腹滿體重，其脈尺寸俱微。太陰不已，少陰受之，其病口燥舌乾而渴，或背微惡寒，其脈尺寸俱沈。少陰不已，厥陰受之，其病煩滿，舌卷囊縮，其脈尺寸俱緩。病之所傳，不過三陽三陰而已，其未滿三日者，邪在陽經，未入於裏，其病在表，宜汗之而愈。若經四日者，邪入陰經，其病在裏，宜下之而愈。特其大略爾。蓋有一日而傳至數經者，亦有數日而尚在太陽者，陽病雖宜發汗，陽明之病反宜下之。[陰病雖宜下之。」少陰之病或宜溫之。由人之稟受虛盛，其傳有遲速，又有不傳經者，當審其脈證。凡此六經受病，五邪脈證各不同，傷風者必惡風，其脈浮緩。傷寒者，必惡寒，其脈浮緊。以至傷暑脈虛，傷濕脈濡。人迎緊盛爲傷寒，氣口緊盛爲傷食，診得五邪，知其本也。診得六經，知其標也。有病雖在表而不可汗者，或在裏而不可下者，或若汗之太多，則津液燥竭，遂致亡陽。下之太早則邪氣動膈，乃成結胸，清濁相干，則變爲霍亂。熱毒內瘀，則變爲瘀血。又或爲發黄者，濕熱相蒸也。或爲發斑者，陽毒太盛也。陽盛之人，得之於熱，乃爲陽毒。陰盛之人，得之於寒，乃爲陰毒。蟲動則爲狐惑，壞病之甚則爲百合，若勞復、陰陽易之類，雖差後猶宜節慎，變態多端，不可備舉，當以類求之，皆以適當爲良。唯二感之病，表裏皆受邪，爲難治。其他或陰證似陽，陽證似陰，或陰盛隔陽，陽盛隔陰者，在診病者，以意詳之。

王碩《易簡方》序云，醫言神聖工巧尚矣，然有可傳者，有不可傳者，就其可傳者言之，其略則當先胗脈，次參以病，然後知爲何證，始可施以治法，古人所謂脈病證治四者是也。如頭疼發熱，人總謂之感冒，不知其脈浮盛，其病惡風自汗，其證則曰傷風，治法當用桂枝。若其脈緊盛，其病惡寒無汗，其證則曰傷寒，治法當用麻黄。或二證交攻，則兩藥兼用。倘脈之不察，證之莫辨，投傷寒以桂枝，投傷風以麻黄。用藥一誤，禍不旋踵。

〇王碩以還不分傷寒、傷風，總一謂之感冒。王碩以汗有無而分於兩傷之後，無桂枝麻黄之謬耳。

傷寒十勸

一頭痛又身熱，便是陽證，不可服熱藥。

傷寒傳三陰三陽，共六經內，太陰病頭不疼，身不熱。少陰病有反熱而無頭疼，其陰病有頭疼而無發熱，故知頭疼又身熱，即是陽證。若醫者妄熱藥，決然致死。

二當直攻毒氣，不可補益。

邪氣在經絡中，若隨證早攻之，只三四日痊安。醫者妄謂先須正氣，卻行補氣流熾，多致殺人。

三不思飲食，不可服溫脾胃藥。

傷寒不思飲食，自是常事，終無餓死之理。加理中圓之類，亦不可輕服。若陽病服之，致熱氣增重，或至不救。

四腹痛亦有熱證，不可輕服溫暖藥。

《難經》云痛爲實，故仲景論腹滿時痛之證，有曰痛甚者加大黃。夫痛甚而反加大黃，意可以見也。唯身冷厥逆，腹痛者，方是陰證，須消息之。每見醫者，多緣腹痛，便投熱藥而殺人。

五自利當看陰證，不可例服補暖及止泄瀉藥。

自利唯身不熱，手足溫者屬太陰。身冷四逆屬少陰、厥陰外，其餘身熱下利，皆是陽證，當隨證依仲景法治之。每見醫者多緣下利，便投暖藥及止瀉藥而殺人。

六胸脇痛及腹脹滿，不可妄用艾灸。常見村落間有此證，無藥便用艾灸，多致毒氣隨火而盛，膨脹發喘以死。不知胸脇痛自屬少陽，腹脹滿自屬太陰也。此外，唯陰證可灸。

七手足厥冷，當看陰陽，不可作陰證治。有陽厥有陰厥，醫者少能分辨，陽厥而投熱藥殺人，速於用鋒刃，陽病不至於極熱，不能發厥。仲景所謂「熱深則厥深也」是也。熱深而更與熱藥，豈復有活之理？但看初得病而身熱，至三四日後，熱氣已深，大便秘，小便赤，或語言昏憒，及別有熱證而及發厥者，必是陽厥也，宜急用承氣湯下之。若初得病，身不熱，大便不秘，自引衣蓋身，或下利，或小便數，不見熱證而厥逆者，即是陰厥也，方可用四逆湯之類。二厥所使人疑者，緣爲脈皆沉。然陽厥脈沉而滑，陰厥脈沉而弱；

又陽厥時復指爪卻溫，陰厥常冷，此爲可別也。

○《一覽方》十云，古人云未滿三日者，可汗而已，其滿三日者，可泄而已。此大略之言耳。病人有虛有實，邪氣傳受有遲直速，豈可拘以日數。仲景云日數雖多，但有表證而脈浮者，猶宜發汗。日數雖少，若有裏證而脈沉者即宜下。

八病已在裏，即不可用藥發汗。

傷寒證須看表裏，如發熱惡寒則是在表，正宜發汗。如不惡寒反惡熱，即是裏證。若醫者一例發汗，則所出之汗不是邪氣，皆是真氣。邪氣未除而真氣先涸，死者多矣。又別有半在表在裏之證，及無表裏之證，不唯終不可下，仍亦皆不可汗，但隨證治之。

九飲水爲欲愈，不可令病人恣飲過度。

病人大渴，當之水以消熱氣，故仲景以飲水爲欲愈。人見此說，遂令病者縱飲水，爲嘔、爲逆、爲喘咳、爲下利、爲悸、爲水結、爲小便不利者多矣。且如病人欲飲一椀，可與半椀之類，常令不足爲佳。

十病初瘥，不可過飽及勞動、食羊肉、行房事與食諸骨汁併酒麵。

脾胃尚弱，飲食過飽，則不能消化，恐病再來，謂之食復。病方愈，氣血尚虛，勞動太早，病若再來，謂之勞復。傷寒不忌食羊肉。行此十勸，乃陳漕在鄂渚刊於宣風堂，所以濟人。

傷寒歷傳於六經次第

足太陽即膀胱經也手太陽即小腸經也

足陽明即胃經也手陽明即大腸經也

足少陽即膽經也手少陽即三焦經也

足太陰即脾經也手太陰即肺經也

足少陰即腎經也手少陰即心經也

足厥陰即肝經也手厥陰即心包經也。心包亦名心主，與三焦爲表裏

《三因》並《全書》等曰，夫傷寒始自大陽，逆傳陽明，至於厥陰而止。六經既別，治法不同，太陽屬膀胱，非發汗則不愈，必用麻黄者。以麻黄生於中牟，雪積五尺，有麻黄處雪則不聚，蓋此藥能通内陽氣，卻外寒也。陽明屬胃，非通泄則不愈。必用大黄芒硝以利之。少陽屬膽，無出入道。柴胡與半夏，能利能汗，佐以子芩，非此不解。太陽（陰）屬脾，中州土也，性惡寒濕，非乾薑白朮不能溫燥。少陰屬腎，性畏寒燥，非附子則不能溫。厥陰屬肝，藏血養筋，非溫平之藥，不能潤養。此經常之道也。後學不知倫類，妄意進餌，遂致錯亂。諸證蜂起，夭傷人命，可不究辨。且三陽病，汗下和解，人心知之，至太陰脾經，溫燥不行，亦當溫利，自陽明出，如溫脾圓用大黄者是也。少陰腎經，雖用附子，復使麻黄，則知少陰亦自太陽出。厥陰用桂心，少陽出明矣。及其二陽鬱閉，皆當自陽明出，故三陰皆有下證，如少陰口燥咽乾，下利清水。太陰腹滿時痛，厥陰舌卷囊縮，皆當下之。學者宜審詳，不可率易投也。

《南陽活人書》云，治傷寒先須識經絡，不識經絡，觸途冥行，不知邪氣之所在。病在太陽反攻少陰，證是厥陰乃知少陽寒邪未除，真氣受弊。又況傷寒看外證爲多，未診先問，最爲有準。孫真人云，問而知之，別病淺深，名爲巧醫。病家云發熱［惡］寒，頭項病（痛）脊強，則知病在太陽經也。身熱目疼，鼻乾不得臥，則知病在陽明經也。胸脇痛，耳聾口苦舌乾，往來寒熱而嘔，則知病在少陽經也。腹滿咽乾，手足自溫或自利不渴，或腹時痛，則知病在太陰經也。引飲惡寒，或口燥舌乾，則知病在少陰經也。煩滿囊縮，則知病在厥陰經也。然後切脈以辨其在表在裏，若虛若實，以汗下之。古人所以云問而知之爲中工，切而知之爲

下工。若經隧支絡懵然不分，按寸握尺，妄意疾證，豈知坐授明堂，藏室金蘭者耶？黃帝之納鍼藥之室堂等之名也

又云，治傷寒須識陰陽一證，手足各有三陰三陽，合爲十二經。傷寒只傳足經，不傳手經。《素問·熱論》亦只説足三陰三陽受病也。巢氏曰，足之陽者，陰中之少陽；足之陰者，陰中之太陰。足之三陽，從頭走足，足之三陰從足走腹。陽務於上，陰務於下，陽行也速，陰行也緩。陽之體輕，陰之體重，陰家脈重，陽家脈輕。陽病則曰靜，陰病夜寧，陰陽消息，證狀各異，當消息以法治之。

《千金要方》傷寒例云，天地有斯瘴癘，還以天地所生之物，以防備之。命曰知方則病無所侵矣。然此病也，俗人謂之橫病，多不解治，皆曰日滿自差。以此致枉者，天下太半。凡始覺不佳，即須救療，迄至於病愈，湯食競進，折其毒勢，自然而差，必不可令病氣自在，恣意攻人，拱手待斃，斯爲誤矣。今博採群經，以爲上下兩卷，廣設備擬，好養者可得詳焉。

巢氏論並《傷寒論》等曰，傷寒爲病，下六經受邪始傳於三陽，病在表者可汗，其滿三日傳於三陰，病入裏者可下。至七日太陽病衰，頭痛少愈。至八日陽明病衰，身熱少歇。至九日少陽病衰，耳聾微聞。至十日太陰病衰，腹滿減如故。十一日少陰病衰，渴止舌乾而嚏。十二日厥陰病衰，囊縱，少腹微下，大氣皆去，病人精神爽慧也。故傷寒愈者，皆在十二日。若過此經，病猶不解者，治療在別，謂之過經不解病焉。

《一覽方》云，表不可汗有七證。《活人書》第三。

大抵傷寒熱多寒少，其脈微弱，或尺脈遲者，血少也，不可汗也。

而衄血下血者，不可汗也。

傷寒太陽經受病，已經汗吐下，仍不解者，轉爲壞病者，不可汗也。

婦人月水適來而發汗，則欝冒不知人，此爲表裏俱虛，不可汗也。

風濕及濕濕不可汗也。風濕者，尺寸脈俱浮，頭疼身熱，自汗體重，其息必喘，其形不仁。欲眠者，風濕也，所謂傷風也。復發汗者，死矣。濕濕證，兩脛逆冷，胸腹滿，頭目痛重，妄言，不可發汗。發汗者，名曰重暍。諸虚煩熱與傷寒相似，但不惡寒，身不痛，故知非傷寒，不可汗也。頭不痛，脈不緊，故知非表實也，不可下。

病人腹間左右上下有築觸動氣者，不可汗。動氣在左，汗之則頭眩，汗不止，筋惕肉瞤，此爲逆，難治。動氣在右，汗之則衄而渴，心煩飲引則吐。動氣在上，汗之則氣上衝心，動氣在下，汗之則無汗，心中大煩，骨節煩疼，目暈，食即反吐，穀食不化也。

已上七證審察之，審察之。

〇又不可下有十證，在此卷杏蘇散下。

又云，《玉機真藏論》曰，五虚者死，謂一曰脈細，二曰皮寒，三曰少氣，四曰前後泄利，五曰飲食全不入，此五者必死矣。所以然者，元氣固也。《金匱》云，五藏氣絶於内，下利不禁，六府氣絶於外，手足寒冷。

傷寒傷風、有汗無汗、桂枝麻黄論

吳月潭《傷寒一覽方》第三云，夫傷風者，皆因房勞沐浴，或夜臥脱衣失蓋感冒，被風吹霎著，則洒然骨寒毛起，惡風不惡寒，頭項強，腰脊痛，且傷寒傷風何以别之？傷寒者脈緊而濇，傷風者脈浮而緩。傷寒者無汗，傷風者有汗。傷寒者畏寒不畏風，傷風者畏風不畏寒。仲景謂無汗不得服桂枝，有汗不得服麻黄。常須識之，勿令誤也。今人纔見身熱頭疼，便發汗，不知汗空閉而用麻黄，汗空踈而用桂枝。傷寒傷風，其治不同。有汗者當解肌，無汗者可發汗。治傷寒有法，治雜病有方，陰陽傳受，日數淺深，藥劑溫涼，用有先後，差之毫釐，輕者危殆。其餘證候，將病合證，將證合藥，無不愈者。

○吳敏濟《世指迷方》云，論曰，傷風者，謂風邪之氣卒然傷人，不因冬時伏寒在內，至春而發者。其中經絡之間，更不傳經，即非傷寒之病，其狀惡風寒慄，膚皮粟起，頭痛項強，翕翕發熱，肢節拘倦，由將攝失宜，邪氣乘虛中於經絡，外閉皮膚。

○《一覽方》三云，善肌爲傷風，不食爲傷寒云云。故知傷風即輕，傷寒即重。傷風治方可見《一覽》第三卷。

○已下傷寒時行疫癘之總藥也。

傷寒時行疫癘，不問表裏、日數、陰陽，通用諸方

○《蘇沈良方》有異說，又有傳，看彼中。

○時行惡氣毒疫，厲也。

○時疫之毒與常傷寒異也。

聖散子《事證方》，東坡云，昔嘗覽《千金》三卷散方，於病無所不治，而孫思邈特爲著論，以謂此方用藥節度不近人情，至於救急，其驗時異，乃知神物效靈，不拘常制，至理開感，智不能知。今予所謂聖散子者，此類也。自古論病，惟傷寒爲至危急，表裏虛實，日數證候，應汗下之類，差之毫釐，輒至不救。若時毒流行，用聖散子者，一切不問陰陽之感，連服取差，蓋不可與傷寒比也。若疾疫之行，平旦輒煮一釜，不問老少貴賤，各一大盞服，即時氣不入其間，平居無病，能空腹一服，則飲食快氣，百病不生，濟世衛家之寶也。其方不知其所從出，而故人巢君居穀，世寶之，以治溫疫，百不失一。予既得之，謫居黄州，連年大疫，所全活者不可勝數。巢君初甚惜此方，指江水爲盟，約不傳人。余切隘之，以傳蘄水道人龐安常。龐以聞於世，又善著書，故以授之，且使巢君之名與此方聞之不朽。東坡居士序。

〇《翰良方》云，聖散子主疾，功效非一。去年春，杭州民病，得此藥全活者不可勝數。所用皆中下品藥，略計每千錢即得千服，所濟已及千人。由此積之，其利甚博。凡人欲施惠，而力能自辨（辦）者，猶有所止。若合衆力，則人有善利，其行可久。今募言（信）士，就楞嚴院修製，自立春後起施，直至來年春夏之交。有入名者，徑以施送本院。昔薄枸羅尊者，以訶梨勒施一病比邱，故獲報身，身常無衆疾。施無多寡，隨力助緣，疾病必相扶持，功德豈有限量。仁者惻隱，當崇善因。吴郡陸廣秀才施此方併薄（藥），得之於智藏主禪月大師寶澤，乃鄉僧也。其陸廣見在京施方併藥，在麥麴巷居住。

草豆蔻十個，去皮，麵煨熱　豬苓去皮　石菖蒲　蒼朮《局方》有　茯苓　高良薑　獨活　附子炮　麻黃　厚朴　藁本　芍藥　枳殼麩炒　柴胡　澤瀉　細辛　防風　白朮　藿香　吴茱萸《局方》有　半夏薑製，各半兩　甘草一兩，炙

右剉如麻豆大，每服五六錢，水一盞半，煎八分，去滓，熱服。二滓併煎，空心服。

私云，頻進三五服，少發汗。

神授香蘇散《事訂（證）》，治四時傷寒瘟疫等疾。有一白髮老人授此方與富者家云，此方治瘟疫時氣，可依此修合救人，大有陰德。是時城中瘟疫大發，其家合施，舉城瘟者皆愈。其後瘟鬼問富者，富者以實告之，曰此老已教三人矣。瘟鬼稽顙而退。傷風兼治

香附子炒，四兩　紫蘇葉四兩　甘草一兩，炙　陳皮三兩

右爲麤末，每服五七錢，水一盞，煎七分，去滓，熱服不拘時。少發汗。《和劑局方》香蘇散，治四時傷寒瘟疫。《簡易方》云，每服四錢，身熱頭痛，加連鬚蔥白三五莖煎，頻進數服，發汗即愈。一方用白芍藥一兩，升麻、乾葛、甘草、紫蘇、陳皮香、附子、川芎、白芷、青皮各一兩，每服四錢，水一盞半，煎至一盞，去

淬，熱服，覆汗。若初感風寒頭痛，項強，乃升麻葛根湯與香蘇散二藥合和，外加川芎、白芷、青皮煎服，號十神湯。

一方去青皮，用麻黃。又《良驗方》六味香蘇飲，治四時瘟疫傷寒及勞倦發熱，頭痛，纔覺感冒即宜服之。香附子、紫蘇葉、白芷、陳皮、石菖蒲各八兩，甘草四兩。右㕮咀，每服四錢，水二大盞，烏梅一二個，煎至一盞半，去淬，熱服，不拘時，立見功效《秘傳》。加川楝子、木瓜，煎服，大治腳氣痛者，更加蘇方朮煎服，諸般惡瘡，諸藥不效及久年寒濕腳氣，腿腫生瘡，下部瘙癢，入川練子，煎服。仍用平胃散四味塗瘡上。腳指亦腫痛不可忍，加檳榔木瓜煎服。天陰渾身重疼無力，此乃濕氣所致，香蘇散與四味平胃散合和，加木瓜煎頻數服。又《良驗方》有來蘇散，與六味香蘇全同。已上香蘇散加減功效如此

《活人書》第三卷云，發熱惡寒，身體痛，而脈浮者，表證也。浮表，陽也。其脈按之不足，舉指有餘。然傷寒發表，須當隨病輕重而汗之，故仲景有發汗者，有和解者，兼四時發汗，亦自不同。

春不可大發汗，以陽氣尚弱，不可亟奪，使陰氣勝於時，天寒初解，榮衛腠理緩，可用小柴胡湯之類。

冬不可汗者，以陽氣伏藏，不可妄擾，不問傷寒傷風，以輕藥解利之。傷寒無汗者，只與桂枝麻黃各半湯。傷風有汗，只與柴胡桂枝湯。或得少汗而解，或無汗自解，但病勢甚者不拘此。

夏月天氣大熱，玄府開，脈洪大，宜正發汗。但不可用麻黃桂枝熱性之藥，須是桂枝麻黃湯加黃芩石膏知母升麻也。加減方在《活人書》第十卷也

夏月有桂枝麻黃證，不加黃芩輩，服之轉助熱氣，便發黃班出也。

凡發汗欲令手足，但周濈濈然一時許爲佳，不欲如水淋漓，服湯中病即止，不必盡劑。然發汗須如常覆腰以上，厚衣覆腰以下，蓋腰以上流漓，而腰已下至足心微潤，病終不解。凡發汗病證仍在者，三日內可二

三汗之，令腰腳周遍爲度。

○裏證不可下有十證

《活人書》第三卷又有十證不可下，謂大抵傷寒最慎於下，若表證未罷，不可亂投湯劑，虛其胃氣（仲景云，表解而內不消，非大滿猶生寒熱，則病不除也。表已解而內不消，大滿大實堅，有燥屎乃可下之。雖四五日，不能爲禍也。若不宜下而便攻之，內虛熱入，協熱遂利煩燥，諸變不可勝數。輕者困篤，重者必死矣。古人所以傷寒有承氣湯之戒。）

脈浮者不可下（仲景云，脈浮者，病在表，可發汗。）

脈虛細者不可下（王叔和云，脈微不可吐。又虛細不可下。）

惡寒者不可下（陽明與太陽合病，屬表，可發其汗。）

嘔吐者不可下（仲景云，嘔而不大便，舌上白胎者，宜與小柴胡湯。津液通，汗出解。）

不轉失氣者，不可下（轉者，謂下泄也。不大便六七日，恐有燥屎，欲知之法，少與小承氣湯，腹中轉失氣者，此有燥屎也。乃可攻之。若不轉失氣者，此但頭硬後必溏，不可攻之。攻之必脹滿，不能食也。又云，陽明病讝語，發潮熱，脈滑而疾者，小承氣湯主之。因與小承氣湯一升，腹中轉失氣者，更服一升。若不轉失氣者，勿更與之。仲景無治法。今詳宜與小柴胡湯。明日又不大便者難治。）

大便堅，小便數，不可用承氣湯攻之（麻人丸主之。《千金》云，脾約者，大便堅，小便利，枳實丸主之。）

小便清者，不可下（小便清者，裏不熱也。）

大便硬，小便少者，未可攻（恐津液還入胃，必先硬後溏也。）

陽明病自汗出，若發汗，小便自利者，不可下（此爲津液內竭，雖硬不可攻之，以蜜兌導利。）

以此知古人慎用轉藥如此。（《活人書》第三卷）

私云，傷寒治方，以麻黃發表熱謂之發汗，以大小承氣湯下裏熱謂之下藥。如正氣散、養胃湯、香蘇散等，發微汗，徐徐退表熱，謂之和解。以大小柴胡湯、竹葉石膏湯等，取微利，除裏熱，謂之穩當也。是則非猛利攻擊之劑，即正氣順理之法矣。若遇變轉異證病家，臨時施治，勿刻舟膠柱焉。

○麻黄《本草》云，以麻黄生於中牟，雪積數尺，有麻黄處雪則不積，蓋此藥通納陽氣，卻外寒也，所以太陽宜汗。

○通治陰陽二毒傷寒

保真湯，治傷寒疫氣，不拘陰陽兩證，但初覺不快，連進三五服，立效。此方系葛丞相鏤板印施。

蒼朮一斤　藁木四兩　川芎四兩　甘草二兩

右麤末，每服四五錢，水一盞半，生薑三片，煎八分，去滓，溫服發汗。

神朮散，治四時瘟疫，頭痛項強，發熱增寒，身體疼痛，及傷風鼻塞，聲重咳嗽，頭昏，並治之。

蒼朮五兩，米泔浸一宿　藁木　白芷　羌活　細辛　甘草　川芎各一兩

右細末，每服四五錢，水一盞，生薑三片，葱白五莖，煎七分，溫服，不拘時候。或作麤末煎服，尤快。微覺傷風鼻塞，只用葱茶點服下亦得。

○氣候者，二十四氣七十二候也。氣則節也。通治陰陽二毒。

神授太一散，治四時氣候不正，瘟疫妄行，人多疾病。此藥不問陰陽兩感，風寒濕痺，並皆治之。此藥升麻葛根湯與香蘇散合和之，外加川芎、青皮，尤巧也。

升麻一兩《究原》　白芍藥一兩《究原》　紫蘇葉一兩《究原》　香附子《究原》一兩　乾葛半兩《究原》　香白芷半兩《究原》　川芎一兩《究原》　陳皮《究原》無青皮　青皮半兩《究原》　甘草各二兩

右麤末，每服四五錢重，水一盞半，生薑三五片，煎八分，去滓，通口服，不計時候，連進二三服。發汗《選奇方》謂之號太一流氣散。《究原方》名香葛湯

○《究原方》云香葛湯無青皮，亦分兩少異也。即云無汗頭痛加葱白，若嘔逆加藿香數葉、白朮數片，

中脘脹加枳實，若大便秘加大黄，有痰加半夏，咳嗽鼻塞加桂心、五味子。〇通治陰陽二毒。

萬金散，治四時傷寒，不問陰陽二證，和表順裏，服之百發百中，其效如神。陳漕常合此，施病者無不效驗。

枳殼製，四兩　桔梗　川芎　前胡　蒼朮各六兩　甘草　獨活各三兩

右細末，每服四五錢，水一盞半，生薑五片，煎八分，去滓，熱服，連進三五服，汗出即愈。

〇治二毒

順解散，治乍暴傷寒，陰陽二證，表裏未分，皆可服之。福堂陳寺正宅，常合此，奉施服者，皆效。

蒼朮　藁木　桔梗　甘草　防風　獨活已上各二兩　厚朴　陳皮各一兩

右細末，每服三四錢，生薑七片，水一盞半，煎一盞，去滓，溫服，連進三五服。

五積散，調中順氣，除風冷，化痰飲。治脾胃宿冷，腹脇脹痛，胸膈停疾（痰），嘔逆惡心，或外感風寒，內傷生冷。心腹痞悶，頭目昏痛，肩背拘急，肢體怠惰，寒熱往來，飲食不進，及婦人血氣不調，心腹撮痛，經候不調，或閉不通，並宜服之。

白芷　甘草　川芎　當歸　芍藥　半夏各三兩　陳皮　枳殼別麩炒　麻黄各六兩　厚朴　乾薑各四兩　桔梗十二兩　蒼朮二十四兩　茯苓　桂心去麤皮，各三兩

右麤末，桂心外十四味，以慢火炒，令色轉，冷入桂、枳殼別麩炒，和勻每服五六錢，水一盞半，生薑三五片，煎一盞，去滓，熱服。如傷寒時疫，頭痛體疼，惡風發熱，項背強痛，入蔥白五七莖，黑豆二三十粒，煎服。

若但覺惡寒，或身不甚熱，肢體拘急，或手足厥冷，即入炒吳茱萸三五十粒，鹽少許，煎服。若寒熱不

調，咳嗽喘滿，入棗三個，煎服。婦人難産，入酢一合，同煎服。若冷氣奔衝，心脇臍腹脹滿刺痛，及胃嘔吐，泄利清穀，及痃癖癥瘕，膀胱小腸氣痛，即入煨生薑五七片，鹽少許，同煎服，並不拘時候。

○至聖散《魏氏家藏》治一切時行傷寒，不問陰陽，不拘輕重，孕婦皆可服之。香白芷一斤，生剉，甘草半斤，生。右二味焙乾，爲細末，每服五錢，水一盞，半棗子二枚，生薑五片，連鬚葱白三寸，煎至八分，熱服，用衣被蓋覆，約行五六里，更進一服，汗出即愈。此藥遷異人傳授。救人無數，可卜病吉凶，如煎得黑色，或誤打翻，其病難愈。如煎得黄色，其病即愈。煎時須要至誠，無不應效云云，此方神至也。

○普救散同，治四時傷寒，渾身發熱，四肢疼痛，頭重眼疼，不問陰陽二證，並皆治之。蒼朮一斤，泔浸三日，焙，乾葛半斤，切焙，甘草四兩，炙，香白芷六兩。右爲麤末，每服三大錢，水一盞，煎七分，去滓，熱服。如要出汗，加連根、葱白二寸同煎，併兩服，[去]滓再煎一服，不拘時候。但用砂銚煎煮，不得犯銅鐵器。

○普濟散同，治傷寒感冒，表裏未分，不拘老幼，皆可服之。且宣遵經絡，不致傳遍。川芎、白芷、香附子、陳皮、青皮、升麻、乾葛、芍藥、甘草炙、紫蘇葉。右等分，爲麤末，每服四五錢，水一盞半，薑五片，煎至七分，不拘時候。如發熱頭痛，加連鬚葱白三寸。如胸滿氣痞，加枳殼少許。

五積散《百一選方》，治卒暴中風，入麝香少許煎服。風濕及卒中風中氣，用此藥二錢。順元散一錢，水一盞半，薑五片，同煎八分，去滓，稍熱服。順元散，川烏頭二兩，炮，附子炮、天南星炮，各一兩，木香半兩。右㕮咀。《良驗方》

腳氣五積散，每服加檳榔一枚，同煎服。服後被覆，令股腿間出少汗爲佳。《究原方》治因食酒麪，臂不能舉，加木瓜檳榔煎服。《胡氏方》治傷風，與敗毒散合煎服之，仍加生薑五片，煎服。《易簡方》治風寒相搏，以致腰疼，加桃仁煎。腳氣加吳茱萸木瓜煎。大便秘者，加大黄煎。渾身瘡疥淋淫，經時不愈，加升麻大黄煎。名升麻和氣飲。《葉氏方》云，尋常被風寒濕氣交互爲病，頸項強直，或半身偏疼，或復麻痺。

但服此藥，加麝香末少許，煎服，自能平治。治婦人經候不調，心腹撮痛，或閉壅不通，加醋一合，煎服。產婦催生及胎死腹中，亦並如前法服。若能飲酒者，更加酒半盞。產後發熱，或往來寒熱，不問感冒風寒，及惡露爲患，均可治療。腹中血塊，尤宜加醋煎服。傷寒手足逆冷，面青嘔吐者，宜加附子。或痃癖癥瘕，膀胱小腸氣痛，加炒吳茱萸半錢，鹽少許，煎服。腳氣，加吳茱萸、木瓜、大黄，煎服。

腳氣下注，焮然赤腫者，以大便流利爲度。腳氣初發，增寒壯熱者，宜服此藥利之。蓋瘡癬爲患，多因內有所蘊，發在皮膚。若只外傅以藥，何由得愈，不若以此滌之。若寒濕之氣注下作瘡，瘡愈則毒氣入腹，爲害不淺，此藥尤效。若有熱證，則以敗毒飲，亦加大黄，煎服。

敗毒飲，人參、赤茯苓、甘草、前胡、川芎、羌活、獨活、桔梗、柴胡、枳殼等分，細末或㕮咀。親驗方。腳氣及遍身瘡疥，加大黄煎服，名驅毒散（《易簡方》等）。

性全謂，五積散功效誠如右，但本朝（日本）則每人不相應歟。以正氣散發汗退熱之功，而比之劣於彼（五積散），在正氣散下可述之。

初虞世《必用方》云，四時覺□痛壯熱，疑是傷風時氣，傷暑風熱之類，未能辨認，並急服此，併三四服取效，服少無效。又小兒本虛寒者，勿服云云。

升麻根湯，治大人小兒時氣瘟疫，頭痛發熱，肢體煩疼及瘡疹已發及未發，疑貳之間，並宜服之。

升麻（二兩二分）　白芍藥（同）　甘草（同）　葛根（三兩二分）（《必用方》四味等分）

右麤末，每服五六錢，水一盞半，煎一盞，去滓，熱服，不拘時候。日二三服，夜一二服。以病氣去，身清涼爲度。小兒量力服之。諸發熱病皆可通服之。

○《大全良方》云，用近人家之葛根矣，野葛殺人（云）。

○《易簡方》云，若增寒壯熱者，當先服養胃湯，只發熱者，止宜服此。參蘇飲，治感冒發熱，頭疼，或因痰飲凝節兼以爲熱，並宜服之。若因感冒發熱，亦如服養胃湯法，以被蓋臥，連進數服，微汗即愈。尚有餘熱，更宜徐徐服之，自然平治。因痰飲發熱，但連日頻進此藥，以熱退爲期，不可預止。雖有前胡、葛根，但能解肌耳。既有枳殼、橘紅輩，自能寬中快膈，不致傷脾，兼大治中脘痞滿，嘔逆惡心。開胃進食，無以踰此。毋以性涼爲疑，一切發熱皆能取效，不必拘其所因也。小兒室女亦服之。○未嫁之女云室女，如童女童男。

木香半兩　紫蘇葉　乾葛　半夏　前胡　人參　茯苓各三分。《易簡》各三兩云云　枳殼　桔梗　甘草　陳皮各半兩

右㕮咀，每服四五錢，水一盞半，生薑十片，棗三個，煎一盞，去滓，微熱服，不拘時，連進數服，出汗。

《易簡方》他本不用木香，只十味。素有痰飲者，俟熱退，以二陳湯或君子湯間服。

○六君子湯者，《易簡》云，人參、茯苓、白朮、枳殼、橘紅、半夏，等分㕮咀，名六君子湯。專治素有痰飲者，胸膈痞悶，脾胃虛寒，不嗜欲食，服燥藥不得者，大宜服之。

《良驗方》參蘇飲，治痰飲停積中脘，閉塞眩暈，嘈煩忪悸，嘔逆及痰氣中人，停留關節，手腳嚲曳，口眼喎斜，半身不遂，食已即嘔，頭足發熱，壯如傷寒，悉皆主之。一切發熱頭疼體痛，若增寒壯熱者，先服養胃湯，次服此藥。單發熱者，止宜服此，以熱退爲度。若因感冒，亦如服養胃湯法，以被蓋臥，連進數服，汗出即愈。或尚有餘熱，更宜徐徐服之，自然安平。治虛勞發熱，其效尤著。但是發熱服之皆效，不必拘其所因。小兒室女，尤得其宜，兼治氣盛氣虛人，痰氣上壅，咽喉不利，哮呷有聲，氣息氣短，上盛下虛，宜加木香煎服。尋常感冒風寒，頭目昏重，鼻流清涕，加川芎煎服。

○哮呷，引咽氣也。

疝氣初發，增寒壯熱，嘔逆惡心，加木香煎服，服兩日，寒熱必退。或陰癩尚腫，牽引作楚，加燈心二十莖，煎服。青木香圓，仍用五苓散，多加燈心煎服，極有功效《易簡方》。本方治男子婦人虚勞發熱，或五心煩熱，並治吐血，衄血，便血，婦人下血過多致虛者，或因用心過度發熱，及往來寒熱者。用參蘇飲二兩，四物湯一兩半，和合茯苓補心湯。已上《良驗方》《易簡方》

神术散，治四時瘟疫，頭痛項強，發熱增寒，身體疼痛，及傷風鼻塞，聲重咳嗽，頭昏，並皆治之。

蒼术五兩　藁木　白芷　細辛　羌活　川芎　甘草各一兩

右細末，每服五六錢，水一盞，生薑五片，葱白五七莖連鬚，煎七分，溫服，不拘時。如覺傷風鼻塞，只用葱茶服之。

對金飲子，治諸疾無不愈者。常服固元陽，益氣健脾，進食和胃祛痰，自然榮衛調暢，寒暑不侵。此藥療四時傷寒，極有功效。

厚朴　蒼术　甘草各二兩　陳皮八兩

右麤末，每服五錢，水一盞，薑錢三四片，煎八分，去滓，空心食前數服。合兩度滓，又再煎服。瘟疫時氣二毒，傷寒頭痛壯熱，加連鬚葱白七八莖，黑大豆一百粒，煎服，頻數六七服，汗出得安。如未得汗，以稀葱粥投服之，厚蓋衣服。此藥取汁立愈。始中終並愈後，食未復本，久久服之，除病餘氣。進食助脾胃。

《大全和劑方》云，五勞七傷，脚手心熱，煩燥不安，肢節酸痛，加柴胡、黄耆、天仙藤、秦艽煎服。痰嗽瘧疾，加薑製半夏。本藏氣痛，加茴香並香附子。水氣腫滿，加桑白皮、大腹皮、地骨皮。婦人赤白帶下，加黄耆、川芎、香附子。酒毒不醒，加丁香、柑皮。宿食不消，加高良薑。泄瀉冷利，加肉豆蔻、縮砂。大風癩氣，加荊芥穗。腿膝冷疼，加牛膝、茯苓。中風渾身拘急及氣壅塞，加地骨皮。腿痺，加兔絲子。白痢，加吳茱萸。赤痢，加黄連。頭風，加藁木、葱白。轉筋霍亂，加楠木皮。已上助使藥，皆每服加一錢若一錢半。此藥不問老少，胎前產後，五勞七傷，六極八邪，耳鳴眼昏，夢泄盜汗，四肢沉重，腿膝酸疼，婦人宮藏久冷，月水不調，若能每日空心一服，即出顏容，豊肌體，調三焦，壯筋骨，袪冷氣，快心胸，神效叵述。

葱白散，解四時傷寒，頭痛壯熱，項背拘急，骨節煩疼，增寒惡風，肢體困倦，大便不調，小便赤澀，嘔逆煩渴，不思飲食。又治傷風感寒，頭痛體熱，鼻塞聲重，咳嗽痰涎，及山嵐瘴氣，時行疫癘，並皆治之。

川芎　蒼朮　白朮各二兩　甘草　石膏　乾葛各一兩　麻黄三兩

右細末，每服三五錢，水一盞，薑四五片，葱白五七莖，煎七分，熱服，不拘時候。如要出汗，併煎三四服，蓋被汗出爲度。

不換金正氣散，治四時傷寒，瘴疫時氣，頭疼壯熱，腰背拘急，五勞七傷，山嵐瘴氣，寒熱往來，五膈氣噎，咳嗽痰涎，行步喘乏，或霍亂吐瀉，藏府虛寒，下痢赤白並治。

厚朴　藿香　甘草　半夏　蒼朮　陳皮各等分

右麤剉，每服四五錢，水一盞半，薑五片，棗三個，煎八分，去滓，食前熱服，忌生冷油膩毒物。若四方人不伏水土，宜服之。常服能避嵐氣，調和脾胃，美飲食，傷寒傷風，時行瘟病，瘧病霍亂吐瀉，頻進三五服，或發汗立愈。

《良驗方》云，不換金正氣散，治四時傷寒，五種膈氣，和脾胃，止吐瀉，溫中下痰飲，止腹痛脹滿，吞酸噫痞，噎塞，乾嘔惡心，內受寒濕，外感邪，身體沉重，肢節痠疼，頭昏鼻塞，未分陰陽之間，尤宜服之，則氣自正而邪氣退，及能止汗，解山嵐瘴氣，八般瘧疾，遍身浮腫，五勞七傷，或風氣所灌，手足腫痛，全不思食。孕婦產前產後，皆可服餌。霍亂吐瀉，心腹疼痛。又治胃氣虛弱，藏府自鳴，小兒脾胃不和，時氣諸疾，及治四方不伏水土，每服如方，常服和一切氣，永無瘟疫。此乃不換金真方也（《家寶方》）。草果仁（生）、厚朴（薑製，《局方》無草果）、半夏、藿香葉、蒼朮、甘草（炙）、陳皮。右等分，先將厚朴入砂鍋內炒，次入蒼朮炒令紫色，次入半夏炒香熟，次入甘草炒令黃，次入陳皮紅炒破，方斡開，衆藥入，安藿香葉在中心，用藥罨定少時，約藿香葉乾，方取出，同爲㕮咀。

○兼常服，不患瘟疫時行，尤神妙。聖散子同有此功。

藿香正氣散，治傷寒陰陽證，憎寒惡風，正氣逐冷，胸膈噎塞，脇肋膨脹，心下堅痞，吐痢，嘔逆酸水，咳逆，怠墮，嗜臥，不思飲食。又治久患瘧病，膈氣心痛，常服順氣寬中，辟除瘟疫。○兼常服，不患瘟疫時行，尤神妙。

藿香葉　陳皮（各一兩）　厚朴　半夏（各三兩）　甘草（三分，《局方》加白朮一兩，六味也。）

右㕮咀，每服二三錢，水二盞，薑棗同煎，至一盞半，分兩服，稍熱，食前服（《局方》細末）。《究原方》治脾胃虛弱，飲食減少，胸膈不快，時作寒熱，加附子，生薑十片，水二大盞，同煎至八分，熱服。大便秘，加檳榔、南木香各少許同（熱而秘結加大黃）。大便泄瀉，加肉豆蔻、附子、生薑煎。脾胃傷冷，嘔逆惡心，頭重旋暈，加白乾薑煎。渾身拘急，憎寒咳嗽，頭目昏重，加人參煎。治諸般瘧疾，加草果仁，同煎服。（《良驗方》）

《局方》藿香正氣散，治傷寒頭疼，增寒壯熱，上喘咳嗽，五勞七傷，八般風痰，五般鬲氣，心腹冷痛，反胃嘔惡，氣瀉霍亂，藏府虛鳴，山嵐瘴瘧，遍身虛腫，婦人產前產後，血氣刺痛，小兒疳傷，並宜治之。

○《病源論》有十六種痰飲證候，今八般未見之。五般鬲氣，即五膈氣也。見五膈寬中散下。

大腹皮　白芷　紫蘇　茯苓（各一兩）　半夏麯　白朮　陳皮　厚朴　苦梗（各二兩）　藿香（三兩）　甘草（炙，各二兩半）

右細末，每服二三錢，水一盞，生薑錢大三五片，棗二三個，同煎至七分熱服。若欲出汗，衣被蓋，再三服，煎服。

敗毒散，治傷寒時氣，頭痛項強，壯熱惡寒，身體煩疼，及寒壅咳嗽鼻塞，聲重，風痰頭痛，嘔噦，寒熱並皆治之。

人參　赤茯苓　甘草　前胡　川芎　羌活　獨活　桔梗　柴胡　枳殻

右等分，㕮咀，每服三錢，水三盞，薑五片，棗一個，薄荷各少分，同煎至二盞，去滓，溫服，不拘時。

《陳氏方》治噤口痢，晝夜無度，疾勢甚者，入陳米百粒，同薑棗煎服。

《親驗方》脚氣及遍身瘡疥，加大黃煎服，名驅毒散。

《究原方》治患痢，或赤或白，時又下血，數月不斷，遂成禁口，加人參煎服。若血痢，加陳倉米煎服。

《十便方》《胡氏方》治傷風，與五積散，等分合煎服，加生薑五片。（《良驗方》）

○《局方》名曰人參養胃湯

養胃湯（《良劑方》），治外感風寒，內傷生冷，憎寒壯熱，頭目昏痛，肢體拘急，不問風寒二證及內外之殊，俱可治療。先用厚被蓋膝，連進此藥數服，以薄粥熱湯之類佐之，令四肢微汗濈濈然，候汗乾則徐徐去被，謹避外風，自然解散。若先自有汗，亦須溫潤，以和解之。或有餘熱，則以參蘇飲款款調之。或尚頭疼，則以濃煎生薑蔥白湯下如聖餅子。二證既除，不必服藥，但節其飲食，適其寒溫，自然平治。大抵感冒，古人不敢輕發汗者，正由麻黃能開腠理，用或不能得其宜，則導泄真氣，因而致虛，變生他證。此藥乃平治之劑，止能溫中解表而已，不致於妄擾。兼能辟山嵐瘴氣，四時瘟疫，常服尤佳。兼治飲食傷脾，發爲痎瘧，或脾胃虛寒，嘔逆惡心，並用此下服紅圓子。或發寒瘧、寒疫，及惡寒者，並加附子同煎服之，無不立效，甚妙。《易簡方》《良劑方》引之

厚朴　蒼朮　半夏各一兩，十錢重　茯苓　人參　草菓　藿香葉各半兩，五錢重　橘紅三分，七錢半重　甘草一分，二錢半重

右㕮咀，每服四錢，水一盞半，生薑七片，入烏梅一個，同煎至八分，去滓，熱服，不拘時候。

○麻黃之戒失真氣故也。麻黃生於中牟，有麻黃處雪不積，故知其性大熱。

○《易簡》或發寒瘧，或感寒疫，及惡寒者，加附子，足爲十味。不換金散、藿香正氣散，皆此藥也，然不若此方之備云。

○《信效方》名也。《古今錄驗》《養生必用方》第一云，春夏之交，人病傷寒，其人汗自出，肢體重痛，轉側難，小便不利，此名風濕，非傷寒也。陰雨之後，地卑濕，或引飲過多，多有此證。但多服五苓散，小便通利，濕去自愈。切忌轉瀉發汗，小誤必至難救。初虞世云，風濕之病，醫者不識，作傷寒治之，發汗死，下之死。己未年，京師大疫，正爲此。予自得此說，救人甚多。壬辰年，予守官洪州，一同官妻有此證，因勸其連服五苓散，不信。醫投發汗藥，一夕而斃。不可不慎也。大抵五苓散能引水去濕耳。胸中有停飲吐逆，及小兒吐哯欲作癎疾，服五苓散最效。初虞之說詳矣。

五苓散，治傷寒溫熱，病表裏未解，頭疼發熱，口燥咽乾，煩渴飲水，或水入即吐，或小便不利，及汗出表解，煩渴不止者，宜服之。又治霍亂吐利，燥渴引飲，每服二錢，熱湯調服，不拘時服。訖多飲熱湯，有汗出即愈。或用水一盞半，燈心五莖，同煎八分，熱服亦得。又治瘀熱在裏，身發黃疸，濃煎茵蔯蒿湯下，食前服之。疸病發渴及中暑引飲，亦可用，水調服。《局方》

豬苓　白朮　赤茯苓各一兩二分　桂心去麤皮，一兩　澤瀉二兩二分

右爲細末。《百一選方》治痢疾，不問赤白，而後爲冷熱之證，若手足和暖，則爲陽，用粟米飲調服，次服感應圓二十粒，即愈。血淋，酸漿草煎之一名醋秋也。疝氣小腸偏墜，加酒半盞，燈心二三十莖，棗三個，同煎服，下青木香圓，次服煨薑煎，五積散服。候平復，再服沉香華澄茄散。小兒吐瀉發搐，覺有痰者，入生薑半夏煎服，吐了痰，瀉亦止，驚自退。《陳氏方》伏暑水瀉用此藥，併平胃散，各二錢，水一盞，棗二個，薑三片，同煎至七分，溫服，少頃，次再服、三服，濕氣入腎經，外腎腫疼，腰背攣曲，入坏子少許同煎。

○坏子，鷰脂粉也。傳坏垸而用，故云坏子。又云坏子，鷰脂也。

青木香，《雞峰方》治因病未除，忽然一身面目悉黃如橘色，由瘀血在裏，或因大熱以冷水洗之，濕熱相搏，熏蒸肌肉，謂之黃疸，用豬苓、茯苓、澤瀉、白朮各一兩，桂心半兩，爲細末，以茵蔯蒿一分，水一盞，煎至七分，去滓，調服五苓散二錢匕，服不以時，名茵蔯五苓散。

《究原方》煩渴飲水，吐出涎沫，頭痛煩燥，加吳茱萸、人參。發黃，加茵蔯同煎。小便不利，加去心麥門冬。煩燥睡臥不安，加辰砂。燥渴熱極如狂，加大黃。治腎氣發動，同蟠葱散，各一貼，合和分三服。一服，水一大盞，入鹽煎數沸服。《葉氏方》治久痢諸藥不效，用粟米飯，細研如糊圓，此藥如彈子兩個，大緩急之間槌碎，以白水一大盞煎開，溫服不拘時候，未止，再三服。《家寶方》治因酒色太過，眼赤，腹脹，膿血淋瀝，腹痛，名七聖散。五苓散半兩，杏人一分，去皮尖，研，桃仁一分，去皮尖，研，和入，每服三錢，溫水調服。

《秘傳》治傷冷腹痛，加赤芍藥煎。

《嬰孩妙訣》熱淋，加辰砂煎燈心竹葉湯調服。

治消暑生津，治渴加人參辰砂如官桂之數，煉蜜圓如芡實大，含化。小兒夏月，心熱煩渴引飲，煎燈心竹葉湯化服，遇渴投之止。小兒加白朮末少許，如發虛熱，加綿黄耆、人參末少許服之。

辰砂五苓散《局方》，治傷寒表裏未解，頭痛發熱，心胸欝悶，唇口乾焦，神思昏沉，狂言譫語，如見神鬼，及治瘴瘧，煩悶未省者。

辰砂　白朮　木豬苓　澤瀉　赤茯苓（各六兩）　肉桂（去麤，二兩）

右細末，每服二三錢，沸湯點服，不拘時。若中暑發渴，小便赤澀，用新汲水調服，小兒半錢或一錢，服之，或以溫熱水服之。

○辰砂五苓散傳

《醫説》云，毛密甫事母葉夫人，極孝。葉年六十一歲，痁旬餘，憂甚。每夕禱於北辰，拜且泣，妹立母仄，恍惚間有告者曰，何不服五苓散？持一貼付之。啟視，皆紅色。妹曰，尋常此藥，不如是，安可服？俄，若夢覺，以語兄。向醫云，此病蓋蘊熱所致，當加辰砂於五苓散內，以應神言。才服罷，痁不復作。

○治赤白痢

《事證方》云，林祭酒曰，醫人劉從周治痢甚有功，議論不凡。大抵痢疾有陰陽二證，不問赤白。若手足溫熱，則爲陽證，宜先服感應圓，次服五苓散，粟米飲調服。若手足厥冷，則爲陰證，常服煖藥，如已寒，可服附子之類。如此則治痢無不效者。有人下痢，日夜六七十行，只用五苓散，一服立止。

減桂五苓散，通心經，利客熱，寬膈脘，消痰飲，治身熱頭痛，面赤咽乾，煩渴引飲，惡心嘔逆，頭面虛浮，腹脇滿脹，小便赤澀，淋閉不通，目黄氣促，恍惚驚悸，唇焦咽痛，鼻衄口瘡，痟渴黄疸，熱淋血淋，並皆治之。及治傷寒時氣，燥渴飲水，精神昏憒，語言狂妄。又療中暑煩渴，引飲不止，霍亂燥悶，小便澀少，悉能主之。每服三錢，水二大盞，入燈心少許，同煎至一盞，去麤，溫冷隨意服，不以時候。若患黃疸，加茵蔯少許。若患淋閉，加木通少許，同煎服。

赤茯苓　豬苓　白朮各二兩半　澤瀉四兩半

右㕮咀，脾濕腫滿，加蘿蔔子，小便赤色，入辰砂，用燈心湯服，以熱退爲期，頻數服。

○《一覽方》治小便不利或不通，加麥門冬云云。**私云，加木通、滑石、麥門冬、車前子尤佳。**

生朱五苓散，治傷寒表裏未解，頭痛發熱，心胸欝悶，唇口乾焦，神思昏沉，狂言譫語如見神鬼，及治瘴瘧煩悶未省，每服二三錢，沸湯點服，不拘時候。中暑發渴，小便赤澀，新汲水調服。熱淋，煎燈心、淡竹葉湯服。小兒五心煩熱，焦燥多哭，咬牙上擸，欲爲驚狀，每服半分，溫熱水服。《局方》名

辰砂五苓散

辰砂別研　官桂去麤皮，各一兩　豬苓　白朮　赤茯苓各一兩半　澤瀉二兩半　右爲細末。

參朱五苓圓，治傷暑伏熱，心胸煩燥，發渴飲水，惡心頭疼，每服如雞頭大，一圓或二三圓，細嚼以熟水服下，當暑用一圓含化，消暑生津止渴，可免飲水。小兒夏月心熱，煩渴引飲，煎燈心、淡竹葉湯化服。遇渴投之止。《秘傳》

人參　辰砂　官桂去皮麤，各一兩　豬苓　赤茯苓　白朮各一兩半　澤瀉二兩半

右細末，以煉蜜爲圓如雞頭大。已上《良驗方》

《選奇方》五味五苓散，浮水湯上惡難化，以粟粥作丸服亦可。

加減五苓散《嚴氏濟生方》，治伏暑熱二氣，及冒濕泄瀉注下，或煩或渴或小便不利。

赤茯苓　澤瀉　木豬苓　肉桂去麤　白朮各一兩，十錢重　車前子半兩，五錢重

右㕮咀，每四錢重，水一盞半，薑五片，煎八分，去滓，溫服，不拘時候。又與平胃散等分合煎服，名胃苓散。(《事證》《選奇》《良驗》等同)

《傷寒一覽方》第四卷曰，五苓散治風濕證，太陽病發汗後，煩燥不得眠，欲得飲水者，少少與飲之，令胃氣和則愈。

又治疫癘證發汗後，煩燥而渴者。

又治渴證，病人小便不利，汗少，脈浮而渴。

又治鼻衄證，心煩而渴。可除桂心主之。(與減桂五苓同)

又治發黃證，心脾飲引，小便不利者，可除桂，此主之。澤瀉(二兩五錢，私云，二十五錢重)，白朮(一兩五錢，私云十五錢重)，豬苓(去黑皮，五錢，私同)，茯苓(去皮，一兩，五錢，同)，桂(去皮，一兩，云五十錢重)。

右細末，每服二錢，以白湯點服。同第二卷云，傷寒陽明證，汗多，不可服五苓散(陽明病則發熱惡寒，大小便不秘結也)。但同第七卷《一覽方》太陽陽明發汗出，煩燥，不得眠，欲飲水者，五苓散、豬苓湯主之。同卷云，五苓散治不得眠證，太陽發汗，大汗出，煩燥不得眠，脈浮，小便不利，發渴者。又治吐證，傷寒有表證，渴欲飲水，水入口即吐者，謂之水逆。心經熱，小腸不利故也。又治小便不利，小便難證，發汗後渴而飲者，是邪熱入於膀胱也。小便不利者，脈浮，以燈心湯服五苓散。(合藥分兩同第四卷)

豬苓湯治不得眠證，少陰病下利而渴，不得眠者，又嘔而發渴，小便不利，翕翕發熱而嘔者，豬苓(五錢重)、茯苓(同)、白朮(同)、澤瀉、滑石(各一兩)。右㕮咀，每服抄五錢，水二盞，煎至一盞，去滓，溫服。同《一覽方》第十三云，五苓散，太陽證熱多而煩燥者，入朱砂一兩許，爲朱砂五苓散(朱砂，辰砂也)。**私云，今五苓散，除桂心加入人參，號春澤湯。其理尤相叶，可用與之。但唐宋諸部醫方，全不見其說矣。和醫以意作此方歟。**

八解散，治四時傷寒，頭疼壯熱，感風多汗，及療勞傷過度，骨節酸疼，飲食無味，四肢疼倦，行步喘之，面色痿黃，怠惰少力，咳嗽寒熱，羸弱自汗，胸膈不快，嘔逆惡心。

人參　茯苓　甘草　陳皮　白朮　藿香各一兩　厚朴二兩　半夏一兩

右細末，每服四五錢，水一盞，生薑五片，棗三個，葱白五七莖，煎八分，溫服，不拘時。私云，已上傷寒傷風，時行瘟疫，陰陽二毒，瘴氣瘧疾，始中終令進之，汗出熱氣退，得半愈全愈。若有內熱，大小便結，咳利吐血，鼻衄，寒熱往來，及潮熱往來，痃癖水腫，脚氣等諸證，因方說診脈，明源次第，可治之。不知診脈療方，初中後以已前諸藥治之，縱難不除盡病根，無以藥誤人之失，以見傷寒傷風，頭疼壯熱，以正氣散、五積散、香酥等發汗退熱之後，表熱散，尚裏熱深，退衣欲水，則可進小柴胡湯、五苓散。寒熱往來如瘧，則可進養胃湯、正氣散等。大便結，則可進大小承氣湯、大柴胡湯等。發黃，結胸，下利，發班等諸疾出來，依後段諸藥可治之。若無寒戟，而只潮熱往來，與柴胡湯及黃芩湯。其方在《一覽方》第八卷。

傷寒六經轉變諸候

傷寒可汗證治在表

論曰，傷寒病汗之而愈者，以初得病一日至三日，陽經受病，未傳諸陰，其邪在表，故當發汗。此大約也。然病數日，脈浮，太陽證不罷者，亦可汗之，當以脈證爲準。凡頭痛發熱，惡風振寒，是爲可汗之證。其脈浮者，是爲可汗之脈。陽虛則惡寒，脈浮爲在表，或浮而弱，或浮而緊，或浮大而數，皆宜汗之。衄家脈雖得之，不可汗。故《內經》曰，其在皮膚者，汗而發之。

麻黃湯，治傷寒太陽病，頭痛發熱，身疼腰痛，骨節疼痛，惡風無汗而喘者。

麻黃去根節，三兩　桂心去皺，三兩　甘草炙，一兩　杏人一兩一分右㕮咀，每服五錢匕，水一盞半，煎八分，去滓，溫服，覆取微汗，頻進二三服。

麻黄葛根湯，治傷寒初得一二日，出汗。

麻黄去根節，一兩二分　葛根　柴胡各一兩　芍藥三分

右麤末，每服五七錢匕，水一盞半，黑豆二百粒，山椒開口十五粒，連鬚葱白五七莖，薄荷三十葉，煎八分，去滓，熱服。服後葱豉湯一二盞投之。衣覆取汗，汗未快，再三服，發汗爲度。

葛根湯，治傷寒初覺頭痛，惡寒壯熱，内熱，脈洪大，一二日服之，發汗。

葛根　黄芩　柴胡各半兩　葱白十莖　黑大豆三百粒

右㕮咀，每服五七錢，水二盞，生薑七片，煎一盞，去滓，溫服，良久，再服，得汗即止。

傷寒可下治在裏。

論曰，凡傷寒邪入於陰，其病在裏，法當下之。諸腹滿，不大便，或口燥舌乾而渴，或潮熱譫語，皆爲可下之證。諸診得脈沉而實，即爲可下之脈。但脈證已具，不必拘以日數，急宜攻裏。若病雖過經，而裏證未備者，未可下也。故《經》曰，陽盛陰虚，下之則愈。其法謂此。

調胃承氣湯，陽明病不吐不下，心煩者，可與之。太陽病三日，發汗不解，蒸蒸熱者，可與之。傷寒吐後腹脹滿者，可與之。

甘草炙，二兩　大黄以清酒洗，四兩

右㕮咀，每服五七錢匕，水一盞半，煎一盞，去滓，入芒消一錢匕，更煎一二沸，溫服，以下利爲度。

不下至七八錢十錢。

〇傷寒不可下有十證，此卷上香蘇散下，引《活人書》第三卷出之，與病證詳察，可服大小承氣湯，不

可亂服之。

大承氣湯，陽明病脈遲，雖汗出不惡寒者，其身必重，短氣，腹滿而喘。有潮熱者，此外欲解，可攻裏也。手足濈然汗出者，此大便已鞕也，與大承氣湯。若汗多，微發熱惡寒者，外未解也。其熱不潮，未可與承氣湯。若腹大滿不通者，可與小承氣湯，微和胃氣，勿令至大泄下。

大承氣湯　大黃酒洗，四兩　厚朴八兩　枳實麸炒，三兩

右㕮咀，每服五錢匕，或七八錢，水一盞半，煎一盞，去滓，入芒消一錢、二錢匕，更煎一二沸，溫服，不下，二三服。

小承氣湯，陽明病，其人多汗，以津液外出，胃中燥，大便必鞕，鞕則譫語，小承氣湯主之。以譫語止，利下爲度，再三服之。

大黃四兩　厚朴二兩　枳實二兩

右㕮咀，每服五七錢，水一盞半，煎一盞，去滓，溫服。初服湯當更衣，不爾者，盡飲之。若更衣者，勿服。

大承氣湯，治陽明傷寒，脈長身熱，不惡寒，目疼鼻乾，不得臥，腹滿，咽乾，渴，大便硬，譫語，或汗後脈沉實，或下利心下堅，或已經下，其脈按之浮沉尚有力者足陽明胃經也。

大黃酒洗，二分　芒硝一分　厚朴一兩　枳實一分

右爲麤末，每服五錢，水二盞，煎八分，去滓，入芒硝，再煎服。若脈遲而滑，汗出身重，時發潮熱，並得病二三日，無太陽證，煩燥心不硬，下利後譫語者，去芒消，名小承氣湯。或發汗不解，蒸蒸發熱，溫溫欲吐，胸中痛，大便反溏，反吐利後腹脹，厥煩譫語，去厚朴、枳實，入甘草半兩，芒消一分煎，名調胃

氣湯。或結熱膀胱如狂狀，下血，小腹急結者，去厚朴、枳實，加桃仁十二粒。桂、甘草各半兩，芒消一分，名桃核承胃湯。（在於《三因方》第四卷）

○如顱鷀放屎，曰溏也。

○《仲景傷寒論》第八云，傷寒發汗後不解，腹滿痛者，急下之，宜大承氣湯。大黃（四兩，酒洗），厚朴（八兩，炙），枳實（五枚，炙），芒消（三合）。

右四味，以水一斗，先煮二物，取五升，內大黃，更煮取二升，去滓，內芒消，更一二沸，分再服，得利者，止後服。一劑兩服，太猛利，與後諸方較量服之。

《三因》又云，若脈沉短，囊必縮急，以大承氣下之，可保五死一生。承氣湯乃利陽明藥耳，若病到厥陰，其勢已甚，蓋陽明養宗筋，宗筋爲熱毒所攻，乃以承氣湯瀉其能養，故利陽以救陰，此猶假虞伐虢，圍魏救趙之意也。

[假] 虞伐虢者，《佐傳·僖公五年》，晉獻公復假道於虞以伐虢，宮之奇諫曰，虢恃虞以爲裏，虞依虢以爲表，虢若爲晉所滅，虞必與虢同滅。諺所謂脣亡齒寒者，其虞虢之謂也。虞公不從其諫，十二月丙子朔，晉滅虢，虢公奔京師，晉師遂襲虞滅之。（依《佐傳》詳節取意）

圍魏救趙者。（可勘人《因方》四）已上

《一覽方》云，大承氣湯治剛柔二痓證，傷寒若吐若下後不解，不大便五六日，上至十餘日，日晡所，發潮熱，不惡寒，獨語如見鬼狀。若劇者，發則不識人，循夜（衣）換牀，惕而不安，微喘直視。脈弦者生，濇者死。微者，但發熱譫語者，此主之。若一服利，則止後服。又治汗後仍熱證，傷寒得汗後熱不退，發昏狂言者，此主之。

大黃二兩，用酒浸　枳實去穰，半兩　厚朴二兩，薑汁浸　芒消二兩

右㕮咀，每服抄五錢，水二盞，先煎厚朴、枳實至一盞，餘下大黃，煎取六分，去滓，入芒硝，亦煎一二沸，放溫服，以利爲度。未利者，再與一服。

又《本事方》有曲説，可見彼。合方分兩有少異，仍略記之。

四味承氣湯，治傷寒四日已後，腹脹滿痛，喘麤壯熱。

大黃　枳殼　朴消　甘草

右麤末，每服五七錢，水一盞半，煎一盞，去滓，空腹溫服。

黃芩湯，治傷寒五日，口乾，頭痛，大便澀。

黃芩　山梔子人　大黃醋炒，各一兩　陳皮焙，一分　朴消一兩

右麤剉，每服五七錢，水一盞半，煎一盞，去滓，溫［服］，以利爲度。

柴胡大黃湯，治傷寒日數過多，心中氣悶，或發疼痛，狂言不定，煩燥不得眠，大小便不通。

柴胡　大黃濕紙包煨　朴消　枳殼麸炒，一兩　甘草半兩

右麤擣，每服五七錢，水一盞半，煎一盞，去滓，溫服，日二三服，不可過多。若大小便通則汗自出。

宣毒散，治傷寒脈大，潮燥伏熱。

大黃炒　甘草各半兩　朴消研，一分　牽牛子半生半炒，末，一兩

右細末，每服四五錢匕，龍腦大豆許，胡粉二大豆許，以水研化，入蜜少許調下。一方以蜜爲丸如梧子大，每服三五十丸，用龍腦胡粉水服下。

小黃芩湯，治傷寒八九日，大便不通，心神悶亂。

黃芩[一兩]　大黃[炒，二兩]　枳殼[麸炒]　大腹子[剉，醋炒，各一兩]

右麤末，每服五七錢匕，水一盞，煎七分，去滓，溫服，不拘時候。如人行三五里，未通再服，以利爲度。

承氣丸，治傷寒時氣，溫熱病，大便結。

大黃[剉炒，三分]　郁李人[去皮，研]　枳實[麸炒]　朴消[研，各一分]

右末，以蜜丸如梧子大，每服五十元，生薑湯下。未利再服，不拘時，或服七八十丸。

小柴胡湯，治傷寒濕熱病，身熱惡風，煩渴，寒熱往來，身面皆黃，大小便不利，及婦人經血適斷，寒熱如瘧，產後傷風，頭痛發熱[《活人書》中，傷寒十餘日外，或壞證，虛煩，一切證不問表裏，小柴胡湯主之。]

柴胡[八兩《易簡》二兩]　黃芩[《易簡》已下四味各三分]　人參　甘草[各三兩]　半夏[二兩半]

右麤末，每服五六錢，水盞半，薑五片，棗二三個[打破]，煎七分，去滓，熱服，不拘時。小兒分作二服，更量大小加減[《究原方》第三，小柴胡湯有多加減，可見此卷終空紙。]

○《活人書》第三云，傷寒四五日後，以至過經無表證。又於裏證未可下者，但非汗證，亦非下證者，皆可用小柴胡湯。注云，十三日爲過經。《一覽方》第十二云，柴胡與半夏能利三焦，佐以甘芩，非此不釋云云。

○《易簡方》有加減，可見勘。又云小兒溫熱，悉療之。傷寒小便不利，澀難便，小柴胡湯加麥門冬煎服。[《一覽方》]

○《易簡方》即小柴胡下有大柴胡湯，分兩與《局方》殊，可見勘之。

大柴胡湯，功能全如小柴胡湯。

柴胡八兩　黄芩　赤芍藥各三兩　大黄二兩　半夏二兩半　枳實半兩

右麤末，每服五六錢，水一盞半，薑五片，棗二三個，煎一中盞，去滓，熱服，食後、臥時。《簡易方》云，傷寒十餘日，熱在裏，往來寒熱。或心下急，鬱鬱微煩，或口生白胎，大便不通。或發熱汗出，或腹中滿痛，或日晡發熱如瘧，或六七日，目中不明，目睛不和，不問表裏證，大便難，身微熱者，裏寬也，可與大柴胡湯。乃是誤以圓子藥利之，非其治，宜小柴胡湯，可加芒硝一兩。

〇又此《萬安方》第七卷，大便不通中重載大柴胡湯，可與此卷照見之。又第八卷勞復下，引《蘇沈翰良方》有加減的論，可照見於彼。

〇《活人書》第三云，病人無表裏證，發熱七八日，脈雖浮數，可與大柴胡湯。又以過經，其人氣稍虛，當下者，用大柴胡湯則穩。蓋恐承氣湯太緊，病人不禁也。

僧伽應夢人參散《簡易方》，治傷寒體熱頭痛，及風壅痰嗽，咯血。

人參　白朮　白芷　乾葛　桔梗　青皮各三兩　甘草一兩半　乾薑二分

右末，每服四五錢，水一盞半，棗二個，煎七分，去滓，通口服。又入黑豆百粒煎服，大有神效。《局方》無甘草、乾葛，只六味等分，疑非真方。崇寧癸未，米芾爲太常博士，始造待漏冒寒，痰嗽如膠有血，更三醫不退。一日謁太尉蔡元度，以人參一貼併棗見授，繼婦有客，承議郎薛道至，留食，藥熟進一服，良久，痰嗽立止。客恠曰，公氣色頓快，此何藥也。爲道其由，求方蔡公，又送一貼。三日病全除，往見蔡公。公曰，此僧伽藥也。元祐中，泗州劉士彥病，八日不汗，女求僧伽甚確，夜夢告曰，翌日塔中取藥。遂於大聖鉢中取得此藥，題印曰「太平楊州家之人參散」。《三因方》同

傷寒可吐此段可在「可下」之前「可汗」之後。

論曰，諸病吐之而愈者，邪在胸中也。傷寒大法，三日以前可汗。四五日若入陰經，其傳未深，邪氣高而裏實，客於胸膈，下之則動胃，發汗則已。陽唯宜吐而出之，凡寒邪熱毒，痰實在胸中者，及有宿食在胃脘者，皆當吐之。其證胸心痞滿，欝欝而痛，不能息，多涎唾，飲食入則吐，欲吐復不能出，或手足厥冷，反心下滿而煩，飢不能食，吐下後，心中懊憹（憹）者是也。《内經》所謂其高者因而越之，即其法也。

吐痰散，治傷寒四日，毒氣入胃，喉中閉悶。

瓜蒂炒　丁香各二分　赤小豆三分

右細末，每服二三錢，空心溫水調下，當吐下後，便可煮葱黑豆粥補之。

人參湯，治傷寒出汗後，心胸妨悶，煩熱未退。

人參半兩　燈心一小束，三十莖許　枳殼麩炒，一分　大腹皮三分　甘草不見火，一分

右細末，用淡漿水二大盞，煎至一盞，去滓，入茶末二錢，攪勻，分二服。溫服以紙撚子指於咽喉中，引吐爲度。

傷寒過經不解《活人書》第三卷十六問下曰，傷寒十三日爲過經也。

論曰，傷寒爲病，六經受邪，至十二日，病氣皆去，精神爽慧也。故傷寒愈者，皆在十二日。若過此經，病猶不解者，爲邪熱結於裏，其狀或譫言妄語，或欝欝微煩，或腹滿吐下，皆緣治之失宜，邪氣稽留，故病過經不能解也，當隨其證以治。若更感異氣，變爲他疾者，當依壞病法療之。

調胃承氣湯，治傷寒十三日過經，譫語有熱也，當以湯下之。若小便利者，大便當鞕，而反下利，脈調和者，知醫以丸藥下之，非其治也。若自下利者，脈當微厥，今反和者，此爲内實也。

大黄四兩，酒洗　甘草二兩，炙

右二味剉散，每服五七錢，水一盞半，煎七分，去滓，入芒消一錢匕，更煎一兩，沸，放温頓服，以熱退爲度。

鱉甲湯，治傷寒過經，半月不解。若作别病治之，不可愈。

鱉甲去裙，醋炙　柴胡　升麻各一兩　烏梅去核，半兩　枳實　犀角　黄芩各一兩　甘草半兩　生乾地黄二兩

右麤末，每服五七錢，水一盞半，煎七分，去滓，温服，空心，食後，日二三服。

木通湯，治傷寒十三日，過經不解，臍腹脹滿，小便淋澀，煩悶燥渴。

木通　葛根　青皮　檳榔　滑石　瞿麥穗

右麤末，每服五六錢，水一盞，入葱白五七莖，煎六分，去滓，温服，不拘時，以病去爲度。日二三服，夜一服。

柴胡湯，治傷寒發汗下利之後，過經不解，胸滿結，渴而不嘔，但頭汗出，寒熱往來，小便不通。

柴胡二兩　桂心　黄芩各一兩　牡蠣生用　甘草炙，各半兩　栝樓根一兩二分　木通一兩

右麤散，每服五六錢，水一盞半，入生薑半分，葱白五莖，煎七分，去滓，食後温服，日二三服。

○《活人書》第五卷三十四問下云，仲景有發汗者，有和解之者。發汗方麻黄湯，又和解法小柴胡湯之類是也。但當和解之，所謂和其榮衛以通津液，令其自解也。

傷寒後不思食

論曰，傷寒後不思食者，脾胃虚弱故也。由汗下之後，邪氣已除，穀氣未復，脾胃虚弱，故不思食。

人參丸，傷寒後脾胃虚弱，不思食。

人參　白朮　厚朴各半兩　五味子　細辛各一分　陳皮一兩

右細末，煮棗肉和搗爲丸如梧子大，每服三十五十七十丸，生薑湯服，食前日二三服。二三劑服之。

茯苓煮散，治傷寒後脾胃氣虚，四肢乏力，骨節煩疼，口苦舌乾，不思飲食。

白茯苓　柴胡　陳皮　訶子皮　桔梗炒　人參各一兩　甘草炙　半夏各半兩　枇杷葉去毛，薑汁炙，二兩　枳殼去根，麩炒，三分

右細末，每服五七錢，水一盞半，生薑五片，煎七分，去滓，食前溫服，日三服。

理中丸，治傷寒後，脾胃虚冷，不入飲食。

人參　白朮　乾薑炮　甘草炙　等分

右細末，蜜丸如彈子大，每服兩三丸，以沸湯化破，食前服。

人參煮散，治傷寒後，胃氣冷，不思飲食。

人參　厚朴　白茯苓各一兩　柴胡　半夏　枇杷葉去毛，薑汁製　草豆蔻去皮，各半兩

右細末，每服五六錢，水一盞半，生薑五片，煎七分，去滓，食前溫服，日二三服。

白朮湯，治傷寒差後，胃虚不入食。

白朮　陳皮各三分　甘草炙，一分　白豆蔻　高良薑各半兩　茯神去木，一兩

右麤散，每服五六錢，水一盞半，生薑五片，棗三個，煎七分，去滓，食前溫服，日二三服。

藿香湯，治傷寒後，胃氣未和，嘔吐不入食。

藿香葉　竹茹　陳皮　麥門冬　枇杷葉去毛，薑汁製炙，各半兩　人參三分

右麤末，每服五錢，水一盞半，生薑五片，煎七分，去滓，溫服。若咽乾渴，則加栝樓一兩，若有微熱嘔，加燈心十莖、二十莖。

參橘湯，治傷寒後，脾肺未和，痰壅欲吐，不思飲食。

人參　陳皮各一兩　前胡　白朮　杏人　枇杷葉各半兩，製　甘草一分，炙

右麤末，每服五錢，水一盞半，煎七［分］，去滓，食前溫服，以進食爲度。

百合飲，治傷寒後，脾胃有餘熱，氣滿不能食。

百合二分　人參三分　黑大豆炒　粳米各三兩　陳皮一兩　薤白五十莖　生薑一兩，切

右剉，分爲三服，每服水一盞半，煎一盞，去滓，食後溫服，日二三服。

嘉禾散、對金飲子、理中湯、四味平胃散、勝紅圓等，久可服之。

《和劑局指南》論傷寒後調理云，傷寒本無補法，不可用太溫藥補之，若補甚，則再發熱。但可用微溫藥調理，只可與參苓白朮散。虛弱老人，用嘉禾散之類調理。

傷寒後宿食不消

論曰，胃受穀，脾播而消之。傷寒發汗吐下之後，府藏俱虛，氣血未復，脾胃弱，不能尅化飲食，故令宿食不消也。其狀煩熱如瘧，心胸滿脹，噫氣酸臭者是也。

參蘖人參圓，治傷寒後，胃氣虛冷，宿食不消。

大麥蘖炒　人參　枳殼　白朮各一兩　甘草半兩，炙　南木香　乾薑各三分

右細末，蜜丸如梧子大，每服三十五十七八十丸，食前溫酒服，日二三服。

調中圓，治傷寒後，宿食不消。

白朮　高良薑各一兩半　桂　甘草　人參　京三稜各一兩　紅豆蔻　乾薑各半兩　枳殼三分

右細末，蜜丸如梧子大，每服三十五十七八十丸，空心食前溫酒服，日二三服，或加縮砂一兩，蓬莪朮

一兩，尤佳。

踈氣丸，治傷寒後，宿食不消，心腹妨悶，大腸不利。

京三稜二兩　牽牛子炒末，四兩　乾薑半兩　陳皮一兩

右細末，蜜丸如梧子大，每服三十五十七八十丸，生薑湯半夜臨臥各一服，快利爲度。

手足厥冷有陰毒，有陽毒，不可一概爲冷。

《全書》云，手足厥冷，不可例作陰證。有陽厥，有陰厥，但看初得病身熱至一兩日，熱氣已深，大便秘，小便赤，語言昏憒，有熱而反厥冷者，陽厥也。法當下之。初得病身不熱，大便不秘，自引衣蓋身，小便數，不見熱者，陰厥也。

大小便秘澀有寒，有熱，不可一概爲熱。

○此《萬安方》第二十一卷治大便秘澀及不通有數法，又可見第五十二卷諸瀉藥篇。

《全書》云，凡有吐瀉，不可便以爲寒，不得以秘結爲熱，當以脈候。六脈俱大，寸口脈大微，關尺脈小，雖吐瀉，大熱之證也。六脈微小，或寸口脈小，關尺脈大，雖秘結，大寒之證也。《經》曰，關前爲陽，關後爲陰。醫者治傷寒多留意於大便，未嘗留心於小便。小便傷寒之通竇也。小便利則重病輕，小便澀則輕病重，但常令小便快利，無使淋瀝。如瞿麥、茯苓、人參，平穩之藥，服之無害。

傷寒禁忌

服藥中病即已，不必盡劑，謂服藥中病，即停後服也。《千金》云，傷寒新差後，食豬肉肥魚油膩等，必大下利。若食餅餌鱠炙果實脯臘，難消之物，胃氣尚虛弱，不能消化，必更結熱，皆難救也。又云，新病瘥後，但得少食糜粥，常令稍飢，不可過飽，不得他有所食，雖思之，勿與也。又忌諸般骨汁。

此一卷則於傷寒一病，初中後取要治療，大概如斯。依此大病諸疾競起，宿病相催，其證惟多，不可述窮，披《聖濟總錄》《南陽活人書》《傷寒一覽方》《張仲景傷寒論》等，須審察而治之，萬不失一矣。傷寒溫疫流類繁多，亦在於後卷耳。

嘉曆元年　後醍醐天王將軍者尊氏今至　天文四年二百十八年也。壽子考

覆載萬安方卷第六

此說非也。嘉曆元丙寅尊氏未將軍守邦親王也，執權高時入道宗鑑也。天文四乙未迄二百九年也。正德二辰六月鹽澤氏義規書

此宋人不審本朝嘉曆元仁宗泰定三年也。大宋亡國凡至五十餘年，疑元人乎。

嘉曆元年六月二十八日令宋人道廣書寫，而今日同時加朱墨兩點了。

性全　六十一才

冬景令看察於此一部，可救人扶身。

小柴胡湯《究原方》三，治伏暑煩燥發渴極妙。若躁悶，煎放水沈，冷服。柴胡八兩　黃芩三兩　人參三兩　甘草炙，三兩　半夏三兩

右㕮咀，每服五錢，水二盞，生薑五大片，棗子一個和物五枚，加栝蔞實一個。若渴，去半夏加人參，栝蔞、赤茯苓各一兩。腹痛，去黃芩加赤芍藥三兩。脇下痞鞕，去棗加牡蠣。心下悸，小便不利，去黃芩加赤茯苓四兩。若不渴，外有微熱，去人參加（脫文）三兩取汗愈。若嗽加五味子三兩，乾薑二兩。治傷寒病，身熱惡風，頸強急，胸滿脇痛，嘔噦煩渴，寒熱［往］來，身面皆黃，小便不利，大便秘澀，或過［經］未解，

或潮熱不除，及差後勞復發熱，經水適斷，熱入血室，或譫語，加地黄三兩。又婦人發熱，經水適來，晝靜夜劇，如見鬼狀，不治自愈。經水既行，熱隨血散。又治胃熱生胎，邪初傳入裏，皆令舌生胎，宜小柴胡湯主之。若胎黑者，則毒氣深欲絕有數種。

朱墨之紙數九拾丁

覆載萬安方卷第七

覆載萬安方卷第七

性全　抄

傷寒諸證異類　中

傷寒結胸

論曰，傷寒病發於陽，下之早，邪毒之氣結聚於胃膈，故名結胸。其證心下堅鞕，按之則痛，項強如柔痓狀，或從心下至少腹堅滿而痛，其痛不可近手，其脈寸口浮，關脈自沉，是其候也。若正在心下，按之即痛，而其脈浮滑，亦名結胸。凡此本太陽病，脈浮而動數，醫反下之，胃中空虛，客氣動膈，令人短氣燥煩，心中懊憹，氣內陷，心下堅滿，則爲結胸。又或因得病二三日，不能臥，但欲起者，心下必結。若脈微弱者，此素有積寒，而反下之，利止必作結胸。但下之而脈浮者，必結胸，皆當下之。脈促者，不爲結胸也。脈若浮，即不可下，下之則死。又有水結，又有藏結者，結胸無大熱，水結似結胸狀，飲食如故，時下利。又寸脈浮，關上脈沉細而緊者，爲藏結。舌上白胎滑者，爲難治。若心下痞堅，按之不痛者，非結胸，乃痞也。宜審察而各依其法治之。

○《周易》有痞卦，陰陽氣寒（塞）不通謂之痞，塞也。

小陷胸湯，治傷寒小結胸病，正在心下，按之則痛，脈浮滑者。

黃連（去鬚，一兩）　半夏（二兩半）　栝樓實（大者一個）

右各別細剉，先以水五盞煎栝樓，至三盞，去滓，入黃連、半夏，煎一盞半，去滓，分三服服之。

大黃桔梗湯，治傷寒熱病，飲水結胸鞕滿。

大黃剉，酢炒，二兩　桔梗炒，一兩　甘草炙　朴消各半兩

右麤末，每服五六錢，水一盞，煎七分，去滓，食前溫服。

又有胸痞者，胃中不和，心下堅硬，乾嘔惡寒，汗出，噫氣不除。

枳實理中圓，治傷寒及諸吐利後，胸痞欲絕，膈高起，急痛，手不得近。

枳實　茯苓　人參　白朮　乾薑　甘草各等分

右末蜜丸，每兩作四丸，每服一二丸，以熱湯化服。若渴，加栝樓根。下利，加牡蠣粉各等分。

桔梗枳殼湯，治胸痞胸滿欲死。

桔梗　枳殼各一兩

右剉散，每服五錢，水一盞半，煎至七分，去滓，食前服。

《究原方》三云，病人以傷寒爲大患，傷寒以結胸爲惡證。又結胸有陰陽，陽結者陽盛，下之太早。陰結者陰盛，下之太早。拘結胸，何以辨明。陽結則實痛，陰結則暄痞，其傷寒之叉手偃仰，滿硬攻心，起而兩目上視，纔坐兩足前移。醫者見此證，便投陷胸丸。若陽結則痓，陰結則殺之。因飲水多停者，滿不實，當以二苓湯主之。

二苓湯

赤茯苓五錢重　木豬苓二錢半重　陳皮同　滑石同　白朮五錢重　麥門冬去心，一錢三銖　木通一錢三銖

右㕮咀，每服四錢，燈心五莖，水一盞半，煎至一盞，去滓，熱服。小便澀加瞿麥，乾嘔加半夏一兩。

鶴頂丹，治陰陽二結，如神之妙，每用隨驗，勝陷胸、承氣、理中、瀉心等諸湯，不分之用，不敢自隱，普願救人。

白礬生，二兩　真銀朱一兩，畫工之朱砂也。水銀朱也。以水銀硫黃鍊

右二味，一處同研極細，用熨斗盛些少炭火，坐一小黑盞子在於火上，用抄一錢入盞中，鎔化急刮入手心，搓成圓。如遇此疾，每服一圓，研細，以臘茶清調下，放溫服，聽心頭如發酒之聲。結者自散，不動臟腑，老人小兒虛人皆可服。白礬解毒，水銀朱是水銀硫黃煉成汁，專破積聚，故治結胸也。

傷寒譫語

論曰，傷寒不應發汗而汗之，遂致亡陽，津液內竭，胃中燥實，則令譫語。此病或由津液不和，內有燥屎，或瘀熱蓄血在裏，或婦人熱入血室，皆使譫語也。然譫語屬胃，胃者足陽明經也。陽明爲病主身熱，故胃有熱，則譫語妄言也。脈當洪大，洪大亦陽脈也，故其病爲順。若譫語而手足四厥，脈反沉細而微者，爲逆也。然又有鄭聲者，取其鄭重之意，與譫語相類。蓋古人以此分虛實，醫者當以脈證參合別之，不可不慎。故謂虛則鄭聲，實則譫語。又云，譫語也，又云亂語也。病人之聲，如隔壁聞之，謂之鄭聲也。又重言也。

小承氣湯，大便秘結譫語，一二服，必有驗。譫語止，不可服在前卷。大承氣湯尤佳。

枳實湯，治傷寒脈沉在裏而反發汗，津液越出，大便難，甚表虛裏實，遂發譫言，其人如狂。

枳實　木香各一分　朴消三分　大黃炒，一兩　甘草炙，半兩

右麤末，每服五錢，水一盞半，煎七分，去滓，溫服。

芎藭湯，治傷寒裏實，譫語狂妄。

川芎三分　大黃炒，一兩　甘草炙，半兩

右麤末，每服五錢，水一盞半，煎七分，去滓，温服。

《究原方》第四云，讝語者，呢喃也呢，女知反。喃，女銜反。小聲多言也。多言也。蓋實則讝語，虚則鄭聲。鄭者重也讝語意同。《内經》曰，邪氣盛則實，精氣奪則虚，讝語由邪氣盛而神識昏，鄭聲由精氣奪而聲不全也，大小柴胡湯主之。讝，古減反，又乾衫反。

○《究原方》第四云，柴胡飲子解肌熱蒸，積熱發寒往來，表熱裏和則發寒，寒裏熱表和則發熱，半在表，半在裏，出入進退無常，即寒熱往來，陰陽相勝者也。畜熱寒戰，及傷寒發汗不解，或中外諸邪熱，口乾煩渴，或下後熱未愈，汗後勞復，或骨蒸肺痿咳嗽，婦人餘疾產後經病。柴胡、人參、黃芩、甘草炙、當歸、芍藥各一兩、大黃、五味子炒、半夏、桔梗炒，各半兩。右㕮咀四錢重，水一盞半，生薑五片，烏梅半個，同煎八分，去滓。熱骨蒸潮熱加醋炙鱉甲一兩，若寒多加官桂半兩。可見《究原方》第四卷

○《本事方》曰，仲景云傷寒十餘日，熱結在裏，復往來寒熱者，與大柴胡湯三服而病除。大黃蕩滌蘊熱，傷寒中要藥。王叔和云，若不用大黃，恐不名大柴胡。須是酒洗生用，爲有力。昔後周姚僧坦，名醫也。帝因發熱，欲大黃藥。僧坦曰，大黃乃是快藥，至尊年高，不宜輕用。帝不從，服之，遂至不起。及元帝有病，諸醫皆謂至尊至貴，不可輕服，宜用平藥。僧坦曰，脈洪而實，必有宿食，不用大黃，必無差理。元帝從之，果下宿食乃愈。合用與不用，必心下明得諦當，然後可云云。可見《本事方》第八卷，大柴胡湯下，傳有神妙義説等。

大柴胡湯《究原》四，方治傷寒邪氣，結在裏，寒熱往來，大便秘腹脹，語言讝妄，心中痞鞕，飲食不下，繞臍痛，時發煩燥，及汗後如瘧，日晚潮熱，脈有力者可服。若身體痛，表證未解，未可與服。寒熱往來，亦分三也：皮寒熱，肺也；肌寒熱，脾也；骨間寒熱，腎也。雜病當以此凖。

柴胡三兩　黃芩一兩　赤芍藥一兩　半夏半兩　枳實麩炒，半兩　大黃一兩

右㕮咀，每服四錢重，水二大盞，生薑五片，棗一個，同煎八分，去滓，熱服。

《一覽方》第九，仲景云後漢張仲景爲長沙太守，而作《傷寒論》十卷，實則譫語，虛則鄭聲。鄭，重也。重語也。世多不別，然讝語、鄭聲亦相似，卒難辨認。更用外證與脈別之，若大小便利，手足冷，脈微細者，鄭聲也。大便秘，小便赤，手足溫，脈洪數者，讝語也。以此相參，然後用藥萬全矣。有三陽合病，讝語者，口不仁，面垢，遺溺，不可下，白虎人參湯主之。有胃實讝者，病人身熱汗出，大便燥硬，爲胃實，宜調胃承氣湯、大承氣湯主之。仲景又云，發汗多，亡陽。亡陽者，不可下。此爲津液不和，與柴胡桂枝湯和其榮衛，以通津液，其人自愈。恐人作燥糞，攻之慎不可也。又有身熱下利，讝語者，是熱毒居於腸胃，宜竹葉石膏湯主之。有婦人熱入血室，讝語者，婦人傷寒發熱，月水適來，晝日明了，暮則讝語，如見鬼狀，此爲熱入血室，速用小柴胡湯。若遲與之，則熱入胃，令津液燥。上中焦不榮，成血結胸云云。仲景云，大抵讝語，隨證施用，無有不痊之者。

柴胡桂枝湯，治讝語發汗，多亡陽，不可下，此爲津液不和。此藥和其榮衛，以通津液。

柴胡十錢重　桂枝去瓤，二錢半　半夏三錢　黄芩五錢　人參三錢　甘草二錢，炙　芍藥五錢

右㕮咀，每服抄五錢，生薑四片，棗一個，水二盞，煎至一盞，去滓，空心溫服。

竹葉石膏湯，治其人下利，讝語《傷寒注解》云寢語也。熱毒居於腸胃者，及表裏餘熱未解主之。

半夏半兩　石膏四兩，打碎　淡竹葉少許　人參半兩　甘草半兩，炙　麥門冬二兩，去心

右㕮咀，每服抄五錢，水二盞，生薑三片，粳米百粒，煎至一盞，米熟爲度。去滓，溫服。

〇《局方》曰，治傷寒時氣，表裏俱虛，遍身發熱，心胸煩悶，或得汗已解，內無津液，虛羸少氣，胸中煩滿，氣逆欲吐，及諸虛煩熱，並宜服之。又諸虛勞煩熱與傷寒相似，亦可服之云云。

傷寒潮熱

論曰，傷寒潮熱者，謂潮作有時，由邪氣入裏，故病有日晡所發潮熱已而微利者，有微发潮热而大便溏者，有潮熱而咳逆者，有結胸而潮熱者。大凡潮熱，皆以邪氣内實也。制方者宜酌其輕重。小柴胡湯、承氣湯（大小）佳、柴胡厚朴湯，治傷寒後潮熱不退，或時頭痛目眩，此是腹中有結燥。

柴胡　厚朴　朴消（研，一兩）　大黄（炒，一兩半）

右麤末，每服五錢，水一盞半，煎七分，去滓，溫服，以利爲度。

柴胡鼈甲湯，治傷寒過經，潮熱不解，或時作寒如瘧狀。

柴胡　鼈甲（炙酢）　赤茯苓（各一兩）　黄芩　知母　桑根白皮（各三分）　甘草（半兩）

右麤末，每服五錢，水一盞半，生薑五片，煎七分，去滓，溫服，不拘時。

〇潮熱者，熱氣來往也。無寒戰之證，謂之潮熱。表解而熱在裏故也。寒與熱交往來，則熱半在表半在裏故也。《究原方》柴胡飲子主之。此《萬安方》第八卷勞復篇中載於彼柴胡飲子也。但寒往來，但熱往來，寒熱往來，其候少殊，不可妄亂。

秦艽湯，治傷寒後，潮熱不退，發歇無時，如虛勞，寒熱往來。

秦艽　鼈甲（各二兩）　甘草（一兩）

右麤末，每服五錢，水一盞半，生薑五片，黑豆二百粒，蔥白五莖，煎七分，去滓，溫服。

柴胡人參湯，治傷寒汗下後，潮熱不退，口乾煩燥。

柴胡　人參　知母　石膏　葛根　赤茯苓（各一兩）　甘草（炙，半兩）

右麤末，每服五錢，水一盞半，生薑五片，煎七分，去滓，溫服，不拘時。

月潭吳光霽《一覽方》第八云，潮熱，陽明證也。須當下之。但脈若弦若浮，及外證惡寒，猶有表證，且與小柴胡湯以解之。若腹大滿不通者，可與小承氣湯微和其胃氣。勿令大泄也。仲景云，日晡發熱者，屬陽明也。脈實者下之，大承氣湯、大柴胡湯。縱使潮熱，當行大承氣湯，亦須先與小承氣湯。若不轉失氣，不可攻之。後發熱腹硬者，大柴胡下之。陽明病，汗出不惡寒，腹滿而喘，有潮熱者，宜下之，屬大承氣湯。傷寒十三日不解，胸脇滿而嘔，日晡發潮熱，可以微利。潮熱者，實也。先服小柴胡湯以解其外，後以小柴胡加芒消以解其内。又能微發潮熱而大便溏，胸滿不去者，或潮熱而咳逆者，皆當用小柴胡也。冬陽明病，脈浮而長，必發熱而嘔，黄芩湯主之。

小柴胡加芒消湯，治傷寒汗下後，十三日不解，胸脇滿而嘔，日晡發潮熱，可以微利。潮熱者，實也。先服小柴胡湯解其外，後以小柴胡加芒消湯微利之。

黄芩半兩　芒硝一兩　柴胡二兩　人參半兩　甘草半兩，炙　半夏一分三銖

右㕮咀，每服抄五錢，生薑五片，棗一個，水二盞，煎至一盞，去滓，下芒消，更微沸，溫服。

黄芩湯，治潮熱往來。

黄芩一兩半　芍藥　甘草炙，各一兩

右㕮咀，每服抄五錢，棗一個，水二盞，煎至一盞，去滓，溫服。

以藥而下後仍熱，病人脈微滑者，是熱毒入裏不消，乃可下也。其人下後而熱不退者，爲醫所病，大發其汗使陽微，又大下之使陰弱。病有虚實，證有難易。實發熱煩燥不安，大柴胡再下之。虚者但微熱不解者，勿以火迫取汗，宜和榮衛，以洗心散内有麻黄、大黄，能散表邪。若是下後，微熱虚煩不解者，人參一兩，竹絮少許，以水三盞，煮取一盞，服之爲良。

經云，脈微者不可吐，脈虚細者不可下。大抵傷寒八日已上，大發熱無休止者，此爲難治。陰陽但虚熱不止者死也。

洗心散，治傷寒微熱，鼻塞聲重，百節疼痛，大小便不利，時行瘟疫，口苦脣焦，狂語多渴，咽喉腫痛，涕唾稠黏，此主之。

當歸　芍藥　荊芥穗　麻黄去根節　大黄各二兩　甘草炙，一兩　白朮一兩

右㕮咀，每服五錢，水二盞，薑三片，薄荷葉三片，同煎至一盞，去滓，放溫服。

《究原方》第四云，傷寒潮熱，如水之潮，日晡時發，屬陽明胃經，法當下之。若大便秘，小便赤，手足汗，可與大柴胡湯、小承氣湯。大便溏，小便澀，小柴胡湯主之。

傷寒咳嗽

論曰，傷寒咳者，寒氣留客於肺也。肺虚受寒，微則爲咳嗽。然又有邪熱客於上焦，其人必飲水，水停心下，水氣乘肺而咳嗽者，當熟察之。

五味子飲，治傷寒咳嗽。

五味子炒　麻黄　阿膠炒　陳皮各一兩　甘草　杏人各半兩

右麤末，每服四五錢，水一盞，生薑三片，煎六分，去滓，溫服，不拘時候。

潤肺湯，治傷寒客邪在肺，咳嗽聲重，身體微熱。

杏人　甘草各一兩　乾薑　麻黄　知母焙　款冬花　桑白皮　陳皮各半兩

右麤末，每服四五錢，水一盞，煎七分，去滓，熱呷，食後臨臥。

傷寒嘔噦於歇反。

論曰，傷寒嘔噦者，病在足陽明胃之經也。足陽明之脈厥而上行，即令人氣逆，故嘔噦。仲景云，嘔多雖有陽明證，慎不可下。蓋爲此也。又傷寒嘔噦，有因熱結胸中，邪氣之高所致。有因吐下後，虛熱在內，及飲水停積所致者，證既不同，治亦隨異，不可不察。

半夏湯，治傷寒後，胃氣逆冷，食已嘔噦即欲吐。

半夏　白茯苓各一兩　枳殼　人參各半兩　白朮一兩半

右麤末，每服四五錢，水一盞，生薑一分切片，煎至七分，去滓，溫服，日二三服。

橘皮湯，治傷寒嘔噦不止。

陳皮　前胡　甘草各一兩　白朮半兩

右麤末，每服五錢，水一盞，生薑五片，煎七分，去滓，溫服，日二三服。

藿香湯，治傷寒嘔噦不定，飲食不下。

藿香葉一兩　丁香　白豆蔻各一分　高良薑炒　陳皮各半兩

右麤末，每服五錢，水一盞，煎七分，去滓，食前熱服，連連呷。

厚朴湯，治傷寒脾胃虛冷，嘔噦，不思飲食。

厚朴　人參各一兩　枇杷葉　肉豆蔻各半兩　白茯苓一兩半

右麤末，每服四五錢，水一盞，生薑三片，煎七分，去滓，溫服，空心食前。

藿香人參湯，治傷寒嘔噦不定，胸滿煩燥。

藿香葉三分　人參一兩　陳皮　甘草各半兩

右麤末，每服五錢，水一盞，生薑三片，煎六分，去滓，溫服，不拘時。

定氣散，治傷寒時多嘔噦不止。

高良薑兩半　草豆蔻　甘草　木香炮，各一分

右用酒浸紙裹煨，令香熟，焙乾擣羅爲散，每服三五錢匕，醋湯調下。

通正散，治傷寒噦逆嘔吐，是諸虛氣妄行。

丁香　乾柿蒂各一兩　蓮子肉八十個，去心殼

右擣羅，每服四五錢，溫酒調下，飯飲亦得。

丁香湯，治傷寒嘔噦不止，或吐酸水。

丁香三分　厚朴　乾薑炮，各一兩　高良薑一分

右麤末，每服五錢，水一盞，煎五分，去滓，熱服，不拘時，兼治一切冷氣吐逆。

柿蒂湯，治傷寒嘔噦不止。

乾柿蒂二十個　白梅五個

右少炒只作一服，用水一盞，煎六分，去滓，溫服，不拘時。

蓽澄茄湯，治傷寒嘔噦，日夜不定。

蓽澄茄　高良薑各三分

右麤末，每服五錢，水一盞，煎十餘沸，入醋少許，攪勻，去滓，熱服，不拘時。

高良薑湯，治傷寒嘔噦，心腹冷疼，痰逆不消。

高良薑　甘草各半兩　桂心

右麤末，每服五錢，水一盞，生薑三片，煎五分，去滓，食前溫服。兼治一切冷氣心腹疼痛。

傷寒心悸

論曰，傷寒心下悸者，謂悸動不定也。傷寒飲水過多，水停心下，腎氣乘心，則心氣虛弱，故爲之悸動也。此皆由發汗已後又下之，津液燥少。若內生虛熱，熱則飲水，水氣停積，故必振寒而心下悸也。

真武湯，治傷寒發汗不解，發熱，心忪驚悸，頭眩目瞤。

赤茯苓一兩　芍藥一兩　附子炮，半兩　白朮一兩　甘草半兩

右㕮咀，每服五錢，水一盞半，生薑五片，煎七分，去滓，溫服，日二三服。

茯苓半夏湯，治傷寒嘔噦，心下悸動，胸膈有滯水，往往頭眩。

赤茯苓二兩　半夏三兩　陳皮一兩

右麤末，每服五錢，水一盞半，生薑五片，煎七分，去滓，溫服，日二三服。

傷寒心腹脹滿

論曰，傷寒心腹脹滿者，以藏氣不調，邪氣入乘，正邪相搏，故令人心腹脹悶而滿，然藏有虛實，邪有冷熱。若吐下已後，病不除，內外有熱，心腹脹滿而痛者，此爲實也。若其人素有冷癖，因病發熱，服冷藥及飲水過度，水結心下，動於痼滯，心腹脹滿者，此爲虛也。

桔梗半夏湯，治傷寒冷熱不和，心腹痞滿，時發疼痛，順氣消痞。

桔梗炒　半夏　陳皮各一兩

右麤末，每服五錢，水一盞，生薑三片，煎七分，去滓，熱服。

厚朴湯，治傷寒汗後，腹脇脹滿，食少嘔逆。

厚朴三分　桂心　訶子皮　人參　陳皮　赤茯苓　丁香各半兩　甘草一分

右麤末，每服五錢，水一盞，入生薑五片，棗三個，煎六分，去滓，食前服。

又大承氣湯、調胃承氣湯等尤佳。

傷寒霍亂吐瀉曰霍亂。

論曰，嘔吐而利，病名霍亂。此由邪氣在中焦，使陰陽二氣不能升降，則心腹鼓痛而作吐利也。其候先心痛則先吐，先腹痛則先利。心腹俱痛，則吐利並作。古人以其病迅暴，揮霍之間，便致撩亂，故謂之霍亂。傷寒霍亂，亦由中焦陰陽不和所致，故其狀有熱而渴者，有寒而不渴者，有發熱惡寒汗出厥逆者，有病勢已，而身體疼痛不休者，治之不可概以一法。

理中丸，治傷寒後霍亂吐利，寒多不喜飲水。

人參　乾薑　甘草　白朮各三兩

右細末，煉蜜丸如彈子大，每服一二丸、二三丸，以沸湯化破溫服，日三夜二服。腹中冷不除，加至四五丸。

五苓散，治傷寒霍亂，頭痛發熱，多欲飲水。

豬苓　白朮各三兩　澤瀉　赤茯苓各一兩　桂心半兩

右細末，每服三五錢，溫水調下，日二三服。

蘆參湯，治傷寒後霍亂心煩嘔。

蘆根二兩　人參　麥門冬　赤茯苓各一兩　枇杷葉炙，去毛，一分

右麤末，每服五錢，水一盞半，薤白三十莖，煎一盞，去滓，溫服，日三服。

藿香湯，治傷寒後霍亂轉筋，嘔吐不止，悶絶。

藿香葉　當歸　附子炮　人參　桂心　木瓜三兩

右剉散，每服五錢，水一盞，薑三片，煎七分，去滓，溫服，不拘時。或加丁香、吳茱萸、高良薑各一兩。

白朮湯，治傷寒後霍亂吐利，腳轉筋。

白朮　陳皮各二兩　乾木瓜四兩

右麤末，每服五錢，水一盞，薑三片，煎七分，去滓，溫服，日三五服。

通脈四逆湯，治傷寒霍亂吐利，脈微欲絶，或惡寒四肢厥逆，小便利或吐利已定，汗出而厥，四肢不解。

甘草炙，二兩　附子炮，二個　乾薑三兩

右剉，每服五錢，水一盞半，煎八分，去滓，溫服，脈出即愈。面色赤者，加葱白三五莖煎。腹痛，去葱白加芍藥二兩。嘔吐，加生薑七片煎。咽痛，去芍藥加桔梗、人參二兩，以吐利止，手足溫爲度。

私云，已前諸吐利尚不止，可用小香散。若有熱氣不止，可用五苓散加竹葉二十片，燈心二十莖煎服，立有效。又手足轉筋有秘灸，足内轉可灸内踝上十一壯，外轉可灸外踝上十一壯。不定若定亦發，可灸數壯也。手筋轉内外一樣，内脘中自手頸大横紋去四指，可灸十二十壯。是最上秘灸也。又腳轉筋，灸三里、絶骨，最良

傷寒小便不通附血淋。

論曰，傷寒小便不通者，或因發汗過多，津液虛少，胃中乾燥。或小腸有伏熱，氣道不宣，皆令小便不通也。方論云，胃中乾則無小便，慎不可利。蓋言汗後已津液是也。若下焦有熱，而小便不利，又當隨證利之。

茯苓木通湯，治傷寒後下焦熱，小便不通。

赤茯苓　木通　車前葉若子　滑石各二兩

右麤剉，每服五錢，水一盞半，煎八分，去滓，空心溫服。又五苓散加滑石，或瞿麥穗，煎服尤佳。

血餘散，治傷寒小腸不通，便如血。

血餘灰三錢匕，亂髮灰也　大麻根一兩

右先麻根一兩剉，以水一盞半，煎一盞，去滓，入亂髮灰，攪勻，食前溫服。不愈，二三服。

竹茹湯，治傷寒小便出血。

青竹茹　木通各一兩　甘草一分　連翹　蘆根　蒲黃各半兩

右麤末，每服五錢匕，水一盞半，燈心二三十莖，薑五片，煎八分，去滓，食前溫服。小便全不通，即以鹽安臍穴，以艾炷可灸鹽上數壯，以小便通爲度。

傷寒大便不通

論曰，傷寒大便不通者，胃府實也。蓋因太陽病，若發汗，若下，若利小便，已其津液，胃中乾燥，因轉屬陽明，不更衣，內實，大便難。此陽明證也，當下之。然有陽明證不可下者，當問其小便日幾行，若本小便日三四行，今日再行，故知大便不久出，爲小便數，少津液，當還胃中，故知不久必大便也。如此則傷寒嘔多，雖有陽明證，其不可下，明也。大凡胃中有燥糞，法當以湯水和之，湯入腹中，轉失氣者，此所謂有結燥，下之無害。若不轉失氣者，此但初鞕後必溏，不可下，下之則脹滿不能食也，可與大小承氣湯。大小承氣尚不下，則可用餘方。

厚朴湯，治傷寒五六日，大便不通，壯熱頭痛，讝語，腹中有結燥。

厚朴一兩　柴胡　大黃炒，一兩半　朴消二兩　枳殼三分

右麤末，每服五錢，水一盞半，生薑五片，煎七分，去滓，空心溫服，良久再服三服，以利爲度。

桑白皮湯，治傷寒五六日，大便不通，氣喘。

桑白皮一兩　大腹皮半兩　枳殼　大黃炒，各二兩

右麤末，每服五六錢，水一盞，生薑五片，煎六分，去滓，下朴消末一錢匙，空心溫服，未通再三服，以通爲度。

快通圓，治傷寒後風氣壅滯，胸膈聚痰，大便不通。

牽牛子半生半炒爲末，二兩　半夏　木通各一兩　桑白皮三分　青皮半兩

右細末，蜜丸如梧子大，每服三十丸乃至八十丸，空心生薑湯服下，臨臥再服，不下加至百丸。

蜜兌方，治傷寒陽明證，自汗，小便利，因此津液内竭，大便秘鞕。

蜜四兩　鹽三兩

右先入蜜於銅器中，以微火煎，次入鹽，攪如飴，冷捻如小指，長二寸，乘熱塗油入下部，須臾通利也。再三可作之。

《本事方》並《一覽方》《傷寒論》等中即無鹽，只蜜一味也。

《本事方》云，蜜丸兌法，蜜四兩，銅器中文武火煎之，稍凝如飴狀，攪之勿令焦，候可圓即出，捻作挺如指許，長貳寸，當熱時急作令頭鋭，内穀道中，以手急抱定，欲大便時乃去之，未利再作。有一士人家病者二人，皆旬日矣。一則身熱發汗，大便不通，小便如經，神昏多睡，診其脈長大而虛，予許之微用承氣湯下之而愈。一則陽明自汗，大便不通，小便利，津液少，口乾燥，其脈亦大而虛。予作蜜兌，三易之，下燥屎，

得溏利而解。其家問曰，皆陽明大便不通，何治之異。予曰，二陽雖相似，然自汗、小便利者，不可蕩滌五藏，爲無津液也。然則傷寒大證相似，餘證稍有不同，要在變通子細斟酌，正如格局看命，雖年月日時皆同，而貴賤窮通不相侔者，於一時之中，又有淺深，故此不可不謹。

○此《萬安方》第二十一卷並五十五卷，載於諸瀉藥方，可雙照用。灌入下部諸方，同在第二十一卷中。又第六卷有大便秘澀篇，可看彼中。

○蒴藋根及烏梅肉入下部中，又有塗手心等藥術，同在第二十一卷中。

○初虞世《古今録驗方》云，爲路公作蜜兑方云云，彼傳可見《萬安方》第五十二卷。

《一覽方》第九，不大便、鞕、溏、難、燥五證者，謂傷寒數日不大便者，秘也，宜大柴胡下之。大便鞕者，是其結也，宜用小承氣湯微泄之。大便溏者，腸中寒也，宜用乾薑豆蔻圓。大便難者，是其澀也，宜用神功圓滋潤之。大便燥者，是乾也，有燥糞在直腸，宜用麻仁圓蜜煎道主之。然仲景論大便不通，亦有數種。又有陽結陰結之論，不可不知也。其脈浮而數，能食不大便，此爲實，名曰陽結，宜用小柴胡湯和其榮衛，以通津液，得糞而解也。其脈沉而遲，不能食，身體重，大便反硬，名曰陰結，宜用金液丹。所謂陽盛則促，陰盛則結。又有大便溏者，何也。古云，歲火不及，寒乃大行，民病鶩溏。大率病人腸中有寒，大便則鴨溏。蓋溏者胃中冷，水穀不別故也。華佗云，寒即溏，熱即垢（熱痢曰腸垢也）。仲景說前鞕後溏，小便不利。小便少，皆水穀不分也。

蜜煎導，治大便燥證，是其乾澀有燥糞在直腸也。不可攻之，當自欲。大便宜蜜煎導而通之，若土瓜根及大豬膽汁，皆可爲導藥。

蜜（四兩）

右一味，於器中微火煎之，稍凝如飴狀，攪之勿令焦著，欲可圓，捻作指長二寸，當熱時急作令頭銳，內穀道中，以手急抱，欲大便時，乃去之。(此方不入鹽)

又方(《聖濟錄》)

鹽(一斤)

右熬令色變，用醋漿水(米泔水經二三宿，如醋味)三四升，煎五七沸，入鹽攪勻，入盆中，冷溫得所，令病人盆中坐，淋浴少腹，須臾便通。

又古方

入鹽水於小竹筒中，內灌穀道中，便通，未通則再三內灌之。

又方

右以土瓜根二寸，塗豬脂，入下部，亦可導利也。

神功圓，治大便難澀者主之。(《活人書》《一覽方》等並)

大黃(三兩)　杏人(半兩)　麻子仁(三兩，令研)　枳殼(一兩，微炒)

右細末，煉蜜爲圓如梧子大，每服五十圓，溫水下，日二服，以導爲度。

麻仁圓(《一覽方》第七)　治裏不可下證，趺陽脈浮則胃氣強，濇則小便數。浮濇相搏，大便則鞕，其脾爲約。脾約者，其人大便堅，小便利，謂之脾約也。又治不大便、鞕、溏、難、燥證，其人大便燥者，有燥糞在直腸也。

麻仁(五兩，去殼，炒)　芍藥(四兩)　厚朴(一兩，薑制)　枳實(四兩，炒)　大黃(八兩)　杏仁(二兩半，去皮尖)

右細末，蜜和爲圓如梧桐子大，每服五十圓或七十圓，飯飲下，日二服，以利爲度。

《和劑方》脾約麻仁圓，治腸胃燥澀，津液耗少，大便堅硬，或秘不通，臍腹脹滿，腰背拘急及有風人，大便結燥。又治小便利數，大便因硬而不渴者，謂之脾約。此藥主之。厚朴、芍藥、枳實（麩炒，各四兩）、大黄（蒸，八兩）、杏人（炒，去皮尖）、麻仁（別研，各二兩二分）。

枳實圓，治不可下證，大便堅，小便利者主之（《一覽方》）。枳實（一兩）、白朮（二兩）。右細末，米糊爲圓如梧子大，每服七十圓，沸湯送下，日三服。

神功丸（《保生信效方》《古今錄驗方》），治風壅痰實，口苦咽乾，小便赤，大便秘燥，瘖瘂併作，並治脚氣，有風人，大便秘有熱方。

大黄（三兩，濕紙裹，文火煨，切焙）　麻子人（五兩，別研）　訶子皮（一兩）　人參（半兩）

右三味爲末，入麻人同杵，煉蜜和丸桐子大，每服自三十丸始，溫水下。未知，加至五十丸，以通利爲度。

〇《和劑局方》麻人、人參各二兩，訶梨勒、大黄各四兩。以米飲、溫水、溫酒任下，食後臨臥。

脾約丸（《保生信效方》《古今錄驗方》），治老人津液少，大便秘及有風人大便燥方。仲景（《傷寒論》）治小便多，大便秘，其脾爲約。

大黄（二兩，酒洗焙）　厚朴　枳殼（麩炒）　白芍藥（各半兩）　麻子人（一兩半，炒別研）　杏仁（麩炒黃，去皮，三分，別研）

右爲末，煉蜜和杵千下，丸如桐子大，每服三十丸，溫水下，加五十丸。

安康郡君苦風秘，予（初虞世）爲處枳訶二仁丸方。

杏仁（去皮尖，麩炒黃）　麻子人（別研）　枳殼（麩炒赤，去穰）　訶子皮（各一兩）

右二物細末，同二仁杵，煉蜜和杵千下，丸如桐子大，溫水下三十五十丸，未知稍增服。

私曰，堅秘甚，即加牽牛末少許。

乾薑豆蔻圓（《一覽方》九），治大便溏者，腸寒冷也，宜此主之。

肉豆蔻（二兩二分，炮）　乾薑（一兩一分，炮）

右細末，米糊爲圓如梧子大，每服五十丸至一百丸，飲送下。

大柴胡湯（《本事方》許學士之微作）

柴胡（二兩，二十錢重，去苗洗）　黃芩　芍藥（各三分，七錢半重）　半夏（六錢二字重）　枳實（二枚，五錢重，麸炒）　大黃（半兩）

右麤末，抄五錢，水一盞半，生薑五片，肥棗一二箇，煎至八分，去滓，溫服，以利爲度。未利，再三服。

常記有人病傷寒，心煩喜嘔，往來寒熱，醫以小柴胡與之，不除。予曰，脈洪大而實，熱結在裏，小柴胡安能去之。仲景云，傷寒十餘日，熱結在裏，復往來寒熱者，與大柴胡湯。三服而病除。大黃蕩滌蘊熱，傷寒中要藥。王叔和云，若不用大黃，恐不名大柴胡。須是酒洗生用爲有力。昔，後周姚僧坦，名醫也。帝因發熱，欲服大黃藥。僧坦曰，大黃乃是快藥，至尊年高不宜輕用。帝不從，服之，遂至不起。及元帝有疾，諸醫皆謂至尊至貴，不可輕服，宜用平藥。增坦曰，脈洪而實，必有宿食，不用大黃，必無差理。元帝從之，果下宿食乃愈。合用不用，必心下明得諦當，然後可。又記，有人患傷寒身熱，目痛鼻乾不得臥，大便不通，尺寸脈俱大，已數日，一夕汗出。予謂速以大柴胡下之。醫駭曰，陽明自汗，津液已漏，法當行蜜兌，何若須用大黃藥。予謂曰，子只知抱穩，若用大柴胡，此仲景不傳之妙，公安能知之。予力爭竟用大柴胡，二服而愈。仲景論陽明之病，多汗者，急下之。人多謂已是自汗，若更下之，豈不表裏俱虛。又如論少陰云，少陰病一二日，口乾燥者，急下之。人多謂，病發於陰，得之日淺，但見乾燥，若更下之，豈不陰氣愈盛。舉斯二者，則其他疑惑處不可勝計。此仲景之書，世人罕讀也。予以謂不然，仲景稱急下之者，亦猶急當救表，急當救裏。凡稱急者有三處，謂纔覺汗多，未至津液乾燥，便速下之則爲徑捷，免致用蜜兌也。若胸中識得了了，方無可疑。若未能了了，誤用之，反不若蜜兌爲穩也。

又記一鄉人傷寒，身熱大便不通，煩渴鬱冒。醫者用巴豆藥下之，雖得溏利，病宛然如舊。予視之，陽明熱結在裏，非大柴胡承氣等不可，巴豆止去積，安能蕩滌邪熱蘊毒耶。亟進大柴胡等三服，得汗而解。當謂仲景百一十三方，爲圓者有五，謂理中圓、陷胸丸、抵黨丸、烏梅圓、麻仁圓也。是以理中、陷胸、抵黨，皆大彈子，煮化而服，與湯散無異。至於麻人治脾約，烏梅治濕䘌，皆用小圓以達下部，其他逐邪毒，破堅癖，道瘀血，潤燥屎之類，皆憑湯劑，未聞用巴豆小圓藥以下邪氣也。既下而病不除，不免重以大黃朴消下之，安能無損也哉。

私云，傷寒之病不下之，熱結而致死。妄下之，則爲結胸而不可救之。《活人書》有四種，謂一發汗（用麻黃），**二和解**（正氣散並養胃湯等），**三上湧**（吐藥），**四下利**（大小承氣、大小柴胡等也。此四般療治詳之詳之。）

傷寒下利（膿血利在下卷。）

論曰，傷寒下痢，其理固多。然皆由表實裏虛，寒熱濕氣，乘虛客搏於腸胃之間，腸胃隨其所傷而下。若寒則青白，熱則黃赤。若寒熱相雜則赤白俱下，兼以濕毒則又下膿血如魚腦，如爛肉也。其候不同，有下痢而脈虛者，有下痢而脈實者，有濕毒勝而腹痛者，有熱氣盛而煩渴者，有津液搏滯而腸垢者，有燥屎結聚而譫語者，共要固在審別虛實治之也。

桃花湯，治傷寒少陰病二三日至四五日，腹痛，小便不利，下痢不止，便膿血。

赤石脂（四兩，二兩細末，二兩打碎，可煎）　糯米（七兩）　乾薑（一分，剉）

右先以水五盞，煎石脂，麤碎與米薑，米熟爛時，去滓，每服一盞，入赤石脂末三四錢，再煎一沸服，日二三服，夜一二服。

犀角地黃湯，治傷寒應發汗而不發汗，內有瘀血，鼻衄吐血，面黃，大便黑。此藥主消瘀血，兼治大人小兒瘡疹出得太盛，此藥解之。《究原方》五

赤芍藥 牡丹皮去心，各二兩二分 生乾地黃五兩 犀角屑二錢半重

右㕮咀，每服四錢重，水一大盞半，煎至一盞，去滓，熱服。若發狂譫語，加黃芩二兩二分。其人脈來遲，腹不滿者，爲無熱，去黃芩。

私云，瘀血者，血依熱溢，極熱則變成黑，鮮血腐壞成黑色，謂之瘀血瘀熱。若瘀血自利，則爲吉兆。若秘結，則難治。亦瘀血下盡，而鮮血下，則熱病欲差之證也。見於《南陽活人書》矣。今犀角地黃湯散瘀血，令逐熱氣故也。

芍藥湯，治傷寒後血利腹痛不忍。

芍藥 當歸 黃芩 黃連各三兩 伏龍肝一兩半

右麤末，每服五六錢，水一盞，煎六分，去滓，食前空心，日三五服，夜一二服。

犀角湯，治傷寒後，毒熱不解，日晡即壯熱，腹痛，純下鮮血。

犀角 黃連 地榆 茜根 黃芩各一兩 梔子半兩

右麤末，每服五錢，水一盞半，入薤白五十莖，同煎八分，去滓，食前溫服，日二三服，夜一二服。

龍骨湯，治傷寒後，熱毒攻腸胃，下痢赤白，困頓。

龍骨 犀角 當歸 阿膠炒 黃連炒，各一兩 人參三分

右㕮咀，每服五錢，水一盞半，煎八分，去滓，食前溫服。

黃蘗湯方，治傷寒後下痢膿血。

黃檗　阿膠（炒，各半兩）　黃連（炒，一兩）　梔子人（一分）

右剉，每服五錢，水一盞，煎六分，去滓，食前溫服。

訶梨勒飲，治傷寒後，氣不和，自利無度。

訶子皮（六個，三個煨熱去核，三個生去核）　草豆蔻（八個，四個煨去皮，四個生去皮）

右麤末，每服四五錢，以水一盞，煎六分，去滓，空心溫服，日二三服。

龍骨丸，治傷寒後，藏府虛冷，下利白膿，腹痛。

龍骨　乾薑　附子（炮，各三兩）

右細末煮，醋麵糊和丸如梧子大，每服五十、七十、八九十丸，若百元百二三十丸，米飲服，日二三服，夜一二服。小兒量歲可與。

黃連丸，治傷寒後，一切痢疾，無問冷熱腹痛。

黃連（炒，二兩）　木香　吳茱萸（炒，各一兩）

右末麵糊和丸如梧子大，每服五十、七八十丸，空心食前米飲服，日三五服，夜一二服。

黃芩湯，治傷寒太陽與少陽合病，自下痢者（治赤痢、血痢、膿痢、腸垢，尤神驗）。

黃芩（一兩二分）　芍藥　甘草（炙，各一兩）

右㕮咀，每服五錢，水一盞半，大棗三個（打破），煎八分，去滓，溫服，日二三服，夜二服。

傷寒陰毒

論曰，陰毒獨盛，陽氣暴衰，陽爲陰所勝，內外皆陰，故成陰毒。傷寒有初得病便成陰毒者，又有服冷藥，經五六日以上不差，變成陰毒者，其候四肢逆冷，臍腹築痛，身如被擊，嘔吐下利，其脈沉細而疾者是也。

〇陰證傷寒，經七日之後，不可治之。

宜陰毒甘草湯，治傷寒初得病一二日便結成陰毒，或服藥經旬以上，變成陰毒，身重背強，腹中絞痛，咽喉不利，毒氣攻心，心下堅強，短氣不得息，嘔逆脣青，面黑，四肢厥冷，其脈沉細，身如被擊，五六日可治，至七日不可治。

甘草炙　升麻　當歸各半兩　雄黃研　蜀椒去目及閉口者，炒出汗，各一分　鱉甲　桂心

右㕮咀，每服五錢，水一盞半，煎一盞二分，去滓，溫服，日二三服。

當歸散，治陰毒傷寒，脣青面黑，四肢逆冷，脈沉細，體生班點，身背強重，及心下短氣，嘔逆。

當歸半兩　山椒去目合口者，炒出汗，一分　甘草半兩　鱉甲醋炙，一兩一分　升麻三分

右麤末，每服五錢，水一盞，煎半盞，去滓，食前溫服，日二三服。

此外諸方見《聖濟總錄》第二十卷，可見之。

〇《局方》四逆湯治陰證

傷寒陽毒

論曰，陽氣獨盛，陰氣暴襄，陰爲陽所勝，內外皆陽，故爲陽毒。傷寒有初得病便成陽毒者，有服湯藥經五六日以上不差，變成陽毒者，以病本屬陽，或以火劫發其汗，或因灸焫，陽氣轉盛，陰氣內消所致。其候面赤發躁，狂走妄言，發班如錦文，喉咽疼痛，涕唾膿血，或下利黃赤，其脈洪實滑促是也。

升麻湯，治傷寒一二日便成陽毒，或服藥吐下之後變成陽毒。腰背痛，煩悶不安，面赤狂言，或走見鬼，或下利，脈浮大數，面赤班紋如錦，喉咽痛，出膿血，五日可治，七日不可治。

升麻　犀角　射干　黃芩　人參　甘草炙，各一兩

右㕮咀，每服五錢，水一盞半，煎八分，去滓，溫服，食頃再服，又三服，溫覆出汗，未汗再三。

瀉心湯，治陽毒傷寒頭痛，壯熱狂言妄語，似見鬼神。

石膏一兩　芍藥　葛根　黃芩各半兩　大黃　黃連各三分

右麤末，每服五錢，水一盞半，生薑五片，煎一盞，去滓，溫服，日二三服，不拘時。

五解湯，治陽毒傷寒，發熱煩燥。

山梔子　黃芩　甘草　大黃剉，醋炒，各五錢重　朴消四錢重

右麤末，每服五錢，水一盞半，煎一盞二分，去滓，空心溫服，日二三服。

葛根散，治陽毒傷寒，身熱如火，頭痛燥，咽喉乾痛。

葛根三分　梔子人　黃芩　大黃剉，醋炒　甘草各半兩　朴消一兩

右細末，每服三四錢，沸湯或熟水調服，不拘時，日二三服，夜一二服。

妙應湯，治陽毒傷寒，遍身壯熱，大喘，上氣燥悶。

甘草　人參　赤茯苓各一兩　大黃煨　梔子　麻黃各半兩　陳皮　木香各一分

右麤末，每服五錢，水一盞，入蜜一匙，生薑汁少許煎八分，去滓冷服，不拘時，日二三服。

○赤班瘡，異名也。但又赤班瘡並疱瘡豌、豆瘡等，可明於別卷。今此存於傷寒一篇內，異證也。

傷寒發班私云，赤班瘡也。今人以赤班瘡屬疱瘡。無證據，諸方屬傷寒相叶。

論曰，傷寒發班，陽盛故也。其病在表，或未經發汗，或已發汗未解，或吐下後，邪熱不除，毒氣內盛，因表虛，熱毒乘虛出於皮膚，發爲班疹如錦紋。若色赤及發在五日內者可治，若色黑過七日乃發者難治，甚

則喉舌身體皆成瘡也。

犀角湯，治傷寒熱病，毒氣内盛，身發赤班。

犀角　麻黄　石膏各一兩　梔子人一兩半　黄連三分

右麤剉，每服五錢，水一盞半，煎一盞，去滓，溫服，日二三服。

麻黄葛根湯，治傷寒發班，狀如錦紋，嘔逆煩悶。

麻黄　葛根　知母焙　陳皮　黄芩各一兩　杏人炒　甘草各半兩

右麤剉，每服五錢，水一盞半，煎一盞，去滓，溫服。

玄參升麻湯《三因方》，治傷寒失下，不當下而下之，熱毒在胸，發班如錦紋，甚則煩燥譫語，兼治咽閉腫痛。

玄參　升麻　甘草各二兩

右剉散，每服五錢，水一盞半，煎七分，去滓，溫服，日二三服。

又云赤班易治，黑班難治。

傷寒發豌豆瘡

論曰，凡傷寒熱毒内盛，多發皰瘡者，以病人裏實表虚故也。裏實則毒氣不能内消，表虚故乘虚發於肌肉而成瘡也。大小形如豌豆，其色或白或赤。若頭作瘭漿，載白膿者，其毒則輕。若紫黑色，作根隱隱在肌肉裏者，其毒則重。甚者周匝遍身，五内七竅皆有也。《三因方》云，此病多因傷寒失於汗下，或時氣勝復，歲主客氣，及天行疫癘，長幼相染者，當隨因辨證治之。

參麻湯，治傷寒熱病，生豌豆瘡並皰瘡，煩悶昏迷。

玄參一兩　升麻三分　犀角半兩　乾藍葉一兩　甘草三分

右麤剉，每服五錢，水一盞半，入蔥白三五莖，黑大豆二百粒，煎一盞，去滓，溫服，日二三服，夜一服。

升麻湯，治傷寒熱盛發豌豆瘡。

升麻半兩　大黃炒，一兩　黃連　甘草各三分　梔子一兩

右麤剉，每服五錢，水一盞，煎七分，去滓，溫服，日二三服。

又方

青黛一分

右以新汲水研調頓服，不拘時，不過兩三服，內熱頓消。

紫草湯，治傷寒發班疹、豆瘡。

紫草根莖俱用　荊花穗　惡實各二兩

右麤剉，每服四五錢，水一盞，煎七分，去滓，溫服，日一二服。

犀角湯，治傷寒熱毒氣盛，發豌豆瘡。

犀角　麻黃　黃連各一兩半　南木香一兩

右麤剉，每服五錢，水一盞半，煎一盞，去滓，溫服，日二三服。

牡丹湯，治傷寒熱毒，發瘡如豌豆。

牡丹皮　梔子　黃芩　大黃剉炒　木香　麻黃各一兩

右麤剉，每服五錢，水一盞，煎七分，去滓，溫服，日二三服。

凡傷寒經五六個日，赤班及豌豆瘡出現，則皆汗下失度故也。拙醫見瘡疹，以從前傷寒熱氣將謂班豌之

序分，太拙之所致也。傷寒中初見出瘡，急即治之，若不早治，殺人。既差後瘡瘢色黑，彌歲方滅，此是皆惡毒傷寒時氣之餘類也。若皰瘡差後，瘡般不黑，終身有點陷之痕，是真豌豆瘡，非傷寒之流類也。傷寒中皰豆赤班者，全異於真班瘡豆瘡也。已上《聖濟錄》之說，不可混亂矣。

竹葉湯，治傷寒時氣，發瘡如豌豆，煩悶。

若竹葉切　小麥各二兩　石膏碎，三兩

右麤末，每服五錢，水一盞半，煎一盞，去滓，溫服，不拘時候。

《究原方》第三卷云，發班之證，胃主於內。瘀熱在胃，蟲則生班，班者陽之患也。暑氣方隆，病人若陽毒之患，陽熱內然，暑氣外迫，而又醫家誤投溫中養氣之藥，於是班形於內外也。紅班則胃熱，赤班則胃損，黑班則胃爛，已上宜速下，承氣湯主之。當是之時，蚊蟲傷人，亦成赤班點，恐醫人不審，便投下藥，誤傷人命，又不可不熟慮也。若寸口脈大，病人困劇，先紅後赤，班也。若寸脈不大，病人自靜，先紅後黃者，蚊蟲之跡，非班也。班多在腹，蚊蟲多在手足。

覆載萬安方卷第七

嘉曆元年六月晦日，朱墨同時加點了。

此卷最秘、此卷最秘　性全

朱墨之紙數陸拾參丁

十九辟溫疫令不相傳染
二十傷寒時氣
二十一傷寒疫癘
二十二陰證傷寒
傷寒諸證異類　下

覆載萬安方卷第八　上

性全　集

傷寒發黃（如黃疸。）

論曰，傷寒發黃之狀，身體盡變，或如熏黃（熏黃者，雄黃之類），或如橘色是也。凡陽明中風，太陽中濕，皆令人發黃。蓋由得病無汗，小便不利，寒濕不散，則熱結脾胃，腠理閉塞。瘀熱之氣與宿穀相薄，而欝蒸不能消散，故大小便結澀不通，令人身體面目皆變黃色。其病腹滿，一身盡疼，發熱。若其人小腹滿急，眼睛澀疼，鼻骨痛，兩膊及項強腰背急者是也。但得小便快利即愈，仍不用大便多，多即令人心脹。又有急黃者，身體黃甚，卒然而發。心滿氣喘，命在須臾，故名急黃。有初得病便黃者，或初不知是黃，死後方變黃者，此病亦因脾胃瘀熱，本天行時氣所作也。宜細辨之，但發熱心戰者，是乃急黃之候也。

茵蔯蒿湯，治陽明病發熱汗出，此爲越熱，不得發黃。但頭汗出，小便不利，渴引水漿者，此爲瘀熱在裏，身必發黃，下之宜茵蔯蒿湯。又傷寒七八日，身黃如橘皮，小便不利，腹微滿者。

茵蔯蒿（六兩）　梔子（五十個）　大黃（三兩，生）

右㕮咀，每服五錢，水二盞，煎一盞，去滓，溫服，三五服後，小便當利如皂莢汁者，其黃乃愈。

梔子黃皮湯，治傷寒身黃發熱。

梔子三十個　黄蘗二兩，炙　甘草一兩

右㕮咀，每服五錢，水一盞半，煎一盞，去滓，溫服，日二三服。

消濕散，治傷寒瘀熱在内，濕氣欝而不散，熏發肌肉，小便不利，身體發黄，利水道。

牽牛子炒末，二兩　赤茯苓　木香　陳皮各半兩

右爲散，每服四五錢匕，以蔥白湯調下，不拘時。

茅根湯，治傷寒發黄，通身如金色者。

茅根剉洗　梔子　茵蔯蒿　地骨皮　甘草各半兩

右麤剉，每服五錢匕，水一盞半，薑三片，黑豆五十粒，煎一盞，去滓，早晚食後，溫服。

柴胡枳殻湯，治傷寒發黄壯熱，骨節疼，兩脇下氣脹急鞕痛，不能食。

柴胡　枳殻　黄芩　梔子　茵蔯蒿　龍膽　大黄　甘草各半兩

右麤剉，每服五錢，水一盞半，煎一盞，去滓，早晚食後溫服。

急黄散，治傷寒熱毒所加，卒然心中滿，氣喘急，發熱，心戰。

大黄半兩，生剉　朴消一分，別研

右用水二盞，漬大黄一宿，次旦煎一盞，去滓，入朴消末攪令勻，溫服，不拘時，快利熱退止。不退，至兩三服。

私云，五苓散減桂心，每服五六錢，以茵蔯蒿煎湯，頻頻數服，渴引加栝樓實尤宜，今常有神效。

傷寒發狂

論曰，重陽者狂，謂陽氣獨盛也。傷寒熱毒既盛，内外皆熱，則陽氣憤嗔而發爲狂越。其病使人狂走妄

言，或罵詈不避親踈，或妄見妄聞，甚則至棄衣而走，登高而歌。或數日不食，踰垣上屋者，蓋四肢諸陽之本也。熱盛而四肢實，是爲重陽，故所上之處皆非素所能而病乃能也。若乃因火爲邪而發爲驚狂，及內有瘀血而外證如狂，其爲病雖不同，然其爲陽氣有餘則也。

大黃湯，治傷寒熱結在內，心神恍惚狂妄。

大黃剉炒　芒消各一兩半　桂心三分　大腹皮　甘草　木通各一兩　桃仁二分，麸炒

右麤末，每服五六錢，水一盞，煎六分，去滓，溫服，不計時，以通利爲度。日二三服，夜一二服。

犀角湯，治傷寒九日至十日，頭戰掉，大汗出，恍惚狂走，眼見神鬼。

犀角半兩　茵蔯蒿　茯神去木　芍藥　麥門冬　生乾地黃各一兩半

右麤剉，每服五六錢，水一盞半，竹葉十片，煎八分，去滓，食後日二三溫服。

人參湯，治傷寒後狂言欲走，口乾，或時吐逆。

人參　羚羊角　葛根　竹茹　前胡　麥門冬各半兩　甘草一分　半夏半兩

右麤末，每服五七錢，水一盞半，生薑五片，棗三五個打破，煎八分，去滓，食後溫服，日二三服。

香豉湯，治傷寒心狂欲走，緣風熱毒氣內乘於心所致。

黑豆炒令香熟，三兩　芒硝燒令白，於濕地上用紙襯出火毒，四兩

右先取豆一兩二分，以水一盞，煎七分，去滓，入芒硝末四錢匕，再煎三兩沸，空腹溫服，如人行三里更亦一服，日夜四五服。但初看是風狂者，宜暫縛兩手足，三四服之後解之，即無不愈者。

朴消湯，治傷寒發狂欲走，是毒氣壅於上焦，毒熱不散。狂盛者，但縛手足，恐自刑害及走趁人，其脈左寸口洪數，時時伏沉。

朴消燒令白，敷紙於濕地，安之出火毒，二兩　黑豆炒令香熟，五兩　梔子人二兩

右麤末，每服五錢，水一盞，煎半盞，去滓，空腹溫服，隔於半時再服三服，如利即止。

絳雪丸，治傷寒發狂，眼目通赤，大小便血出，身如金色，兼治傷寒六七日，狂躁發熱。

芒消四兩　辰砂二兩

右二味同研如粉，以粟米飲和丸如彈子大，每服一二丸，以沙糖冷水化服，二三服後，便睡眠，移時汗出爲效。

傷寒壞病證又云破證，又云壞證，又壞傷寒。

論曰，傷寒太陽病三日，已發汗，若吐若下，仍然不解者，多變爲壞病。此即由傷寒病在諸經絡，發汗吐下而病不除，爲壞病。又傷寒汗下之後，血氣之力未復，故而感異氣風寒暑濕等，病亦隨變，故謂之壞病。又有傷寒過經，再受熱邪，留蓄藏府，病候多變者，及傷寒表裏解後，虛羸少氣，餘氣未除者，皆謂之壞病也，數十日不愈也。

○第五卷《一覽方》曰，轉爲壞病者不可表也云云。仍《一覽方》壞證中不出此方，尤可察之。

○《活人書》第五終云，又有傷寒過經，再受熱邪，留畜藏府，病候多變，久而不差。陰陽無復綱紀，及傷寒解後，虛羸少氣，皆名壞傷寒也。知母麻黃湯、鱉甲散、黑奴丸，檢方與病證相參選用。若傷寒解後，虛羸少氣，氣逆吐者，竹葉石膏湯主之。

○選用之詞，不可輕用，故《活人書》第五卷三十七問下云，仲景云，太陽病三日已發汗，若吐若下，若溫鍼，仍不解者，爲壞病，桂枝不中與也。又同卷云，壞病，麻黃桂枝不中與也。**私云，知母麻黃湯不可輕與也。**

知母麻黄湯《三因》，治傷寒壞病差後，或十數日，或半月、二三十日，終不惺惺，精神昏，語言錯，又無寒熱。醫者或作鬼祟，或作風疾多端，治療不效，或朝夕潮熱，頰赤，或似瘧，皆由發汗不盡，餘毒在心包絡間所致。《聖濟方》說

知母（焙，一兩半） 麻黄 甘草 芍藥 黄芩（各半兩） 桂心（半兩）

右麤末，每服五錢，水一盞半，煎八分，去滓，溫服，半日內可相次三五服，溫覆出汗。未汗，再三服。若心煩不眠，欲飲水者，當稍稍與水服藥，令胃中和即愈。

黑奴丸，治傷寒壞病，頭與骨肉俱痛，狂言妄語，醫所不能療者。

麻黄（一兩半） 黄芩 甘草 竈突墨（一名黑奴） 芒消（各一兩） 黑豆（五兩，炒）

右細末，煉蜜和擣三五百杵，丸如彈子大，每服一二丸，新汲水研化服之，不拘時。

麥門冬湯，治傷寒壞病，經久不差，潮熱不退，身體沉重，昏憒煩悶。

麥門冬（去心，焙） 赤茯苓（各一兩） 鱉甲（醋炙，去裙，二兩）

右麤末，每服四五錢，水一盞，烏梅二個，小麥三百粒，煎七分，去滓，溫服，不計時，日二三服，夜一服。

前胡湯，治傷寒壞病，潮熱頰赤，口乾煩燥，神思昏塞，經久不差。

前胡（二兩） 柴胡 常山 人參（各二兩三分） 葛根（各二兩二分） 甘草（一兩三分）

右麤末，每服五錢，水一盞，烏梅二個（碎打），生薑五片，煎七分，去滓，溫服，不拘時，日二三服。

《傷寒一覽方》第十一云，傷寒壞證者，醫者不辨，陰陽錯謬，汗下致病，不愈，以成壞證，或已過經，熱留藏府，病候數變，久而不瘥，陰陽無復紀律，皆爲斯病。

○壞證者，表裏陰陽不定，故云無復紀律也。《活人書》云，陰陽無綱紀。

人參甘草湯《一覽方》，治傷寒瘥後，或十數日，或半月、二十日，終不惺惺，常昏沉似失精神，言語錯謬，又無寒熱。醫或作鬼祟，或作風疾多般，治不瘥。蓋是發汗不盡，餘毒在心胞絡間所能致之。

人參五兩　甘草三分，炙

右㕮咀，每服抄五錢，水二盞，煎至一盞，去滓，溫服，半日可相次二三服。

○此方同在《活人書》壞病中第十一卷，尤可爲神方。

鱉甲散《一覽方》，治壞證傷寒八九日不瘥，諸藥不能及者。

升麻　烏梅去核　枳實　犀角　人參各半兩　黃耆一兩　甘草炙，半錢　鱉甲米醋煮，去裙，炙赤黃，打碎，半兩

右㕮咀，每服抄五錢，水二盞，煎至一盞，去滓，溫服。

○奪命者，曾氏騎竹馬法云，灸之可以奪人之危於將死之際云云。

破證奪命散《百一選》，治傷寒陰陽二證不明，或投藥錯誤，致患人困重垂死，七日以後，皆可服。傳者云千不失一。

好人參一兩，去蘆，薄切，水一大升，銀石器內煎至一盞，新水沉之，取冷，一服而盡。汗不自他出，只在鼻梁尖上涓涓如水，是其應也。蘇韜光云，侍郎方丈嘗以救數十人。余《百一選方》作者史君瑑也宰清流日，申屠倅行父之子婦，產後病時疫，二十餘日，已成壞證。偶見問因，勸其一味，只服人參，遂安。是時未知有此方，偶暗合耳。

○《易簡方》溫膽湯下云，一法治傷寒壞證，時或發熱，消渴，煩燥，用新羅人參，不拘多少，煎湯浸，令水冷，候盛渴之時與之，頓服，熱則隨去矣。大抵傷寒渴者，不可與之水，水積胸中，便爲結胸矣。

傷寒狐惑

論曰，狐惑之病，或初得狀似傷寒，或因傷寒而變，然皆蟲證也。蟲食其喉爲惑，使人聲嗄。蟲食其下部爲狐，使人咽乾。其候皆默默欲眠不得臥，起居不安，惡飲食，面目乍赤乍白乍黑是也。此由傷寒病腹內熱，飲食少，腸胃空虛，而蟲爲之不安，故隨所食上下部而病名狐惑也。

赤小豆當歸散，治傷寒變成狐惑，其脈數，無熱，微煩默默，但欲臥，汗出，得之三四日眼赤，得之七八日目皆黑。能食者，膿已成也。

赤小豆芽（焙乾，二兩）　當歸（切，焙，一兩）

右細末，每服三四錢匕，水一盞，煎五七沸，和滓，溫服，不拘時。

前胡湯，治傷寒不發汗成狐惑，七日不解，寒熱往來，胸脇滿痛，默默睡臥，不欲食，心煩善嘔腹痛。

前胡（一兩）　半夏（一兩半）　黃芩　甘草（各三分）　人參（一兩）

右麤末，每服五錢，水一盞半，薑五片，棗三個（打破），煎八分，去滓，空心溫服。

柴胡散，治傷寒狐惑，神思昏悶，大便難，肌膚熱。

柴胡　大黃（炒）　赤芍藥　檳榔　枳殼（各一兩）　半夏（半兩）

右細末，每服四五錢匕，濃煎苦楝根，調服，亦用米飲服佳。

地榆湯，治傷寒不發汗，變成狐惑，毒氣上攻，喉咽疼痛，下利不止。

地榆　黃連　木香（各一兩）　白朮（二分半）　甘草　阿膠（炒，各二分）

右麤末，每服五六錢，水一盞半，生薑三片，煎八分，去滓，食前溫服。

熏洗四皮湯，治傷寒狐惑，毒攻下部，肛內生瘡。

槐白皮　柳白皮　桑白皮　桃白皮

右等分，以漿水濃煎，熏洗下部。

雄黃熏方，治傷寒狐惑，毒蝕下部，肛外如䘌，痛癢不止。

雄黃研二兩，

右用瓶一隻，入灰，灰中埋火如燒香法，將雄黃燒之，候煙出，坐瓶口上熏下部。

傷寒百合病

論曰，傷寒百合病者，謂百脈一宗，悉致其病也。其狀意欲食，復不能食，常默默欲得臥復不能臥，欲出行復不能行，食飲有時美，亦有時不美。如有寒復如無寒，如有熱復如無熱，口苦小便赤黃，得藥則吐利者是也。此皆由傷寒及虛勞大病後，府藏俱虛，榮衛耗弱，不能平復，變成斯疾也。然百脈一宗，悉致其病，又無復經絡，故其病證變異而治之者，亦宜各隨其證。百脈一宗，作此虛勞，故云百合病也。

百合滑石散，治百合傷寒病變發熱。

百合焙一兩，　滑石三兩

右細末，更入乳鉢，研如粉，每服，空心米飲調下四五錢匕，日二三服，利下即住服。

百合半夏湯，治百合傷寒病不差，不思食欲成勞。

百合二兩　半夏　人參　赤茯苓　黃連　知母各一兩　生乾地黃焙，一兩半

右麤末，每服五錢，用水一盞半，薑三片，煎八分，去滓，食後溫服，日三服。

百合紫菀湯，治百合傷寒病似勞，形狀如瘧。

百合　紫菀　柴胡　杏人　白茯苓　甘草各三兩

右麤末，每服五錢，水一盞半，生薑三片，煎七分，去滓，空心溫服，日二三服。

百合前胡湯，治傷寒差後，已經二七日，潮熱不解，時變成百合病，身體沉重無力，昏如醉狀。

生百合三個，大，洗，擘　前胡　麻黃各一兩半　葛根二兩　生麥門冬一兩　石膏三兩，碎

右㕮咀，每服五錢，水一盞半，煎七分，去滓，溫服，後如食頃，再服三服。

《一覽方》有百合知母湯百合地黃湯。

傷寒陰陽易男女相交互染著，病惱也。

論曰，凡傷寒大病之後，氣血未復，若房事太早，不特令病人勞復，因爾染易。男病傳女，女病傳男，猶轉易然，故名曰陰陽易。其狀身熱衝胸，頭重不能舉，目眯四肢拘急。若小腹急痛，力弱著床，不能轉側，舉動憑人。若不即治，則死。或經歲月，漸至羸困，亦死。

石膏湯，治傷寒後陰陽易，頭痛壯熱。

石膏二兩，研　荊芥穗一兩　竹茹半兩

右三味麤末，每服四五錢，水一盞，煎七分，去滓，食後溫服，日二三服。

犀角湯，治傷寒未平復，陰陽交易，壯熱頭痛，或鼻中出血。

犀角一兩　石膏三兩，研　竹茹　葛根　丹參各一兩

右麤末，每服五錢，水一盞半，煎一盞，去滓，食後溫服，日二三服。

杜仲散，治傷寒後未平復，合陰陽相易，力劣汗出及鼻衄頭疼。

杜仲去麤皮尖，一兩　牡蠣熬，二兩

右細末，生服三四錢，食後濃煎麻黃根湯，調服，日三夜一。

傷寒鼻衄

論曰，傷寒鼻衄者，由熱氣藴盛，血液妄行。蓋心主血，肝則藏之。肺主氣，鼻則通之。心肝爲熱邪所傷，則血隨氣行，所以從鼻出也。昔人謂陽盛則衄者，蓋陽盛則熱盛，熱盛則宜衄，故傷寒太陽證，衄血乃解，謂是故也。至於陰病，則不宜衄，蓋陰證自無熱，安得而衄，故少陰病，但厥無汗，強發之，必動血從口鼻耳目出者，是謂下厥上竭，爲難治也。

黄芩芍藥湯，治傷寒鼻衄脈微者。

黄芩一兩三分　芍藥　甘草一兩

右麤末，每服四五錢，水一盞，煎六分，去滓，溫服，頻四五服。

犀角地黄湯，治傷寒及溫病發汗，而不發汗，内有瘀血，鼻衄，吐血，面黄，大便黑色。

犀角若無代用升麻　牡丹皮各一兩　生地黄八兩　芍藥三分

右㕮咀，每服五錢，水一盞半，煎一盞，去滓，溫服。有熱如狂者，加黄芩二兩。無熱者，不入黄芩。

黄芩湯，治傷寒鼻衄不止。

黄芩　梔子　大黄炒　蒲黄　荊芥穗各二兩

右剉散，每服四五錢，水一盞半，煎八分，去滓，溫服，不拘時候，頻四五服。

竹茹湯，治傷寒鼻衄不止。

青竹茹　生乾地黄等分

右每服五六錢重，水一盞半，煎八分，去滓，食後服，日三服。

茅花湯，治傷寒衄血不止。

茅花乾十把，若無花即用茅根

右剉，每服二把，水三盞，濃煎取一盞服之，四五服。

又方

糯米三椀冷，兩

右以冷水入磁盆，濃研，每服一椀，兩三服，必有效。自九竅血流出，皆用此得止，百一不失。又蒲黄三錢匕，以糯米水調服，尤有驗。傷寒鼻衄，一名紅汗，服糯米水得止之後，時時服竹茹湯，已下諸藥而可防再發。

傷寒吐血

論曰，傷寒吐血者，熱在陽經，邪盛於表，應汗不汗，熱毒深入，結於五藏，遂成瘀熱，熏於上焦，血隨氣行併入胃中，胃得血則滿悶氣逆，故吐血。

地黄湯，治傷寒熱病，當發汗而不發，内有瘀熱，鼻衄吐血不止。

生乾地黄焙　芍藥　犀角兩各二　牡丹皮二兩二分

右麤末，每服五錢，水一盞半，煎一盞，去滓，食後溫服。

犀角湯，治傷寒吐血不止，喜忘如狂，熱毒不散，内蓄瘀。

犀角一兩　大黄分炒，三　芍藥　黄芩兩各一　牡丹皮三分　生乾地黄焙，一兩半

右麤末，每服五錢，水一盞半，煎一盞，去滓，食後溫服。

黄連湯，治傷寒吐血不定，此由心肺積熱，血得熱即妄行，得冷凝理。

黄連一兩半　荷葉炙，一兩　艾葉炒，半兩　柏葉三分

右麤剉，每服五錢，水一盞半，煎一盞，去滓，入生地黄汁一合，攪勻，食後服。

三黄湯，治傷寒後，心氣不足，吐血及衄血。

大黄炒剉　黄連　黄芩各三兩

右麤末，每服五錢，水一盞半，煎八分，去滓，食後溫服。

人參湯，治傷寒吐血下血及血汗。

人參　芍藥　桔梗　川芎　當歸　桂心　甘草各一兩　竹茹三分

右麤末，每服五錢，水一盞半，煎八分，去滓，食後溫服。

又頻服糯米水，尤有神效。

〇遺者，遺失於大小便歟，又死歟。

傷寒後勞復

論曰，《内經》謂熱病少愈，食肉則復，多食則遺，此其禁也。蓋傷寒病新差之後，脾胃尚虚，氣血猶弱，穀氣未復，津液未通。若將養失宜，輒嗜肉食，則脾虚不能消釋，或因勞形於事，令邪熱乘虚還入經絡，復成大病，故名勞復。當隨其證候，或表或裏，依法治之。

三物湯，治傷寒溫病差後，或食肉，或沐浴，或嗔怒，動作勞復。

山梔子十個　鱉甲醋炙　生乾地黄各三兩

右㕮咀，每服五七錢，水一盞半，入黑豆二百粒，同煎八分，去滓，溫服，食後日二三服。

六神湯，治傷寒差後勞復，壯熱頭痛。

鱉甲　柴胡　人參　知母焙　黄連各一兩　烏梅肉半兩，炒右麤末，每服五錢，水一盞半，薑五片，煎八分，去滓，食後溫服，日三服。

紫蘇飲，治傷寒溫病差後，起早及飲食多，致勞復。

紫蘇莖葉二兩　生薑一兩　黑豆五兩

右㕮咀，每服五七錢，水一盞半，煎八分，去滓，食前溫服，日二三，夜一二服。

知母湯，治勞復小腹鞕，卵縮疞痛欲死。

知母焙　柴胡　麥門冬　甘草各三兩

右㕮咀，每十錢，蔥十莖，水三盞，浸一宿，次日煎，令水欲盡，入童子小便二盞，黑豆三百粒，同煎五六沸，入地黃汁半盞，更煎微沸，去滓，空腹，頓二三服，微利即差。

白朮散《局方》，治傷寒氣脈不和，增寒壯熱，鼻塞腦悶，涕唾稠黏，痰嗽壅滯。或冒涉風濕，增寒發熱，骨節疼痛。或中暑嘔吐眩暈，及大病後將理失宜，食後病證如初。又治五勞七傷，氣虛頭眩，精神恍惚，睡臥不寧，肢體倦怠，潮熱盜汗，脾胃虛損，面色萎黃，飲食不美，口吐酸水，臟腑滑泄，腹內虛鳴，反胃吐逆，心腹絞痛，久瘧久痢，及膈氣咽塞，上氣喘促，坐臥不安。或飲食所傷，胸膈痞悶，腹脇膨脹。婦人胎前產後，血氣不和，霍亂吐瀉，氣厥，不省人事。常服辟四時不正之氣，及山嵐瘴疫，神效，不可具述。

山藥　桔梗　茯苓　甘草　白芷　陳皮　青皮　香附子各三兩　白朮四兩　乾薑二兩

右細末，每服四五錢，水一盞，薑三片，棗一個，木瓜乾三片，紫蘇五七葉，煎七分，食前服。若吐瀉霍亂入白梅煎，喘咳入桑白皮、杏人煎，傷寒勞復入薄荷煎，膈氣塞痞入木通二錢煎，麝香少許煎，中暑嘔逆入香薷。產前產後，血氣不和，入荊芥穗煎。霍亂入藿香煎，氣厥入鹽湯調服。卒然氣欲絕而四肢逆冷，曰氣厥也。

○鹽白，故曰白梅也，又曰霜梅也。

枳實梔子湯仲景《傷寒論》第七，治大病差後勞復者。

枳實三枚，炙　梔子十四個，擘　豉一升，綿裹

右三味，以清漿水七升空煮，取四升，内枳實、梔子，煮取二升，下豉更煮五六沸，去滓，溫分再服，覆令微似汗。若有宿食者，入大黄如博碁子五六枚，服之愈。博奕之圍碁之石也，私注之。

又曰，傷寒差後更發熱，小柴胡湯主之。脈浮者，以汗解之，脈沉實一作緊者，以下解之。

柴胡八兩　人參　黄芩　甘草炙　生薑各二兩　半夏半升，洗　大棗十二枚，擘

右七味，以水一斗二升，煮取六升，去滓，再煎取三升，溫服一升，日三服。

私謂，一升者，今世大建盞一盞也，一斗二升則十二盞。今此湯藥已十六兩，以十二盞水煎至六盞，去滓以後，再煎沸至三盞，分爲三服，一盞藥既當六兩。張仲景即後漢之代，爲長沙太守。長沙是南陽，彼地溫暖而人常病傷寒熱病。仲景爲太守赴彼州之時，作《傷寒論》十卷，藥方已有百一十三道，古方一服，藥劑如此。今日本俗醫用藥，纔一二錢匙，然稱右方如此，甚參差。《千金》《外臺》《小品》《大品》等古方，皆一劑藥二三十兩，以水一二斗，煎取三升，分三服，而一日服盡。故一服已藥六兩，古方皆如此。病重則用藥不可少，猶如兵征敵思之。

○《本草》云，半夏一升者，洗畢称五兩爲正云云。今云半升者，二兩二分也。

○《翰良方》蘇軾云，小柴胡湯，此張仲景方。予以今秤量，改其分劑。孫兆更名黄龍湯。近歲此藥大行，患傷寒，不問陰陽表裏，皆令服之，此甚誤也。此藥《傷寒論》雖主數十證，大要其間有五證最的當，服之必愈。一者身熱，心中逆或嘔吐者，可服。傷寒此證最多，正當服小柴胡。若因渴飲水而嘔者，不可服

之。身體不溫熱者，不可服，仍當識此。二者寒熱往來者，可服。三者發潮熱，可服。四者心煩脇下滿，或渴或不渴，皆可服。五者傷寒已差，復後更發熱者，可服。此五證但有一證，更勿疑便可服。服之必差。若有三兩證以上，更的當也。其餘證候，須仔細詳方論及脈候相當，方可用，不可一概輕用。世人但知小柴胡治傷寒，不問何證便服之，不徒無效，兼有所害，緣此藥差寒故也。家家唯此五證的不蹉跌，決效無疑，此傷寒中最要藥也。家家有本，但恐用之不審詳，今備論於此，使人了然易曉。本方更有加減法，若胸中煩而不嘔，去半夏加人參，合前成一兩，栝蔞根一兩。若腹中痛者，去黄芩，加芍藥三分，此一證最有驗。常時腹痛亦療。元祐二年時行，無少長皆效，服此皆愈。赤白痢尤效，痢藥中無如此妙。

大病差後，喜唾久不了了，胸上有寒，當以丸藥溫之，宜理中丸。

人參　白朮　甘草（炙）　乾薑（各三兩）

右末，蜜和丸如雞子黄大，以沸湯數合，和一丸研碎，溫服之，日三服。

傷寒解後，虛羸少氣，逆欲吐，竹葉石膏湯主之。

病人脈已解，而日暮微煩，以病新差，人強與穀，脾胃氣尚弱，不能消穀，故令微煩。損穀則愈。（已上《傷寒論》第七）

《局方》總論中進嘉禾散對金飲子，若微利則進參苓白朮散。

○寒熱往來，則半在表半在裏之證也。同治骨蒸病及婦人產後寒熱，並月水期作寒熱往來。

柴胡飲子（《究原方》三），解肌熱，蒸積熱，發寒熱往來（表熱裏和則發寒，裏熱表和則發熱，半在表半在裏，則出入進退無常，即寒熱往來，陰陽互相勝者也。思之。），畜熱寒戰（表之陽和，正氣與邪氣熱併畜裏，脈道不行，故身脈絶，寒戰而返煩渴也。），及傷寒發汗不解，或骨蒸肺痿咳嗽，婦人飲疾，產後經病。

柴胡（去蘆）　人參（去蘆）　黄芩　甘草（炙）　當歸　芍藥（各一兩）　大黄　五味子　半夏（洗）　桔梗（去蘆，切炒，各半兩）

右㕮咀，每服四錢重，水一盞半，生薑五片，烏梅一個，煎八分，去滓，熱服。骨蒸潮熱，加醋煮鱉甲

一兩。若寒多，加官桂半兩。私加黃耆

四君子湯《易簡方》，治大病之後，宜服此藥。但味甘，恐非快脾之劑，增損之法。

人參　茯苓　白朮各二兩　甘草一兩

右㕮咀，每服三錢，水一盞，薑七片，棗一個，煎六分，去滓，不以時服。一方加橘紅等分，名異功散。尤宜病後調理。一方去甘草，加木香、炮熟附子等分，名加味四柱飲。薑棗煎服，治丈夫元藏氣虛，真陽耗散，兩耳常鳴，臍腹冷痛，頭眩目暈，四肢倦怠，小便滑數，泄瀉不止，大病之後，尤宜用此調理。大病則傷寒也

《究原》三曰，大病差後，喜唾，久不了了者，胃中寒，當以《局方》四味理中圓服故汗後陽氣不足，胃中虛寒喜唾。有吐長蟲名蛔厥，宜服理中圓也。恐臍下有動氣，曰腎氣動，去白朮。

○傷寒前後吐長蟲，名曰蛔厥疾。

地黃湯《究原》四，治婦人傷寒差後，猶有餘熱不去，謂之遺熱。

乾地黃　柴胡　白芍藥　甘草炙，各一兩　大黃　黃連　黃芩各半兩

右㕮咀，四錢重，水二大盞，煎至八分，去滓，熱服取溏利後，汗出解。

《和劑局方》總論曰，傷寒後腹滿者，不思飲食，或食後不消化。腹脇脹滿者，可與調氣散、沉香降氣湯、參苓白朮散。甚者與青木香嘉禾散、木香分氣圓、木香流氣飲，看虛實用之。

又論傷寒後調理曰，傷寒本無補法，不可用大溫藥補之。若補甚則再發熱，但可與微溫藥調理，只可與參苓白朮散，虛弱老人用嘉禾散調理。治大病後重亡津液，及老人津液不足，大便秘澀，平胃煮散加青橘皮方。《聖濟總錄》九十七

厚朴薑汁炙，五兩　蒼朮泔浸一宿，焙，八兩　陳皮五兩　甘草炙，三兩

右四味，擣羅爲散，每服三五錢，水一盞半，加青皮末一錢，生薑二片，棗三個擘，煎至一盞，去滓，溫服。

《和劑局》總論曰，傷寒後腹［脹］者，不思飲食，或食後不消化，腹脇脹滿者，可與調氣散、沉香降氣湯、蓬煎圓、思食圓、參苓白朮散、青木香圓、嘉禾散、四君子湯、木香分氣圓、木香散、木香流氣飲，看虛實用之云云。

私謂，今人以嘉禾散等稱補藥，太誤。木香散、流氣飲等流類也。思之，氣不和入荊芥煎，霍亂入藿香煎，氣厥入鹽湯調服。卒氣欲絕而四肢逆冷，曰氣厥也。

傷寒後餘熱

論曰，傷寒病後，餘熱不解者，蓋陰陽未和，邪氣未盡，傳留經絡，蘊而生熱，潮作如瘧。鼻衄，煩燥面赤，目黃，腹滿，小便不利，大便乾澀，或譫言，渴欲飲水，脈沉數者，當以裏證求之。若脈但浮者，當消息治其外。

大柴胡湯，治傷寒餘熱，汗出如瘧狀，日晡發熱，脈實者可下。

柴胡四兩　黃芩一兩二分　半夏一兩　枳實一兩二分　大黃一兩二分

右㕮咀，每服五錢，水一盞半，生薑五片，煎八分，去滓，溫服，以利下熱退爲度。小柴胡湯亦日夜數服。

葛根湯，治傷寒後，餘熱不除，及寒熱頭重體痛，表證尚未罷。

葛根　芍藥　白茯苓　黃芩　烏頭炮　川芎各一兩　梔子半兩

右㕮咀，每服五六錢，水一盞半，入黑大豆五十粒，煎七分，去滓，溫服。

茯苓湯，治傷寒汗後，餘熱不退，心神煩燥。

赤茯苓二兩半　人參三分　甘草一兩

右麤剉，每服五錢，水一盞，煎七分，去滓，溫服，不拘時，日二三服。

茯苓湯，治傷寒汗後，餘熱不除，及四肢拘急痛，胸膈不利，嘔逆，不思食。

赤茯苓　柴胡　枳殼　桑根白皮　麥門冬各一兩　葛根一兩二分　甘草一兩　桂心　人參各二分

右麤末，每服五錢，薑五片，棗三個，水一盞半，煎一盞，去滓，溫服，不拘時，日二三服。

葛根人參湯，治傷寒發汗及吐下後，餘熱不退，頭痛滿悶，口乾。

葛根一兩　人參一兩　麥門冬半兩　黃芩半兩　黃耆一兩　地骨皮半兩　石膏半兩，碎

右麤末，每服五錢，水一盞半，煎八分，去滓，溫服，日二三服。

傷寒後虛羸

論曰，傷寒之病，多因發汗吐下乃解，病雖差，然府藏俱傷，榮衛皆耗，穀氣未復，津液不足，無以充養，故形體虛羸。《內經》所謂必養必和，待其來復者此也。若其人本自虛弱，又因大病之後，羸劣不復者，則易生勞傷諸疾。當先以氣味養和，後以藥石療治。故曰氣味合而服之，補精益氣。

人參湯，治傷寒後，虛羸少力，嘔噦逆氣。

人參　白茯苓各一兩　麥門冬　黃耆各二兩　半夏　白朮　陳皮各一兩　甘草二分

右麤末，每服五錢，水一盞半，生薑五片，棗三個，煎八分，去滓，食前溫服，日二三服。

柴胡知母湯，治傷寒後，體虛成勞，遍身盜汗，四肢無力，口苦憎寒，又多咳嗽。

柴胡　知母　桔梗炒　厚朴　熟乾地黃　白茯苓　山藥　黃耆　紫菀　地骨皮各一兩　黃芩半兩　甘草　桂　半夏各三分

右麤末，每服五錢匕，水一盞半，生薑五片，棗三個打破，煎八分，去滓，空心溫服，日二三服。

白朮黃耆湯，治傷寒後，胃氣虛乏，不思飲食，日漸羸瘦。

白朮　黃耆各一兩　山茱萸　五味子　人參　茯神去木，各三分　半夏　前胡　山藥　桔梗各半兩

右麤末，每服五錢，水一盞半，生薑五片，棗三個，煎八分，去滓，空心溫服。

羚羊角湯，治傷寒後，煩熱憎寒，口苦，不思飲食，日漸羸瘦。

羚羊角　柴胡　鱉甲醋炙　人參各三分　知母　黃耆　赤茯苓　甘草各半兩　天門冬一兩

右麤末，每服五錢，水一盞半，入竹茹少許，煎八分，去滓，食後溫服，日二三服。

黃耆建中湯《一覽方》六，治男子女人病後怯弱，脇肋䐜脹，臍下虛滿，胸中煩悸，面色萎黃，唇口乾燥，少力身重，胸滿短氣，腰背強痛，骨肉痠痛，行動喘乏，不能飲食。或勞傷過度，或因病不復常，並宜服之。

白芍藥六兩　肉桂去麤，一兩二錢　黃耆三兩　甘草炙，一兩二錢　十錢一兩秤也

右㕮咀，每服抄五錢，水二盞，薑三片，棗一枚，煎至一盞，去滓，服。不入糖方也

〇內熱曰煩，外熱曰燥

傷寒後虛煩

論曰，傷寒病後，煩燥者有虛煩，有穀煩。陽氣偏多謂之虛煩，病差後食穀太早，新虛不勝穀氣，胃內蒸熱，謂之穀煩。若陰陽和調，則虛煩自已，損其穀食，則穀煩者差。

五苓散，治傷寒發熱，六七日不解而煩，有表裏證，渴欲飲水，水入則吐，名曰水逆。

五苓散

右每服四五錢，熱湯調服，日三四服。

麥門冬飲，治傷寒汗後，虛勞心神不寧。

麥門　柴胡　防風　半夏　赤茯苓　犀角各一兩

右麤末，每服五錢，水一盞半，生薑五片，煎八分，去滓，溫服，日二三服。

厚朴飲，治傷寒發汗後，氣虛心煩，腹脹滿，痰逆，不思飲食。

厚朴二兩　甘草　半夏　人參　陳皮各一兩

右麤末，每服五錢，水一盞半，生薑五片，煎七分，去滓，空心服。

伏神散，治傷寒後虛煩，心腹不快。

茯神　柴胡　陳皮　甘草各二兩

右麤末，每服五錢，水一盞半，煎八分，去滓，溫服，日二三夜一，不拘時。

傷寒後盜汗

論曰，汗者心之液。傷寒差後，眠寢有汗者，由心氣偏虛，榮衛不足，腠踈表弱，因寢寐之間汗出，故名盜汗。久不已，日漸羸瘦，肢體痿弱也。

人參　半夏　黃耆　麻黃根各一兩　牡蠣燒，二兩　防風三分

右麤末，每服五錢，水一盞半，生薑三片，煎八分，去滓，溫服，不拘時，日二三服。

黃耆散，治傷寒後，虛汗不止。

黃耆　麻黃根各一兩半　牡蠣燒，二兩　知母焙，半兩

右細末，每服五錢，濃煎，小麥湯調下，不計時候，日二三服。

蜜膚散，治傷寒後盜汗。

白朮五兩

右細末，每服三四錢匕，以菖蒲湯調服，不計時，日二三服。

傷寒後驚悸和家種成入道佛種，自初云腎氣，今世諸人同云也。

論曰，傷寒病後，心氣不足，風邪乘之，則令精神不寧，恍惚驚悸。此由憂愁思慮，致心氣虛，邪氣內乘，故神氣不得泰定而生驚悸也。

人參湯，治傷寒病後，壅熱，心忪驚悸。

人參一兩二分　犀角　甘草　黃芩　玄參　秦艽　地骨皮各一兩

右麤末，每服四五錢，水一盞五分，去滓，溫服，日二三服。

前胡湯，治傷寒後驚悸不定。

前胡　茯神　人參各二兩　遠志去心，三兩　甘草炙，二分

右麤末，每服四錢，水一盞，煎七分，去滓，溫服，不計時候。溫膽湯尤佳。

傷寒後身體虛腫

論曰，血氣滋榮外，濡於腠理，則形體充實。傷寒汗下之後，血氣不足，府藏虛寒，榮衛濇滯，津液不通，肌肉無以充榮，故令身體虛腫。若脾與腎藏俱虛，不能約制於水，水氣流溢於皮膚，則變水氣腫滿。

黃耆湯，治傷寒後，身體腫滿，心胸壅悶，喘促氣滿。

黃耆一兩　枳殼三分　防己　桂心　細辛各半兩　白朮三分　當歸半兩　赤茯苓　赤芍藥各三分

右麤末，每服四五錢，水一盞，生薑三片，煎六分，去滓，溫服，不拘時，日二三服。

木通湯，治病後脾腎不足，水道不利，腰腳浮腫。

木通一兩　桑白皮炙黃　澤瀉　防己　赤茯苓　石韋去毛，各三兩　大腹子二兩，少煨

右麤末，每服五錢，水一盞半，煎一盞，去滓，溫服，食前日二三服。

木香丸，治傷寒病後，遍身洪腫。

南木香　肉豆蔻　青皮　檳榔子微炒，各三兩

右細末，蜜丸如小豆大，每服三十五十乃至七八十丸，溫酒，空心食前服。

傷寒後變成瘧

論曰，傷寒變成瘧者，因病差後，外邪未散，真藏尚虛，因爲勞事，致二氣交爭，陰勝則振寒，陽勝則發熱，陰陽更勝，即往來寒熱，休作有時也。一日再發者，得汗必解，若傷寒八九日得之，熱多寒少，其人不嘔，清便自調者，欲自愈也。或陽明證，煩熱汗出，日晡所發熱者，脈浮宜宣表，脈實宜攻裏。又有婦人熱入血室，發熱而更作寒者，當詳辨之。

人參常山湯，治傷寒後變成瘧，痰毒壅脾肺，面色萎黃，寒熱時作。

人參　常山各一兩二分　甘草生　陳皮三分　燈心六十莖

右細剉，分三服，每服水二盞，酒一盞，煎至二盞，去滓，入好茶三錢匕，溫服，即吐即差，未差再服。

常山柴胡湯，治傷寒後瞖瘧，令人悽悽，腰脊痛而宛轉，大便難，手足寒。

常山　柴胡　麥門冬各三兩　烏梅肉　半夏　檳榔　枳殼各一兩二分

右麤末，每服四五錢，水一盞，生薑五片，竹葉二七片，黑豆五十粒，煎七分，去滓，未發前一服，臨發時一服，溫服。

傷寒後下痢膿血

論曰，傷寒後，變成膿血痢者，本病差之後，熱毒未散，乘虛客於腸胃，與津液相搏，故下痢濃血。毒氣甚則壯熱而腹痛，濕毒加之則所下如魚腦，或如爛肉。又傷寒未解，少陰病下痢便膿血者，亦濕熱相搏故也。

黃連阿膠湯，治傷寒熱毒入胃，下痢膿血。

黃連炒，二兩　梔子半兩　阿膠炙　黃檗炙，各一兩

右麤末，每服五錢，水一盞，煎七分，去滓，溫服，不拘時，日三服夜一服。

地榆湯，治傷寒毒熱不解，日晚壯熱腹痛，便利膿血。下利篇名犀角湯

地榆　黃連　犀角　茜根　黃芩各二兩　梔子人一兩

右麤末，每服五錢，水一盞，薤白少許，煎六分，去滓，溫服，不拘時，日夜四五服。

桃花湯，治少陰病二三日至四五日，腹滿小便不利，下利膿血不止。

赤石脂四兩　乾薑一分　粳米十兩

右麤末，每服五錢，水一盞半，煎米熟爛，去滓，溫服，日三服夜一二服。

香連散，治傷寒下痢膿血，疼痛。

木香一兩　黃連二兩　青皮一兩　梔子人二分

右細末，每服米飲調服，日三夜一服下。

烏梅圓，治傷寒後，濕熱不除，下痢膿血，晝夜無度。

烏梅焙　黃連炒　當歸　訶梨勒炮，去核，各三兩　阿膠炙，一兩半　乾薑三分

右細末，蜜丸如梧子大，每服三十五十丸，或七八十百丸，米飲服，多服速有效。

龍骨散，治傷寒後，下痢膿血。

龍骨兩四　黄連兩二

右細末，每服五六錢，食前米飲服，日三五服。

赤石脂散，治傷寒後，腹痛，下痢膿血，日夜三十五。

赤石脂　厚朴　訶子皮兩各二　乾薑兩一

右細末，米□□□□四五度。

下脱文

卷九暑
卷十瘧

中暑(亦名中暍)

初虞世《古今錄驗》《養生必用方》云，治凍暍等(冬月凍冰死曰凍，夏月中暑曰暍)。

小柴胡湯(如法煎，候極冷服之)，治伏暑煩熱極效。古今方書未嘗載也。又曰，治中暑迷悶欲死，右取蒜一瓣，生嚼，以新汲水送下。或不能嚼，水研灌之，立可救。若路行倉卒無水，渴甚，嚼生葱二寸，抵飲水二升。

又曰，暑月熱倒，人昏迷，急與熱湯一兩口，扶在陰處，切不可便與冷水，不可臥冷地，且於薦蓆上坐臥，用熱湯淋心上，如無熱湯，掬取道上熱土放置心上，冷即換之。飲冷水，淋冷水，臥冷地，即死也。

冬月凍倒人，急與冷水一兩口，扶在溫煖處，不得與熱湯熱物，亦不得近火，以人氣漸溫，且與溫米飲喫，漸近微火。候半日已上，可漸食熱物，近猛火。如便與熱物及向火，必死。雪泥中行，便近火，即腳指墮落。

凍死人已救活，宜與此藥一兩服。

生薑二兩，和皮剉碎，陳橘皮二兩，不去白，剉，右共用水三盞，煎至一盞半，放溫與，不可冷不可熱。

暑病、凍死之治療，不可抄盡，可見《必用方》並《可用方》等。

葛根湯(《必用方》)，四時傷寒，覺頭痛壯熱，疑是傷風、時氣、傷暑、風熱之類，未能辨認，並急服此解散。亦治瘡疹已出未出，雖誤服無害。

葛根　升麻　芍藥　甘草(炙，各等分)

右麤末，每服四錢，水一盞半，煎至一盞，並併三四服取效，服少無驗。若小兒本虛寒者，勿服。

覆載萬安方卷第九

性全　集

中暑 亦名中暍，於歇反，許葛反，皆傷熱也。

論曰，盛夏炎熱，人多冒涉路途，熱毒入傷。微者客於陽經，令人嘔逆，頭眩，心神懊悶，汗出，惡寒身熱，發渴。即時不治，乃至熱氣伏留經絡，歲久不除，遇熱即發，俗號暑氣。甚者熱毒入内，與五藏相併，客邪熾盛，欝瘀不宣，致陰氣卒絶，陽氣暴隔，經絡不通，故奄然悶絶，謂之暍。此乃外邪所擊，真藏未壞。若遇救療，氣通則甦。但治熱暍，不可以冷物，得冷則不救。蓋外以冷觸，其熱藴積於内，不得宣發故也。又曰，熱暍之病，由冒犯暑熱邪氣也。其脈弦細芤遲，其狀汗出，惡寒身熱而渴，體重疼痛，小便已，洒洒然毛聳，四肢厥冷，微勞動即熱，口開齒燥。《經》所謂脈虚身熱是爲傷暑。此不可汗下，汗之則惡寒甚，加灸則發熱甚，數下之則淋甚，宜以除去熱邪之藥治之。

白虎湯，治中熱暍，頭痛汗出，惡寒發熱而渴。

知母六兩　石膏研，十六兩　甘草二兩　粳米六兩

右㕮咀，每服五錢，水一盞半，煎米熟湯成，去滓，溫服，日二三服。一方加人參三兩。

小香薷湯，治伏暑吐逆。

香薷二兩　人參一兩　白萹豆半兩

右麤末，每服五錢，水一盞，煎六分，去滓，溫服，不拘時。

解毒丸，治傷暑中暍。

半夏醋浸一宿，炒乾　甘草炙，各四兩　赤茯苓三分

右細末，以生薑自然汁和丸如梧子大，每服三十丸若五十丸，新汲服。若昏悶不省者，生薑自然汁服之。

竹茹湯，治傷暑煩渴不止。

竹茹新青者，二兩　甘草二分，剉　烏梅四個打破

右分爲二服，水一盞半，煎八分，去滓，溫服，時時細細呷。

小抱龍丸，治伏暑頭痛，心胸煩悶，旋運惡心，不思飲食。

半夏醋浸一宿，石器中煮，乾焙　甘草炙，各三兩

右細末，以生薑自然汁煮，稀麵糊和丸如梧子大，陰乾，每服二三十丸，以新汲水食後臨臥服。

香薷散，治中暑煩燥。

香薷不以多少

右濃煎，溫服，不拘時，細細服之。

消暑散，治中暑煩燥，多困乏力。

人參末　白麵各二兩

右和勻，每服三錢匕，新水調服下，不拘時。

大黃丸，治暑毒及心經積熱。

大黄炒 甘草炙 黄連 惡實炒，生蒡子 荊芥穗各二兩

右細末，蜜丸梧子大，每服三十五十丸，溫水食後服。若爲散，水調服之。

又方，治中熱暍

生麵粉

右五錢匕，以沸湯調半椀，以紙蓋椀口，少時，微熱呷服之，大效。

中暍之病，陰陽不能升降，經絡不得宣通，奄然悶絕。然真藏未壞，救療有方，得氣宣即甦。亦不可待其自甦，又不可犯冷。若外犯冷，則與熱氣相拒，氣愈不通。

治中熱暍不省

大蒜不拘多少，擣爛

右用新汲水調勻，灌之。

治中熱暍不省

右以泥周遶暍人臍，使三五人溺其臍中。仲景云，泥即冷，不可用，以熱湯和泥可用，或以草鞋安臍中心，可溺其上，爲令溺不使流散。此謂路途無湯可用，令人溺取溫。若有湯，不必溺也。以熱湯可溫臍穴。

備急橘皮湯，治中熱暍垂死。

陳皮 乾薑 甘草炙，各三兩

右麤末，每服四五錢，水一盞，煎五七沸，去滓，稍稍令嚥，勿頓與之，以蘇爲度。

黄連散，治心中熱，則精神冒悶。

黄連不拘多少

右細末，每服三五錢，濃煎燈心湯調服，即得溲則愈。蓋心惡熱，苦入心，熱傳小腸，則氣下通，故得溲則愈。燈心通利小便故也。

《巢氏論》曰，傷暑乃夏至前後各三十日有奇，少陽火用事之時也。炎熱大行，爍石流金，草萎河涸，人或傷之，則身熱惡寒，頭痛，狀如傷寒。或往來寒熱如瘧，煩燥渴甚，眩暈，嘔吐，背寒，面垢，泄瀉，昏悶不清，其脈陰陽具虛，緩而微弱，皆由傷暑之所致也。

《醫學全書》云，夫暑在天爲熱，在地爲火，在人爲心藏，故暑喜歸心，中之使人噎悶，昏不知人。暑入肝則眩暈頑痺，入脾則昏睡不覺，入肺則喘滿痿躄，入腎則消渴利小便。《經》云，寒則諸毛孔閉，閉則內熱而悶，熱則諸毛孔開，開則灑然寒。今人不識，有錯認傷暑爲傷寒，又有認傷寒爲傷暑，用藥乖戾，誤事不少。煩燥而渴者，或小便不利，或自汗，並可與五苓散數服。中暑悶倒，急扶在陰涼處，切不可與冷治，當以布巾衣物等。蘸熱湯熨臍中及氣海，續安布於臍上，以熱湯淋灌於布上，令徹臍腹，臍腹暖即漸惺。如倉卒無湯處，掬道上熱土，堆安於臍上，以多爲佳，冷即易之，而可與解暑毒藥。

桂苓圓，治煩渴消痰飲，寬胸膈。

桂心　白朮各二兩　赤茯苓三兩　烏梅肉一兩半　乾薑一兩　甘草炙，半兩

右爲末，蜜丸彈子大，每服二三丸，嚼細以熟水服下，預常服，無傷暑霍亂患。

冷香湯，治夏秋暑濕，恣食生冷，遂成霍亂。陰陽相干，臍腹刺痛，脇肋脹滿，煩燥，引飲無度。

附子二兩，皆十錢重　高良薑二兩　白檀二兩　丁香二錢重　乾薑三分　甘草二兩，炙黃　草豆蔻五個，去皮

右細末，每用五錢，水二盞，煎數沸，盛貯瓶內，深沉井底，作熟水服之，大能消暑止渴。時時服之，永無傷暑霍亂。

滌煩圓，治積年伏暑，遇夏頭昏，肢體倦怠，不進飲食，煩渴多困。

茴香二兩，炒　檳榔大二個　大黃二兩，濕紙裹煨熟

右細末，白麵與藥末等分和匀，以水圓如梧子大，每服二三十丸，臨臥嚼，溫酒送下，無傷暑難。

五聖湯，治暑積年深，每遇夏月，不進飲食，疲倦少力，見日色則頭目昏痛，惡心，多睡。

貫衆一名貫仲，生用　黃連生用　甘草炙　吳茱萸生用　白茯苓生用，各半兩

右㕮咀，平分二服，每服水一盞半，煎至一盞，去滓，放冷，候日午時，先取熟甜瓜一個，削去皮，切作十二片，先嚼瓜一片，呷藥一二呷送下了，亦如前嚼瓜一片，呷藥一二呷，以藥與瓜盡爲度。常如此服用，不損脾胃，不動藏府，須是覺大暑熱時服之。

龍鬚散，治中暑迷悶，不省人事，及霍亂泄瀉作渴，一服即愈，亦能解諸毒物。

白礬半兩，生研　五倍子一兩，生用　烏梅肉一兩，瓦上炒　甘草一兩半，炙赤

右細末，入白麵四兩，拌匀，每服四五錢，以新汲水調服。平日不敢飲冷者，服之亦不妨，真有奇特之效。翟公巽參政易名濯熱散，滴水爲圓如彈子大，陰乾，冷水嚼下亦得。世傳仁廟朝所賜大臣方。

胃苓散，治伏暑水瀉。

平胃散、五苓散等分，和匀，每服五六錢，水一盞，棗三個，薑三個，煎七分，溫服，頻二三服。

玉壺圓，治中暑。

硫黃　焰硝　滑石　白礬各二兩二分　白麵六兩

右細末，拌匀，用新汲水和圓如梧子大，每服三五十丸，用新汲水服。若悶亂欲死者，以水調灌之，立甦，其效如神。

桂苓圓《局方》，大解暑毒。

肉桂　茯苓各三兩

右細末，煉蜜爲圓，每兩作八丸，每服二三丸，用新汲水或熟水嚼下，又化下亦得。預服尤佳。

消暑圓《局方》，治傷暑發熱頭熱。

半夏八兩，醋煮乾焙爲末　甘草生用，三兩　茯苓四兩

右細末，以生薑自然汁爲稀米糊，爲丸如梧子大，每服五十七十八十丸，以水下。《易簡方》云，此藥至志修合用之，神效。中暑爲患，藥下即甦。傷暑發熱頭疼，用之尤驗。夏日常服，止渴利便，雖多飲水，亦不爲害，應是暑藥皆不及此。若痰飲停節，並用生薑湯嚥下。入夏之後，不可闕此。

解暑三白散，治冒暑伏熱，引飲過多，陰陽氣逆，霍亂嘔吐，小便不利，藏府不調，惡心頭暈，並皆治之。

澤瀉　白朮　白茯苓各三兩

右㕮咀，每服五錢，水一盞，薑五片，燈心二十莖，煎八分，去滓，服不拘時。

大順散《局》，治冒暑伏熱，引飲過多，脾胃受濕，水穀不分，清濁相干，陰陽氣逆，霍亂嘔吐，藏府不調。

甘草七兩二分　乾薑一兩　杏人一兩　肉桂一兩

右先以砂器炒甘草，令八分黃。次入乾薑同炒，令薑裂。次入杏人，又同炒，候杏人不作聲爲度。後入桂心，擣羅爲散，每服四五錢，水一中盞，煎七分，去滓，溫服。若煩燥發熱，以井花水調下，不計時，以沸湯點服亦佳。

私云，傷暑、傷寒、溫疫，初患候相似，盛夏之時，見此疾有疑，先以五苓散、五聖湯、正氣散、胃苓

散等治之，隨證可與藥耳。

〇初虞世《養生必用方》云，小柴胡湯如法煎，候極冷服之，治伏暑煩燥極效，古今方書未嘗載也。柴胡四兩，半夏、黄芩、人參、甘草炙，各一兩半。右麤末，每服三大錢，水一盞半，薑錢五片，棗二個，煎至一盞，去滓服。

覆載萬安方卷第九

嘉曆元年七月二日巳刻，朱墨兩點了。

冬景看審此書而且立身且備孝了

性全

朱墨之紙數拾五丁

加料平胃散《魏氏家藏》，治一切瘧疾，或日久難治者。

平胃散一貼四錢重，分爲兩服，每一服用水一盞半，入紅圓子二三十粒，連翹圓二三十粒，五苓散三錢，生薑五大片，棗子十四枚，煎至七分，隔日煎，下露星月一宿，當發日五更服。連翹圓在《局方》氣卷

一諸瘧門

二寒瘧證治

三溫瘧

四寒熱往來瘧

五瘴瘧

六間日瘧

七痎瘧

八痎瘧

九勞瘧

十久瘧

十一鬼瘧

十二瘧母

十三五藏瘧

十四瘧病發熱身黃小便不利

十五瘧痢

十六瘴氣

十七瘴瘧
十八寒熱往來
十九諸瘧通用方
二十諸瘧灸法
二十一瘧名不同名醫說
二十二痁疾

魔雞羅鬼

此鬼頭雞手持鐵杓酌熱湯懸病人

凡干瘧鬼人，其感皆由六淫七精（情）體虛之人易感，發則呵欠，寒熱頭疼，或先寒後熱，或先熱後寒，或單熱單寒，一日一發，有二三日一發，煩渴且嘔，漸經日，肌肉消瘦，攣痛，汗多，肢節煩疼，並十二時瘧鬼干人，各隨病證治之。治療之法，風以散之，寒以溫之，謾不可用斷截之藥。截之太早，邪鬼薄五藏，傳留日久而爲勞瘵，變證多端也。以神藥灸砭，治則無不效，別有正方補養宣導，今附於後。

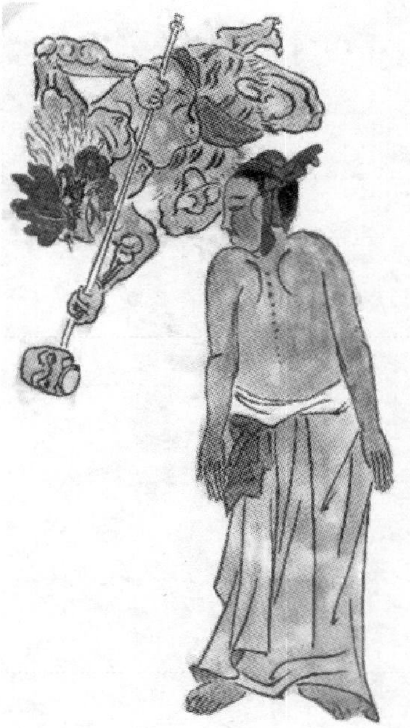

覆載萬安方卷第十

性全　撰

諸瘧門

論曰，夏傷於暑，秋成痎瘧。該於時而作也。方夏之時，陰居於内，暑雖入之，勢未能動，候得秋氣，陽爲之變，汗出遇風，乃成此疾，故曰痎瘧。皆生於風，蓄作有時，其氣陰陽上下交爭，虚實更作，陰陽相移也。又曰瘧之爲病，其名雖同而其狀不一，蓋其受之有所不同也。其受之不同，故其治之不得不異，先寒而後熱者，名之爲寒瘧。先熱而後寒者，名之爲溫瘧。先熱後寒，熱多寒少，忽然熱而不寒，頭痛不安，身上肌肉忽通身發黄，忽通身黑色，大府秘熱，小便黄赤，名之爲癉瘧。先熱後寒，熱多寒少，頭痛極甚，兩額角前肌肉不輟跳起，見食即吐，名之爲痰瘧。寒熱不定，寒多熱少，面色黄瘦，心中非時寒慄頻頻，腹痛者，名之爲脾瘧。發作有時，乍寒乍熱，毛髪焦枯，唇口乾裂，夜夢泄精，兩足無力，精神不定，背膊勞倦，耳立肩竦，小便餘瀝，名之爲勞瘧。

〇竦，息隴反。敬也。

《三因方》云，夫瘧，備内、外、不内外三因，外則感四氣，内則動七情，又飲食飢飽、房室勞逸，皆能致瘧也。病氣與衛氣並行，故作瘧疾。衛氣晝行陽夜行陰，得陽而外出，得陰而内薄，所以日作。其氣内薄於五藏，橫連於募原，其道遠，其氣深，其行遲，不能與衛氣俱出，故間日作。以衛氣一日一夜大會於風府，日下一節，以此日作稍晏。至二十五日，至骶骨，二十六日入脊內，其氣上行，故作日益早也。於是有日作，間作，早晏不同。又邪氣中於頭項者，氣至頭項則作。中於背者，氣至背則作。中於腰脊者，至腰脊即作。各隨其所中而作，但衛氣之所在，與邪氣相合，則病作也。更有疫瘧、鬼瘧、瘴瘧等，亦以邪氣中衛氣之所爲也。除癉瘧純熱，溫瘧先熱，牝瘧無熱外，諸瘧皆先寒而後熱。

〇四氣者，風寒暑濕也。七情者，喜怒憂思悲恐驚也。五臟穴道，在背謂之俞，在前謂之募，在左右脇下謂之原。

瘧病外所因證治

病者先寒後熱，寒則湯火不能溫，熱則冰水不能寒，以先傷寒後傷風，故先寒而後熱，名曰寒瘧。

病者先熱後寒，燥煩，自汗惡風，以先傷風後傷寒。風爲陽，寒爲陰，故先熱而後寒，名曰溫瘧。

病者但熱不寒，陰氣孤絕，陽氣獨發，少氣煩冤，手足熱而欲嘔必渴，以傷於暑熱，故名曰癉瘧。

病者寒熱，身重骨節煩疼，脹滿，濈濈自汗，善嘔。因汗出復浴，濕舍皮膚，及冒雨濕，名曰濕瘧。

病者寒多不熱，但慘戚振慄，病以時作，此以陽虛陰盛，多感陰濕，陽不能制陰，故名曰牝瘧（牡，陽也。牝，陰也）。

五種瘧疾以外，感風寒暑濕，與衛氣相併而成，治之各有方法（外因瘧也）。

病者寒熱，顏色蒼蒼然，太息如死狀，以蓄怒傷肝，氣欝所致，名曰肝瘧。

病者心煩，欲飲清水，反寒多不甚熱，乍來乍去，以喜傷心，心氣耗散所致，名曰心瘧。

病者寒多，腹中熱痛，或渴，不渴，不熱，不泄，腸鳴，汗出。以思傷脾，氣欝涎結所致，名曰脾瘧。

病者心寒，寒甚則發熱，熱間善驚，如有所見，以憂傷肺，肺氣凝痰所致，名曰肺瘧。

病者手足寒，洒然腰脊痛，發熱，大便難，目眴，以失志傷腎。

此五種瘧疾，以臟氣不和，鬱結涎飲所致。治之各有方（內因瘧也）。

瘧病不內外因證治

病者發寒熱，一歲之間，長幼相若，或染時行，變成寒熱，名曰疫瘧。以歲運推之。（歲運可見此《萬安方》第五十卷）

病者寒熱日作，夢寐不祥，多生恐怖，名鬼瘧，宜用禁避厭禳之法。

病者乍寒乍熱乍有乍無，南方多病，此名曰瘴瘧，當隨方土所宜治之。

病者寒熱善飢，而不能食，食已支滿，腹急疞痛，病以日作，名曰胃瘧。

六腑無瘧，唯胃有者，蓋飲食飢飽所傷胃氣而成，世謂之食瘧。或因諸瘧，飲食不節，變爲此證。

病者經年不差，差後復發，遠行久立，乃至勞力，皆不任，名曰勞瘧。亦數年不差，百藥不斷，結成癥癖（癥癖，痃也），在腹脇，名曰老瘧，亦曰母瘧。

以上諸證，名狀不同，各有治方，宜推而用之。

《素問》云，夫瘧疾，皆生於風。又云，夏傷於暑，秋必病瘧。此四時之氣使然也。或乘涼過度，露臥濕處，飲冷當風，飢飽失時，致令脾胃不和，痰積中脘，遂成此疾所。無痰不成瘧，夫病之始發也，必先起於毫毛，伸欠乃作，寒慄鼓頷，頭痛如破，渴欲飲冷。或先寒後熱，或先熱後寒，或熱多寒少，或寒多熱少，或但熱不寒，或但寒不熱，或一日一發，或間日一發，或三日一發。一日一發者，易治。間日一發者，難愈。三日一發者，尤其難愈。瘧之名狀不一，有所謂癉瘧、寒瘧、溫瘧、食瘧、牝瘧、吐瘧之類，皆寒熱二氣之所變化也。大抵瘧脈自弦，弦數者多熱，弦遲者多寒，弦小緊者可下之，弦遲者可溫之，脈緊數者發汗，鍼灸之。脈浮大者宜吐之，久而不愈，脇下痞滿，結爲癥瘕，名曰瘧母。各分受病之由，以意消息，施以治方。

寒瘧證治論曰，寒熱凌瘧於人，故名爲瘧。

論曰，寒瘧之狀，《內經》所謂先寒後熱，病以時作是也。蓋傷暑汗出，腠理開發，因遇夏氣淒滄之水寒，其氣藏於腠理皮膚之中，秋傷於風，則病成矣。其證先起於毫毛，伸欠乃作，寒慄鼓頷，腰脊俱痛，寒去則內外皆熱，頭痛飲冷是也。

吳茱萸湯，治寒瘧先寒後熱，頭痛不可忍，熱極即汗出，煩渴。

吳茱萸湯洗七次，炒，一兩　羌活半兩　甘草炙　半夏　乾薑　川芎　細辛　麻黃去根節　高良薑　藁本　桂心去麤，各一分

右麤末，每服五錢，水一盞，煎七分，去滓，未發明前頻三五服。

鱉甲常山酒，治瘧先寒戰，寒解即壯熱。

鱉甲醋炙，二分　淡竹葉二兩　常山　甘草炙，各一兩二分

右麤末，每服五錢，酒半盞，浸藥，蓋於地上一宿，次日添水一盞，煎七分，去滓，未發前溫服，得吐爲驗，再三作之。

草豆蔻飲，治寒瘧。

草豆蔻　高良薑　常山　青皮　陳皮各三兩

右㕮咀，每服五錢，水一盞半，生薑七片，淡竹葉十片，黑豆百粒，煎一盞，去滓，未發前頻二三服，每發日服之。

二薑散，治寒瘧不痊。

乾薑　高良薑各三兩

右剉，合炒，令黑色細末，每服三五錢匕，未發前溫酒調下，日三服。

養胃湯嚴氏，治寒多熱少，或俱寒不熱，頭痛惡心，胸滿咳逆，身體疼痛，慄慄振寒，面色青白，不進飲食，脉來弦遲。

厚朴薑製，炒　藿香葉　半夏洗七次　白茯苓各二兩二分　人參　甘草炙　陳皮一兩三分　草菓仁　蒼朮米泔浸一宿，炒，各一兩一分

右㕮咀，每服五錢，水一盞半，薑七片，棗三個，煎八分，去滓，溫服，不拘時候。寒多者，加附子一兩二分。

菓附湯，治脾寒瘧疾不愈，振寒少熱，面青，不食，或大便溏泄，小便及多。

草菓仁　附子炮，各三兩

右㕮咀，每服五錢，水二盞，薑七片，棗三個，煎七分，去滓，溫服，日三五服，不拘時。

吴茱萸散《全書》，治寒瘧臨發時，先寒戰動，相次發熱，便頭痛，不可勝忍。熱極即汗出煩渴，相次便醒。宜服此方，須是先寒後熱，方可服此藥。

吴茱萸一兩　甘草　半夏　乾薑　川芎　細辛　麻黄　高良薑　藁本　官桂生使，各一兩　羌活　牽牛子炒末，各二兩

右細末，每服五六錢，水一盞，煎九分，臨發寒時和滓空心熱服，寒間未熱前亦頻一二服，寒了欲熱不可服，服藥不可臥，須臾病減八分也。

溫瘧先熱後寒之瘧，世稀也。

論曰，溫瘧之病狀，《內經》所謂先傷於風，後傷於寒，其證先熱後寒，病以時作是也。蓋風爲陽氣，寒爲陰氣，風氣先勝，故先熱而後寒。得之冬中風寒，氣藏於腎，內至骨髓。至春陽氣大發，邪氣不能自出，至夏大暑，腦髓爍，肌肉消，腠理發泄。或有所用力，邪氣與汗俱出，故氣從內之外也。其法宜先治其陽，後治其陰也。

麻黃湯，治溫瘧初發，身熱頭痛不可忍，臨醒時即寒慄戰動。

麻黃（去根節）　羌活　牡丹皮（去心）　獨活　梔子人（去皮）　柴胡　桔梗（炒）　升麻　荊芥穗　大黃（剉炒）　半夏　木香　知母（焙）　黃芩（各一兩二分）

右麤末，每服五六錢，水一盞，薑三片，煎七分，去滓，未發前二三服。

蘆根湯，治溫瘧，初壯熱後寒戰，骨節疼痛，口乾煩渴。

蘆根（剉，一兩）　麥門冬　升麻　葛根（各三分）　梔子（半兩）　石膏（一兩）

右麤末，每服五七錢匕，水一盞半，竹葉二十片，煎一盞，去滓，溫服，未發前連三四服。

地骨皮湯，治溫瘧壯熱憎寒，不能食。

地骨皮　知母（各一兩三分）　鱉甲（醋炙黃）　常山（各一兩一分）　石膏（研，二兩二分）

右麤末，每服五六錢，水一盞半，竹葉十五片，煎一盞，去滓，未發前溫服。

寒熱往來瘧

論曰，陰陽相勝而寒熱互作者，以邪氣相併也。故氣併於陰則爲寒，氣併於陽則爲熱，寒則振慄鼓頷，以陰實陽虛故也。熱則渴而飲冷，以陰衰陽勝故也。

柴胡桂心湯，治瘧發寒熱。

柴胡（四兩）　桂心　黃芩　芍藥　人參（各一兩半）　甘草（一兩）　半夏（一兩一分）

右麤末，每服六七錢，水二盞，薑五片，棗三個（打破），煎一盞，去滓，溫服，日二三服，夜一服。

人參湯，治瘧寒熱作時面色黃。

人參　常山（各半兩）　甘草（生，三分）　陳皮（一分）

右麤末，每服五六錢匕，水一盞半，茶末一錢匕，燈心十莖，煎七分，去滓，入酒半盞和勻，未發已前溫服即吐痰，如未吐，再三服，以痰出盡爲度。

犀角湯，治瘧經吐下後，寒熱頭痛，煩渴。

犀角　甘草炙，各五錢重　麥門冬　升麻　知母焙　鱉甲醋炙，各七文半　石膏研，十二錢目

右麤末，每服五六錢，水一盞半，煎一盞，去滓，食前溫服，未發前二三服。

常山丸，治諸瘧寒熱往來，止而復發。

常山末十錢重　砒霜研，二錢半　丹砂研，一錢

右研勻，以白麪糊和作餅子，以油煮，以焦黑爲度。再研極細，每服一錢匕，夜半以冷茶清調下。晚以湯點茶，至夜半冷清也

三聖丸，治瘧疾作發寒熱。

凝水石五兩　砒霜二兩二分　胡粉二分半

右研細，用陳粟米飯和作挺子，以濕紙十重裹，入慢火燒，令焦黑，再研爲末。又以粟米飯和丸如梧子大，每服三丸或五丸，以水研桃人十二十個，冷服，夜半必愈。

草菓飲子，治寒熱往來，煩渴頭痛，或但寒但熱。

草菓仁四個　人參半錢　甘草炙，半錢　半夏十三個大　棗三個　烏梅三個　生薑一顆大

右㕮咀，作一服，以水二盞，煎一盞，去滓，溫服，食前，每發日服之。

○《局方》氣卷：草菓飲，治脾寒瘧疾。紫蘇葉、草果仁、川芎、白芷、良薑炒、青皮去白，炒、甘草炙。右等分爲末，每服二三錢，水一盞，煎至七分，去滓，熱服。二滓併煎，當發日連進三服，無不效驗。

鬼哭散，治一切寒熱瘧疾。

人參一兩　常山二兩　茯苓二兩　甘草二兩，生　肉桂二兩

右細末，每服五錢，當發日空心，以冷酒服下。

瘴瘧

論曰，瘴瘧之狀，《內經》所謂但熱不寒，陰氣先絕，陽氣獨發，少氣煩冤，手足熱而欲嘔是也。得之邪熱留於身中，厥逆上衝，中氣實而不外泄，因用力，腠理開，風寒舍於皮膚之內，分肉之間而發，發則陽氣盛，不及於陰氣，故但熱不寒，名之曰瘴瘧，以單陽無陰故也。

茵陳枳殼湯，治瘴瘧上焦熱，身重目黄。

茵陳蒿取葉　枳殼麩炒，各二兩　桔梗炒剉，一兩二分　大黄剉炒　甘草炙，各一兩

右麤末，每服五錢，水一盞，煎六分，去滓，溫服，不計時候。

白虎加桂湯，治瘴瘧，陰氣孤絕，陽氣獨發，脈微。其候少氣煩滿，手足熱，欲嘔，但熱而不寒，邪氣內藏於心，外舍於分肉之間，令人消爍脫肉者。

石膏研，十二六文目　知母六錢　甘草炙，二錢　粳米半合，餘藥吹咀後如米分之

右除粳米外，吹咀，以水一盞半，藥五錢，煎至米爛，去滓，入桂心末三四錢，煎盞之八分，熱服，覆衣令出汗。

梔子湯，治瘴瘧熱甚不差。

梔子人二兩　常山一兩二分　車前葉炙乾，一兩　粳米百粒

右麤末，每服五六錢，水一盞半，煎一盞，去滓，溫服。未發前一服，臨發一服，以吐利爲度，利若不止，以冷飯止之。

車前草湯，治瘴瘧壯熱不止，渴欲飲水。

車前草　常山　升麻　黑豆炒　甘草生，各一兩　白粳米一分

右麤末，每服五六錢，水二盞，宿浸於藥，於星月下横安一小刀於藥上，至五更取一盞，去滓，少溫服之，及未發前又一服，良久即吐，吐定，少食粥。

清脾湯，治瘴瘧脉來弦數，但熱不寒，或熱多寒少，膈滿能食，口苦舌乾，心煩渴飲水，小便黄赤，大便不利。

青皮　厚朴　白朮　草果人　柴胡　茯苓　半夏　黄芩　甘草各二兩

右㕮咀，每服五六錢，水一盞半，薑五片，煎七分，去滓，溫服，不拘時，每日二三服，夜一服。

間日瘧

論曰，間日瘧者，邪氣著於陰，不得與陽氣俱出也。衛氣晝行於陽，邪氣不得出，故必再會而後發，是以間日乃作也。

○《大全良方》云，其間日發者，由風邪内搏五藏，横連募原，其道遠，其氣深，其行遲，不能日作，故間日搐積而發也。

大黄湯，治瘧間日發。

大黄生，二兩　甘草　常山　桂心各一兩

右麤末，每服五錢，水一盞，煎七分，去滓，未發前溫二三服。

神聖丸，治間日瘧。

黑豆小者，二十一粒，浸水去皮　砒霜研，一分　大棗三五個，煮用肉

右須於五月五日、七月七日修合同研，丸如豌豆大，以辰砂爲衣，合時忌婦人雞犬見。於發日早晨，將藥一二丸，面北燒香，用冷茶清服，忌諸熱食物。一半時一服，不止，每發日再服、三服，必有神驗。

痰瘧

論曰，痰瘧之狀，胸中不利，頭痛，振寒怯慄而不能食，食即嘔。寒去則内外皆熱，寒熱更作，心下支滿，痰積胸中，氣逆煩嘔，故謂之痰瘧。

半夏散，治痰瘧發作有時，熱多寒少，頭痛，額角併胸前肌肉瞤動，食纔入口，即吐出，面色帶赤。

半夏麯　藿香葉　羌活　芎藭　牽牛子末各一兩

右細末，每服五錢匕，白湯調下，以吐爲度，未吐再三服。

蜀漆丸，治痰逆多時，久瘧不差，及面目四肢黃腫。

蜀漆葉常山葉也　牡蠣　黃芩各二兩二分　大黃生　甘草炙　犀角各一兩二分　知母焙，一兩一分

右細末，蜜丸如梧子大，每服五十丸，或七八十丸，空心溫水服，日一二服。

升麻常山湯，治痰瘧發作無時。

升麻一兩　常山二兩　蜀漆葉一兩二分

右麤末，每服五錢，井花水一盞半，煎一盞，空心頓服，良久即吐，吐定食白粥和之。

痎瘧

論曰，痎瘧者，以瘧發該時，或日作，或間日廼作也。入衛氣流行，合於晝夜。陰陽邪氣内舍於榮，隨衛氣以出入，而應於風府，其作早晏，皆以時發也。寒溫癉瘧，動皆該時，故《内經》統謂之痎瘧。其狀伸欠乃作，寒慄鼓頷，腰脊痛。寒去則内外皆熱，頭痛如破，渴欲冷飲。

辰砂丸，治痎瘧、寒瘧、溫瘧、瘴瘧，悉治之。

辰砂一兩　常山末，三兩

右研勻，蜜丸如梧子大。假令午時發者，平旦以米飲服五丸，辰時巳時及臨發時，各服五丸或七丸，至夜然後得食。

勞瘧再發、三發之謂也。愈後復發，如傷寒勞復也。

論曰，勞瘧者，以久瘧不差，氣血俱虛，病雖間歇，勞動則發，故謂之勞瘧。邪氣日深，真氣愈耗，表裏既虛，故食減肌瘦，色悴力劣，而寒熱如故也。

鱉甲散，治勞瘧久作不已，日致憔悴，勢漸危困。

鱉甲醋炙　常山剉　蜀漆葉　烏賊魚骨去甲殼　附子炮，各一兩　知母焙　山椒去目及閉口，炒出汗，各二分　黃耆剉　柴胡各一兩二分

右細末，每服四五錢，以酒一盞，漬一宿，平旦溫服，未發前二三服。

柴胡湯，治勞瘧。

柴胡二兩　人參　栝樓根　黃芩　甘草炙　黃耆剉，各一兩

右麤末，每服五七錢，水一盞半，薑五片，棗三個去核，煎一盞，去滓，溫服，空腹一二服，發前又一服。

柴胡枳殼湯，治勞瘧久不差，熻熻發［熱］，骨節痛，不下食，小便赤，漸漸瘦弱。

柴胡　枳殼　升麻　麥門冬　鱉甲　甘草　桃人各二兩

右麤末，每服四五錢，水一盞，煎七分，去滓，未發前二三服，不拘時，溫服。

牛膝飲，治勞瘧積時不斷，衆治不效。

牛膝生者，根莖俱用

右細剉三兩，用水五盞，煎取二盞半，去滓，分三服，早旦一服，發前一服，發後臨卧一服。

二物湯，治勞瘧食減肌瘦。

童子小便三盞　蜜五兩

右相和分作三服，於石鍋中煎兩三沸，溫服，空心食前。

久瘧

論曰，久瘧者，瘧久不差，發汗吐下過甚，真氣虛，邪氣深沉以內薄，衛氣不應，故積歲月而難治也。雖有虛否，不可攻。治當先其發時，用湯液以發汗。蓋浸漬熏蒸，邪氣方出，出則微汗，小便利者，表裏俱和，久瘧自差矣。

○《究原方》十三卷云，治瘧疾，不問逐日、間日發，《局方》紅圓子每服四十丸，用生薑一小塊，槌破橘皮一個，水一大盞，煎七分，服此藥最妙。又云，治諸般瘧疾，《局方》藿香正氣散，加草果子去皮打破，同煎服。又有人患瘧疾幾三年，連綿不斷，黃瘦飲食減少，雖有時歇三兩日，每勞力或喫少物相犯，寒熱立至。令服《局方》丁香煮散，數日其病不作。又云，患瘧疾連綿不斷，每發則極寒極熱，瘧退汗如雨，令服《局方》已寒圓，生薑、枳實煎湯送下，一服不作。

地骨皮湯，治久瘧不差，發不以時，或朝或夜，肌瘦食少。

地骨皮　升麻　犀角　玄參各一兩二分　常山二兩

右麤末，每服五錢，水一盞，煎七分，去滓，空腹未發前溫服。欲吐須忍，候不禁即吐，如此吐下即差。

黃耆散，治久瘧四肢虛汗不止。

黃耆　牡蠣燒研　麻黃根　知母焙　人參各二兩二分

右細末，每服四五錢，用河水煎小麥湯，未發前調下，未差，再三服。

柴胡飲，治久瘧不差，將成骨蒸勞，寒熱無時。

柴胡一兩　常山一兩二分　甘草生，一兩　附子炮，一兩　乾薑二分

右麤末，每服五錢，用酒一盞半，煎一盞，去滓，空心未發前一服，食後再服。

鬼瘧諸瘧中，此一種獨可用咒術等歟。

論曰，鬼瘧者，外邪之所乘也。人真氣內虛，神守不固，則鬼邪投間而入，故恍惚喜怒，寒熱更作，若有所持，而屢發屢止也。治法宜禳去之，而兼以祛邪安神之劑。

桃奴樹上自乾付者十四個　黑豆一兩　巴豆七粒，去皮心膜油

右細末，滴冷水，丸如梧子大，辰砂爲衣，每服一二丸，凌晨面東，井花水吞下。

獨勝丸，治鬼瘧。

右桃人一枚，和皮尖雙人者，擘作二片，一片內書奉勅斬鬼，一片內書奉勅殺鬼。卻合作一枚，以線繫定，五更以新汲水吞下。

三聖丸，治鬼瘧。

雌黃研，唐　雄黃研　大黃生，細末，各二兩二分

右再研勻，以餅浸水合軟爲丸如梧桐子大，每服二三丸，發日早晨面東北，以新汲水服。此藥宜五月五日午時合

紅效瘧丹，治鬼瘧殊效。

阿魏半兩　雄黃半兩，別研　桃枝　柳枝各七莖，長一尺　辰砂一分，別研半分，合半分爲衣

右以五月五日五家粽角爲丸如梧子大，辰砂爲衣。遇發時，用淨器水摩一二丸，塗鼻尖並人中。又以新

汲水服二三丸。

《聖惠方》云，發無定時，或甚則狂亂，譫言，夢寐不安，謂之鬼瘧。

瘧母或名母瘧，或名老瘧。

論曰，瘧母者，病瘧不差，結爲癥瘕是也。邪伏於陰，故久而成形，不治其母，雖或時差，已而復發，其本未除故也。

治宜以破結削瘕之劑，除其病本。

辰砂丸，治瘧母。

辰砂研　綠豆去皮，爲末　砒霜研，各一兩二分

右於五月五日午時，靜室内，面東南，用乳鉢先研細綠豆，次入砒霜、辰砂，［研］一千返，用稀米粥丸如梧子大，陰乾，每服二三丸。未發前五更時，以井花水，面北嚥下，少頃方可食。

如聖丸，治瘧疾結成癥瘕。

巴豆三粒，去皮　黑豆四十九粒　砒霜研，半兩

右先將巴豆、黑豆用米醋浸一宿，去皮膜，入乳鉢，順研一百匝，入砒霜。又逆研一百匝，丸如小豆大，用辰砂爲衣，每服一二丸，取嫩桃葉七片，水一盞，煎數沸，傾入盞内，用醋一二滴打勻，通口令病人面東吞下。無桃葉以桃枝七寸煎服之。

老瘧飲《三因》，治久瘧結成癥瘕痃癖在腹脇，諸藥不去者。

蒼朮　草果去皮　桔梗　青皮　陳皮　高良薑各一兩一分　香白芷　茯苓　半夏　枳殼　甘草炙　桂心　乾薑　紫蘇葉　川芎各一兩

右㕮散，每服五錢，水二盞，鹽少許，煎七分，去滓，空心服，日三服，夜一服，仍間服後紅圓子。

紅圓子，治瘧母並食瘧，尤妙。

蓬莪朮　京三稜各四兩，醋煮半時　胡椒二兩　青皮六兩，炒香　阿魏二分，醋化

右細末，以阿魏醋和米粉爲糊丸如梧子大，以炒土朱爲衣，每服七八十丸，或百，或百餘丸，以老瘧飲服下，日二三服。

○土朱，礬紅也。土丹也。

鱉甲飲子嚴氏，治瘧疾久不愈，脇下痞滿，病人形瘦，腹中結塊，時發寒熱，名瘧母。

鱉甲醋炙　白朮　黃耆　草果仁　檳榔子　川芎　陳橘紅　白芍藥　甘草　厚朴薑汁炒，各三兩

右㕮咀，每服五六錢，水一盞半，薑七片，棗三個，烏梅二個打破，煎一盞，去滓，溫服，不拘時候，日二三服，夜一服。

五藏瘧

肝瘧足厥陰

論曰，《內經》謂足厥陰肝，瘧在經，則令人腰痛，少腹滿，小便不利，如癃狀，非㾘也。數便意，恐懼氣不足，腹中悒悒。在藏則令人色蒼蒼然，太息，其狀若死者。蓋足厥陰之脈循陰器，邪氣客之，則少腹滿，小便不利也。肝爲將軍之官，謀慮出焉，故病則恐懼不足也。蒼蒼者，肝之色也。○癃音隆，淋也。小便淋澀疾也。

木香犀角丸，治肝瘧。

木香　犀角　羚羊角各一兩半　升麻　玄參　豬苓　檳榔子各二兩半　龜甲醋炙，無，用鱉甲　甘草炙，各二兩　黑大豆五兩，炒

右細末，蜜丸如梧子大，每服五十、七十或百丸，以溫酒或米飲服，日二三服。如體熱，即去甘草、檳榔，加大黃五兩。

烏梅飲，治肝瘧，小便不利如癃。

烏梅（取肉去核）　梔子人（各半兩）　知母（一兩）　芍藥　木通　生乾地黃　升麻（各三分）

右㕮咀，每服五錢，水一盞半，煎一盞，去滓，入朴消一錢匕，食後未發前溫服，頻二三服。

心瘧（手少陰）

論曰，心瘧者，《內經》謂令人煩心甚，欲得冷水，反寒多不甚熱。蓋心爲神舍，邪不可干，邪氣干之，則煩心。欲清水者，以心火內熱故也。其反寒多不甚熱者，內熱而外寒故也。治宜通心經，利邪熱則愈也。

常山湯，治心瘧，煩心甚，欲得清水，反寒多不甚熱。

常山（一兩）　梔子人（七個）　石膏（一兩）　烏梅（去核炒，七個）　鱉甲（一兩）　甘草（炙，一分）　黑豆（炒，二兩）　蜀桼（常山葉，三分）

右麤末，每服五錢，水一盞，入竹葉七片，煎七分，去滓，未發前溫頻二三服，臨發再服。

黃連散，治心瘧。

黃連（去鬚，十兩）

右細末，每服五七錢，未發前頻以酒點服，三四服。

脾瘧（足太陰）

論曰，足太陰之經，脾之脈也。脾經之瘧，令人不樂，好太息，不嗜食，多寒熱，汗出病至則嘔，嘔已乃寒，寒則腹中痛，熱則腸中鳴，鳴已汗出，故謂足太陰瘧。又名脾瘧。

厚朴湯，治脾瘧不思食。

厚朴薑汁炒，三兩　半夏麴焙，一兩　陳皮二兩

右麤末，每服五錢，水一盞，薑五片，棗三個。煎七分，去滓，空心日午臨臥各一服。

檳榔湯，治脾瘧寒熱。

檳郎　青皮　前胡　白朮　菝葜各三兩

右麤末，每服五錢，水一盞，煎七分，未發前，去滓，溫服，日夜三四服。

人參飲，治脾瘧。

人參　甘草各二分　陳皮一兩　烏梅十個，去核焙　草豆蔻十四個，去皮

右麤末，每服五錢，用紙裹定，熟水二盞，薑五片，棗三個，以瓷器煎一盞，去滓，未發前頻二三服，溫下。

柴胡湯，治脾瘧，寒多熱少，有汗，頭目昏暗，背胛拘急，或胸膈痞悶，嘔逆，咳嗽，心腹脹痛，面黃肌瘦，肢節疼倦。

柴胡　葛根　棗肉焙　甘草炙　檳榔　常山　烏梅去核，焙　草豆蔻去皮　厚朴薑汁炒，各四兩

右麤末，每服五錢，酒半盞，水一盞，煎一盞，去滓，未發前溫頻二三服。

菓附湯嚴氏，治脾寒瘧疾不愈，振寒少熱，面青不食，或大便溏泄，小便反多。

草菓人　附子炮，各二兩

右㕮咀，每服四五錢，水二盞，薑七片，棗三個，煎七分，去滓，溫服，日夜三四服，不拘時。

生熟飲子《全書》，治脾寒及脾經受冷，時寒熱。

草菓二個，一個麵裹煨，一個生用　甘草二寸，一寸炙，一寸生用　肉豆蔻二個，一個麵煨，一個生用　厚朴方一寸二切，一切薑汁炒，一片生用　生薑方寸二塊，一塊濕紙煨香熟，一塊生用

右㕮咀，分作二服，一服水二盞，煎一盞，熱服，空心日午各一服，每發日頻服。

肺瘧手太陰

論曰，肺瘧者，《内經》謂令人心寒，寒甚則熱，熱間善驚，如有所見。蓋心肺獨居膈上，其氣相通，故瘧邪干肺，内動於心，則爲寒熱善驚之候也。

二丹丸，治肺瘧心神忙驚悸。

辰砂別研　鈆丹黄丹也　甘草炙，各一兩　當歸　常山各一兩二分

右細末，蜜丸如梧子大，每服五丸七丸十二丸，食前溫酒服，未發前二三服，候飢時即食葱、黑豆粥。

黄連湯，治肺瘧心虚。

黄連三兩　當歸二兩　乾薑一兩

右麤末，每服五錢，水一盞，煎七分，去滓，發前頻二三服。

腎瘧足少陰

論曰，《内經》謂足少陰腎瘧，在經則令人嘔吐甚，多寒熱，熱多寒少，欲閉戶牖而處，其病難已。在藏則令人洒洒然，腰脊痛宛轉，大便難。目眴眴然，手足寒。蓋腎脈入肺中，肺脈環胃口，故使人嘔吐。陰虚則陽氣偏，故熱多。若夫洒淅腰脊痛，大便難，目眴，手足寒，特以藏氣内虚，機關不利，故爲此證也。

半夏散，治足少陰腎瘧，嘔吐。

半夏薑汁炒　阿魏細研，各二兩三分

右同研勻，每服三五錢，溫酒一盞，調服，未發前三服頓服。

瘧病發熱身黃小便不利

論曰，寒熱淩瘧於人，名爲瘧病。瘧而發熱，小便不利者，身必發黃。此蓋熱氣下迫，入於小腸，水道既澀，故小便不利也。

常山飲，治瘧病手足苦煩，發熱渴燥，通身悉黃，小便不利。

常山　柴胡　甘草炙　梔子人各一兩　赤茯苓　石膏　蜀漆　鱉甲醋炙，各二兩

右麤末，每服五錢，水一盞半，入竹葉二十片，黑豆百粒，煎八分，去滓，不拘時溫服，日三夜一。

柴胡湯，治瘧病大渴煩燥，引飲不止，身體黃，小便不利。

柴胡二兩　甘草炙，半兩　知母　人參　麥門冬　杏人各一兩

右麤末，每服五錢，水一盞，煎六分，去滓，不拘時溫服，日三夜一。

常山散，治瘧病身黃發熱，小便不利。

常山　鱉甲　升麻　赤茯苓　梔子人　人參各二兩

右細末，每服四錢匕，溫水調服，不計時，日二三服。

茯苓湯，治瘧病發熱身黃，小便不利。

赤茯苓　白芍藥　瞿麥穗各三兩　白朮二兩一分

右麤末，每服五錢，水一盞半，蔥白五莖，薑五片，煎七分，去滓，食前服。

瘧痢

論曰，瘧痢者，瘧久不差，寒熱邪氣內傳腸胃也。其病寒熱往來，痢下膿血，赤白相雜，腸中切痛，隨其陰陽而治之。

黃連犀角丸，治瘧兼痢，無問赤白水穀鮮血，皆主之。

黃連　犀角屑　黑大豆（炒，各二兩）　龍骨（四兩）　牡蠣（燒，二分）

右細末，蜜丸如梧子大，每服五十七十或百丸，米飲服，日二三服，夜一服。

黃連丸，治瘧痢無度，赤白相雜。

黃連　黃檗（炒剉）　羚羊角　艾葉（炒）　赤芍藥（各二兩）　當歸（一兩）

右細末，蜜丸和擣三百杵，如梧子大，每服五十七八十百丸，粥飲服，不計時，日夜四五服。

前胡丸，治瘧痢氣急黃。

前胡　赤茯苓　芍藥　枳殼　黃芩（各半兩）　大黃（一兩，生）　大麻人（細研，一兩二分）

右細末，蜜丸如梧子大，每服二十三十五十丸，米飲服，少利愈。不快利加至七八十丸，老少以意量服之。有痃癖者，加蓬莪朮、黃耆、天門冬、鱉甲、生乾地黃、赤茯苓、人參各一兩。

瘴氣（瘴痁皆瘧類也。白氏云，椒華落時瘴炎起。）

論曰，傳言瘴者，山川癘毒之氣。又云，江山霧氣多瘴，凡以其氣鬱蒸而然也。諸家方論治瘴之法不一，或謂其證與傷寒相類，有在表可汗者，有在裏可下者，有在膈可吐者。又或四時皆能傷人，而七八月之間，山嵐煙霧鬱毒之氣尤甚，故當是時瘴疾大作，不論壯老。或因飢飽過傷，或因榮衛虛弱，或衝煙霧，或涉溪澗，但呼吸斯氣，皆成瘴疾。其狀頭疼體痛，胸膈煩滿，寒熱往來，咳逆多痰，全不思食，發渴引飲，或身黃腫脹，眉鬚脫落，是皆毒癘鬱蒸所致。夫生於陵者，安於陵，其土人宜無所慮矣。

私云，凡山嵐瘴氣者，廣南山川土氣，霧煙鬱發所生也。今案，日本此瘴疾太少歟。故《素問》《太素》論云，今原廣南山川地形，瘴氣所生之因。及春夏之交，瘴氣所起之時。又云，廣南四圍之山，百川之流所赴，及秋草木不凋瘁，當冬蟄蟲不伏藏，寒熱之毒，蘊積不散，霧露之氣，易以傷害。岐伯云，南方其地下水土弱，霧露之所聚也。故瘴氣獨盛於廣南。然瘴氣所起，其名有二。孟夏之時，瘴名芳草，而終於秋。孟冬之時，瘴名黃芒，而終於春云云。南國溫暖之地，可有瘴疾，故知天氣極熱大暑之歲，人多可有瘴氣，瘴與瘧尤難分別歟。只不問瘴與瘧，先可用《局方》正氣散、養胃湯、不換金正氣散等之發汗藥，隨證次第治。

草豆蔻飲，治山嵐瘴毒氣，令不著人。

草豆蔻　高良薑　甘草炙，各三兩

右麤末，每服五錢，水一盞二分，煎一盞，頻日三五服。

瘴瘧

論曰，人與天地同，流通萬物一氣，故有感於山川毒厲之氣而爲病者，瘴瘧是也。以其寒熱時作，與瘧同類，故謂之瘴瘧。謂兩山夾水多瘧，蓋陰氣多而陽氣少，易爲寒熱之疾故也。

白朮丸，治瘴瘧。蘇合香圓歟

白朮　辰砂　麝香　丁香　訶子皮　安息香入胡桃人研合　檀香　蓽撥　犀角各半兩　薰陸香　蘇合香　龍腦各一分　莎草根香附子也　石膏　木香各半兩

右十五味，細研抹，蜜丸如梧子大，每服十丸，空腹井華水化下，老人小兒三丸，仍用紗絹袋盛，帶於臂，辟鬼氣，臘月合以新甆器盛，勿令泄氣。《聖濟錄》說如此。**私云，五三十丸可爲一服。**

保安湯，治山嵐瘴瘧，寒熱久不差。

寒熱往來

上有此篇。上，瘧寒熱往也。此則非瘧似瘧，非傳屍虛勞，似虛勞也。

論曰，寒熱往來者，陰陽虛實更勝也。夫陰實生內寒，陽虛生外寒，皆爲陰勝陽。陽實生外熱，陰虛生內熱，皆爲陽勝陰。陰陽相勝，故寒熱互作而往來。治法宜使陰陽和平，氣無相勝，則病可愈。

桔梗湯，治寒熱似瘧非瘧，似虛勞而非虛勞。

桔梗剉炒，二兩　甘草炙，一兩　知母焙，一兩　柴胡三兩　大黃剉炒，一兩　鱉甲醋炙，四兩

右㕮咀，每服五錢，以童子小便二盞，葱白五莖，黑豆百粒，浸食頃，煎一盞，去滓，食後分溫，日二三服。

黃耆湯，治寒熱不能飲食，羸瘦少力。

黃耆二兩　人參　白茯苓各一兩　柴胡　當歸各半兩　白朮一兩　桂心　甘草　枳殼　桔梗　桃人各半兩

右麤末，每服四五錢，水一盞，生薑三片，棗三個破打，煎六分，去滓，溫服，不計時，日二三服。

諸瘧通用方

七棗湯，治五藏氣虛，陰陽相勝，作爲痎瘧，不問寒熱，先後與獨作、疊作、間日作，悉主之。

附子大一個，炮裂，以鹽水浸，再炮。如此凡七度炮浸，去皮臍。

右㕮咀，水一盞，薑七片，棗七個，煎八分。當發日，去滓，空心溫服。無附子，川烏頭亦可用

萬安散，治一切瘧疾。得病之初，以其氣壯，進此藥以取效，氣虛胃弱及妊婦不宜服之。

蒼朮泔水浸，剉炒　厚朴薑汁炒　陳皮　檳榔　常山酒浸一宿　甘草炙

右麤末，每服三四錢重，五六錢重，水二盞，酒一盞，煎一盞半，去滓，夜露一宿。當發日，分作二服，早晨進一服，臨其發時再進一服，如每發日，可進之。服藥後，忌食熱物片時。

七寶散，治一切瘧疾，或先寒後熱，先熱後寒，或寒多熱少，或熱多寒少，或多寒多熱，但寒但熱，或一日一發，或一日二三發，或連日，或間日發，或三四日一發，不問鬼瘧食瘧，不伏水土，山嵐瘴氣，寒熱如瘧，並皆治之。

常山　陳皮　青皮　檳榔　草果仁　甘草炙　厚朴去麤皮，薑汁炒，各三兩

右㕮咀，每服五六錢重，用水一盞，酒一盞，同煎至一大盞，去滓，露一宿，見星早旦，溫，面東服，或冷服。一服不止，每發日可兩三次，必有驗，百不失一。

菩薩丹，治諸瘧。亦名五方丹，亦名碧霞丹

巴豆不去皮　桂心別末　青黛　硫黃　白礬

右各等分，末研如粉，於五月五日午時前合藥，人沐浴淨衣齋戒，念救苦救難觀世音菩薩一千遍，至午時，入淨室內，面南，將巴豆入乳鉢內，先研如泥，後入餘四味，同研半時辰，久圓如梧子大，勿令雞犬孝子婦人見。入在淨器內，於神佛前安頓供養。凡有患者，於發日前，令男子取一圓，以新綿裹，火土烘令熱，與男子，乘熱塞在病人耳竅中，男左女右，若女人病，令男子取藥塞耳。候不發日，亦令男子取出，卻收入藥瓷子中。遇有患者，再用一丸，可醫三五人。輕者便差，重者須臾重發一次即愈。須不發一兩日，方取出藥，其驗如神。若病者用藥日，齋戒至誠志，念救苦救難觀世音菩薩五百聲，其效尤靈驗，故名菩薩丹。如藥太乾難丸，須用端午日粽子爛研，相和勻丸之，勿太濕。

辟邪丹，治一切瘧疾。

黑豆三兩，末，取七錢半重　綠豆末，取七錢半　砒霜二錢半　雄黃一錢半　辰砂二錢半　黃丹十五錢重同

右細末已，於五月五日午時和研勻，滴水丸如梧子太，曬乾，甆合盛之，大人一二丸，小兒半丸、一丸，

於發日兩時前，面東用冷醋一呷服下。忌冷物半時，仍忌葷腥三日，只可一服，不可再服。

祛瘧餅子，治久新瘧疾，不問先寒後熱，先熱後寒。

砒霜二錢半重，別研細，放置露地三宿　白茯苓　綠豆　石菖蒲　甘草四味並生用，各二兩二分

右細末研勻，煮麵糊爲丸，作一百二十丸，作平餅子，用竹刀切作十字，不可切斷，曬乾，每服一餅子，先用冷茶清半盞，浸餅子，在内臨臥時調勻服。

人參散，治五般瘧疾，服之不吐不瀉，百發百中。《事證》

人參一分　陳皮真全者，五個　烏梅十個　大棗十個　甘草母指大，五寸　草果七個　生薑指大，五寸

右剉爲五服，以濕紙裹一服，入鹽少許，煨令香熟，去紙，以水一大盞入石鍋，煎九分，去滓，發日空心食前溫服。

辰砂圓《事證》，瘧之爲苦，異於諸疾，世人治之，不過用常山、砒霜之類發吐取涎而已。雖安，所損和氣多矣。夔州譚逵病瘧半年，前人方術用之略盡，皆不能效。邂逅故人竇藏叟先生，口授此方，遂愈。

辰砂　阿魏各二兩二分

右研勻，和稀糊圓如皂莢子大，空心濃煎人參湯服一二丸，若服三五丸。

丁香煮散《局方》《事證方後集》云，治三年瘧，諸藥不效，太有神驗。

丁香　紅豆蔻高良薑子也　青皮　甘草　川烏頭　陳皮　乾薑　高良薑各四兩　益智仁五兩半　胡椒二兩

右爲麤末，每服四五錢，水一盞，生薑五片，鹽一捻，煎七分，空心食前，日二三夜一，熱服。病退即止，極妙。

諸瘧灸法

《嚴氏方》云，治瘧疾久不愈，不問男女，於大椎中第一骨節盡處灸三七壯，立效，或灸第三骨節中亦可。

私云，可五十一壯，或七十壯、百壯灸。自發前及發期灸之，忍楚痛，汗出寒戰，不現必愈。每發日頻灸之，又可灸膏肓穴左右，第十一椎左右，足三里，時節如前。

《局方》總論云，若發時熱多寒少，或內熱外寒，但熱不寒，渾身如火，頭痛煩渴，心胸燥悶，譫語亂言，大小便秘澀，發作無時者，宜與小柴胡湯、升麻葛根湯。煩渴者，宜與五苓散。煩燥譫語者，宜與辰砂五苓散。頭痛者，宜與茶調散。

若但寒不熱，或吐或瀉，或吐瀉俱作，四肢厥冷，汗出如雨，默默昏倦者，宣與朮附湯、四柱散、嘉禾散、二薑圓。

若熱多寒少，但熱不寒者，於未發前，先與小柴胡湯、敗毒散。

若熱少寒多，或但寒不熱，或寒熱相半者，於未發前，可多與不換金正氣散、平胃散、嘉禾散。

瘴瘧差後，喫粥或爛飯，又常服調和脾胃藥，可與黃耆建中湯、四君子湯、嘉禾散、參苓白朮散、平胃散、思食圓、和氣散、大小養脾圓。切忌生冷酒果、房色、沐浴，半月或一月，更須子細叮嚀之。《局方》

瘧名不同名《醫說》。

《醫說》五云，病者發寒熱，一歲之間，長幼相苦，或染時行，變成寒熱，名曰疫瘧。寒熱日作，夢寐不祥，多生恐怖，名曰鬼瘧，宜用禁避厭禳之。乍寒乍熱乍有乍無，南方多病此，名曰瘴瘧。寒熱，善飢而不能食，食已，支滿腹急㽲痛，病以日作，名曰胃瘧。六府無瘧，唯胃有者，蓋飲食飢飽所傷胃氣而成，世謂之食瘧。飲食不節，變成此證，有經年不差，差後復發，遠行久立，乃至微勞，力皆不任，名曰勞瘧。亦有數年不差，百藥不斷，結爲癥癖，在腹脇，名曰老瘧，亦名母瘧。○《聖濟錄》有膽瘧，有膀胱瘧。

《說文》曰，瘧，寒熱並作也。痁熱，瘧也。疾二日一發也。

《醫說》又云，凡寒多者用溫藥，熱多者用涼藥，不易之法也。有積者必腹疼，當用巴豆藥。有熱者當用小柴胡湯，有寒者當用辰砂、硫黃、大蒜之類。然瘧疾止後，不得服補藥，補之必再作。

痁疾

《醫說》云，毛宻甫事母葉夫人極孝。葉年六十一歲病痁旬日餘，憂甚，每夕禱於此辰拜泣，妹立毋仄，恍惚間有告者曰，何不服五苓散。持一貼付之，啟視皆紅色。妹曰，尋常此藥不如是，安可服。俄若夢覺，以語兄。兩醫云，此病蓋蘊熱所致，當加辰砂於五苓散內，以應神言。才服罷，痁不復作。

又云，瘧之瘧候，經論載之詳矣。先寒後熱，名曰寒瘧。先熱後寒，名曰溫瘧。但熱無寒，名曰癉瘧。但寒無熱，名曰牝瘧。是皆發作有時。若邪氣中於風府，則間日而作。邪氣客於頭項，則頻日而作。氣有虛實，邪中異所，故有早晚之異。然《經》止論寒溫癉瘧所受之因，而不及牝瘧。又論溫瘧癉瘧所舍之藏，而不及寒瘧，意有互見發明處。大抵風者，陽氣熱也。寒者，陰氣寒也。先後少多淺深疾狀，以意可察矣。

《丁氏道濟方》引《醫餘》云，病有不可補者四，一曰瘧疾，二曰狂疾，三曰水氣，四曰脚氣。此四疾治得稍愈，切不可服煖藥以益竣補之。縱有虛證，當用平和藥，須於本病上有益可耳。

凡此外治方，病證散在諸方。《事證方後集》冷附湯有神效，今則不載之。又《外臺方》十二時瘧，繁多略之。

覆載萬安方卷第十

嘉曆元年七月五日重令宋人清書，亦同加朱墨二點了。冬景可看詳。

性全

性全謂云，高貴福有之人，當盛夏炎暑之時就涼處，得涼腠理閉，毛孔塞。食冷熱物，食氣不外漏，冷熱亦內留，寒溫相爭成大霍亂。或單用熱食者成瘴瘧，成寒熱瘧，故知盛暑之時遇，度不可引涼氣耳。

朱墨之紙數五十九丁

覆載萬安方卷第十一

覆載萬安方卷第十一

性全　撰

霍亂霍，《玉篇》云，鳥飛急之貌也。

論曰，三焦者，水穀之道路，氣之所終始也。因風冷或飲食傷胃，致中焦不和，則正氣不守，而邪得以干，揮霍之間，便致撩亂，故名霍亂。蓋清濁相干於腸胃之間，心痛則吐，腹痛則利，甚者吐利俱發，其不吐不利，俗謂之乾霍亂。亦以冷氣暴爭於中，而不得出也。然脈必代者，以氣不足也。脈大能言者可治，若其脈微，氣劣而不欲言者，爲難治。又云，治霍亂者，當以中焦爲本，中焦既和，則清濁自分，而吐利止矣。

藿香湯，治霍亂吐利不止。

藿香一兩　白芷　縮砂各二兩　丁香二分

右麤末，每服四五錢，水一盞，煎六分，去滓，熱呷，不計時候。

正胃湯，治霍亂吐利不止。

枇杷葉拭毛，炙　桂心去麤皮　厚朴薑製　陳皮各二兩

右麤末，每服四錢，水一盞，薑三片，煎六分，去滓，熱服，不計時候。

白朮湯，治霍亂吐利。

白朮三兩　甘草炙　附子炮　人參各一兩　桂　當歸　陳皮各二兩

右㕮咀，每服五錢，小麥二分，竹葉三十片，薑三片，水一盞，煎八分，去滓，溫服，頻三服。

理中湯，治霍亂吐利不止。

人參　白朮各三兩　甘草炙　乾薑炮，各二兩

右麤末，每服五錢，水一盞半，煎一盞，去滓，溫服。若胸滿腹痛吐下者，加當歸二兩切焙，厚朴二兩，薑製。

四順湯，治霍亂吐下，虛冷厥逆，腹痛乾嘔。

乾薑　甘草炙　人參各二兩　附子炮，二分

右㕮咀，每服五錢，水一盞半，煎一盞，去滓，溫服。下利甚者，加龍骨二兩。腹痛不止，加當歸二兩，焙。

丁香散，治霍亂不止。

丁香　木香　肉豆蔻各一兩，炮

右細末，每服四五錢，以粥飲熱服，頻三五服，必有驗。

人參丸，治飲食過多，當風履濕薄衣，露坐或夜臥失覆，霍亂吐利。

人參　高良薑炮，各二兩二分

右細末，煉蜜和丸如彈丸子大，每服二三丸，米飲熱服嚼下，不計時。

青金散，治霍亂吐逆不定，手足厥冷，面青，諸藥不效。

硫黃二兩二分，鎔作汁　水銀二兩二分，入硫黃汁如砂子佶

右二味，研爲散，每服三四錢，木瓜煎湯冷調服，冷米飲亦得。

小木香散《選奇方後集》，治翻胃全不下食，開胃和氣。最秘最秘

胡椒一兩　木香二分，切　糯米二兩

右三味同炒，以米熟黄爲度，爲末，分二服，每服水一盞，煎六分，熱服頻進二三服，立驗。**私云，此方只雖治反吐一病，霍亂吐瀉用之，百不失一。一服二服，吐利俱定，治反吐，尤有神效。**

又用不換金正氣散《局方》，治霍亂吐瀉，大有神驗。在傷寒門中

○《衛生良劑方續方》云，定胃散治翻胃。右用糯米一撮，胡椒二十四粒，木香一塊，同炒，以糯米熟爲度，並爲細末，每服一錢半，熱湯點服。

霍亂嘔吐不止

論曰，霍亂嘔吐不止者，氣逆故也。胃氣逆則氣上而不下，故嘔吐不止也。若上下升降，陰陽和平，則吐自止。

青金散，尤有驗。見次上，不重出

人参藿香湯，治霍亂，定嘔逆，止心腹刺痛，進飲食，化痰益氣。

藿香葉　厚朴薑製，各二兩　人参　白茯苓　乾薑　青皮　枇杷葉拭去毛，薑汁炙　半夏麴各一兩　甘草二分，炙　丁香半兩　草豆蔻六個，去皮

右麤末，每服五錢，水一盞，薑五片，煎七分，去滓，熱服，不拘時，日二三服。

吳茱萸湯，治霍亂心腹痛，嘔吐不止。

吳茱萸炒洗　乾薑各二兩半　甘草炙，三兩

右麤末，每服五錢，水一盞，煎七分，去滓，熱服，不計時，連三五服。

香薷湯，治霍亂吐逆不止，煩悶。

香薷（經霜後收，陰乾，一斤）　厚朴（薑製）　萹豆（各八兩）

右麤末，每服五六錢，水一盞，酒半盞，同煎一盞，去滓，放冷服，頻二三服，必有效。

○初虞世《養生必用方》云，霍亂吐利，手足冷，脈伏，金液丹主之。米穀直下，百藥不效。溫米飲下五十丸，未知，再服，以氈帛裹兩足，以熱湯澆淋，以防轉筋入腹。

淋洗方之治反吐。

○枇杷葉散（《本事方》），治嘔吐利鬲。枇杷葉（去毛），人參（各二錢半重），茯苓（一兩一分），茅根（一兩一分），半夏（一兩三分二錢）。右細剉，每服四錢，水一盞半，生薑七片，慢火煎至七分，去滓，入檳榔末半錢，和匀服之。（龐老方）

○白朮散（同），食後多吐，欲作翻胃。澤瀉　白朮　茯苓各等分。右細末，每服一二錢，沸湯調溫服。

○竹茹湯（同），治胃熱嘔吐。乾葛（三兩），甘草（三分，炙），半夏（三分）。右麤末，每服五升，水二盞，薑三片，竹茹一彈子大，棗二個，同煎，去滓，溫服。胃熱者，手足心熱。政和中，一宗人病傷寒，得汗身涼數日，忽嘔吐，藥與飲食俱不下。醫者皆進丁香、藿香、滑石等藥，嚥即吐。予曰，此正汗後，餘熱留胃脘。孫兆竹茹湯正相當爾，亟治藥與之，即時愈。

○良槐花散亦相類，治熱吐槐花散。皂角（去皮，燒，令煙絕），白礬（熬，全沸定），槐花（炒），甘草（炙）。右四味等分爲末，每服二三錢，白湯調下。嘉興李使君曾病嘔，每食訖輒吐，如此兩月，服反胃藥愈甚。或謂有痰飲，投半夏旋覆之類，亦皆不驗。幕下樂判官授此方，服之即差。又有一老青衣久病嘔，與服之又差。大凡吐，多是膈熱，熱且生涎，此藥能化胃膈熱涎，特有殊效。

冰壺湯，治霍亂嘔吐不止。

高良薑五兩生用，剉，

右麤末，每服四五錢，水一盞半，棗三個去核，煎至半分，去滓，用水沉冷，頓服立定，二三服，一度煎冷頻進。

厚朴湯，治霍亂嘔吐，不思飲食。

厚朴二兩薑汁炙，　人參　白朮各一兩二分　半夏麴　陳皮各一兩

右麤末，每服五錢，水一盞，薑三片，棗三個去核，煎七分，去滓，溫服，不拘時，二三服。

返魂湯，治一切霍亂嘔逆，手足厥冷。

鹽一兩　生薑四兩洗切片，

右分作三服，用童子小便一盞半，煎一盞，去滓，溫服，頻二三服。

小木香散見上

霍亂四逆

論曰，四肢爲諸陽之本，陽氣之所通也。霍亂吐利，陽氣暴厥，故四肢逆冷，而脈微欲絕也。古法治四逆，專於通脈，蓋榮衛行流，氣道升降，則手足自和，逆者順矣。

茱萸湯，治霍亂多寒，手足冷厥，脈絕四逆手足逆冷也。

吳茱萸　當歸　桂　芍藥各三兩　細辛　木通　甘草炙，各二兩

右麤末，每服五錢，薑三片，棗三個打破核，水一盞，酒半盞，煎八分，去滓，溫服，日二三服，夜一二服。

理中湯，治霍亂嘔逆，四肢厥冷，煩悶流汗，飲食不化，心腹虛滿，拘急短氣。

麥門冬去心，焙，六兩　人參　白朮各五兩　乾薑六兩　甘草炙，五兩　附子炮　白茯苓各三兩

右麤末，每服四五錢，水一盞半，煎一盞已下，去滓，溫服，日三五服。

通脈四逆湯，治霍亂脈微欲絕，或惡寒，四肢拘急，手足厥冷，或吐利已定，汗出而厥，四逆不解。

甘草二兩，炙　附子一兩，炮　乾薑三兩

右剉散，每服五錢，水一盞半，煎一盞，去滓，溫服。連二三服，脈出即愈。面色赤者，加葱白五莖同煎。腹痛，即去葱白，加芍藥二兩。嘔甚，加生薑五片同煎。咽痛，去芍藥加桔梗，並人參二兩，以吐利止爲度。

桔梗湯，治霍亂吐利已定，汗出厥冷，四肢拘急，腹中痛不解，脈欲絕。

桔梗一兩，剉炒　甘草炙　附子各二兩　乾薑一兩，炮

右麤剉，每服四五錢，水一盞半，煎一盞，去滓，溫服，日三五服，夜一二服。

乾薑湯，治霍亂吐下，虛冷厥逆。

乾薑炮　甘草炙　人參各二兩　附子二分，炮

右㕮咀，每服六錢，水二盞，煎一盞，去滓，溫服，頻二三服。下利甚則加龍骨二兩，腹痛不止加當歸二兩，切焙。

霍亂欲死

論曰，霍亂欲死者，真氣厥而邪氣盛也。或邪氣暴爭，而未得吐利。或吐利雖極，而邪氣猶勝，故真氣爲之困乏，其證煩悶痞滿，四逆自汗，脈微若絕者是也。此由陰陽痞隔，不得升降。《內經》所謂出入廢則神機化滅，升降息氣立孤危。

吳茱萸湯，治霍亂多寒，手足厥冷，脈絕。

吴茱萸炒洗　當歸炒　桂　芍藥各三分　細辛　木通　甘草炙，各二分

右㕮咀，每服五錢，水一盞，酒半盞，薑三片，棗三個，煎一盞，去滓，溫服。若氣痞，加葛根半兩，去棗。

生薑散，治霍亂吐不止，欲死。

生薑二兩，切焙　陳皮　乾木瓜各一兩

右細末，每服三四錢匕，溫水服下，連進三五服。

白朮湯，治霍亂脾胃氣攻，腹脹滿，不下食。

白朮一兩半　枳殼麸炒，一兩一分

右麤末，每服五錢，棗三個去核，水一盞，煎六分，去滓，空心溫服，朝午晡各一服。

厚朴湯，治霍亂吐利腹脹。

厚朴薑製，四兩　枳殼製，一兩二分

右麤末，每服五錢，薑五片，水一盞，煎七分，去滓，溫服，日三夜一。

半夏湯，治霍亂心下堅滿，妨悶。

半夏三兩三分　人參一兩二分　白茯苓二兩二分

右㕮咀，每服五六錢，水一盞半，薑五片，煎一盞，去滓，溫服，日二服夜一服。

霍亂昏塞下利昏矇而遺屎也。

論曰，霍亂昏塞下利者，其人脾腎久虛，陽氣不足，因風冷之氣客於三焦，傳於胃府，使水穀不化，清濁相干，吐利不止，致令真氣暴虛，陰陽離守，神識不明，大便遺利，無所覺知。茯苓安心湯，治霍亂虛寒，

精神不守，泄利不止，語聲不出。

白茯苓　人參　乾薑（炮）　桂心　遠志（去心苗，各一兩半）　甘草（炙，一兩）

右麤末，溫服，日二三服，不拘時。

理中湯，治霍亂暴利不自知。

人參　白朮　乾薑　甘草（炙，各二兩）

右麤末，每服五六錢，水一盞半，煎一盞，去滓，溫服，日二三服，夜一二服。

龍骨湯，治霍亂下利，手足逆冷，昏塞不自覺知。

龍骨（燒）　附子（炮，各二兩二分）　人參　乾薑　甘草（炙，各三兩）

右㕮咀，每服五錢，水一盞，煎七分，去滓，溫服，日夜五七服，頓可治之。

吳茱萸散，治霍亂暴利，昏塞不自覺知。

吳茱萸（二兩）　陳皮（四兩）

右細末，每服四五錢匕，米飲服，不拘時，晝夜四五服。

乾霍亂（今俗中不知之，而稱爲內癰，妄作治，誤人性命，可悲哉。）

論曰，乾霍亂之狀，不吐不利，氣喘悶絕，而心腹脹痛是也。腸胃挾實，與冷氣相搏，正氣暴衰，神志昏冒，上下隔塞，白汗自出，治之稍緩，則不可［救］。

鹽湯，治乾霍亂，上不得吐，下不得瀉，但冷汗自出，悶絕將死。

鹽（一錢匕）　童子小便（一盞）

右和調，溫服，少頃吐下愈。

木香散，治乾霍亂，不吐不瀉，但壅悶脹滿或疞痛。

木香　青皮　檳榔子生　大黃剉炒，各一兩一分　桔梗剉炒，二兩二分　桂　白朮各三兩三分　人參五兩

右細末，每服四五錢匕，以冷生薑湯調下，以差爲度，日夜三五服。

陳橘皮湯，治乾霍亂，腹脇脹滿，不吐不利，心胸悶亂不可忍。

陳皮焙，三兩　山椒去目及閉口，炒出汗，四十粒　私云百粒

右麤末，每服五錢匕，水一盞半，薑五片，煎一盞，去滓，溫服，不拘時，日二三服，夜一二服。

活命飲，治脾元虛損，霍亂不吐瀉，腹脹如鼓，心胸痰塞。

鹽一合四兩歟　生薑半兩　甘草一分　葛根半兩　丁香十二粒

右麤剉，用童子小便一盞半，煎一盞，去滓，分爲二度溫服。

二勝散，治乾霍亂，不吐不利，令人昏冒煩亂，氣短上下膈塞，冷汗自出。

訶子皮　乾薑各二兩

右不擣碎，全塊用水二盞，於銚子內煮盡水，取出，切焙乾爲細末，每服四五錢匕，陳米飲服三五服。

中惡霍亂是又人不知，爲內癱，甚謬。

論曰，中惡霍亂者，客邪內干，正氣暴亂，使胃中食物不化，氣道否結，不得宣通，令人心腹卒痛，吐利煩悶。甚則精神冒昧，靡所知識，此得之鬼氣所作也。

丹砂丸，治中惡霍亂垂死。

辰砂研，二分　附子炮，一兩　雄黃研，八豆許

右三味爲末，先以巴豆三十八粒，去皮心膜，別研出油，後入藥末，研和勻，以煉蜜如麻子大，每服五

丸或七丸或十丸乃至二十三十丸，米飲服下，瀉後與冷粥少許即定。

麝香散，治卒中惡，霍亂，心腹刺痛，去惡氣。

麝香（研，二錢半重） 犀角 木香（各一兩一分）

右細散，每服二三錢匕，空心熟水服之，日三五服，夜一二服。又但以醋和麝香一錢，連一二服，尤神妙。

白朮湯，治中惡，霍亂吐利，手足麻痺或轉筋。

白朮 木瓜（去瓤，焙） 人參（各一兩） 甘草（炙） 乾薑（炮，各半兩）

右麤末，每服四五錢，水一盞，薑五片，棗三個，煎七分，去滓，溫服，不拘時，日夜三五服。

橘皮湯，治中惡，霍亂吐利，心煩。

陳皮 木瓜（切，焙） 桂 草豆蔻（去皮） 甘草（炙，各一兩）

右麤末，每服四五錢，水一盞，煎七分，去滓，溫服，不拘時，日夜五七服。

木香散，治中惡，霍亂心腹痛，煩悶。

木香（炮，三分） 檳榔（生，一兩） 青皮 桂心 桃人（炒） 人參（各半兩）

右細末，每服三四錢匕，溫酒調服，不拘時，日夜三五服。

霍亂嘔噦

論曰，霍亂嘔噦者，陰陽冷熱不調，清濁相干，胃氣不和，風冷加之故嘔，嘔不止則噦。

四順湯，治霍亂嘔噦，手足冷，脈絕。（見於上霍亂吐利中）

橘皮湯，治霍亂嘔噦不止。

陳皮二兩　甘草炙，一兩　枇杷葉拭去毛，炙，二兩

右麤末，每服四五錢，水一盞，薑三片，煎七分，去滓，溫服，經半時再進，又三服，愈止，亦發亦服。

半夏湯，治霍亂，氣厥，嘔噦，不得息。

半夏二兩　甘草炙　人參　前胡　桂心各一兩

右麤末，每服五錢，水一盞半，薑五片，黑豆百粒，煎七分，去滓，溫服。

糯米飲，治霍亂卒噦。

糯米爲粉

右每服五六錢匕，以井花水調服，不拘時。

生薑飲，治霍亂嘔噦。

生薑五兩，切片

右以水三盞，煎一盞半，去滓，分三服服之，不拘時。

自外嘔噦之藥方，可見嘔噦門中。

霍亂轉筋

論曰，霍亂轉筋，緣風冷傷於三焦，傳於脾胃，脾胃得冷則陽氣不得宣行，致四肢筋絡不得舒緩。其候冒悶不安，脛筋攣結，腨肉緊痛，反急於上也。又腳氣篇有此候，治方有通別。

杜仲湯，治霍亂轉筋。

杜仲炒，一兩一分　桂一兩　甘草炙，一分

右麤末，每服四五錢，薑三片，水一盞，煎六分，去滓，溫服，連二三服。

肉豆蔻湯，治霍亂轉筋。

肉豆蔻兩半　人參二兩　桂心　吳茱萸各一兩半，炒

右麤散，每服五錢，薑三片，水一盞半，煎至一盞，去滓，溫服，頻三五服。

厚朴湯，治霍亂轉筋，脈微而細，此風寒客於胃，吐瀉不止。

厚朴　乾木瓜各一兩　高良薑　香薷　陳皮　紫蘇子各半兩

右麤末，每服五六錢，薑五片，鹽少許，水一盞半，煎八分，去滓，溫服。

生薑酒，治霍亂轉筋，入腹欲死。

生薑五兩，切

右一味，用酒三盞，煎二盞，頓二服，即立差。

鹽榻方，治霍亂轉筋入腹。

鹽三合

右以水五升，煎取三升許，浸青布，搨轉筋之上。

○《本事方》青金丹，治霍亂吐瀉不止及轉筋諸藥不效者，一粒治一人。硫黃一錢重，研　水銀八錢重。右二味，銚子內炒，柳木篦子不住攪勻，更以柳枝蘸冷醋，頻頻洒，候如鐵色，法如青金塊方成，刮下再研如粉，留少半爲散。餘以粽子尖三個，醋約半盞，研稀稠得所成膏和圓如雞頭大，辰砂爲衣，每服一圓，煎丁香湯磨化下。熱風服散子，丁香湯調下一錢。傷寒陰陽乘伏，用龍腦冷水磨下，日三二服。

霍亂轉筋灸穴《備急灸法》最秘穴。

孫真人治霍亂轉筋，及卒然無故轉筋欲死者，灸足兩踝尖各三炷，炷如綠豆大。轉筋在股內，灸兩踝尖。

若轉筋在腿外，灸兩外踝尖。踝者，即俗稱腳塊子是也。男女同方。

○《養生必用方》云，霍亂吐利，以氊帛裹兩足，用熱湯澆淋，以防轉筋入腹云云，淋洗方是也。

私云，三炷者，古法也。今則可灸七壯或十五壯，灸而得平。若再三發動，再三可灸之。又手肘轉筋，不問內外轉，自手掌後，四指一夫，兩筋間，可二七壯灸之。

《備急灸法》又云，葛仙翁治霍亂已死，諸般符藥不效者，云此法特暴起死回生，不在方藥，大抵理趣精玄，非凡俗所知。急灸兩肘尖各十四炷，炷如綠豆大。

私云，又可灸巨闕、胃脘、水分、脾俞等云云。

霍亂雜治

麥門冬湯，治霍亂吐利不止，渴甚。

麥門冬　栝樓人　人參　陳橘皮各半兩　厚朴一兩

右麤末，每服四五錢，水一盞，煎七分，去滓，溫服，日二三服。無栝樓人，可用根。

人參湯，治霍亂吐利，渴燥不止。

人參三分　葛根　白朮　桔梗剉炒　赤茯苓各半兩

右麤末，每服五錢，水一盞，煎七分，去滓，溫服，日二三服。

糯米飲，治霍亂渴甚。

糯米不以多少

右淘取泔水，頻飲之，即定。

人參湯，治霍亂乾嘔。

人參　甘草炙　陳皮各二兩

各麤末，每服四五錢，水一盞，葱白五莖，煎六分，去滓，溫服，日二三服。

高良薑湯，治霍亂，飲食輒嘔。

高良薑三兩

右麤剉，每服三四錢，水一盞，生薑五片，煎七分，去滓，溫服，日二三服。

龍骨湯，治霍亂後，虛冷腹痛，下利不止。

龍骨　當歸焙切　乾薑炮　甘草炙　人參各一兩　附子炮，半兩

右剉散，每服五錢，水一盞半，煎八分，去滓，熱服，日三夜一服。

私云，加肉豆蔻、縮砂。

石榴湯，治冷利洞泄，及赤白滯利。

酸石榴大一個，全皮　黃連一兩　乾薑炮，二兩

右㕮咀，每服五錢，水一盞半，煎一盞，去滓，入阿膠二三片，令烊頓服之，日三五服。

訶梨勒丸，治霍亂後水瀉，腸胃冷滑。

訶子皮麵炮，訶皮併麵俱用，二兩　乾薑　龍骨　赤石脂各一兩

右細末，以麵糊爲丸如梧子大，每服五十七十乃至百丸，空心以米飲，日二三服。

赤石脂湯，治霍亂下焦熱結，或下利膿血，煩痛熱毒，魚腦赤血雜毒，臍腹㽲痛不可忍，裏急後重。

梔子一兩　黃檗半兩　茜根三分　赤石脂四兩　白朮一兩半　乾薑一兩　升麻一兩半　地榆一兩　烏梅肉焙，一兩　陳米炒，半兩

右麤末，每服五錢，水一盞半，煎八分，去滓，溫服，空心食前，日夜三五服。

私云，秘澀有痛，加甘草一兩。滑數不止，加礬石燒枯一兩二分。

茯苓湯，治霍亂心下結，氣連胸背痛及吐酸水，日夜不止。

赤茯苓　厚朴　吳茱萸各一兩　人參　陳皮各二兩　白朮三兩

右麤末，每服五錢，水一盞半，薑三片，煎八分，去滓，溫服，日三服，夜一服。

橘皮湯，治霍亂煩燥，臥不安。

陳皮　人參各三兩

右麤末，每服五錢，水一盞半，薑三片，煎八分，去滓，溫服，日二三服。

覆載萬安方卷第十一

嘉曆元年七月五日以清書本朱墨加愚點了

性全

朱墨之紙數貳拾六丁

覆載萬安方卷第十二

覆載萬安方卷第十二

性全　撰

心痛門

論曰，心爲君主之官，神明之府。正經不受邪，其支別之絡脈，爲風寒邪氣所乘，令人心痛。蓋寒邪之氣，痞而不散。內干經絡，則發爲心痛。乍間乍甚，乃其證也。心甚者，有急痛如鍼錐所刺者，有其色蒼蒼，終日不得太息者。有臥則從心間痛，動作愈甚者。有發作種聚，往來上下，痛有休止者。或因於飲食，或從於外風，中藏既虛，邪氣客之，痞而不散，宜通而塞，故爲痛也。若夫真心不痛，痛即實氣相搏，手足厥冷，非治療之所及，不可不辨也。

〇間，閑也。又間斷之義也。

附子湯，治心痛如刺，或繞臍絞痛，白汗。

附子（大者炮，二個）　川芎　乾薑　厚朴　吳茱萸（洗炒）　甘草（炙，各一兩）

右㕮咀，每服五錢匕，水一盞半，棗三個，煎七分，去滓，溫服，日一二服。

薑黃散，治心痛不可忍。

薑黃（炒，一說云老生薑也）　當歸（炒，各一兩）　木香　烏藥（炒，各半兩）

右細末，每服四五錢，煎茱萸湯，入醋少許，調下。

胡椒丸，治心痛，精神悶亂。

胡椒　高良薑　烏頭炮，各二兩二分

右細末，米醋三盞，熬令硬輭得所，丸如皂子大，每服三五丸，或十二十丸，鹽湯嚼下，婦人醋湯服下。

莎草根散，治心痛。

莎草根炒，去皮，香附子也　丁香炒，各三兩

右細末，每服二三錢，以酒一盞，煎三兩，沸熱服，以愈爲度。

人參湯，治心痛。

人參一兩半　吳茱萸洗，炒一兩

右麤末，每服四錢，水一盞，生薑三片，棗三個打破，煎七分，去滓，溫服，日二三服。

紫桂煮散，治暴心痛。

桂　高良薑　當歸各一兩　吳茱萸半兩　厚朴各三分

右細末，每服三四錢，水一盞，薑三片，棗三個打破，煎六分，不拘時，熱服，晝夜三。

三聖散，治卒心痛，不可忍。

附子炮　蓬莪朮各二兩　胡椒一兩

右細末，每服三四錢，熱酒服，婦人醋湯服下，不拘時。

高良薑散，治暴心痛。

高良薑　芍藥各五兩

右細末，每服三四錢，溫酒調服，不拘時。

鶴蝨丸，治久心痛，經年不止。

鶴蝨炒　木香　檳榔　陳皮　蕪荑炒，無苦楝根皮　附子炮　乾薑各二兩二分

右細末，蜜丸如小豆大，每服三十五十丸，食前以橘皮湯服，日二三服。

木香散，治心痛久不差。

木香半炒半生　吳茱萸洗炒　當歸焙　甘草炙　芍藥炒　細辛各二分　檳榔　乾薑　桂去麤皮，各一兩

右細末，每服四五錢匕，生薑炒，鹽湯服之，日二三服。

丁香湯，治久患心痛不止。

丁香　胡椒炒，各二分　陳皮　桂心　茴香炒　甘草炙，各二兩

右麤末，每服四五錢，水一盞，煎七分，去滓，溫服，日二三服。

二物湯，治肝心痛連兩脇，不得太息，色蒼蒼如死灰狀是也。蓋肝在色爲蒼，今肝虛受邪，傳爲心痛，故色蒼蒼而不澤，拘攣不得太息也。

野狐糞燒灰，五兩　薑黃剉炒，三兩

右細散，每服二三錢匕，溫酒空腹，日中晚食前各一服。

紫苑丸，治肝心痛連兩脇，不得太息。

紫苑根　桔梗剉炒　白朮　木香　當歸焙，各半兩　郁李人湯浸，去皮，炒　桂心去麤，各三分

右細末，蜜丸如小豆大，每服空腹三十五十丸，以檳榔湯服之。

厚朴湯，治脾心痛，今脾虛受病，氣上乘心，故其爲痛特甚。古方謂如鍼錐所刺，迫急者是也。

厚朴（薑製） 吳茱萸（炒） 人參（各二兩二分）

右麤末，每服五錢，水一盞半，生薑三片，棗三個（打破），煎七分，去滓，溫服，空心日午臨臥各一服。

吳茱萸湯，治脾心痛如刺，或繞臍疞痛，汗出。

吳茱萸 乾薑 厚朴 甘草（各一兩） 附子（炮，二分）

右麤末，每服四五錢，水一盞半，棗三個，煎七分，去滓，溫服，食前日二三服。

六氣湯，治脾胃傷冷，心腹疼痛，霍亂吐瀉，痛歸於心而腹脹，是爲胃心痛。

白朮 高良薑 桂 陳皮 茴香（炒） 甘草（炙，各三兩）

右麤末，每服四五錢，水一盞，生薑三片，煎七分，去滓，熱服，日二三服。

高良薑散，治胃氣極冷，卒病心痛，吐逆寒痰，飲食不下。

高良薑（三兩）

右裹紙浸酒，入慢火内煨，令熟，切焙爲末，每服二三錢匕，米飲服之。

高良薑湯，治腎寒氣逆，上乘心痛。腎心痛者，心痛與背相引，瘛瘲如物從後觸其心，身傴僂者是也。

高良薑 厚朴 桂心（各三兩） 當歸（二兩）

右麤末，生服五錢，水一盞半，煎八分，去滓，食前溫服，日二三服。

九種心痛

論曰，九種心痛，曰蟲、曰注、曰風、曰悸、曰食、曰飲、曰冷、曰熱、曰去來者是也。治病必求其本，今九種心痛，其名雖異而治療各有其法。善醫者，惟明攻邪以扶正，則九種之痛，其治一也。

無比丸，治九種心痛。

高良薑炮　縮砂人　桂心　乾薑炮　赤芍藥各三兩

右細末，醋麵糊爲丸如小彈子大，每服二三丸，生萊菔一兩片和藥，細嚼，熱湯服下，不拘時。

乾漆丸，治九種心痛，及腹脇積聚滯氣。

乾漆炒，令煙出，五兩

右細末，醋麵糊丸如梧子大，每服十丸或二三十丸，溫酒服下，醋湯亦得。不拘時，日二三服。

萬靈丸，治九種心痛。

石菖蒲根五六兩，忌鐵器

右細末，醋麵糊丸如彈丸大，以辰砂爲衣，每服一二丸，男子鹽湯嚼下，女人醋湯服，日二三服。

九痛丸《局方》《三因》，治九種心痛，兼治卒中惡，腹脹痛，口不能言。又治連年積冷，流在心胸，並冷腫痛上氣，落馬墜車瘀血等。

附子炮，三兩　狼毒炙香，一兩　巴豆去皮心膜，炒香，一兩　人參　乾薑炮　吳茱萸洗焙，各一兩

右爲末，蜜丸如梧子大，每服三丸五丸，或二三十丸，空腹溫酒服，卒中惡，心痛不能言，服三五丸。

茯苓湯，治停飲心痛，先服枳殼湯，吐盡於痰後，可服此茯苓湯。

枳殼湯治風痰心痛，食則吐清水，痛連胸背，不可忍

枳殼炒，半兩　苦參　甘草生，各一兩　燈心二十莖

右麤，每服五錢，水一盞，煎六分，入鹽半錢，茶末一錢，煎五六沸，去滓，溫服，食後再服，以紙捻探喉中令吐，吐定更服之，以痰盡爲度。次宜服茯苓湯。

白茯苓一兩　人參一分　麥門冬一兩一分

右麤末，每服五錢，水一盞半，薑三片，煎八分，去滓，溫服，良久，煮淡粥補之。

桂朴散，治心痛多唾。

桂　厚朴各一兩三分　吳茱萸一兩

右細末，每服三四錢匕，溫酒調服，日二三服。

蟲心痛

論曰，諸蟲在人身中，若府藏平調則自安其所。若藏氣虛弱，或食因肥甘過度，致動腸胃間諸蟲，其蟲往來上攻於心絡，則令人心痛。痛有休止，腹中熱，數吐涎出，是蚘心痛也。宜速療之，不療蟲貫心則能殺人。

木香湯，治三蟲心痛，面黃不食。

木香　檳榔煨　陳皮各三分　東引石榴根炙，一兩半　吳茱萸一分　薏苡根炙，一兩

右麤末，每服五六錢，水一盞，煎七分，去滓，溫服，日一二服，經兩三時再服。

乳香散，治蚘心痛。

乳香二分　鶴蝨炒，一兩二分　檳榔三兩

右細末，每服四五錢匕，以大麻子汁服之，以蟲下爲度。

檳榔丸，治蟲兼氣心痛。

檳榔一兩半　陳皮一兩　雷丸二分　牽牛子炒末，二兩　木香半兩

右細末，蜜丸如小豆大，每服三十丸，橘皮湯服，空心日午臨臥各一服。

茯苓防風湯，治虛冷，胸滿短氣，心痛嘔吐，風邪冷氣傷於心，皆能致痛。若陽氣偏虛，宿挾冷滯。又

因飲食傷動而致心痛，則其病喜溫而惡寒，其氣慘而不舒。甚者四肢厥冷，攻心而發痛。

防風　赤茯苓各一兩　桂心三兩　甘草炙，一兩　乾薑二兩　人參一兩半　半夏二兩

右麤末，每服五六錢，水一盞半，薑五片，棗一個，煎八分，去滓，溫服，空心日午臨臥各一服。

丁香湯，治中惡心痛，心神安靜則邪無得而干。若心氣不足，精神衰弱，則邪惡之氣因得干正，連滯心絡，令人氣不升降，卒然心痛如刺，悶亂欲死者，中惡心痛也。

丁香　芍藥炒　檳榔濕紙裹煨　吳茱萸各一兩　白朮三分

右麤末，每服四五錢，水一盞，煎七分，去滓，溫服，日三五服。

當歸湯，治惡注兩脇連心痛。凡人將理失度，陰陽俱虛，血氣不足，復因風寒暑濕，客忤邪惡之氣，乘虛入於肌體，流注經絡，伏留臟腑，毒擊心包，時發疼痛，積滯日久，轉相注易，故云注心痛也。

當歸切，焙，一兩　木香三分　檳榔五個，煨　麝香小許，別研

右除麝香外，麤末，每服三四錢，童子小便一盞，水半盞，煎八分，去滓，入麝香一字，再煎一沸，溫服，日二三服，夜一服，微利爲度。

桃枝湯，治心腹注痛不可忍。

桃枝東引者，切削皮，用枝白

右一味剉碎，長三寸如小指三十三枝，水二盞，煎七分，去滓，服未差，再三服，以愈爲度。

○真頭痛、真心痛，俱不可治。

《醫說》第五云，真心痛者，頭心之病，有厥痛，有真痛。手三陽之脈受風寒，則名厥頭痛，入連在腦者，名真頭痛。又其五藏氣相干，名厥心痛。其痛甚，但在心。手足青者，名真心痛，其真心痛者，旦發夕

死，夕發旦死。

又云，《崔元亮海上方》上下兩卷也，治一切心痛，無問久新，以生地黄一味，隨人所食多少，擣取汁，搜麪作餺飩食之，或作冷淘服之，良久當利出蟲長一尺許，頭似壁宮，後不復患。《劉禹錫傳信方》云，貞元十年，通事舍人崔抗女患心痛，垂氣絶，遂作冷地黄淘食之，便吐一物，可方一寸以來，如蝦蟇狀，無目足等，微似有口，蓋爲此物，所食自此頓愈。麪中忌用鹽《本事方》。又云，張思順盛夏調官都城，苦熱，食冰雪過多，又飲木瓜漿，積冷干中，遂感脾疼之疾，藥不釋口，殊無退證。累歲日齋，一道人適，道人曰，我受官人供，固非所惜，但取漢椒二十一粒，浸於漿水盌中，一宿漉出，還以漿水，吞之。若是而已。張如所戒。明日，椒才下腹即脱然，更不復作《類編》。

〇餺飩，如餺飣，胡飩也。

〇蝍蝂，一名壁宮，亦名壁鏡。

《備急灸法》云，甄權治卒暴心痛厥逆欲死者，灸手掌三寸兩筋間，左右各十四壯，男女同法。

私云，凡心痛人人雖相患，女人多有此痛，雖非蟲痛，諸心痛，但以遇仙丹常瀉之，必有驗矣。而以益智散、鐵刷湯、紅圓子、膈氣散、沉香降氣湯之類，徐徐消磨之，無不差也。又蒜食鹿肉亦宜也。

心痛灸穴

諸心痛，可灸巨闕五十壯，亦可灸第五椎左右百壯。

心痛有三蟲，多涎，不得反側，可灸上脘五十壯。

心痛身寒，難以俛仰，心疝衝冒，死不知人，可灸中脘五十壯。

心痛如錐刀刺，氣結可灸膈俞三十壯，若五十壯。

心痛冷氣，上可灸龍頷穴百壯。龍頷穴在鳩尾骨尖上一寸五分，不可鍼。卒心痛，可灸手足指端三壯五壯，又可灸心腧百壯。

胸痺痛（心巨闕之間痛也。胸兩乳間，胸背俱痛云胸痺也。）

論曰，虛極之人，爲寒邪所客，氣上奔迫，痺而不通，故爲胸痺。其證堅滿痞急，或胸中愊愊如噎塞，或胸背皆痛，或胸滿短氣，欬唾引痛，煩悶，白汗出。或心痛徹背，或肌痺皮痛，是皆閉塞而不通也。

理中湯，治胸痺。

人參　甘草（炙）　白朮　乾薑（各一兩半）

右麤末，每服五錢，水二盞，煎一盞，去滓，溫服，空心日午臨臥各一服。若胸築者，此爲腎氣動也。去白朮加桂二兩。若臍上築，吐多者，去朮加生薑一兩二分。下利多者，復用朮。悸者，加茯苓一兩。（私云，茯神尤佳。）渴者加朮二兩一分，腹中痛加人參二兩一分，寒者加乾薑二兩一分，腹滿者去朮加附子一個。服此藥後，食稀粥，衣覆取微汗。

治胸痺枳實湯

枳實（麩炒，半兩）　栝樓實（一個，全者）　厚朴（薑汁炙，各三兩）

右剉散，每服五錢，水二盞，煎一盞，去滓，溫服，空腹日二三服。一方加半夏（二兩）。又但枳實（四個），厚朴（三兩），如前煎服，尤佳。

橘皮湯，治胸痺連心，氣悶，喉中塞不通。

陳皮（二分）　赤茯苓　枳殼（各一兩）　栝樓實（二個，全用）　桂　甘草（炙，各二分）

右麤末，每服五錢，水二盞煎一盞，去滓，空心溫服，日二三服。

四溫散，治寒客在胸中，欝而不散，堅滿痞急，名胸痺。

附子炮　蓬莪朮煨，各二兩　胡椒　枳實數炒，各一兩

右細末，每服四五錢匕，熱酒服，日二三服。

五味丸，治心下堅痞胸痺。

桂心　訶子皮　檳榔各二兩　附子炮　乾薑各一兩二分

右末蜜丸如梧子大，每服三十、五十或七八十丸，溫酒服。或薑湯服。

私云，堅痞如癖，可蓬莪朮二兩、京三稜一兩。

黃耆湯，治胸痛，遇寒氣胸膺兩乳間刺痛，甚則引背胛，或徹背膂，欬唾引痛，是皆可用。

桔梗炒，二兩　黃耆　沉香　當歸各一兩　川芎　人參　甘草　紫蘇葉各半兩

右麤末，每服四五錢，水一盞，煎七分，去滓，溫服，不計時，日夜三五服。

白朮枳實散，治胸痛。

枳實數炒　陳麴炒　白朮各三兩

右細末，每服三四錢，溫酒服之，空心日夜四五服。

薏苡根飲，治卒苦煩，攻胸痛。

薏苡根

右㕮咀如麻豆大，每服五錢，水一盞半，煎一盞，去滓，溫服，日夜四五服。

胸痺心痛灸穴

胸痺心痛，灸膻中百壯。胸痺滿痛，可灸期門，隨年壯。

厥逆胸痺膺腫頸痛，謂之厥逆也。

論曰，有病膺腫頸痛，胸滿腹脹，病名厥逆。夫陰陽升降則氣流而順，若上實下虛則氣厥而逆，令陽氣有餘於上，壹欝於胸腹間，故膺腫頸痛，胸滿腹脹，而爲氣逆之證也。治法不可灸，亦不可鍼，惟調順陰陽，使升降無礙，則病自愈。

調中丸，治厥逆病，三焦不調，升降否隔，頸痛膺腫，胸滿腹脹。

人參　赤茯苓　桔梗剉炒　陳皮　白朮　半夏麴　沉香　檳榔　藿香葉各一兩

右細末，蜜丸梧子大，每服五十丸或七十丸，溫生薑湯服下，不拘時。

人參湯，治厥逆三焦不調，及脾胃氣攻，頭面虛腫，氣喘心急，脹滿。

人參　赤茯苓　厚朴　紫蘇子炒　大腹皮　桑白皮　檳榔各一兩　陳皮　防己各一兩半

右麤末，每服五錢，水一盞，薑五片，葱白三莖，煎八分，去滓，空心服，不拘時。

高良薑湯，治厥逆腹滿妨痛，或上衝心。

高良薑　檳榔　木香　當歸各一兩半　吳茱萸洗炒，一兩

右麤末，每服四五錢，水一盞，煎七分，去滓，空腹溫服，不拘時。

紫蘇子湯，治厥逆，及冷氣逆滿不能食。

紫蘇子炒　陳皮　人參　赤茯苓　厚朴　杏人炒　枇杷葉拭毛炙，各二兩

右麤末，每服四五錢，水一盞半，生薑三片切焙，煎一盞，去滓，溫服，日夜四五服。

茯苓湯，治厥逆滿急，食飲妨悶。

赤茯苓三兩　桔梗剉炒，二兩　厚朴　白朮　人參各二兩　陳皮一兩半

右麤末，每服四五錢，水一盞，薑三片，煎六分，去滓，溫服，日夜四五服。

覆載萬安方卷第十二

嘉曆元年七月七日巳刻朱墨同時加愚點了

性全

《翰良方》云，小建中湯，治腹中切痛。

桂　生薑切，各三分　甘草炙，半兩　大棗十二枚，打破　白芍藥二兩半　膠飴二兩已上並細剉

右以水二盞，煮取九合，去滓，內飴，更上火微煮，令飴化，溫服三合，日三服。嘗有人患心腹切痛不可忍，累用良醫治之，皆不效。灸十餘處，亦不差。士人陳丞，善醫，投一藥遂定。問之，乃小建中湯也。此藥偏治腹中虛寒，補血尤止腹痛。常人見其藥性溫平，未必信之。古人補虛，止用此體面藥，不須附子、硫黃。承用此藥治腹痛如神，然腹痛按之便痛，重按卻不甚痛，此止是氣痛。重按愈痛而堅者，當自有積也。氣痛不可下，下之愈痛，此虛寒證也。此藥尤相當。案《外臺》虛勞腹中痛，夢失精，四肢酸痛，手足煩熱，咽乾口燥，婦人少腹痛，宜服。張仲景《傷寒論》，陽脈濇，陰腹（脈）弦，法當腹中急痛，先與此。不差者，小柴胡湯主之。此二藥皆主腹痛，予已於小柴胡湯敘之。若作散，即每服五錢匕。生薑五片，棗三個大者，飴一栗大。若疾勢盛，須作湯劑，散服恐力不勝病。

朱墨之紙數貳拾六丁

覆載萬安方卷第十三　上

此第五十六卷雜方中有脾胃進食止瀉方

性全　撰

氣諸病九氣《病源論》《素問》，七氣《三因方》，脾胃、腸氣、冷熱、驚悸，此一卷諸病通治也。

論曰，夫百病皆生於氣，故有怒則氣上，喜則氣緩，勞則氣耗，悲則氣消，恐則氣下，寒則氣收聚，熱則腠理開而氣泄，憂則氣亂，思則氣結，九氣不同。怒則氣逆，甚則嘔血及食而氣逆上也。喜則氣和，榮衛行通利，故氣緩焉。悲則心系急，肺布葉舉，使上焦不通，榮衛不散，熱氣在内，故氣消也。恐則精卻，精卻則上焦閉，閉則氣還，還則下焦脹，故氣不行。寒則經絡淚澀，故氣收聚也。熱則腠理開竅，榮衛通，故汗大泄也。憂則心無所寄，神無所歸，慮無所定，氣亂矣。勞則喘且汗，内外迅，故氣耗矣。思則身心有所止，氣留不行，故氣結矣。又肺主於氣，若肺氣虚實不調，或暴爲風邪所乘，則腑藏不利，經絡痞澀，氣不宣和，而作諸氣病也。

《三因方》七氣論云，夫五藏六府，陰陽升降，非氣不生，神靜則寧，情動則亂，故有喜怒憂思悲恐驚七者不同，各隨其本藏所生所傷而爲病，故喜傷心，其氣散。怒傷肝，其氣擊。憂傷肺，其氣聚。思傷脾，其氣結。悲傷心胞，其氣急。恐傷腎，其氣怯。驚傷膽，其氣亂。雖七診自殊，無踰於氣。黄帝曰，余知百病生於氣也。但古論有寒熱憂恚，而無思悲恐驚，故似不倫類，於理未然。然六府無説，唯有膽者，蓋是奇恆淨府，非轉輸例，故能蓄驚而爲病。

《百一》《事證》等方云，有氣中一證，不可不知。此病多生於驕貴之人，因事激挫忿怒盛，氣不得宣泄，逆氣上行，忽然仆倒，昏迷不省人事，牙關緊硬，手足拘攣者，其狀與中風無異，但口內無涎聲，有此一證，即是氣中，不可妄投取涎發汗等藥，反生他病。但得與七氣湯分解其氣，散其壅結，其氣自止。七氣湯併進，效速。更與蘇合香圓云云。

論曰，陰陽雖大，未離乎氣，故通天下一氣爾。人生其間，大喜毘於陽，大怒毗於陰，一吐納，一動靜，何所逃哉，與氣流通而已。故氣平則寧，不平則病。《內經》曰，百病生於氣，喜則氣緩，悲則氣消，寒則氣收，熱則氣泄，恐則氣下，憂則氣亂，勞則氣耗，思則氣結，怒則氣逆，蓋榮衛通利，則氣舒而不迫，此喜所以氣緩也。神情慘悴，則氣虧而不全，此悲所以氣消也。經絡凝濇，則氣積而不散，此寒所以氣收也。腠理開通，則氣升而汗出，此熱所以氣泄也。精卻上閉，則氣還而不行，此恐所以氣下也。多愁慮則氣散，而無歸心，此憂所以氣亂也。內外煩動，則氣喘而且汗，此勞所以氣耗也。身心有止，則氣留而不行，此思所以氣結也。嗔恚傷甚，則氣上而嘔血，此怒所以氣逆也。此九氣者，證雖不同，大概診寸口脈伏，胸中逆氣，是諸氣上衝胸中，故上氣面腑腫膞息。

气氣圓，治寒氣、熱氣、愁氣、怒氣、驚氣、思氣、恚氣。

大黃二兩半　人參　半夏　吳茱萸洗炒　柴胡　乾薑炮　細辛　桔梗　菖蒲各半兩　赤茯苓　川芎　甘草炙　石膏　桃人　蜀椒去目合口者，出汗，各三分

右細末，蜜和丸梧子大，每服二十丸、三十丸，或五十丸，溫酒服，日夜各一服。一方加桂心半兩。

均氣丸，治一切虛冷氣，腹脇脹滿，胸膈滯悶，嘔吐酸水，不思飲食，藏府滑泄，臍腹疼痛。

木香 胡椒 乾薑炮 烏頭炮 茴香炒 蓽澄茄 青皮 陳皮 蓬莪朮煨 桂心去麤，各一兩 牽牛子以半斤炒末，用四兩

右細末，以麵薑汁糊丸如梧子大，每服三十丸、五十丸，或六七十丸。炒生薑，鹽湯服，日一二服，不計時。

紅豆蔻丸，治一切氣，飲食不消。

紅豆蔻去皮 木香 縮沙 檳榔 訶子皮炮 藿香葉各二兩 陳皮四兩 胡椒二分 蓽澄茄一兩 茴香炒，三兩

右細末，以酒煮麵糊丸梧子大，每服五十丸，空心食前臨臥各一服。生薑湯下，或加至七八十丸。

藿香湯，治諸氣不調，胸膈痞滯，升降不勻。

藿香葉 厚朴各一兩 青皮 甘草各三分 桂心半兩 乾薑炮 枇杷葉各一分

右麤末，每服四五錢，水一盞，薑三片，棗三個，煎七分，去滓，熱服，日三服，夜一服。

《事證方》云，大凡中風，切不可作一概用藥。有因喜樂而中者，傷於陽。有憂戚而中者，傷於陰。多因喜怒中得此疾，便覺涎多，昏憒，牙關緊急。若作中風用藥，非止不瘥，亦多殺人。有一婦人，因喪子憂惱過多，忽一日氣暈涎壅，牙噤。請一里醫，便作中風用藥，連投至寶丹二服，大下數行，一夕而卒。此證只可用蘇合香圓四五粒，此開灌之，即醒，然後隨虛實調理。

○《翰良方》云，一方有牛黃半兩，古方本無，乃後人加之。

私云，增加龍腦、麝香、辰砂各一倍，尤神驗。私云，去龜腦增加麝香，號麝香蘇合香圓。最虛冷人，並治蟲妙。

蘇合香圓

蘇合香一兩 熏陸香一兩 木香 白朮 丁香 白檀香 辰砂 沈香 香附子 犀角 蓽撥 安息香 麝香

訶子皮已上二兩　龍腦一兩

右爲細末，用安息香膏煉蜜和搗丸如梧子大，每服十二十三十丸，隨人強弱、疾輕重，可服之。中風、氣中，通可用之。

陳良甫作《大全良方》第七云，曾趙恭人鼻衄不止，諸治不差。予治之，先用蘇合香丸四丸，次用五苓散濃煎，白茅花湯調服即止。次用芎歸湯調理。又有一富室男子，鼻血不止，六脈洪數。究竟，云服丹藥太過，遂用黄連、黄芩、大黄爲末，煎服愈，調服亦可。又云，僕嘗治一人吐血，遂用蘇合香丸和雞蘇散服，即效。《大全良方》第七吐血章有雞蘇散二道，可見彼卷。

蘇合香圓，《蘇沈翰良方》三云，此方人家皆有恐未知其神驗耳。本出《廣濟方》，謂之白朮圓，後人編入《外臺》《千金方》等方。真宗朝嘗出蘇合香酒賜近臣，又賜蘇合香圓，自此方盛行於世。此藥大能安氣血，卻外邪。予所親見者。予所乘船，有一船工之子病傷寒日久而死，但心尚暖，不忍不與藥，棄已不救。試與蘇合香圓，灌之四圓乃省，遂差。予友人爲兩浙提點刑獄，嘗病大瀉，目視天地轉，神思已不理，諸藥不效，服蘇合兩彈圓許，頓覺輕爽，腹瀉亦止。予目視救人於將死者，不可勝記。人家不可無此藥，以備急難，瘟疫時尤宜服之。辟疫尤驗，以人參湯尤佳，蒼卒求人參不得，只白湯亦佳，勿用酒。古方雖云用酒下，酒多不效，切宜記之。東陽劉使君，少時嘗病瘵，日漸羸削，至於骨立，肌熱盜汗，勞狀皆具。人有勸服此藥，凡服八九兩，所苦都差。

療諸氣疾

理中丸《局方》，理中焦不和，脾胃宿冷，心下虛痞，腹中疼痛，胸脇逆，噎塞不通，嘔吐冷痰，飲食不下，噫醋呑酸，口苦失味，怠墮嗜臥，全不思食。又治傷寒時氣，裏寒外熱，霍亂吐利，心腹絞痛，手足不和，身熱不渴，及腸鳴自利，米穀不化。

白朮　乾薑　人參　甘草各五兩

右末蜜丸，每一兩作十圓，每服一二丸，嚼以沸湯服下，亦梧子大丸，每服五十丸亦得，大病新差，多唾不止，及新產人內虛，皆可服之。常服暖胃消痰逐飲，順三焦，進飲食，辟風寒，除濕冷邪氣。《無倦良濟方》蘇合香圓下云，親驗方治脾胃不和，胸膈痞悶，蘇合丸與理中理丸同煎服云云。《和濟方》第五痼冷篇，有附子理中圓。《本草序例》中云，今人使理中湯丸，倉卒之間多不效者，何也。是不知仲景之意，爲必效藥。蓋用藥之人，有差殊耳。如治胸痺，心中痞堅，氣結胸滿，脇下逆氣搶心，治中湯主之。人參、朮、乾薑、甘草四物等，共一十二兩，水入八升，煮取三升，每服一升，日三服，以知爲度。或作丸須雞子黃大，皆奇效。今人以一丸如楊梅計服之，病既不去，乃曰藥不神，非藥之罪，用藥者之罪也。今引以爲例，他可做此。然年高及素虛寒人，當逐宜減甘草。

紫蘇子圓《局方》，治一切氣逆，胸膈噎悶，心腹刺痛，脇肋脹滿，飲食不消，嘔逆欲吐，及治肺胃傷冷，咳嗽痞滿，或上氣奔急，不得安臥。

紫蘇子三兩　肉桂二兩　高良薑炒，二兩　人參二兩　陳皮四兩

右末，蜜丸彈子大，每服一二丸，嚼溫酒服之，米飲亦得，不拘時。小圓而三五十丸，或七十丸，服亦佳。若食瓜膾生冷，覺有所傷，噫氣生熟，欲成霍亂者，含化二三丸，細細嚥下，服盡，應時立愈。常服此藥，永不患霍亂，甚妙。

○消生冷瓜膾毒，治霍亂。

養脾圓《局》，治脾胃虛冷，心腹絞痛，胸膈滿悶，脇肋虛腸，嘔逆，心噫氣，吞惡酸，泄瀉腸鳴，米穀不

化，肢體倦怠，不思飲食。〇脾胃虛冷，不食泄痢。

大麥糵二兩，炒　白朮一兩　乾薑四兩　縮砂四兩　白茯苓二兩　人參二兩　甘草三兩

右末，蜜丸，每一兩作八丸，每服一二丸或三丸，嚼薑湯送下，食前服此藥，養胃進食。

嘉禾散亦名穀神散　治中滿下虛，五噎五膈，脾胃不和，胸膈痞悶，脇肋脹滿，心腹刺痛，可進飲食。或多痰逆，口苦吞酸，胸滿短氣，肢體怠惰，面色萎黃，如中焦虛痞，不任攻擊，藏氣寒不受峻補，或因病氣衰，食不復常，稟受怯弱，不能多食，尤宜服之。常服育神養氣，和補脾胃，進美飲食。《用藥總論》云，腳氣四肢腫滿主之。

枇杷葉去毛，薑汁炙，一兩　大腹子炒，三分　薏苡仁炒，一兩　杜仲薑汁酒合和塗，炙，三分　石斛剉，酒炙，三分　穀糵炒，半兩　隨風子小訶皮是也，取皮三分　桑白皮微炒，半兩　藿香葉三分　木香三分　白朮炒，三兩　沈香三分　丁香三分　白豆蔻微炒，半兩　縮砂一兩　五味子炒，半兩　檳榔炒，半兩　白茯苓一兩　青皮半兩　人參一兩　甘草一兩二分　陳皮三分　神麴炒，一分　半夏薑製，一分半

〇《衛生良劑方》云，右㕮咀云云。

右細末，每服四五錢，水一盞半，薑三片，棗三個，煎至一盞，溫服，不計時。及療四時傷寒，能調治陰陽，使無變動，尅日得安。若治五噎，入乾柿一個，煎十服，見效。若療膈氣吐逆，羸困，入薤白十莖，棗五枚，婦人可服。

〇《局方》總論云，氣虛腫滿者，因脾氣停滯，脾經受濕氣不流行，致頭面虛浮，四肢腫滿，腹肚膨脹如鼓，上喘氣急者，可與嘉禾散云云。

〇不消化食，謂之不任攻擊之。

〇稟受怯弱者，初虞世《養生必用方》云，所謂虛者，氣血稟受有足有不足，加之柔弱未足而疾病易

生，非必待知男女大欲，然後虛之。

《無倦齋良驗方》云，《究原方》治脾胃弱，身體如在雲霧夢中，覺似寒似熱，口乾無味，飲食減少，加冬瓜子仁，擂細入一匙頭生薑同煎。婦人胸膈不快，嘔逆惡心，腹脇刺痛，氣不升降，發寒發熱，頭旋心忪，生薑烏梅煎。〇與四物湯可並服云云《究原方》。若寒熱如勞之狀，加醋煮鱉甲煎。男子有此證亦宜服。體虛增熟附子煎。治牙齒虛痛，不能嚼食，加熟附子數片同煎。《陳氏方》老人秘澁，煎此藥，臨熟入蜜一匙，再煎去滓服，不拘時。

〇冬瓜子人，《本草》云，性或平或寒，無毒云云。

〇《良劑方》下小兒卷，定驚散下云，胃寒有冷，加冬瓜仁云云。

〇《究原方》八云，有人常身體如在雲夢中，覺似寒似熱，口乾無味，飲食減少，皆作勞治求醫。僕云，此脾胃病，遂令服《局方》嘉禾散加冬瓜子仁，擂細，入匙頭生薑同煎。次合《本事方》二神丹，破故紙、肉豆蔻，加附子炮，五味子各一兩。不終劑而安。二神丹在此卷下。又《究原方》第十二云，皆以婦人無病，服當歸、地黃、川芎，藥其病愈增，令服《局方》嘉禾散，生薑、烏梅煎服。若寒熱如勞之狀，加醋煮鱉甲煎，男子有此證亦宜服之。

〇《究原方》八云，有人齒痛嚼食，又非此謂之齒虛。嘉禾散加挖附子數片同煎，頓覺痛除齒壯。

《百一選方》治水蠱腹脹，同四桂散等分，爲細末，依法煎服。

《外科精要方》治癰疽用藥大綱云，李氏曰，癰疽而嘔，早晨宜服嘉禾散。又癰疽調節飲食兼平胃氣。論曰，李氏云，經曰脾爲倉廩之官，胃爲水穀之海，主養四旁，須以調理進食爲上，不然則真元虛耗，形體尪羸，惡氣內攻，最難調護，宜服茯苓開胃散、人參內補散、嘉禾散。又云，若病人氣弱，不進飲食，合服嘉禾散。每本嘉禾散五兩，宜加人參、沈香、木香、丁香、白豆蔻仁各二錢重。昔有一貴人，苦疽疾，醫者用藥失序，久而不痊，因致虛羸，全不飲食。愚欲進嘉禾散，而諸醫爭言內有丁香發熱，不可用。殊不知治疸之藥，丁香預其一，況有因怒氣而發疸。今嘉禾散中所用之藥，盡是平和益脾胃降氣之藥，數日服他藥無效，住諸藥，必進嘉禾散。

初虞世《保生信效方》服穀神散法曰（併辨誤用穀蘖），中脘痞塞，喘促嘔逆，或暴泄瀉不入食，心腹痛之類，服穀神散最效。一法先用老薑一大塊，切去上一指許，剜刻中虛如瓮子狀，入新丁香七個，木香如指面大，在內卻以切下薑，蓋合用麵劑裹之，慢火內燒至麵焦，去麵不用，先煎下穀神散於薑內，取出二香，先爛嚼，慢以藥送下，極能溫中快氣。此藥名穀神散，又名嘉禾者，爲其使穀蘖也。穀與禾一物也。南方率用稻蘖，此乃大誤。蓋南方少粟穀，而其習俗呼稻爲穀爲禾耳。所謂穀者，粟穀是也。禾者，禾黍之禾，亦穀也。苗則爲禾，結實則爲穀。唐叔得禾異畝同，穎謂禾粟也。今粟穀異畝同穎者，時有之。稻豈能異畝同穎耶。五穀皆穀，而粟穀爲正穀，猶五金皆金，而黃金爲正金。凡其色黃，土穀也。穀神散，治脾之藥，而脾屬土，藥之用蘖，取其能生。又木能尅土，取其尅化也。京師及西北謂粟穀爲穀，南人則呼稻爲穀，又呼爲禾。若謂五穀，皆可謂之穀，而呼稻爲穀，譬猶呼銀銅爲金亦可矣。呼稻爲禾則不可，蓋禾乃粟穀苗耳（今南人呼稻曰早禾，脫禾），用穀蘖，正取其生發脾氣而能尅化。今乃用穀，穀屬水，脾惡水，非徒無益，而又害之。

《本草衍義》曰，蘖米，此則粟蘖也。今穀神散中用之，性又溫於大麥蘖也。（《指迷方》嘉禾散用大麥蘖，云麥蘖久服消腎，不可多食。）《本草》神麴味甘，大暖。《紹興校定本草》云，療藏府中風氣，調中下氣，開胃消宿食，主霍亂，心膈氣痰逆，除煩破癥結，及補虛去冷氣，除腸胃中塞不下食，令人有顏色。六月作者良，陳久者入藥，用之當炒，令香。

紹興校定曰，麴入方療疾，惟六月上寅日，清水和白麪爲神麴可用矣。大率消穀嗜食，諸方多用之。陳久者良。蓋謂有消化之性，故云落胎，即非毒利之藥可比也。當云味苦，甘溫，無毒是。

枇杷葉，《本草》雷公云，凡採得後，称濕者一葉重一兩，乾者三葉重一兩者，是氣足堪用，使麤布拭上毛令盡，用甘草湯洗一遍，卻用綿再拭令乾。每一兩以蜜一分炙之，蜜盡爲度。

石斛，味甘平，無毒，除痺下氣，補五藏虛勞羸瘦，平胃氣，長肌肉，逐皮膚邪熱疿氣，腳膝疼冷痺弱。陶隱居云，生石上細實，以桑灰湯沃之，色如金爲佳。近道亦有次宣城間生櫟樹上者，名木斛，其莖形長大而色淺，不可用之。

杜仲平溫，無毒，主腰脊痛，腳中酸疼，不欲踐地。

調氣散（《局方》），治氣滯不勻，胸膈虛痞，宿冷不消，心腹刺痛，除脹滿噎塞，止嘔吐惡心。常服調順脾胃，進美飲食。

丁香（二兩） 白檀（二兩） 木香（二兩） 甘草（八兩，炙） 縮砂（四兩） 白豆蔻（二兩） 藿香（八兩）

右細末，每服三四錢，鹽沸湯點服，不拘時候，日夜三五服。

《無倦齋良劑方》秘傳調氣散與妙香散等分合和，號妙調散，心腎二藏虛驚，尤佳。

經進丁香調氣散（魏氏） 白豆蔻（八錢） 丁香（七錢） 縮砂 乾薑 木香 白朮（各五錢）

右細末，每服三錢，熱湯點服。

○《可用方》名四七湯

七氣湯（《三因》），治藏府虛，神氣不守正位，爲喜怒憂思悲恐驚忤鬱不行，遂聚涎飲結，積堅牢有如壞塊，心腹絞痛，不能飲食，時發時止，發則欲死。

半夏（五兩） 人參 桂心 甘草（炙，各一兩）

右剉散，每服五錢，水一盞半，薑七片，棗三個，煎七分，去滓，食前空心，日三服夜一。余書曰，喉乾者，加栝樓三兩，痃癖積塊，婦人血瘕者，加蓬莪朮、京三稜、良薑各二兩。心忪驚悸，加遠志、茯神三兩。寒者，加附子一兩。熱者，加柴胡、黄芩各二兩。

大七氣湯《三因》，治喜怒不節，憂思兼併，多生悲恐，或時振驚，致藏氣不平，增寒發熱，心腹脹滿，傍衝兩脇，上塞咽喉，有如炙臠，吐嚥不下，皆七氣所生。

半夏五兩　白茯苓四兩　厚朴三兩　紫蘇葉二兩

右剉散，每服五六錢，水一盞半，薑七片，煎一盞，去滓，食前溫服，日三夜一服。

四七湯《易簡》，治喜怒悲憂恐驚之氣結成痰涎，狀如破絮，或如梅核在咽喉之間，咯不出，嚥不下，此七氣所爲也。或中脘痞滿，氣不舒快，或痰涎壅成，上氣喘急，或因痰飲中節，嘔逆惡心，並宜服之。

半夏五兩　茯苓四兩　厚朴三兩　紫蘇葉二兩

右以全同七氣湯。私云，四物治七氣，故云四七歟。

〇以四七湯服白圓子

《易簡》云，若因思慮過度，陰陽不分，清濁相干，小便白濁，用此四七湯服，青州白圓子最爲切當。婦人情性執著，不能寬解，多被七氣所傷，遂致氣填胸臆，或如梅核上塞咽喉，甚者滿悶欲絶，產婦尤多。此證宜服此劑，間以香附子藥久服取效，切不可謂紫蘇耗氣，且謂新產血氣俱虚，不肯多服用之。效驗不可具述。一名厚朴半夏湯，一名大七氣湯，加香附子八兩，炒，陳皮六兩，甘草一兩，服之尤快切。

〇《事證方》及《選奇方》等中，治暑氣伏熱，與五苓散等分合服之，名胃苓散。《葉氏方》中並《簡易方》有多加減方可見故。

平胃散《易簡》，治脾胃不和，不思飲食，心腹脇肋膨脹刺痛，口苦無味，胸滿短氣，嘔噦惡心，噫氣呑酸，面色萎黃，體瘦弱，怠惰嗜臥，體重腹疼，常多自利，或發霍亂及五噎、八痞、膈氣、反胃，並宜服之。

厚朴三兩二分　蒼朮五兩二分　陳皮三兩二分　甘草一兩

右㕮咀，每服四五錢，水一盞半，薑五片，棗三個，煎一盞，去滓，食前服。暖胃化宿食，消痰飲，辟風寒冷濕，四時不正之氣。一方加茯苓、丁香各三兩，共成六味，治胃寒嘔吐，多加生薑煎。一法，若人氣不舒快，中脘痞塞，不進飲食，加縮砂、香附子各三兩，共成八味。加生薑煎服，病後調理，亦宜服之。一方去蒼朮，餘各等分，白水煎服，治酒食所傷，眼睛頭面、遍身黃色，名曰酒疸。久服神驗，仍以紅圓子佐之。一法，加草菓、烏梅各一個，治脾寒痁疾，薑七片，同煎久服有效。《衛生良劑方》引《百一選方》曰，鹽湯點服亦得。老人飲食輒噎，併痼冷加茱萸煎，心怔忡，小便不利，加木通生薑煎。氣虛，胃冷痼冷，加附子生薑煎。風熱或頭疼，加羌活生薑煎。有寒或頭疼，加細辛生薑煎。傷冷腹痛，加良薑煎。白痢，加乾薑、肉豆蔻煎。久痢不愈，其一有積腹脇滿，加神麴、木香煎。其一胃虛腸滑，不思飲食，臍腹按必不痛，加赤石脂、肉豆蔻煎。脾胃發寒極作瘧，加防風、草菓煎。夜夢鬼交，加龍骨煎。小兒胃虛，經吐瀉，加天麻、川芎煎。稟氣弱，加桂煎。常服，進飲食，消酒毒，令人不中酒。又治小兒脾胃虛損，累有傷滯，糞白鮓臭，下利水穀，每服五粒，黍米大乾薑湯下，不拘時候。前須疾證連綿月日，用熱藥及取轉，並不成效者，不拘老幼，虔心服餌，立有神效。

百草霜性熱，研，二兩　杏仁二兩三分，研細　丁香一兩二分　南木香　肉豆蔻各二兩二分　乾薑一兩　巴豆去殼心油膜成霜，一兩二朱　私云，巴豆霜一兩二分可宜。

右細末，拌勻研細，先持蠟六兩，入銅銚，以慢火鎔化作汁，以重綿濾去滓，更以好酒三盞，於石器內煮，蠟鎔哀數沸，傾出別器，候酒冷，其蠟自浮於上，取蠟稱用。凡春夏修合，用清油一兩，於銚內熬，令沫散香熟，次入煮了蠟四兩，置於火上，化作汁，就銚內，乘熱拌和，前須藥末杵合。秋冬修合，用清油一兩半同煎，煮熱作汁，和匱藥末，成劑捻分作小鋌子，以油單紙裹之少附子。若氣實不須。婦人小便白濁，心胃氣弱，加桂煎。胃虛，譫語如見鬼狀，或身熱，加附風（子）、遠志煎。肺胃虛咳嗽，加五味子、生薑煎。有邪熱發熱唾血，加紫菀、黄耆煎。胃寒，大嘔逆，加吴茱萸、半夏、生薑煎。食傷，肚腸痛，揉之益痛，加枳穀一指大，同生薑煎。常服調氣暖胃，化宿食，消痰飲，辟風寒冷濕，四時非節之氣。《百一選方》〇又加蓽澄茄、京三稜，名太一神明再遠感應圓。在別本《局方》三圓方、新渡諸方，謂僞方，故不載之。又別本《局方》有虞氏感應圓加乾薑、檳榔、蓽澄茄、乳香、青皮、薑黄同不載之，若用則可見《增注大全和劑局方》。

《百一選方》血痢用此藥一兩，入續斷末二錢半，每服二錢，水一盞，煎七分服。一切惡瘡及頭上瘡，入膩粉油清調傅。《陳氏方》伏暑水瀉，用此藥併五苓散各二錢，水一盞，棗二枚，薑三片，煎七分，溫服。《究原方》心脾疼，入研細泥礬少許，薑鹽湯服。諸般惡瘡，諸藥不效，及治久年寒濕，脚氣腿腫生瘡，用水調塗，仍入川練子煎香蘇散服。天陰渾身重疼無力，此乃濕氣，同香蘇散一貼，分四服，加木瓜煎。脚隱痛，行履難，辛赤麵煎服。《胡氏方》治吐食翻胃，冒暑，煩躁不食，小兒嘔吐，泄瀉黄色。殺疳蟲，美食，用此藥末一兩，加硫黄、硝石各半兩，醋糊爲圓如梧子大，每服二十丸，橘皮湯服下。小兒一歲五粒，橘皮湯化下。秘傳，心脾疾，用陳茱萸五六十粒，水一大盞，煎湯，調三錢，再煎，熱服。

平胃散《御藥院方》　治脾胃不和，可思飲食，心腹脇肋脹滿刺痛，口苦無味，胸滿短氣，嘔噦惡心，噫氣吞酸，面色萎黄，肢體瘦弱，怠墮嗜臥，體重節痛，常多自利，或發霍亂及五噎八痞膈氣反胃，並宜服之。

厚朴薑製香炒，三兩二分　蒼朮五兩　陳皮三兩二分　甘草炙，二兩　人參　茯苓各二兩

右細末，每服二錢，水一盞，生薑二片，棗一個，煎至七分，去薑棗，稍熱服，空心食前。又以沸鹽湯

服。常服煖胃化宿食，消痰飲，辟風寒冷濕，四時非節之氣。又以棗肉爲丸如小豆大，每服二十丸三五十丸，以薑湯服，空心食前尤佳。

三和散《局方》，治五藏不調，三焦不和，心腹痞悶，脇肋膹脹，風氣壅滯，肢節煩疼，頭面虚浮，手足微腫，腸胃燥澀，大便秘難。雖年高氣弱，並可服之。又治背痛脇痛，有妨飲食，及腳氣上攻，胸腹滿悶，大便不通。《究原方》名三脘散

羌活二兩二分　紫蘇葉二兩二分　木瓜焙，同分　沈香二兩　木香　白术各一兩三分　檳榔麵炮，一兩三分　川芎七兩二分　甘草炒，一兩三分　陳皮一兩三分　大腹皮二兩二分

右麤末，每服四五錢，水一盞半，煎六分，去滓，溫服，不拘時，日二三服。私云，大便不通，則加大黃三兩。

三和丸《御藥院方》，治三焦不和，氣不升降，心胸痞悶，脇肋疼痛，療因傷冷物傳化。

枳實麩炒　檳榔　半夏各二兩　木香　青皮　陳皮　赤茯苓　丁皮　蘿蔔子炒　白术各一兩半　京三稜四兩　蓬莪术三兩　白豆蔻　沈香　桂　藿香各一兩　黑牽牛一斤炒，取末半斤

右末，酒麵糊丸梧子大，每服三十五十丸，食後夜半以生薑湯服。

三稜煎圓《局》，順氣寬中，消積滯，化痰飲，治中脘氣痞，心腹堅脹，脇下堅硬，胸中痞塞，喘滿短氣，噫氣不通，嘔吐痰逆，飲食不下，大便不調，或泄或秘。

杏仁一兩　蘿蔔子炒，二兩　硇砂一兩　京三稜細末，八兩，以酒五盞，於石鍋中熬煎成膏　神麴炒，三兩　麥糵炒，三兩　青皮二兩　乾漆炒盡煙，二兩

右細末，以三稜膏勻搜和圓如梧子大，每服十五丸，或二十丸，溫米飲食後服，日二三服。**私，大便秘結腫滿，加大黃三兩，牽牛子末炒三兩丸，每服五十七十乃百丸，以利快腫消爲度。**

消食圓《局》，治脾胃俱虛，不能消化水穀，胸膈痞悶，腹脇時脹，連年累月，食減嗜臥，口苦無味，虛羸少氣。又治胸中有寒，飲食不下，反胃翻心，霍亂嘔吐，及病後新虛，不勝穀氣，或因病氣衰，食不復常，

並服之。

烏梅去核，焙乾，四兩　乾薑炮，四兩　小麥蘖炒，三兩　神麴炒末，六兩二錢，十文目也

右末，蜜和搜丸如梧子大，每服三十五十丸，米飲服，日二三服，不計時候。

○《御藥院方》加人參、茯苓、桂心各半兩。木瓜以大麥蘖代用乾小麥蘖，號思食圓，尤神妙。生氣湯《局》，治男子婦人一切冷氣攻心腹，脇肋脹滿刺痛，噫醋吞酸，痰逆嘔吐，胸膈痞悶，飲食不美。又治五膈五噎，一切氣疾。常服除邪冷，生胃氣。

鹽二兩二分　丁香　檀香各一兩二分　胡椒二分半　甘草二兩

右麤末，用慢火焙，令香熟，乘熱入磁器，蜜蓋，候冷，細末盛貯。勿令泄氣，每服二三錢，用沸湯點服，不計時候。

育氣湯《御藥院方》，通流百脈，調暢脾元。補中脘，益氣海，思進飲食，大益藏虛冷痛，祛陰寒，止腸鳴。

白朮　丁香　人參　木香　白茯苓　藿香　縮砂　肉豆蔻　蓽澄茄　甘草炙，各一兩　乾山藥二兩　陳皮　青皮各二分

右細末，每服二三錢，以木瓜湯點服，空心，鹽湯服亦得。

四柱散《局》，治丈夫元藏氣虛，真陽耗敗，兩耳常鳴，臍腹冷痛，頭旋目暈，四肢怠倦，小便滑數，泄瀉不止。凡藏氣虛弱者皆宜服之。

木香濕紙煨　茯苓　人參　附子炮，各二兩二分

右細末，每服三四錢，水一盞半，薑三片，棗三個，鹽少許，煎七分，空心食前溫服。

《魏氏家藏》四柱散，治伏氣築塞，小腸氣，腎氣，膀胱腫大，疝氣等病，並皆治之。

烏藥酒浸三宿　高良香薑炒　青皮　茴香

右等分，末炒，生薑酒三分服。婦人血氣痛，煎當歸，酒服下。

沈香降氣湯《局方》並《百一》，治陰陽壅滯，氣不升降，胸膈痞塞，心腹脹滿，喘促短氣，乾噦煩滿，咳嗽痰涎，口中無味，嗜臥減食。又治胃痺留飲，噫醋聞酸，脇下支結，常覺妨悶，及中寒咳逆，脾濕洞泄，兩脇虚鳴，臍下撮痛，皆能治之。患腳氣人，毒氣上衝心，腸堅滿，肢體浮腫者，尤宜服之。常服開胃消痰，散壅思食。

香附子六兩　沈香一兩三分　縮砂三兩　甘草三兩

右細末，每服二三錢，鹽湯點服。凌旦霧露空心服，去邪惡氣，使無瘴疫。

沈香降氣散《御藥院》，治三焦痞，滯氣不宜暢，心腹疼痛，嘔吐痰沫，脇肋膨脹，噫氣不通，噦逆醋臭，胃中虚冷，腸鳴絞痛，宿食不消除，反胃吐食不止，及五膈五噎，心胸滿悶，全不思食，宜服。

沈香　木香　丁香　藿香　人參　甘草炙　白朮各一兩　白檀二兩　肉豆蔻　縮砂　桂花　檳榔　乾薑　枳實各二兩

右細末，每服二錢，入鹽少許，水大盞，煎至七分，和滓溫服，不拘時，日進三服。

丁沈煎圓《局》，辟霧露寒邪，散鬲脘凝滯，調順三焦，和養榮衛，治心胸痞悶，噫醋吞酸，嘔逆痰水，津液不收，兩脇刺痛，腹中堅滿，口苦無味，不思飲食。

丁香三兩三分　沈香三分　木香一分　丁皮二分　白豆蔻三兩　甘草三兩，煎成膏爲丸也

右細末，以甘草膏爲丸，一兩爲二百五十丸，每服五丸十丸，常含口化服，空心食前，常服養榮衛，散滯氣。

感應圓《局》，治虚中積冷，氣弱有傷，停積胃脘，不能傳化，或因氣傷冷，困飢飽食，醉酒過多，心下堅滿，兩脇脹痛，心腹大疼，霍亂吐瀉，大便頻併，後重遲澀，久痢，赤白膿血相雜米穀不消，愈而復發。又治中酒嘔吐痰逆，惡心喜睡，頭旋，胸膈痞悶，四肢倦怠，不欲飲食。又治久病形羸，荏苒歲月，漸致虚弱，

面黄肌瘦，飲食或進或退，大便或秘或泄，不拘久新積冷，並悉治之。大病不過三服，便見痊愈。此藥溫無毒，並不燥熱，不損胃氣，亦不吐瀉，止是磨化積聚，消逐冷熱。又療飲食所傷，快三焦滯氣，如緑豆大，每服三五丸。量虛實加減，溫水吞下，不拘時候，旋圓，臨於時可服之。《易簡方》云，凡欲消化於堅積之病，和下於秘結之患，則挺子半兩，入巴豆二十個，去殼不去油，研爛成膏，一處研合匀丸如緑豆大，每服十丸或二三十丸，以生薑湯服下，不利可增丸數。本方巴豆去油取霜，蓋取其穩當，然未必能療疾。若通醫用之，必不去油。蓋此藥自是驅逐腸胃間飲積之劑，非稍假毒性，安能有蕩滌之功。如《局方》感應圓，今人見飲食不化，中脘痞滿，率多服之，以爲寬中快膈。此大不然。寬快之藥，自當用消化之劑，如枳殼、縮砂、豆蔻、橘皮、麥蘖、三稜、蓬朮之類，是消化之藥也。與轉利飲積之藥不同也。豆治揮霍垂死病，藥至疾愈，其效如神，真衛生伐病妙劑。人參、白朮雖號爲善良，即能爲害。每見尊貴之人服藥，只求平穩，而於有瞑眩之功者，不敢輒服。醫雖知其當用亦深慮，其相信之不篤，稍有變證或恐歸咎於已，始以參朮等藥迎合其意。倘有不虞，亦得以藉口，而不知養病喪身莫不由此。今人往往見巴豆不去油，不敢輒服，況尊貴之人，既有聲色之奉於心，有慊尤不肯用巴豆之性，佐以溫暖之劑，止能去菀莝，不動臟氣，有飲積則行，無飲積不利。若病人體雖不甚壯實，既有飲氣積氣之患，與夫邪氣入腹，大便必秘。若非挨動，病何由去。猶豫不決，則病勢攻擾，愈見羸乏。若於病始萌之時，氣體尚壯，對證用之，宿痾既除，旋加調理，自獲十全。

心腹疞痛不可忍者，當服此以大便通利爲效。或未甚通利，倍加丸數服之，以利爲期。若通利後，大腑不調，或泄瀉不止，或愈見絞痛，當以家菖蒲煎湯解之，或者見服藥後，痛或愈甚。流利後，痛若未除，便謂前藥之訛。殊不知乃陰陽擾亂，藏氣未平耳。若遽更醫，卻承前藥之力，尋即獲愈，遂收功於後，而歸咎於前。如此者，衆不可不知。

○《素問》云，草根云菀莖。今謂病根，本爲菀莖也。

分氣紫蘇飲《局》，治男子婦人脾胃不和，胸膈噎塞，腹脇疼痛，氣促喘急，心下脹悶，飲食可思，嘔逆不止。

五味子　茯苓　桑白皮　大腹皮　草果人　陳皮　桔梗　甘草各五兩

右㕮咀，後紫蘇嫩枝葉三兩同擣碎，一處拌匀，入淨器，安置。每服五錢，水一盞，薑三片，入鹽少許，煎七分，去滓，空心食前。常服和胃進食。

溫中良薑圓《局》，溫脾胃，順三焦，治寒痰聚結，氣壅不通，食即輙吐，咽鬲噎悶，兩脇肋疞刺，嘔吐噦噫，醋逆惡心，中滿短氣，噎聞食臭，及痻留飲腸鳴，濕泄，冷瀉注下不止，常服建脾胃，美飲食，辟寒邪，養正氣。

高良薑炒，四兩　乾薑三兩　肉桂一兩三分　白朮三兩　甘草一兩

右細末蜜丸，每一兩作十二丸，每服一二丸，細嚼生薑橘皮湯或米飲送下，空心食前。

蘇子降氣湯《局》，治男子虛陽上攻，氣不升降，上盛下虛，膈壅痰多，咽喉不利，咳嗽，虛煩引飲，頭目昏眩，腰疼腳弱，肢體倦怠，腹肚疞刺，冷熱氣瀉，大便風秘，澀滯不通，肢體浮腫，有妨飲食。

當歸二兩　肉桂三兩　紫蘇子五兩　甘草二兩　半夏麴五兩　陳皮三兩　前胡　厚朴各二兩

右細末，或麤末，每服四五錢，水一盞，半薑五片，棗三個，紫蘇葉五七片，煎八分，去滓熱服，不拘時候。常服清神順氣，和五藏，行滯氣，進飲食，去濕氣。

《三因》《百一選奇》《事證》等方咸曰，人謂京師俞山人降氣湯真方是也。好事者，復加附子、黄耆，

又改其分兩，亦班入《太醫局方》者，皆僞方也。《千金方》名紫蘇子湯，又降氣湯，功效全同前，但以蘇葉四兩代蘇子爲異。

分心氣飲《局》略之。

秘傳降氣湯《局》，治男子婦人上熱下冷之疾。凡飲食過度，致傷脾胃，酒色無節，耗損腎元，水土交攻，陰陽關膈，遂使氣不升降，上熱則頭目昏眩，痰實嘔逆，胸膈不快，咽喉乾燥，飲食無味，下弱腰腳無力，大便秘澀，裏急後重，臍腹冷痛。治以涼則脾氣怯弱，腸鳴下利。治以溫則上焦壅熱，口舌生瘡，及腳氣上攻，與久痢不差。宜先服此藥，卻以所主藥治之，無不效者也。

〇九氣湯並忿氣飲等神妙也，可看。《局方》氣叚常行用之，此中已違失不可欠。彼等治諸氣並虛羸不食疾。

五加皮酒炒，半兩　地骨皮炒，一兩　骨碎補炒，半兩　甘草炒，半兩　桑白皮炒，二兩　訶子皮炮去核，半兩　草菓煨，半兩　枳殼一兩，微炒之　半夏麴炒，半兩　陳皮一兩　柴胡平，一兩　桔梗溫，半兩

右麤末，和勻了，置甑蒸一伏時，曬乾，每服三五錢，水一盞半，紫蘇葉五片，薑三片，煎一盞，食後服。常服調順榮衛，通利三焦，開鬲化痰，和五藏。

痰嗽加半夏麴，心肺虛加人參、茯苓，上膈熱加黃芩，下部虛冷加炮附子，婦人血虛加當歸。

秘方生胃湯亦名開胃湯，開胃進食。

白朮二錢重　乾薑一錢半重　茯苓一錢重　半夏大者，五個　陳皮一錢重　木香半錢重　丁香大者，十四粒　沈香半錢重　白豆蔻大，五個　縮砂仁七粒　甘草一錢重　已上一服也

右剉散，作一貼。水二盞半，生薑七片，煎取八分，去滓，空心頓服。如此再三合服，乃至五七服，進

美飲食。久服健脾胃，生肌肉。此藥自宋朝所傳來，最秘神方也。

《御藥院方》第三卷丁香和胃丸，治脾胃不和，中脘氣痞，胸膈停痰，嘔吐惡心，脇肋刺痛，飲食無味，肢體倦怠。常服溫中和胃，止嘔進食

丁香　木香　沈香各半兩　藿香葉　白茯苓　白豆蔻仁　陳皮　白朮　人參各兩　半夏製，三兩

右細末，生薑汁麵糊和丸如桐子大，每服三十丸至五十丸，生薑湯服，不拘時候。生胃湯無人參、藿香。和胃丸無甘草，爲異。

調胃散《御藥院方》，療陰陽氣不和，三焦痞格，五勞七傷，山嵐瘴氣，八般瘧疾，四時傷寒，頭目肢節疼痛，心腹脹滿，嘔吐惡心，痰逆咳嗽，手足虛腫，五種膈氣噎塞，寒熱水瀉諸痢，婦人胎前產後蓐勞，脾胃不和，飲食減少，並皆主之。

藿香　甘草炙　陳皮去白　半夏麴每一兩，用生薑三兩拌製　厚朴每一兩，生薑二兩拌製

右五味，各五兩，同細末，每服二三分，水一盞，生薑三片，煎至七分，和滓溫服，不拘時候。又以生薑汁米糊丸梧子大，每服五十七十，生薑湯服。

木香調胃丸《御藥院方》，治因飲食不調，腸胃致傷，心腹疼痛，兩脇脹悶，藏府滯瀉，米穀不化，腹中雷鳴，不思飲食。或下膿血，或便赤水，並宜服之。

木香　青皮　陳皮　檳榔　肉豆蔻炮麪　京三稜　呵子皮　草豆蔻人各一兩

右細末，麵糊丸梧子大，每服六十丸，食前熱米飲服。開胃養氣，進食。

七珍散《本事方》　人參　白朮　黃耆蜜水塗炙　山芋　白茯苓　粟米微炒　甘草各二兩二分，炙

右細末，每服二三分，水一盞，薑三片，棗二個，煎至七分。如大故不思飲食，加白扁豆蔻二兩二分，蒸用。名八珍散。予製此方，溫平不熱，每有傷寒、瘧疾、中暑，得差之後，用此以調脾胃，日三四服，十

日外飲食倍常。

麯朮圓《本事》，治脾元久虛，不進飲食，停飲脇痛。

神麯十兩，炒　白朮五兩　乾薑　官桂去麤，各三兩　吳茱萸湯七次洗，焙　川椒去目，炒出汗，出大毒，各二兩

右細末，薄糊圓如梧子大，每服三五十丸，生薑湯下，食後稍空腹。有飲痰加半夏麯二兩。癸亥中，予作數劑自服，飲食倍進。

生胃丹《張即之真方》，補脾胃，除痰涎，治五勞七傷，益心腎。

天南星大者，四兩，用黃土半斤，生薑一斤，取汁和黃土，成麵劑包裹，南星慢火煨，香透去土不用，將南星切片焙乾，称　粟米一斤，以生薑二斤，取汁浸蒸　丁香一兩　木香　白豆蔻　縮砂　橘紅　青皮　防風

厚朴薑製　神麯　麥蘖炒　白朮　穀蘖炒，各皆一兩　半夏麯二兩

右細末，以薑汁米糊圓如梧桐子大，每服五十丸，或七八十丸，以薑湯服下，食後日三服。最秘傳

覆載萬安方卷第十三　下

性全　撰

氣諸病

木香分氣圓《局》，治一切氣逆，心胸滿悶，腹脇虛脹，飲食不消，乾嘔吐逆，胸鬲痞滿，上氣咳嗽，冷痰，氣不升降，並宜服之。《究原方》十三云，若因怒氣，或食物，或飲酒而致目赤，眼胞紫，內生赤脈，分氣，加大黃服之。

木香　甘松各一兩　香附子　甘草各六兩　蓬莪朮八兩

右末，水糊丸梧子大，每服三十五十丸，以生薑湯或生薑橘皮湯服，不計時，日二三服。脾胃虛弱人最宜服。常服寬中順氣進食。

鐵刷湯《局》，治男子脾積心氣痛，婦人血氣刺痛，及治中酒惡心，一切瘧痢，氣疾，腸風下血，藏毒滑腸泄瀉。

蒼朮八兩　高良薑六兩　茴香炒，二兩　甘草八兩半

右細末，每服五錢，生薑三片，鹽少許，煎七分，溫服。或用熱酒調下，亦得。脾瘧用酒一盞煎，臨發時連進三四服。兼治四方之人不伏水土。小兒藏寒，脫肛，並用薑三片，棗二個煎服。若冒暑伏熱，以冷水擦生薑調下。若行路早起，棗一個去核，包藥同薑嚼服，能辟四時非節疫癘砂瘴。

香附子一兩三分三銖　桂一兩一分　桔梗七兩二分　甘草五兩　乾薑　茴香各二兩二分　高良薑　陳皮各三兩三分

右除桂外，一處炒細末，每服三五錢，鹽湯點服。常服快氣，不拘時。婦人血氣刺痛，尤服之。號鐵刷湯

白朮六乙湯《局》，治脾胃不和，心腹痞悶，脇肋䐜脹，口苦無味，嘔噦惡心，可思飲食，面色萎黃，腸虛白利，肌體瘦弱，膈氣反胃。

白朮（六兩）　甘草

右細末，每服三五錢，水一盞，煎八分，空心食前。或沸湯服，點服亦得。常服育神溫胃，逐濕消痰，不以四時，並宜服之。

白朮散《本事方》，治食後多吐，欲作翻胃。

澤瀉　白朮　茯苓（各等）

右細末，每服一二分，湯調溫服。

竹茹湯《本事方》，治胃熱嘔吐。

乾葛（三兩）　甘草（三分）　半夏（三分）

右麤末，每服五分，水二盞，薑三片，竹茹一彈，大棗二個，煎至一盞，去滓，溫服。

枳實理中圓《局》，理中焦，除痞滿，逐痰飲，止腹痛，大治傷寒結胸欲絕，心鬲高起，實滿作痛，手不得近。

枳實　白朮　人參　甘草　白茯苓　乾薑（各二兩）

右細末，煉蜜丸如彈子大，每服一二丸，熱湯化服，連進二三服，胸中豁然。（《御藥院方》加附子半兩）

進食散《局》，治脾胃虛冷，不思飲食，及久病人脾虛，全不食者，只一二服，便頓能食。

青皮　陳皮（各一分）　草果（三個，《良方》作草豆蔻）　川烏頭（三個，炮）　高良薑（一分，炒）　肉桂（一分）　甘草　訶子皮（五個，煨，去核）

右末，每服四五錢，水一盞，生薑五片，煎七分，食前服。

養胃進食丸《御藥院方》，治脾胃虛弱，心腹脹滿，面色萎黄，肌肉消瘦，怠惰嗜卧，全不思食。常服滋養脾胃，進美飲食，消痰導濕，去風冷暑濕冷邪氣。

人參　甘草各三兩　白术　白茯苓各二兩　厚朴製炒，三兩　陳皮一兩半　神麴炒，二兩半　大麥蘖炒，二兩半　蒼术五兩

右細末，麪糊丸如梧子大，每服三十、五十丸，食前以溫生薑湯服，米粥飲服亦良。

白术湯《本事方》，和氣調中進食。

白术　厚朴薑汁製　桂心　桔梗炒　乾薑　人參　當歸　茯苓　甘草炙，各等分

右麤末，每服四錢，水一盞半，棗二枚，同煎至八分，去滓，時候。龐老方

二神圓《本事方》，治脾腎虛弱，全不進食。

破故紙四兩，炒　肉豆蔻二兩，生

右爲細末，用大肥棗四十九個，生薑四兩，切片，同煮爛，去薑，取棗，剝去皮核，用肉研爲膏，入藥和杵丸如梧子大，每服三十丸，鹽湯下。**私云，五六十丸可服，棗肉三百個。有人全不進食，服補脾藥皆不驗。予授此方服之，頓然能食。此病不可全作脾虛，蓋因腎氣虛弱，真元衰劣，自是不能消化飲食，譬如鼎釜之中置諸米穀，下無火力，雖終日，米不熟，其何能化。黄魯直嘗記服兔絲子，淨淘酒浸，曝乾，日抄數匙，以酒下，十日外，飲噉，如湯沃雪。亦知此理也。**

丁香煮散《局》，治脾藏伏冷，胃脘受寒，胸鬲痞悶，心腹刺痛，痰逆惡心，寒嗽中滿，藏府虛滑，飲食減少，翻胃吐逆，四肢逆冷，但是沈寒痼冷，無問久新，功效不可具述。

丁香　紅豆蔻　青皮　甘草　川烏頭　陳皮　乾薑　高良薑各四兩　益智五兩半　胡椒二兩

右麤末，每服四五錢，水一盞半，薑三片，鹽少許，煎七分，空心食前熱服。滓再煎服，病退即止，

極妙。

《事證方》即以此藥治多年瘧不差。

順氣木香散《局》，治氣不升降，嘔逆惡心，胸膈痞悶，脇肋脹滿，及酒食所傷，噫氣呑酸，心脾刺痛，大便不調，面黄肌瘦，不思飲食，兼療婦人血氣刺痛，及一切冷氣。

丁皮　縮砂　高良薑　肉桂　乾薑　甘草　陳皮　厚朴　蒼朮　桔梗　茴香炒，各三兩

右細末，每服四五錢，水一盞半，薑三片，棗三個，煎八分。稍熱服，不拘時候。或鹽湯點服。常服寬中順氣，和胃進食。私云，絶脈、促脈、結脈，服之多有驗。

和氣散《局》，治脾胃不和，中脘氣滯，宿食寒，留飲停積不消，心腹脹滿，嘔吐酸水，脾疼泄瀉，藏府不調，飲食減少，應男子女人一切氣疾，並宜服之。

香附子　陳皮　肉桂　高良薑　青皮　甘草　茴香　蒼朮各一兩　桔梗三兩

右細末，每服三五錢匕，鹽湯點服，或鹽酒服亦得，不計時，日二三服。常服溫脾胃，進飲食。

溫脾散《本事》，茴香炒香　青皮去白　陳艾　縮砂　桔梗　白芷　厚朴製，各二兩二分　木香　白朮　香附子麸炒，各一兩一分　甘草炙，三兩三分

紅豆　良薑　麥蘖炒黄　乾葛各一兩三分三銖

右細末，每服一二錢，水一盞，棗二個，煎至七分，食前溫服。

快氣湯《局》，治一切氣疾，心腹脹滿，胸膈噎塞，噫氣呑酸，胃中痰逆，嘔吐及宿酒不解，不思飲食。

縮砂八兩　甘草四兩　香附子三十二兩

右細末，每服三四錢，用鹽湯點服，不拘時，日三夜一服。常服快氣美食，溫養脾胃。或剉爲麤末，每服三四錢，水一盞半，薑三片，煎一盞，去滓服之。名小降氣湯。

守中金丸《局》，理中焦不和，脾胃積冷，心下虛痞，腹中疼痛。或飲酒過多，胸脇逆滿，噎塞不通，咳嗽無時，嘔吐冷痰，飲食不下，噫醋吞酸，口苦失味，怠墮嗜臥，不思飲食。又治傷寒時氣，裏寒外熱，霍亂吐利，心腹絞疼，手足不和，身熱不渴，腸鳴自利，米穀不化。

乾薑　甘草　蒼朮　桔梗各五兩　但惡味甘減甘草

右細末，蜜丸彈子大，每服三五丸，食前嚼，以沸湯送下，日夜二三服。又治脾胃留濕，體重節疼，面色萎黃，肌肉消瘦。常服溫脾暖胃，消痰逐飲，順三焦，美飲食，辟風寒濕冷。

異香散《局》，治腎氣不和，腹脇膨脹，痞悶噎塞，喘滿不快，飲食難化，噫氣吞酸，一切氣痞，腹中刺痛。此藥能破癥瘕結聚，大消宿冷沈積。常服調五藏三焦，和胃進食。

石蓮肉去皮，一兩　蓬莪朮煨，六兩　益智炮，六兩　京三稜炮，六兩　甘草炙，六兩　青皮三兩　陳皮三兩　厚朴炙，二兩

右細末，每服三五錢匕，生薑三片，棗三個，鹽一捻，煎七分，生薑棗和滓熱服，不計時，日夜三四服。鹽薑湯點服，或鹽酒服皆可得。私云，大有驗。

四君子湯《局》，治榮衛氣虛，藏府怯弱，心腹滿脹，全不思食，腸鳴泄瀉，嘔噦吐逆，大宜服之。

人參微寒　甘草　茯苓　白朮各等分

右細末，每服三四錢，水一盞半，煎一盞，熱服。又鹽湯點服。常服溫和脾胃，進益飲食，辟寒邪瘴霧氣。又有加減方。見痢病中

《究原方》治大人小兒盜汗，用作糖餳糟，瓦上焙乾，和四君子湯，用浮麥煎湯調服二三錢，食後臨睡服。治婦人經候不通，頭暈嘔逆，胸膈不快，此乃阻病，加紫蘇五葉，縮砂五個，生薑三片，同橘皮半夏湯同煎服。《易簡方》病後調理加橘紅等分煎服，尤妙。腸風並五痔下血，面色萎黃，心忪耳鳴，腳弱力乏，

口淡無味，加黃蓍白萹豆各等分，薑棗煎服，末之尤佳。小兒吐瀉不止，加黃耆、白萹豆蒸焙、藿香葉各半分，煎或點服。《陳氏方》治小兒諸疾，吐利，四肢厥逆，腦門低陷，加藿香葉洗、丁香，與藥末等分煎。脾虛胃弱，生風多困，加半夏麴炒，用沒石子等分，爲細末，水一中盞，入冬瓜子少許同煎。傷風身熱，頭痛氣促，加川芎、防風二味，與藥末等分，細辛減半。差治減半同煎，發渴加乾葛、枇杷葉煮棗湯者過乾去毛，等分爲細末，入木瓜少許同煎。驚啼，手足瘈瘲，睡臥不穩，加金蠍去毛尖，炒，白附子炮等分同煎。涎嗽，加杏仁、桑白皮炙等分，半夏麴減半炒同煎。赤痢，加赤芍藥、當歸等分，爲細末，入粟米少許同煎。白痢，加乾薑炮減半，於藥爲末，入粟米少許同煎。泄瀉，加陳皮等分，爲細末，薑棗少許，厚朴薑製等分同煎。凡言與藥末等分者，若用四君子湯一錢，則用丁香一字，藿香葉末一字，餘皆依此。凡言減本藥之半者，每用四君子湯一錢，則用細末半字，餘皆依此。蓋四君子湯四味，每總用一錢，則四味各一字。等分者，四味分數相等也。減半者，就四味如各一字，則用半字也。更宜子細斟酌。又治脾胃不和，加白朮一倍，薑棗煎。脾困加木香、縮砂、人參各半分煎。心神不安，加辰砂半分，棗湯煎。風熱，生薑荊芥煎。咳嗽，紫蘇湯調服。飲食不進，薑棗煎。藏府滑泄，加訶子半錢，米飲調服。經絡蘊熱，頭面及身體生瘡，加瓜蔞根、桔梗各半錢煎。傷寒時氣，風熱痰壅，咳嗽及氣不和，加細辛、瓜蔞根、桔梗，各一分。生薑薄荷煎，加防風、川芎各一分。《衛生家寶》無防生（風）內有寒及遇天寒欲發散者，則去瓜蔞根、桔梗。多虛汗夜啼，加麥門冬、犀角煎服。瘡疹已出未出，大腸閉澀，或時發渴，則加瓜蔞根、桔梗。若不渴，膽寒下痢，則加乾薑減半煎。吐瀉過多，脾胃虛乏，欲生風候者，加附子減半生薑煎服。腹病煩渴吐瀉，即加乾葛剉、黃耆剉、白萹豆炒、藿香葉等分，薑棗煎。若要溫中和氣，止吐瀉，思飲食，即加陳皮二兩，薑棗煎。凡小兒虛冷病，尤宜先服此藥以正氣。若要生胃氣，即加白萹豆一兩、陳皮半兩，薑棗煎。

《十便大衍方》治風癱瘓，白湯調服，不拘時候，多至一二十斤，可爲全人。

○《究原方》十三云，怒氣飲酒，熱食作赤目，目中生赤脈，即木香流氣飲加大黄煎服最良云云。

木香流氣飲，調順榮衛，通流血脈，快利三焦，安和五藏，治諸氣痞滯不通，胸膈膨脹，口苦咽乾，嘔吐少食，肩背腹脇，走疰刺痛，及喘急痰嗽，面目虚浮，四肢腫滿，大便秘結，水道赤澀。又治憂思太過，怔忪鬱積，脚氣濕氣，聚結腫痛，喘滿脹急。

半夏二兩　厚朴一斤　陳皮二斤　人參四兩　青皮一斤　甘草一斤　檳榔　肉桂　蓬莪朮各六兩　赤茯苓四兩　香附子六兩　白朮四兩　紫蘇一斤　乾木瓜　白芷　石菖蒲各四兩　藿香　木香　丁皮　大腹皮六兩　木通八兩　草果人六兩　麥門冬四兩 已上二十三味

右爲麤末，每服三四錢，水一盞半，薑三片，棗二個，煎七分，去滓，熱服。如傷寒頭痛，纔覺得疾，入連根、葱白三寸，煎服。升降陰陽，汗出立愈。如藏府自利，入粳米煎。婦人血氣癥瘕，入艾葉酢，並不拘時候。○《良驗方》利結，加大黄一兩。

○《究原》第一云，有人忽然不省人事，身體軟弱，開闗不禁，涎不潮塞，服木香流氣飲，煎熟入麝香少許，兩服而痊。

《御藥院方》此方爲最流氣飲子，治男女五藏不調，三焦氣壅心胸，痞滿噎塞不通，腹脇膨脹，嘔吐不食。又治上氣喘息，咳嗽涎盛，面目虚浮，四肢腫痛，大便秘澀，小便不通，及治憂思太過，致陰陽之氣欝結不散，壅滯成痰。又治傷寒纔覺得疾，便服此藥。昇降陰陽，汗出立愈。又治脚氣腫滿，疼痛喘急，腹脹，大便不通，及氣攻肩背脇肋，走注疼痛，並皆治之。

紫蘇葉　青皮　當歸　芍藥　烏藥　茯苓　桔梗　半夏　川芎　黄耆　枳實　防風各半兩　甘草炙　陳皮各三分　木香一分　連皮大腹子剉，薑汁浸一宿，焙，皮子各半，計合一兩右㕮咀，每服半兩，水一大盞，薑三片，棗二個，打破，同煎至七分，去滓，熱服，不拘時。若心脾痛，入菖蒲五切片煎。婦人血氣痛，入艾葉同煎。傷寒頭痛，發熱咳嗽，入連鬚葱白三寸煎。五膈氣痛，入陳皮少許煎。心中怔忪，入麥門冬數粒煎。利入粳米一撮同煎，不拘時候，或㕮咀細末皆得。私謂，勝於木香流氣飲。《局方》云，二十四味流氣飲方與木香流氣飲方同，但無石菖蒲、藿香，而有沈香、枳殼、大黄、沈香六兩、枳殼麸炒，四兩、大黄麪炮，二兩。出《集驗方》云云。《御藥方》有流氣飲子，神方也。此《萬安方》第二十五卷腳氣篇載之。

五香散《局》，升降諸氣，宣利三焦，疎導壅滯，發散邪熱，治陰陽之氣鬱結不消，諸熱蘊毒，腫痛結核，或似癰癧而非，使人頭痛惡心，寒熱氣急。

木香　丁香　沈香　乳香　藿香各等分

右麤末，每服三五錢，水一盞半，煎八分，去滓，溫服，食後。別本除藿香加麝香。

七氣湯《全書》治如前

京三稜　蓬莪朮　青皮　陳皮　桂　藿香葉　桔梗　益智　香附子各一兩二分　甘草

右㕮咀，每服五錢，水二盞，煎一盞，去滓，溫服，食前，日二三服。加高良薑、乾薑，尤佳。《可用方》同

牽牛子圓又名行氣丸，《全書》，治風熱氣結，搜風順氣。

牽牛不限多少，淨洗於甑上蒸，氣透即取出，冷，取上末，取用三兩　青皮　陳皮　木通　甘草生用　桑白皮生用　芍藥焙，各一兩　瓜蔞根一兩，洗焙

右件細末，煉蜜爲圓，杵三五千下，丸如梧子大。每服看人虛實，或十五丸、二十丸、三五十丸、七八十丸，乃至百餘丸服之。瘰癧，臨臥以好茶下。產後血竭，腹痛，以酒煎蘇方服。血氣，以酒煎芍藥服。五淋病，以榆白皮湯服。攤緩中風，以豆淋酒服。腸風下血，以槐花煎湯服。冷風秘結，以葱薑茶服。此藥消食行氣，常進生薑湯服。

導滯丸《御藥院方》，治心腹痞滿，脇肋刺痛，嘔吐痰水，不思飲食，常服和中順氣，消穀嗜食，逐飲滲濕。

黑牽牛微炒頭末，四兩　檳榔半兩　青皮二兩　木香二分半　胡椒半兩　三稜一兩半　丁皮一兩

右細末，以牽牛末入麵糊中和調，次入藥末，杵爲丸小豆大，每服三十、五十、七八十丸，食後用生薑湯下。

人參湯《可用方》第三，治男子五勞七傷，胸中逆滿，害食乏氣，嘔逆，兩脇下脹，小腹急痛，宛轉欲死，調中平藏，理絕傷。

人參　麥門冬　當歸　芍藥　甘草　生薑　桂心　白糖各二兩　枳實　前胡　五味子　茯苓　山椒　橘皮各一兩　大棗五十枚

右㕮咀，取東流水一斗五升，漬藥半日，用三歲陳蘆梢煎之，取四升，內糖，復上火煎，令十沸。年二十以上六十以下，一服一升。二十以下六十以上，服七八合。年雖盛而久羸者，亦服七八合，日三夜一，不爾，藥力不接，則不能救病也。要用勞水、陳蘆，不然則水強火盛，藥力不出也。貞觀初，有人患羸瘦殆死，余處此方，一劑即差。飲食如湯沃雪，所以錄記之。

私謂，此藥除棗外二十二兩也。貞觀，唐年號。唐朝即四錢一兩故也。水一斗半，則一斗五升。《本草》即以一大盞準一升，是便十五盞水，煎取四盞，而爲四服。藥味濃烈，易擊其疾矣。亦用勞水、陳蘆，欲出藥汁，濃味故也。是知水強火盛，則不令藥味出者也。不獨此藥，諸煮湯法皆須要弱水微火也。《南陽活人書》七味葱白湯，許仁則治傷寒勞復食復注曰，勞水者，水四升，以杓洋之一千過，名勞水云云，令水力勞弱故也。東流水者，逆流水也，流水擊岸石而逆流之水也，功與洋勞水全同者也。虛勞傷寒、產婦、老人、小兒、氣力微劣者，尤可用勞水。

《可用方》第十卷氣篇曰，人氣如天地之氣，循環不息。若氣不和則病，氣絕則死。七氣無太過不及之患，自然安和無病也。

推氣丸《可用》，治一切氣滯。

肉豆蔻二兩　牽牛末四兩　山椒一兩

右細末，用軟飯丸桐子大，每服二三十丸，生薑湯下，食後，微利效。

木香散《可用方》，治七氣心腹積聚，結塊如杯，嘔吐，寒熱，胸中短氣，不能下食。

木香　桂心　人參　鱉甲各三兩　細辛　訶子皮　乾薑　白朮　附子炮　檳榔　厚朴　吳茱萸　青皮　茴香子各一兩二分　京三稜　當歸　赤茯苓各二兩二分　甘草三分

右㕮咀，每服五錢，水一盞，生薑三片，棗五個，煎六分，食前服，日三服。

沈香散《可用方》，治中脘氣寒，元藏虛冷，胸膈痞悶，臍腹疞痛，氣噎不快，遶臍虛鳴，嘔吐酸水，洩利虛滑，心痛氣逆，手足逆冷，倦怠少力，不美飲食，口苦舌澀，嘔逆惡心，噫氣吞酸，脇肋疼痛，喘滿氣逆，小便頻數。又治婦人脾血冷氣，發作不常，及中惡腹痛，蠱毒疰忤等病。

烏藥三兩，炒　沈香　木香　人參　白朮　白茯苓　甘草　香附子　蓬莪朮　京三稜各三兩　丁香　白檀香　白豆蔻　青皮各一兩二分

右細末，每服四五錢，水一盞，生薑三片，棗三個，煎七分，入鹽少許，熱服或沸湯調服，空心食前。

和中湯《可用方》，治憂思鬱結，氣不升降，補元氣，生津液，爽神精，美飲食。

沈香　檀香各一兩二分　白豆蔻二兩二分　烏藥一兩三分　山藥炒　縮砂五兩　白茯苓　藿香葉三兩一分

右細末，每服四五錢匙，入鹽少許，沸湯點服，日夜三四服。一方薑黃一兩一分，橘紅二兩二分，若氣

順則不用加之。如覺嘔逆，加丁香一兩二分。

九氣湯《衛生良劑方》，治喜怒悲思恐驚勞，寒熱，喜則氣緩，怒則氣逆，悲則氣消，思則氣結，恐則氣下，驚則氣亂，勞則氣耗，寒則氣收，熱則氣泄，由此變生。若其氣起於一，或左或右，循行上下，或在肌肉之間，如錐刀所刺，其氣不得息，令人腹中滿，此由驚恐喜怒，或冒寒熱，留聚而不散，爲欝伏之氣流行，隨經上下相傳，而痛久令人痞悶，大便結澀，其脈短濇，謂之聚氣，宜服此藥。

京三稜　蓬莪朮　青皮　陳皮　藿香葉　桔梗　益智各五兩　香附子七兩二分　甘草三兩一分

右細末，每服四錢，水一盞，生薑三片，棗三個，煎七分，溫服。或用鹽湯點服，不以時候。秘傳一方加丁香、肉桂、茴香各五兩。《究原方》云，治心脾痛不可忍，調九氣湯服下。《局方》九痛圓一服而止，婦人血刺氣痛、氣脹，尤宜服之。

九氣湯《可用方》，治諸般氣疾，久服，舒暢經絡。

香附子　甘草各三兩　薑黄　甘松　山藥　縮砂仁　木香一錢半　蓬莪朮三錢

右細末，每服三四錢，入鹽少許，沸湯點服，不拘時。一方加益智仁三分。

三香正氣散《可用方》，療陰多陽少，手足厥冷，氣刺氣沸（凝），胸膈噎塞，脇肋膨脹，心下堅痞，吐利，嘔噦酸水，怠墮嗜臥，不思飲食。

木香　丁香各二兩二分　香附子十兩　益智仁　甘草　縮砂仁　厚朴各七兩二分　烏藥　乾薑　丁皮　蓬莪朮各五兩

右㕮咀，每服三四錢，水一盞，生薑五片，棗三個，煎七分，熱服，不拘時。

蟠葱散《局方》，治男子婦人脾胃虛冷，攻築心腹，連脇肋刺痛，胸膈痞悶，背膊連項拘急疼痛，不思飲食，時或嘔逆，霍亂轉筋，腹冷泄瀉，膀胱氣刺，小腸及外腎腫痛，及治婦人血氣，攻刺癥瘕塊硬，帶下赤白，或發寒熱，妊婦胎前產後惡血不下，臍腹疼痛，應一切冷氣，臍腹結堅，不思飲食，並宜服之。

蒼朮（米泔浸一宿，焙）　甘草（炙，各四兩）　蓬莪朮　京三棱　青皮　白茯苓（各三兩）　縮砂仁　丁香　檳榔（各二兩）　延胡索（一兩二分）　肉桂　乾薑（炮，各一兩）

右細末，每服四錢，水一盞，連鬚根葱白二三莖，煎七分，空心食前，熱服。（《諸家方》）《究原方》治腎氣發動，用五苓散各三錢，水一大盞，合煎，入鹽數沸服，頻進三五服。

私謂，凡治一切氣疾之神藥，不可載盡。諸方中明明談之百病皆生於氣，只調氣藥以治萬疾，不可違失。又《三因方》以七氣痰爲內因疾，以風寒暑濕飲飽勞役爲外因疾，以湯火箭刃所傷爲不內外因疾。從內心起爲內因，尤叶其理，須看勘於諸部書方等矣。

膈氣門（附五噎並噦吃。）

論曰，胸中者，氣之府，呼吸升降之道也。陰陽升降順理，則氣道通調，胸中乃治。喜怒寒熱不調，則氣聚於胸，而爲膈氣。夫膈氣有五，憂膈、恚膈、氣膈、寒膈、熱膈是也。憂膈之病，胸中氣結煩悶，津液不通，飲食不下，羸瘦無力。恚膈之病，心下苦實滿，噫輒醋心，食不消，心下否澀，積結在於胃中，大小便不利。氣膈之病，胸脇逆滿，咽寒不通，噫聞食臭。寒膈之病，心腹脹滿，欬逆膈上，苦冷，臍腹雷鳴，食不生肌。熱膈之病，藏有熱氣，五心中熱，口爛生瘡，骨煩，四肢重，脣口乾燥，身體頭面手足或熱，腰背疼痛，胸痺引背，水穀不消，不能多食，羸瘦少氣。此五膈爲病之證也。蓋人之和氣，憂思恚怒寒熱食飲，悉能傷人，致陰陽不和，府藏生病。氣否於胸府之間，故曰膈氣。諸方之論不一，又有十膈，證各不同，大抵其發之原，不越於此也。

又曰，人之胸膈，升降出入無所滯礙，名曰平人。若寒溫失節，憂恚不時，飲食乖宜，思慮不已，則陰陽拒隔，胸脘否塞，故名膈氣。憂恚氣寒熱，五種雖殊，其治法則一也。陰陽氣不升降，否氣膈氣，心痛腹痛，咽喉噎悶，氣道不匀，嘔吐痰沫，飲食不下，大便秘利不定，或裹急後重，腹痛不可忍，則可與綾氣丸。此藥養氣消痰，溫中散滯。

綾氣丸

木香　桂各半兩　人參二兩　白朮　吳茱萸　厚朴　訶子皮各二兩　附子炮，二兩半　阿魏半兩，麵裹煨熟

右細末，蜜爲丸梧子大，每服五十七十丸，或百丸，溫熟水服，不拘時，日夜四五服。

豆蔻散，治五種膈氣。

肉豆蔻三個　木香　厚朴　甘草　青皮各一兩　訶子皮三個，炮，去核　檳榔二個

右細末，每服四五錢，以熱湯點服。若入薑三片，棗三個，煎服亦佳。此藥能調氣補勞，通血脈，益脾胃。

備急沈香散，治霍亂吐瀉，氣逆結胸，膈氣刺痛，不思飲食。

沈香　丁香半生半炒　乾薑炮　京三稜煨　蓬莪朮煨，各半兩　藿香葉　木香　肉豆蔻　桂　人參　赤茯苓各一兩　高良薑　胡椒　甘草炮，各一分

右細末，甆合盛，每服四五錢匕，以鹽湯點服，不計時，日三五服。

豆蔻丸，治五膈氣，痞悶，腹脇脹滿。

肉豆蔻　京三稜炮　蓬莪朮炮　青皮　陳皮　桂各一兩　檳榔　木香各半兩　牽牛子半生半炒，二兩

右細末，以棗肉和丸梧子大，每服五十、七十、八十丸，食後生薑湯服，日一服夜一服，利秘結，三服。

木香訶梨勒湯，治一切膈氣，妨悶不食。

木香　訶子皮　陳皮各一兩　五味子　半夏　人參　桂　赤茯苓　蘆根　枳殼炒，各三分

右麤末，每服五錢，水一盞半，薑五片，煎八分，去滓，酒服，日三服。

蓽撥飲，治膈氣，心腹痞滿，全不思食。

蓽撥　沈香　草豆蔻去皮　青皮　丁香　桃人　大腹子各一兩　訶子皮二兩　甘草　枳殼各半兩

右麤末，每服四五錢，水一盞，煎七分，去滓，溫服，不拘時，日三服。

大腹湯，治諸膈氣，冷熱不調，喜怒無度，胸中咽塞，不思飲食，或憂思過甚，不足之氣蘊積心臆，日漸消瘦。

大腹皮　檳榔　木通　防己　青皮　紫蘇　桑白皮　甘草　枳殼　草豆蔻去皮　丁皮　大黃炒，各半兩　木香一分

右麤末，每服五錢，水一盞，薑三片，棗三個打破，煎七分，去滓，溫服，日三服夜一服。

人參丸，治膈氣，咽喉噎塞，心煩嘔逆，不進飲食。

人參　厚朴　枇杷葉　檳榔各一兩　半夏水煮二三十沸，切焙，半兩

右細末，麪糊丸梧子大，每服五十、七十丸，或百丸，生薑湯服，不拘時服。

檳榔散，治膈氣吐逆不食。

檳榔生　京三稜煨　蓬莪朮煨　甘草炙　茴香炒　益智去皮，炒　青皮　乾薑炮，各一兩

右細末，每服五錢匕，沸湯服，日二三服。

沈香煮散，治膈氣嘔逆，飲食不下，心胸痞滿。

沈香　茴香炒　青皮　胡椒　蓽澄茄　川楝子　陳皮各三兩

右細末，每服四五錢，蔥白五莖，酒半盞，童子小便半盞，煎六分，和滓溫服。重者不過三五服。

氣寶丸，治膈氣嘔逆，心胸痞滿，飲食不下。

茴香石器內鋪紙，炒，二兩　陳皮　檳榔各一兩　木香一分，已上四味細末　黑牽牛子四兩，用吳茱萸二兩，慢火同炒，茱萸焦，只取牽牛子一向杵末，取二兩

右拌勻，蜜丸梧子大，每服二十或三十丸，若五十丸，米飲或木香湯服，有痰用檳榔末半錢，或一錢，重水半盞，煎數沸，溫服，欲微踈利。看人虛實，與五七十丸，只心尤佳。

木香順氣丸《御藥院方》治停痰遲化，中氣不和，治痃癖積聚脹滿。

京三稜二兩　檳榔　木香　陳皮　半夏麯　人參　白茯苓　蘿蔔子炒，各五兩　白豆蔻　縮砂各二分　黑牽牛子少炒末，五兩

右末，以生薑汁麵糊丸梧子大，每服四十丸、五十丸、七八十丸，以生薑湯，日中或夜半服之。

訶梨勒湯，治膈氣痰結，不思食。

訶梨勒煨，去核，一兩　半夏二兩　甘草炙，各一兩半　草豆蔻　檳榔　青皮各一兩　丁香一分

右麤末，每服四五錢，水一盞，薑五片，煎七分，去滓，熱服，不拘時。

乾薑丸，治膈氣痰結，上焦冷氣，呑酸吐嘔逆不食。

乾薑炮，一兩　半夏八兩　丁香二兩

右細末，薑汁煮麵糊爲丸梧子大，每服五十丸，以木瓜鹽湯服，不計時候。

妙紅散，治膈氣痰結，嘔逆吐食。

紅神麵炒　丁香　藿香葉　人參　白茯苓各三兩

右細末，每服三五錢匕，米飲服食前。

茯苓湯，治膈氣痰結，通中消飲，去積冷，止腹痛。

赤茯苓　人參　麥蘗炒　陳皮炒　陳神麴炒　半夏各二兩　草豆蔻去皮，六個　青皮炒，二兩

右麤末，每服四五錢匕，水一盞，薑三片，煎六分，去滓，食前溫服，日二三服。

五膈丸，治膈氣痰結，胸中不利。

桑白皮　紫蘇葉焙　赤茯苓　陳皮各一兩　檳榔　厚朴一兩三分　旋復花一兩半　生薑二兩，切焙

右細末，蜜丸梧子大，每服三十、五十丸，或七八十丸，空心米飲服下，日二三服。

人參茯苓湯，治膈氣，宿食不消，痰毒虛氣，飲食無味，壯熱憎寒，霍亂吐逆。

人參一兩　赤茯苓半兩　附子炮　黃耆　白朮　乾薑炮　前胡　甘草　訶子皮　枇杷葉　陳皮　麻黃去根節　桂　益智去皮，各一兩

右麤末，每服四五錢，水一盞，薑三片，棗三個打破，煎七分，去滓，溫服。若脾虛氣泄，瀉利，及傷寒三日後，要出汗，併三服，衣被蓋出汗，不計陰陽二毒、食毒、傷寒並能療之。

建中湯，治膈氣，宿食不消，胸膈痞滿，心腹脹痛。

草豆蔻去皮　陳麴炒　麥蘖炒　厚朴　陳皮　白朮　乾薑炮，各一兩　茴香子炒　木香各半兩

右麤末，每服四五錢匕，薑三片，棗二個打碎，水一盞，煎七分，去滓，溫服，不拘時候。

養胃丸，治膈氣，宿食不消。

厚朴四兩　丁香二兩　生薑二十兩，取汁炒厚朴令盡　白朮　人參各二兩二分

右細末，以煮棗肉，和丸梧子大，每服五十七十八九十丸，米飲服，空心食前服。

五膈寬中散《局》，治因憂恚寒熱動氣傷神，致陰陽不和，府藏生病，結於胸膈之間，遂成五膈之病。一曰憂膈，胸中氣結，津液不通，飲食不下，羸瘦短氣。二曰恚膈，心下實滿，噫輒醋心，飲食不消，大小便不利。三曰氣膈，胸脇逆滿，噎塞不通，噫聞食臭。四曰寒膈，心腹脹滿，咳嗽氣逆，腹上苦冷雷鳴，繞臍痛，不能食肥。五曰熱膈，五心中熱，口中爛生瘡，四肢煩重，脣口乾燥，身體或熱，腰背疼痛，胸痺引背，不能多食，及一切氣疾，並皆治之。

白豆蔻二兩　甘草五兩，炙　木香三兩　厚朴十六兩，薑製　縮砂　丁香　青皮　陳皮各四兩　香附子十六兩

右細末，每服二三錢，用生薑鹽湯點服。

私云，脈中止人，服之有驗。

〇順氣寬中丸《御藥院方》，治陰陽不和，三焦痞膈，氣行澀滯，中滿不快，咽嗌噎悶，恚氣奔急，肢體煩倦，不欲飲食。常服宜通氣血。枳殼数炒、檳榔、京三稜、蓬莪朮、麥蘖炒、人參、桑白皮各十錢重、甘草炙，七錢重。右末，每服二三錢，生薑湯或鹽沸湯點服。又以末糊丸梧子大，每服五十、七十丸，以生薑湯服。**私云，脈中止人，服之有驗**云云。

膈氣散《局》，治五種膈氣，三焦痞塞，胸膈滿悶，背膂引疼，心腹膨脹，脇肋刺痛，食飲不下，噎塞不通，胸膈不利，嘔吐痰逆，口苦吞酸，羸瘦少力，短氣煩悶。常服順氣寬中，消痃癖積聚，散驚憂恚氣。

木香　肉豆蔻　乾薑各一兩　京三稜煨　肉桂　益智　檳榔　蓬莪朮各二兩，炮　青皮　厚朴各一兩　陳皮二兩

右細末，每服四五錢，水一盞，薑三片，棗二個，煎七分，和滓熱服，鹽湯點服亦得。不計時，日二三服，夜一服。《本事方》加枳殼一兩、甘草半兩，名枳殼散。

〇和中益氣丸《御藥院方》，治脾胃不和，氣不升降，嘔吐減食，口苦吞酸，胸滿短氣，肢體怠墮，面色萎黃，中焦虛痞，不任攻擊。藏氣久寒，不受峻補。又療心胸愊愊如滿，五飲停滯不散。常服補中益氣，進美飲食。或大便不通，尤宜服之。木香、丁香各半兩，肉豆蔻、茴香炒、京三稜、桂心、白豆蔻、人參各三兩，縮砂二兩，青皮、陳皮各四兩。右末，麵糊丸梧子大，每服六十七十丸，食後溫生薑湯服。又夜半百餘丸，服快利尤佳。

青木香丸《局》，寬中利膈，行滯氣，消飲食，治胸膈噎塞，腹脇脹痛，心下堅痞，腸中水聲，嘔噦痰逆，不思飲食。

補骨脂一名破故帋　蓽澄茄　檳榔各一兩一分，以粟飯裹紙煨熟　牽牛子炒末，三兩三分　木香三分

右細末，以清水杵丸梧子大，每服三十、五七八十丸，以茶湯或熟水食後服，每酒食後可服十丸。小兒量歲三五圓，或十二十丸，妊婦不可服之。

五膈圓《三因》，治憂恚思慮，膈塞不通，及食冷物即發其病，苦心病，不得氣息，引背痛如刺，心下堅大如粉絮，緊痛欲吐，吐即差，食飲不下，甚者手足冷，短氣，或上氣喘息，嘔逆。《局方》文章少異

麥門冬　甘草炙，各五兩　人參四兩　川椒炒出汁　遠志去心，炒　細辛　桂心各三兩　乾薑炮，二兩　附子炮，一兩《局方》一兩半

右細末，蜜丸彈子大，每服一二丸，含化下。日三服，夜二服。胸中熱氣七日愈。亦丸梧子大，三十、五十、七十丸，米飲服之。《延年方》加增麥門冬、甘草、人參各一兩。《經心錄》入吳茱萸，去桂心，治遇寒冷則心痛，咽中有物，吐不出，嚥不入，食飲減少，並宜服之，不拘時候。

《三因方》云，嘉禾散、沈香散，並治五膈云云。

可灸第七椎，左右各百壯，並膻中五十壯，並巨闕、胃脘，各五十壯。

○順氣枳殼丸《御藥院方》神妙有效，宣通一切凝滯，消化宿食，清利頭目，消磨積蘊痃癖等疾。形身瘦弱，宣瀉不禁，並皆服之。枳殼麩炒，三兩，益智人、玄胡索、雷丸、白豆蔻、木香、當歸、白朮、半夏製，各三兩，縮砂四兩，青皮一兩，牽牛子炒，頭末，十兩，京三稜、蓬莪朮各四兩右細末，用生薑半斤，自然汁同水打麵糊爲丸如梧子大。每服三十丸至四十丸，諸飲皆服下，不拘時候。若覺內傷，內服可用七八十丸至一百丸，有益無損。男子婦人老幼，皆可得服之，有孕婦人不可服。服令人肥壯，美進飲食。併治服（腿）腳沈重。不任攻擊者，服一月之後，覺身輕爲驗。

香朴圓《究原方》八，治府藏不調，發渴，心腹脇肋脹滿刺痛，翻胃吐食，十膈五噎之疾。人以水食爲命，水食以脾爲主。脾胃者，五藏之廩庫，廩庫盛則五藏俱榮，衰則五藏俱朽。夫寒則氣不足，不足則不食，故不能銷爍。熱則氣有餘，有餘亦不能食。不能食，以溢不容受，或吐不納，或瀉不停，或秘不通，或結不散。《素問》論一證善食，食已則饑，其形轉瘦，此乃胃熱，積聚留飲，遂成癥瘕，皆屬太陰濕土之根，所以腸胃陽絕，傳化失常，寒暑驚怒，飢飽勞役，而乃致之。五藏六府皆有其積，今時之人，多是不節，醉酒飽食，恣

傷脾胃，往往又服快脾之藥，必作吐瀉。又因嗜欲，本氣轉耗，豈不重傷。《經》云，清氣在下，則生飧泄。濁氣在上，則生䐜脹。陰陽交錯，脾胃虛弱，飲食不化，積成大患。《經》云，脾以養氣，飲食五味能養骨髓、肉血、肌膚、毛髮。男子婦人，陰血陽精，皆飲食五味之實秀也。補羸女，則養血壯脾胃。補弱男，則壯脾節色。此藥中和不燥，開胃進食，消痰寬中快膈。

厚朴薑制，炒　肉豆蔻生用　人參　藿香葉　白茯苓　大麥蘖炒　草果仁　枇杷葉薑汁焙，各三兩　蓽澄一兩二分

右細末，煮神麴，糊爲丸如桐子大，每服三十、五十丸，米湯送下。有人常身體如在雲夢中，覺似寒似熱，口乾無味，飲食減少，皆作勞治求醫。僕云，此脾胃病。遂令服《局方》穀神嘉禾散，加冬瓜子仁，擂細，入匙頭生薑，同煎。次合《本事方》二神丹，破故紙、肉豆蔻，加附子炮、五味子各一兩。不終劑而安。僕，則《究原方》作者張義之。

〇十錢，重爲一兩。

參蓍湯《究原方》八，治脾胃虛弱，中脘不快，氣促，時發寒熱，飲食減少，四肢少力，如勞之狀。

官桂　肉豆蔻生用　石斛　白朮炒　黃耆炙　穀蘖炒，去芒，各三兩　藿香葉　五味子　甘草炙　半夏各一兩二分　人參三兩

右㕮咀，四錢重，水二盞，生薑五片，同煎八分，去滓，熱服。若寒熱日久不退，增醋煮鱉甲同煎服。

二神丹《本事方》第二，治脾胃弱，全不進食。

破故紙四十錢重，炒香　肉豆蔻二十錢重，生用

右細末，用大肥棗四十九個，生薑四兩切片，同煮，棗爛去薑取棗，剝去皮核，同研爲膏，入藥和杵，丸如梧子大，每服三十丸。鹽湯下。性全私云，生薑四兩，十錢爲一兩，則四十錢重爲四兩。棗四十九個者，日本棗小，故一二百個也。

有人全不進食，服補脾藥皆不驗。予授此方服之，頓然能食。此病不可全作脾虛，蓋因腎氣怯弱，真元衰劣，自是不能消化飲食。譬如鼎釜之中置諸米穀，下無火力，雖終日米不熟，其何能化。黃魯直嘗記服兔

絲子，淨淘酒浸，曝乾日日抄數匙，以酒服下。十日外，飲嗽如湯沃雪。亦知此理也。

《魏氏家藏方》第五棗肉圓

破故紙四兩，炒　木香一兩，不見火　肉豆蔻二兩，麵煨

右細末，燈心煮棗，去皮核，和圓如梧子大，每服三五十圓，煎人參生薑湯下。鹽湯鹽酒又得。予，即《本事方》作者許之微也。

溫脾散《本事》，治脾胃虛不進食。

茴香炒香　青皮　陳皮　縮砂仁　桔梗　香白芷不見火　厚朴薑制，各三兩　木香　白朮　香附子麩炒，各一兩半　甘草四兩半，炙　紅豆蔻　良薑　麥蘖炒　乾葛各三兩一分

右細末，每服四錢，水一盞，棗三枚，煎至七分，食前溫服。

○治傷寒瘧疾等差後不食

七珍散《本事》，開胃養氣進食。

人參　白朮　黃耆蜜水炙　山藥　白茯苓　粟米炒　甘草炙，各三兩

右細末，每服三四錢，水一盞，薑棗同煎至七分，服如大故，不思飲食，加白扁豆三兩，蒸用，名八珍散。

予製此方，溫平不熱，每有傷寒瘧疾中暑，得差之後，用此以調脾胃，日三四服，十日外，飲食倍常。

透膈湯《究原》八，治脾胃不和，中寒上氣，脇肋脹滿，心腹疞痛，痰逆惡心，或時嘔吐，飲食減少，十膈五噎，痞塞不通，噫氣吞酸，口苦失味，並皆主之。

沈香二分　丁香　木香　人參　肉豆蔻　白朮　甘草炙　青皮　陳皮　半夏各一兩　乾薑　厚朴各二兩　神麴一兩二分，炒　麥蘖　白茯苓各一兩二分

右㕮咀，每服四錢重，水二大盞，生薑三片，棗三個，煎八分，去滓，熱服。若氣滿不快，增《局方》

香蘇飲在内，尤妙。

沈香透膈湯《良劑方》《秘傳》，開胃透膈，溫中快脾，療心胸噎痞，食不能進，留飲在中，氣不得通。或因憂思過慮，或忿怒中飲食，氣不中和，升降遲澀，遂成十膈五噎，淹延日久，翻胃吐食，面色萎黄，肌體瘦悴，乾噦惡心，厭聞食氣，膨脹滿悶，心腹疠痛，時吐清水，頭面虚浮，怠墮嗜臥，漸脾勞。

沈香　木香　人參各一兩一分　丁香　青皮　神麴各二兩二分　白茯苓　甘草炙　陳皮　厚朴　草果仁　藿香葉　半夏

縮砂仁各五兩　肉豆蔻七兩二分　白朮　麥蘖炒　香附子各十兩

右㕮咀，每服四五錢，水一盞半，生薑五片，棗四五個，煎八分，去滓，熱服，空心食前。如氣滿不快，同香蘇飲煎，尤妙。一方加乾薑五兩，《局方》名十八味丁沈透膈湯加新。**私謂，如患膈氣諸氣之人，有虚勞傳屍候，即可加黄耆、芍藥各四五兩。若有痃癖積聚氣塊，即可加蓬莪朮、京三稜、鱉甲三五兩。若有水腫脚氣，脹滿浮腫，可加檳榔五兩，牽牛子末四五兩。婦人月事不調，可加川芎、當歸、芍藥、地黄四五兩矣。**

通中散《可用方》，治五膈氣，胸中不利，藏府壅滯。

牽牛末三兩　檳榔一兩二分　桂心　木香　乾薑各二分

右細末，每服四錢，熱酒調，空心，可二服。續更以一兩盞熱茶投之，得利三兩行，下惡物爲效。

私云，諸膈病源並藥方，《聖濟錄》並《可用方》第十卷、《究原方》八九卷，及《衛生良劑方》中廣出之，可看勘彼等。今抄萬之一，載於此耳。

噎氣

《外臺》云，五噎者，一曰氣噎、二曰憂噎、三曰食噎、四曰勞噎、五曰思噎。雖有五名，由陰陽不和，三焦隔絶，津液不行，憂恚嗔怒，故謂五噎。噎者，噎塞不通之謂。《古今録驗方》曰，氣噎者，心悸，上下不通，噫噦不徹，胸脇否痛。憂噎者，天陰苦決逆，心下悸痛，手足冷。勞噎者，苦氣膈，脇下支滿，胸中填塞，令手足逆冷，不能自溫。食噎者，食無多少，惟胸中苦塞常痛，不得喘息。思噎者，心悸動，喜怒，目視𥆧𥆧，憂恚嗔怒，寒氣上入胸脇所致也。

治氣噎不下飲食《可用方》

陳皮去白，十兩

右細末，大蒜研細，和丸綠豆大，每服三十丸、五十丸，米飲下，食後。

治五噎立效方《可用方》

枇杷葉　陳皮各四兩　生薑二兩

右㕮咀，每服五錢，水一盞半，煎至一盞，熱服，不拘時，日夜數服。

治咽喉不利，胸膈噎塞，不能下食。《可用方》

半夏三兩　桂心一兩二分　木香一兩

右㕮咀，每服五錢重，水一盞半，薑三片，煎至七分，溫服，不拘時，日五服。

《廣濟方》療胸脇氣滿，每食氣噎，通氣湯。《可用方》

半夏　生薑各六兩　陳皮　桂心各三兩

右㕮咀，每服五錢，水一盞，煎七分，熱服，不拘時，日夜四五服。

通氣湯《千金方可用方》，療胸滿短氣噎塞。

半夏八兩　生薑六兩　桂心三兩　吳茱萸四十枚

右㕮咀，每服五錢，水一盞半，煎一（後闕）

木香寬膈丹《究原方》，治三焦痞塞，胸膈滿悶，脇腹疞痛，飲食不進，噎塞不通，嘔逆吐痰。常服寬中理氣，去痰，進食飲酒人尤宜服。

南木香　白茯苓　青皮　陳皮各三兩　半夏九兩

右細末，用薑汁煮，薄麪糊爲丸如梧子大，每服三十丸、五十丸，以紫蘇生薑湯送下，不拘時。

○治噦逆。噦字又作吃。

丁香飲子《究原方》，治吃逆不止。

乾柿蒂十五個　丁香十六粒，同切同炒令黃

右用水一大盞，煎半盞，溫服，再三連服。又加白梅三顆煎，尤妙。

丁沈十香圓《良劑方》，治男子婦人脾胃虛弱，不能消化水穀，致令心腹脹悶，反胃吐食，噎塞不通，喘滿氣急，兩脇膨脹，噫醋呑酸，飲食不下。又治五膈八痞五噎七氣，小兒疳積，面黃肌瘦，肚脹不進飲食，並宜服之。

丁香　香附子　甘草　甘松四兩　益智三兩　神麴　麥蘗各二兩　縮砂仁　薑黃　蓬莪朮各一兩

右細末，麪糊爲丸如綠豆大，每服三十丸，細嚼生薑，用湯送下。或以溫水湯下亦得。或脾氣脹滿，用烏藥煎湯送下三十丸。心脾疼，煎茱萸菖蒲湯下。酒食過傷，頭眩惡心者，細嚼五十丸，用生薑紫蘇湯下。小兒每一歲兒，服七五丸，用米飲送下。此藥性溫不毒，常服消積進食，不動藏府，老小皆可服之。食後服《秘傳》。

私謂，有痃癖積聚，癥瘕氣塊，血積氣積，可加蓬莪朮、京三稜。

丁香餅子《究原方》，治積滯不消，心腹堅脹，痰逆嘔噦，噫醋呑酸，脇肋刺痛，胸膈痞悶。或反胃惡心。常服去痰溫胃，理氣，進美飲食。

半夏二兩　丁香半兩　白茯苓　白朮　乾薑　甘草炙　白扁豆薑汁浸，炒，各一兩　橘紅去白，薑汁炒，二兩

右細末，生薑汁煮，薄麪糊爲丸成餅如大碁子，每服一兩餅，細嚼生薑湯送下，不計時。神方也

六神湯《究原方》，治脾胃俱弱，飲食減少，中脘不快，或吐或瀉，發渴口乾，及病後新差，不勝穀氣，尤宜

服之。

人參　乾葛　白茯苓　白朮各二兩二分　藿香一兩一分　南木香

右細末，每服四錢，生薑三片，棗三個，水一盞半，煎至一盞，服不拘時。若覺津液渴少，加五味子十粒同煎服。

私曰，凡治諸氣痞滯，及膈氣五噎，脾胃虛憊，飲食減少等疾，諸藥散在諸方中，不可記盡，只可看勘《可用方》《局方》《三因方》《究原方》《無倦齋良劑方》，多有奇方靈藥耳。

上氣附喘息、喘咳一病，作《保氣論》三卷，仍此中不具也。

論曰，人一日一夜，凡一萬三千五百息，呼隨陽出，氣於是昇，吸隨陰入，氣於是降。一昇一降，陰陽交通，氣乃亨融。所謂上氣者，蓋氣上而不下，昇而不降，否滿膈中，胸背相引，氣道奔迫，喘息有聲者是也。本於肺藏之虛，復感風邪，肺脹葉舉，諸藏氣又上衝而壅遏，此所以有上氣之候也。

愚見諸方，心火在腎上，水在下。心火下而暖腎水，腎水上而潤心火，則陰陽升降，更無壅滯。心勞則無力，而不下降，心火不下降，則腎水不暖。水得暖氣則滋潤上升，腎水不上，則上膈燥熱。心火不下，則下部沈寒。古人有譬如釜中水得火氣，則潤氣上濕蓋，不得火則水氣不上云云。先服沈香降氣湯、蘇子降氣湯、八味圓、蓮子丹、養生丹、黑錫丹、二氣丹等，而後可調氣血，順陰陽也。

訶子湯，治上氣喘息。

訶子皮一兩一分　五味子炒，二兩二分　麻黃去根節　杏人炒，一兩一分　甘草炙，二分三朱

右麤末，每服四五錢，水一盞，生薑三片，煎六分，去滓，熱服，不計時候，日二三服。

沃雪湯，治上氣不得息，喉咽不利。

麻黃去根節，二兩　細辛一兩　五味子炒，二兩　桂心去麤，一兩　半夏二兩

右麤末，每服五錢，水一盞半，薑五片，棗二個，煎一盞，去滓，溫服，日夜三五服。

半夏湯，治上氣嘔逆不食。

半夏一兩　乾桑葉六兩　乾薑一分，炮

右麤剉，每服五錢，薑五片，水一盞半，煎一盞，去滓，熱服，不計時。

厭氣散，治上氣嘔逆，及踈利過多，虛氣上攻。

木香　人參　白茯苓　藿香葉　陳皮　枳殼　甘草各一兩　附子二分，炮

右細末，每服四五錢，以紫蘇木瓜生薑湯調點入盞，重湯煎五七沸，溫服，日二三服。

木香散，治上氣胸膈不利，心腹膨脹，飲食不消。

南木香　茴香炒　芍藥　乾薑　甘草　青皮　烏藥各三兩

右細末，每服三五錢匕，炒薑鹽湯調服。婦人當歸酒調下，日三服夜一服。

紫蘇五味子湯，治氣虛，胸膈中寒熱，短氣不足。論曰，短氣不足以呼咽者，肺虛也。倚息短氣，不能臥，其形如腫者，飲也。短氣上喘，氣道促急者，肺虛而寒邪實也。如是者，不可一概而論之。

紫蘇二兩，莖葉俱用　五味子一兩　甘草三分　前胡一兩　陳皮　桂各三分

右麤末，每服五錢，水一盞半，薑五片，棗三個，煎一盞，去滓，溫服，日二三服。卒短氣，紫蘇莖葉二兩、陳皮，二味㕮咀，每服四五錢，薑一片，棗三個，酒一盞，煎七分，去滓，溫服，頻三五服，立有驗云。

又但枸杞一味，入生薑煎服，尤佳。

紫胡當歸湯，治上氣，五藏閉塞，不得飲食，胸脇支脹，乍來乍去，虛氣在心，滯氣在胃，唇乾口燥，肢體動搖，手足冷疼，夢寐恐怖。此五藏虛乏不足所致也。

紫胡四兩　當歸一兩　細辛半兩　防風　麻黄　桂各一兩　半夏二兩半　人參半兩　黄耆一兩　黄芩半兩　杏人三分

右麤末，每服四五錢，生薑五片，棗三個，水一盞，煎七分，去滓，溫服，日二三服。

降氣丸，利胸膈，行滯氣，消脹滿，療腹脇痛。

茴香　木香　桂　檳榔　桃人各一兩　萊菔子　京三稜　青皮各三分　厚朴薑製，一兩

右細末，以酒麵糊和丸如梧子大，每服三十、五十丸，溫酒或生薑湯，空心日三服。

檳榔湯，治上氣，利胸膈，消脹滿。

檳榔二兩　木香一兩　陳皮　青皮　白朮各三兩　京三稜　蓬莪朮各二兩

右麤末，每服五錢匕，水二盞，生薑三片，鹽少許，煎一盞，去滓，熱服，不拘時，日二三服。

烏藥煮散，治上氣，腹脇脹滿，利胸膈，順三焦。

烏藥一兩　沈香　陳皮　甘草各一分　乾薑　檳榔各三分

右細末，每服三四錢，水一盞，生薑七片，煎六分，和滓熱服。或入鹽少許，沸湯點服亦得，日二三服。

栝樓湯，治上氣胸滿，不下食，嘔逆，胸中冷，湯飲。

栝樓　陳皮各四兩　當歸三兩　半夏一兩半

右剉散，每服五錢，生薑五片，水二盞，煎一盞，去滓，溫服，日二三服。

紫蘇子湯，治上氣嘔，胸滿，喘息不利，上氣嘔吐者，氣上而不下，肺胃虛也。肺脈起於中焦，環循胃口，寒氣乘於肺，則上氣喘滿，升降不利。痰飲停積中焦，氣動於胃，胃氣逆則嘔吐。

紫蘇子　半夏　五味子　青皮　杏人麩炒　桂心各一兩　赤茯苓　甘草各半兩

右麤末，每服五錢匕，水一盞半，入生薑七片，煎七分，去滓，溫服，不拘時候，日二三服。

七氣湯，治上氣，食即吐逆。

草豆蔻生用，去皮　人參　赤茯苓　白朮　大腹子生用　訶子各半兩　甘草一分

右麤末，每服三五錢匕，水一盞，煎六分，去滓，溫服。不思食，入生薑。

半夏湯，治氣逆，食則嘔吐。

半夏　生薑　陳皮各二兩　桂心一兩

右㕮咀，分作二服，水五盞，煎二盞。

半夏湯，治上氣嘔吐，不能下食。

半夏一兩二分　白朮一兩　人參二兩　桂　甘草　陳皮一兩　厚朴四兩

右麤末，每服五錢，水一盞半，生薑五片，棗三個破打，煎七分，去滓，溫服，日三服夜一服。

芥子丸，治上氣嘔吐，又治痃癖。

芥子五兩，菘菜也

右細末，煉蜜丸如梧子大，每服十、二十丸，若三五十丸，井花水服之。又散，空腹酒調服。

上氣腹脹

論曰，上氣腹脹者，由肺氣上逆，胸中否塞，腹內虛脹，妨害飲食。由穀氣衰少，陰濕交攻，干連腹膜，膨悶不消，故上氣而腹脹也。

固氣湯，治上氣喘痞，脹滿氣促。

烏藥　沈香　赤茯苓　麥蘖炒　枳殼　黃耆　木香　甘草各二兩三分

右麤末，每服三五錢，水一盞，生薑三四片，煎七分，去滓，溫服，不拘時候，日二三服夜一服。

沈香丸，治上氣胸滿，腹脹，精神倦怠。

沈香　丁香　木香各一兩　巴豆去皮心油，三朱，又十五粒，去皮，以鐵器燒爲灰用之　杏人十五粒，去皮，燒作灰

右研末，以糯米粥和丸如梧子大，每服三丸、五丸、十五丸、二十丸，以生薑湯早辰一服，夜半一服。

不利，加增丸數。

半夏生薑湯，治上氣腹脹。

半夏五兩　生薑八兩　人參一兩二分　陳皮三兩

右細剉，每服五錢，水一盞半，煎一盞，去滓，溫服，不拘時，日二三服。

上氣喉中如水雞聲水雞，蛙也。

論曰，肺主氣，上通於喉嚨，肺經客寒，則喉嚨不利，痰唾凝結，氣道奔迫，喘息有聲，聲如水雞。

投杯湯，治欬逆上氣，胸中痞塞，臥不安席，咽中如水雞聲。

疑冬花　甘草各一兩　桂　麻黃二兩　乾薑三兩　紫苑　細辛各一兩　半夏二兩　杏人

右麤末，每服五錢，水一盞半，棗五個打碎核，同煎至八分，去滓，溫服，日二三服，訖臥令汗出，數日內勿飽食。

貝母湯，治欬逆，喉中如水雞聲。

貝母去心，炒，一兩　麻黃　桂各二兩　半夏　乾薑各一兩二分　甘草

右麤末，每服三錢、五錢，水一盞，煎六分，去滓，溫服，日二三服。

麻黃湯，治上氣，服（脈）浮，欬逆，喉中如水雞聲，喘息不通，呼吸狀甚危者。

麻黃八兩　甘草四兩　射干二兩

右㕮咀，每服五六錢匕，大棗五個，井花水一盞半，煎八分，去滓，溫服，日三夜一服。

短氣イキミシカシ。

論曰，短氣不足以呼吸者，肺虛也。倚息短氣不能臥，其形如水腫者，痰飲也。短氣上喘，氣道促急者，肺虛而寒邪實也。如是者，不可概而論之。

薑麥湯，治短氣。

生薑切片三兩，　小麥十兩

右二味，每服水五盞，煎三盞，分作二服，去滓，溫服，良久再服。

紫蘇湯，治卒短氣。

紫蘇莖葉二兩　陳皮半兩

右麤末，每服三五錢匕，棗三個，酒一盞，煎七分，去滓，溫服，日二三服，不拘時。又用水煎亦可。

枸杞湯，治卒短氣。

枸杞

右剉，每服三五錢，水一盞，生薑五片，煎七分，去滓，溫服，日二三服。

陳橘皮湯，治胸脇短氣，妨悶不食。

陳皮　紫胡各一分　半夏　枳殼　訶子各三分　木香　升麻　五味子各半兩

右剉，每服五錢匕，水一盞半，生薑五片，煎七分，去滓，溫服。

冷氣

論曰，冷氣者，因寒冷搏於氣所爲也。肺主氣，氣之行如水流不得息，得溫即通，值冷則澀。若人呼吸少氣，脇肋刺痛，皮膚拘急，惡寒戰慄，百節疼疼，欬嗽聲嘶，膈脘否塞者，皆冷氣之爲病也。

白豆蔻散，治中寒冷氣，臍腹刺痛，脹滿便利，醋心嘔逆。

白豆蔻二兩　厚朴　香附子各一兩　甘草五兩　縮砂　青皮　陳皮　丁香各四兩　木香

右細末，每服三四錢匕，生薑三片，鹽少許，沸湯點服，食前日二三服。

人參丸，治諸冷氣，胸膈不利，噎塞喘悶，呼吸少氣，惡寒戰慄，腹脇膨脹。

人參　白茯苓　陳皮　檳榔　白朮　甘草　訶子各一兩　桂　厚朴　乾薑（劑量原闕）
右細末，煉蜜和丸如梧子大，每服二十丸、三五十丸，嚼破生薑湯嚥下，食前日二三服。
藿香湯，治氣逆上盛，頭目昏眩，不思飲食，時發惡心，或作中滿。調中順氣，消痰利膈。氣厥，逆疾也。上實下虛也。
藿香葉　白朮各二兩　人參　白茯苓各一兩　丁香　甘草各半兩
右麤末，每服三四錢，水一盞，生薑三片，煎七分，去滓，溫服，不計時。
橘皮湯，治氣逆，心腹膨脹，乾嘔不止，手足厥冷。
陳皮四兩　生薑六兩　縮砂　甘草　香白芷各一兩
右麤末，每服五六錢，水一盞半，煎一盞，去滓，溫服。口乾者，加栝樓末。
陳橘皮湯，治心胸氣逆，刺痛，不可俛仰，氣促欬唾，不能食。
陳皮　木香　芍藥　當歸　檳榔各半兩　桔梗炒，三分
右剉散，每服五錢，水一盞半，生薑三片，煎八分，去滓，溫服，食後。
赤茯苓湯，治陽氣厥逆，多怒而狂，頸脈復動。《内經》云，有病怒狂者，生於陽，病名陽厥。蓋陽氣暴折，則欝而不散，故多怒而狂。怒則氣上，故頸脈動而大疾者，爲陽厥之證也。其治奪食即已。依食氣彌塞滿，奪食即其氣平也。
赤茯苓　人參　羚羊角各三兩　遠志　大黄各半兩　甘草一分
右麤末，每服五六錢，水一盞半，煎八分，去滓，溫服，不計時候。
竹葉茯苓湯，治陽厥氣逆，胸膈煩悶，忿忿饒怒如發狂狀。
淡竹葉生用，三兩　赤茯苓二兩　生地黄五兩　丹參　玄參各三兩　乾藍汁無用　車前草各二兩　石膏四兩
右㕮咀，每服六七錢，水二盞，生薑五片，煎一盞半，去滓，更入蜜少許，煎三沸，溫服，不拘時，日

二三服。

茯苓大黃湯，治陽厥多怒，氣逆發狂，胸膈燥悶。

赤茯苓　大黃　羚羊角　黃芩　甘草　枳殼各一兩　前胡三分

右麤末，每服五錢匕，水一盞半，淡竹葉十五片，煎八分，去滓，溫服，食後臨臥。

陽厥逆也。

論曰，《內經》云，有病怒狂者，生於陽也。夫陰陽不可偏勝，偏勝則氣逆。陽厥者，陽勝而氣逆之謂也。因暴折而難決，故善怒也。病名曰陽厥。蓋陽氣暴折，則鬱而不散，故多怒而狂。怒則氣上，故頸脈動而大疾者，爲陽厥之證也。其治奪食即已，蓋食入於陰，長氣於陽，陽盛故厥逆。怒狂奪食者，所以平其氣也。

赤茯苓湯，治陽氣厥逆，多怒而狂，頸脈復動。

赤茯苓　人參　羚羊角各三兩　遠志去苗心　大黃炒，各半兩　甘草一分

右麤末，每服五錢，水一盞半，煎八分，去滓，溫服，不計時候。

茯苓湯，治陽厥多怒，氣逆發狂，胸膈燥悶。

赤茯苓　大黃炒　羚羊角　黃芩　甘草　枳殼麩炒，各一兩　前胡三分

右麤末，每服五錢，水一盞半，入淡竹葉十片，同煎八分，去滓，溫服，食後臨臥。

風恍惚《老子經》云恍惚。ココロキヘキ　モキヘ《和氣》腎氣病云是也。

論曰，以風邪經於五藏，其神恍惚而不寧也。蓋五藏處於內，神之舍也。藏氣充足，神王而昌，則邪不得干。藏氣虧損，邪能乘之，則精神魂魄意無所持守，故恍惚不寧也。

石菖蒲圓，治風虛，安寢寐，鎮心神，止恍惚，化痰滯。

菖蒲根一寸九節者　遠志去苗心　鐵粉　辰砂各一兩　白茯苓　人參各一兩半　防風　羚羊角各三分　金泊

右細研，以蜜丸如梧子大，每服二十九若三十丸，人參湯服，早朝日晚食後。

鹿角散，治諸藏虛邪，夜臥恍惚，精神不安。

右一味，細末，每服二三錢匕，溫酒服，日三服夜一服。《局方》辰砂妙香散、定志圓等尤宜。蘇合香丸，每服三十丸，日二三服，尤妙。《翰良方》云，蘇合圓始終服八九兩，得差云云。今人服一二丸求效，可笑。

風驚ヲトロクヲヒユ。

論曰，風驚者，心氣不足，風邪干之，而心不安定也。《內經》云，心爲君主之官，神明出焉。又曰，主明則下安。今心氣不足，風邪相乘，陰陽不和，情思錯亂，神魂散越，故動作多驚也。

小定心湯，治心氣不足，風邪所乘，驚悸恍惚，夢多魘ヲソハルヲヒユ。

白茯苓　桂心三兩　甘草炙　芍藥　乾薑　遠志去心苗　人參各二兩

右㕮咀，每服五錢匕，水二盞，棗三個打破核，煎至一盞二分，去滓，溫服，日三夜一。

大定心湯，治心虛中風，驚悸恍惚，多忘。或夢寐驚魘，志少不足。

人參　白茯苓　茯神去木　遠志　龍骨　乾薑　當歸　甘草　白朮　芍藥　桂　紫花　防風　赤石脂各二兩

右㕮咀，每服五錢匕，水二盞，入棗三個打破核。煎至一盞，去滓，溫服，日三夜二。

風驚邪今人云邪氣鬼祟是也。

論曰，風驚邪之狀，乍驚乍喜，恍惚不寧，舉措失常是也。蓋心者，生之本而藏神。今心氣虛，則神不寧，風邪乘虛而干之，故謂之風驚邪也。

茯神丸，治風驚邪，心中恍惚，驚悸恐怖，精神不樂。化痰潤肌，清神快氣。

茯神　人參　遠志　麥門冬　熟乾地黄　青橘皮　甘草　五味子　山芋　桔梗　枳殼　檳榔（各一兩）　白朮　桂　芍藥（各半兩）

右細末，煉蜜和丸如雞頭大，每服一二丸，含口化下。

遠志丸，治定心忪，化風痰。治昏虛，安神魂。

遠志　人參　白茯苓　山芋　凝水石（研，各一兩）

右爲末，用白麵糊爲丸如梧子大，每服二十丸，人參湯下，加至三十丸或五十丸。

風驚恐

論曰，風驚恐之狀，神志不寧，時發驚恐，如人將捕之。蓋心者生之本，神之變。肝者將軍之官，謀慮之所從出。二藏平調，則外邪不侵。若正氣不足，風邪干之，薄於心則怵惕不自安，迫於肝則驚恐也。

茯神丸，治風驚恐，志意不定，五藏不足。甚者憂愁恐懼，悲傷不樂，忽忽善忘，朝差暮發，甚則狂眩。

茯神（去木）　菖蒲（九節者，米泔浸，炒乾）　遠志（去心）　白茯苓（各半兩）　人參（三分）　牛黄（研，一分，代用狗膽，又代辰砂）

右細末，煉蜜爲丸如梧子大，每服溫酒下二十丸，或三十、五十丸，食後良久及夜臥時服。

龍骨湯，治風驚恐，恍惚多忘，神氣怯弱。

龍骨（二兩半，代用赤狗骨）　白茯苓　遠志　當歸　甘草　防風　人參（各二兩）　桂（一兩半）

右麤散，每服三錢匕，水二盞，生薑三片，棗三個，煎一盞，去滓，空心午時夜臥各一服。

茯苓湯，治風驚恐，失志如有所失，悲感惆悵。

白茯苓　熟地黄（各二兩）　人參　桂（各一兩半）　麥門冬（三兩）　半夏（二兩）　甘草（一兩）

右麤末，每服五錢匕，水三盞，生薑三片，煎八分，溫服，每食前後良久服之，令藥與食相遠，恐藥食相犯，少力故也。

風驚悸（ココロホシ。）

論曰，風驚悸者，以心氣不足，爲風邪所乘，神魂驚怖不已，則悸動不安。其證目睛不轉，不能呼是也。或因恐懼憂迫，致損心氣。驚悸者，亦風邪搏之故爾。診其脈動而弱，動則爲驚，弱則爲悸，不可不察。

定志圓，治風熱心氣不定，五藏不足，甚者憂愁悲傷不樂，忽忽善忘，朝差暮發，暮差朝劇。菖蒲根、遠志（各二兩）、白茯苓、人參（各三兩）。

右細末，煉蜜丸如梧子大，每服二十丸，若三十、五十丸，米飲或熟水服下，日二三服，食後。《局方》以辰砂爲衣。

定心龍膽圓，治風熱心虛驚悸，或憂怖怔忪，如人迫逐或睡中驚怕，妄謬不安。

龍膽（用根）　茯神（去木）　黃耆　梔子人（各一兩）　麥門冬（去心，一兩半）　玄參　羚羊角（各一兩一分）　甘草（三分）　辰砂（別研，三分）　人參（一兩）

右細末，蜜丸如梧子大，每服二十丸，若三十、五十丸，棗湯服下，日三服。大便結，則加大黃一兩半。

安神散，治心神不安，化風痰，止驚悸，解煩熱。

人參　白茯苓（各一兩）　甘草　辰砂（研）　茯神　天竺黃（各半兩）　凝水石（燒，二兩半，別研）

右研羅，每服二錢匕，食後臨臥用荊芥湯調服，日二三服。

大效香橘散，治一切氣痛及欲膈奔注，伏梁築心氣痛，冷汗不止，脈欲絕者。婦人血氣痛並皆治之。

烏藥（酒浸一宿，炒）　茴香　高良薑（炒）　青橘（各三兩）

右細末，每服三四錢，溫酒服之。婦人以生薑煎，童子小便調下，日二三服。

中風與中氣，其證相似，故諸風之次載之。氣是諸病之根源，一身之基本也。中風並諸病，用諸氣之藥，則無所乖違。諸疾及風病，得氣順理，即易愈故也。中氣諸氣之病，用諸風並餘病之療，則有所難救，氣道彌壅塞，而難通利故也。是以此一卷，則可謂諸病之通藥，衆藥之最長矣。乃至自餘名方散在諸方，同志輩續於卷末而已。

諸氣要穴

百會　卒谷右左　風池右左　大堆　門風右左　膏肓　七堆右左　亶中　巨闕　胃脘　水分　氣海　肩井　血盆　足三里　涌泉

右諸穴，次第常可灸之，最前或三十一壯、五十一壯，後後增壯數可至百壯、二百壯。諸病須灸前後用同壯數，則更無其驗，是予所用試也。譬如服茶除眠耳。

覆載萬安方卷第十三

嘉曆元年七月十一日朱墨同時加愚點了

冬景握翫此一部，不可作化學。

性全判　六十一才

宗壽

陳橘皮煎，此藥紫微山道士呂光獻方也。則云，臣尋方，披閱銀丹經，尋事名方一千餘卷，只陳橘皮煎方功極妙也。凡八味，酒煎，初服一劑，顏如童子，色如蓮花。又服二劑，白髮忽黑，走如雲，足輕強，五藏安和，萬病共捨，此有神效，敢不可隱仍獻。《葉氏方》

陳皮去白細末，八兩　肉桂去麤皮　厚朴薑製　當歸酒洗　附子炮，去皮　草薢炙　乾薑炮　京三稜濕紙裹，熱灰埋已上各四兩

右除橘皮末，餘七味擣篩，先入陳皮末於銀鍋，入清酒一斗煎，以柳篦拌一千餘，返入餘藥計可丸袿煎，後入餘七味藥末，杵合。是袿丸每服三十五丸，溫酒又生薑煎物，空心一服。夕食前一服，酒一斗云藥一斗也。無銀鍋，石鍋可煎。

《葉氏方》紫桂丸，人噎病有五，一者氣滯，二依憂，三傷食，四依勞，五依思。此五物皆陰陽不和，

三焦相隔，口喉吐，及不宿食，涓腹脹，不能食，及冷物傷脾胃，服是立效。

官桂去皺皮、五兩　訶子皮去皮核　人參各一兩　乾薑三兩、炮　甘草炙、一兩　茯苓去皮、一兩　白朮三兩小麥ノカスニ入テイリテ去滓

右細末，煉蜜梧子代，每服二十丸，溫酒服，又飯飲呑，若薑煎服，食後服。

治噎病

二氣散，陰陽寒，喉噎塞，形喉如呑梅核，吐不出，呑不入，有妨飲食，久不愈。反吐ノ病ヲナス、此藥治之。

山梔子炙　乾薑炮、各一兩

右挫合，每服二錢，水一盞，煎至五分，去滓，食後溫服。

朱墨紙數百拾五丁

虚勞門上

覆載萬安方卷第十四

十八風勞
十九諸虛不足
二十內消飲水

覆載萬安方卷第十四 上

和家末孫　性全　撰

虚勞門上 附傳尸骨蒸

肝勞　心勞　脾勞　肺勞　腎勞

虚勞統論

論曰，虚勞之病感五藏，則爲五勞。因七情，則爲七傷。勞傷之甚，身體疲極，則爲六極。所謂七傷者，一曰大飽傷脾，脾傷則善噫欲臥，面黄。二曰大怒氣逆傷肝，肝傷則少血，目暗。三曰強力舉重，久坐濕地傷腎，腎傷則少精，腰背痛，厥逆下冷。四曰形寒飲冷傷肺，肺傷則少氣，欬嗽，鼻鳴。五曰憂愁思慮傷心，心傷則苦驚、喜忘、善怒。六曰風雨寒暑傷形，形傷則髮膚枯夭。七曰大恐懼不節傷志，志傷則恍惚不樂。此七者勞傷之因也。故名七傷。所謂五勞者，一曰肺勞，令人短氣，面腫，鼻不聞香臭。二曰肝勞，令人面目乾黑，口苦，目視不明。三曰心勞，令人忽忽喜忘，大便苦難，時或溏泄，口中生瘡。四曰脾勞，令人舌本苦直，不能嚥唾。五曰腎勞，令人背難以俛仰，小便黄赤，時有餘瀝，陰痛生瘡，小腹滿急。此五者，勞氣在五藏也。故名五勞。所謂六極者，一曰氣極，令人内虚，五藏不足，邪氣多，正氣少，不欲言。二曰血極，令人無顔色，眉髮墮落，忽忽喜忘。三曰筋極，令人數轉筋，十指爪甲皆痛，苦倦不能久立。四曰骨極，令人疲削齒苦痛，手足煩疼，不可以立，不欲行動。五曰肌極，令人羸瘦無潤澤，飲食不生肌膚。六曰精極，令人少氣吸吸然内虛。五藏氣不足，髮毛落，悲傷喜忘。此六者勞傷之甚，身體疲極也。故曰六極。凡五勞、七傷、六極之外，變證不一，治法皆以補養爲宜。形不足者，溫之以氣。精不足者，補之以味。氣味相得，合而服之，補精益氣，此其要也。

肝勞證治。

論曰，恚怒氣逆，上而不下，則傷肝。肝勞則面目乾黑，口苦，精神不守，恐畏不能獨卧，甚則筋急而爪枯，目盲無所見，毛悴色夭者難治。

柴胡湯，治肝勞關格不通，精神不守，氣逆上衝，胸中煩悶，調氣下熱。

柴胡　黄芩　澤瀉　葛根炙　升麻各一兩半　玄參三兩　生乾地黄切焙，二兩

右麤末，每服五錢，水一盞半，入竹葉十片，煎一盞，去滓，下芒消一錢匕，空心服，食後再服，日夜二三服。

檳榔湯，治肝勞寒脇下痛，脹滿氣急，眼昏視物不明。

檳榔　附子炮，各二兩二分　白茯苓　桔梗炒　陳皮　桂心去麤，各一兩一分　吴茱萸炒，二兩二分　白朮二兩

右㕮咀，每服五錢，水一盞半，薑五片，煎一盞，去滓，溫服，空腹食後各一服。若氣喘，加川芎二兩，半夏二兩二分炒，甘草一兩二分炙。

赤茯苓湯，治肝勞虛寒，脇痛脹滿，氣悶目昏，不思飲食。

赤茯苓三兩三分　桔梗炒　陳皮焙，各二兩二分　白朮一兩一分　鱉甲炙，五兩　桂心二兩

右麤末，每服四錢，水一盞，薑三片，煎七分，去滓，食前溫服，日三服。

心勞證治。

論曰，心勞病者，補脾氣以益之，脾王則感於心。心勞之候，令人喜忘不樂，大便鴨溏，口瘡久不差，耳枯而鳴，不能聽遠，皮毛焦色夭者，死於冬。

遠志湯，治心勞多煩躁，背膊妨悶，面色數變，乍赤乍黑，或笑或歌。

遠志去心 犀角 芍藥各二兩二分 赤茯苓 黃芩 前胡各二兩 人參 知母焙，各一兩一分 麥門冬去心，焙，三兩三分

右麤末，每服四錢，水一盞半，煎至一盞，去滓，食後溫服，日二服，夜一服。

麻黃湯，治心勞煩，多熱，喜笑無度，四肢煩熱，止煩下氣。

麻黃去根節 梔子人 赤茯苓 桂心各一兩半 黃芩 石膏 甘草炙，各一兩 生乾地黃焙，五兩 白朮一兩半 赤小豆三兩

右麤末，每服四錢，水一盞半，薑五片，去滓，溫服，日二三服。

人參湯，治心勞，因多言喜樂過度傷心，或愁憂思慮而傷血，血傷即不欲視聽，心煩驚悸。

人參 木通 麥門冬 龍齒各一兩半 茯神 百合 柴胡各一兩

右麤末，每服四錢，水一盞半，棗三個，煎一盞，去滓，溫服，日夜二三服。

麥門冬飲，治心虛勞損，喜忘不樂。

麥門冬 白茯苓各二兩半 人參二兩 遠志一兩三分 防風 赤芍藥各一兩半 陳皮一兩

右㕮咀，每服五錢，水一盞半，煎一盞，去滓，溫服，日二三服。

脾勞

論曰，飲食勞倦則傷脾，脾傷則善噫，欲臥，面黃，舌本苦直，不得嚥唾，皆脾勞證也。法宜補益肺氣，肺王則感脾矣。

厚朴丸，治脾勞虛冷，不思飲食，四肢無力，嘔逆腹痛。

厚朴薑製，二兩　訶子皮　鱉甲各一兩　附子炮　吳茱萸　京三稜各半兩

右細末，醋麵糊和丸梧子大，每服三十丸、五十丸，或七八十丸，米飲服，食前，日夜三四服。

附子湯，治脾勞虛寒，腹痛脹滿，氣急善噫，欲臥，舌本苦直，飲食多倦，乾噦惡心。

附子炮　檳榔煨，各二兩　白茯苓　桔梗炒　陳皮　桂心去麤，各三兩　白朮四兩　吳茱萸焙，一兩　甘草炙　半夏各二兩

右㕮咀，每服三四錢，水一盞，薑五片，煎七分，去滓，溫服，日三服。

肺勞

論曰，肺勞者，或因形寒飲冷，逆秋氣所致，其證短氣，面腫，鼻不聞香臭，胸中結滯，氣乏聲嘶，欬嗽呀呷，咯唾稠黏，或唾膿血，或咽喉乾痛不能唾，上氣喘滿，漸至衰瘁，寒熱時作，飲食減耗，皆肺勞之證。

補氣黃耆湯，治肺勞飲食減少，氣虛無力，手足顫掉，面浮喘嗽。

黃耆　人參　茯神去木　麥門冬去心，焙　白朮　五味子　桂心去麤　熟地黃　陳皮　阿膠炒，各二兩二分　當歸　白芍藥　牛膝酒浸，炒，各二兩　甘草一兩一分

右麤末，每服四五錢，水一盞半，薑五片，棗三個打破，煎一盞，去滓，溫服，日二三服。

茯苓湯，治肺勞欬嗽，喘滿氣逆，痰唾不利，不思飲食。

赤茯苓　大腹皮　枳殼去穰，麩炒　陳皮　半夏　杏人麩炒　檳榔　訶子皮　桑白皮　甘草各一兩一分　人參二兩二分

右麤末，每服四錢，水一盞半，薑五片，煎一盞，去滓，溫服，不計時，日二三服，夜一服。

調肺人參湯，治肺勞，形寒飲冷傷肺，及因酒後吐血，欬嗽唾濁，時發寒熱，食物不得，日漸羸瘦。

人參 附子炮 知母各二兩 紫菀去苗用根 白茯苓 甘草炙 烏梅肉炒 柴胡 秦艽各一兩一分 訶子皮麵炮去核，二兩二分

右麤剉，每服四五錢，水一盞半，薑五片，棗三個，煎一盞，去滓，溫服，不拘時候，日夜三四服。

五味子湯，治肺勞虛損，腸鳴腹痛，氣逆喘悶。

五味子五兩 白朮 紫蘇莖葉 桔梗剉炒，各二兩二分 半夏洗焙，一兩二分

右麤末，每服四五錢，水一盞半，薑五片，棗三個，煎一盞，去滓，溫服，不計時候，日夜三五服。

桔梗飲，治肺勞欬嗽，痰涎涕唾，上氣喘急，時發寒熱疼痛，亦治腸風下血，諸氣羸弱。

桔梗炒 旋復花 貝母去心 防風 陳皮 麥門冬 枳殼麩炒，各一兩一分 桑白皮 人參 前胡 鱉甲醋炙 白茯苓 蒺梨子去角，炒 甘草炙 黃耆各三分 天門冬去心，炒，三兩三分

右細末，每服四錢匕，沸湯點服，不拘時候，日夜三四服。

腎勞

論曰，腎勞者，勞傷腎也。腎傷則少精，腰背痛，難俛仰，小便不利，時有餘瀝，陰痛囊濕生瘡，少腹滿急，厥逆下冷，皆其候也。經所謂強力入水，久坐濕地傷腎，特傷腎之一端爾。

遠志丸，治腎勞虛損，夢寤驚悸，少腹拘急，面色黧黑，小便白濁，腰脊疼痛。

遠志去心 桂心去麤 杜仲去麤，炙 枳殼去穰，麩炒 白茯苓各二兩二分 兔絲子五兩

右細末，和勻，煉蜜和丸梧子大，每服五十丸，或七十丸，或百丸，空腹溫酒服下，日夜三五服。

桃人湯，治腎勞虛損，心腹脹滿，骨節煩疼。

桃人去皮尖，麩炒，五兩 白朮二兩二分 川芎 附子炮，各二兩 蓽澄茄一兩一分

右麤末，每服三四錢，水一盞半，薑五片，鹽少許，同煎一盞，去滓，食前熱服，日二三服。

補虚杜仲丸，治腎虚勞損，腰疼少力。

杜仲去麤，炙　桂心去麤　白茯苓　枳殼麩炒，各三兩三分　兔絲子五兩　乾薑一兩一分　遠志去心，五兩

右細末，煉蜜和丸梧子大，每服五十丸，或七八十丸，食前溫酒服，或棗湯服，日夜四五服。

〇胡桃丸《御藥院方》六　益精補腎髓，強筋壯骨，延年益壽，悅心明目，滋潤肌膚。壯年高年藏府不燥結，久服百病皆愈。破故紙、杜仲、萆薢、胡桃肉各十兩。右將破故紙、杜仲、萆薢三味爲細末，次入胡桃肉膏，一處拌和令勻，再搗千餘下，丸如桐子大，每服三十丸至五十丸，空心溫服，鹽湯益得。

補益乾地黃丸，治腎勞，精氣滑泄。

熟地黃七兩二分　鹿茸燒毛，酢炙　遠志去心　山茱萸各三兩三分　蛇床子一兩一分　兔絲子五兩

右細末，煉蜜丸梧子大，每服五十丸，或七十丸，或百丸，食前酒服，日三五服。

虚勞盜汗

論曰，眠寢之間汗出，盜人氣血，久則津液枯耗，謂之盜汗。此蓋虚勞之人，陽氣外虚，風在肌表，腠理虚踈，心氣不足故也。不治則榮衛衰損，肌肉消悴，變爲羸瘠。

麥煎湯，治虚勞榮衛不調，夜多盜汗，四肢煩疼，飲食進退，肌瘦面黃。

鱉甲醋炙　柴胡各五兩　玄參七兩二分　乾漆炒，出盡煙　秦艽　人參　白茯苓　葛根　烏頭炮製，各二兩二分

右麤末，每服四五錢，先用水一盞半，小麥五十粒，煎至一盞，去麥入藥，煎至七分，去滓，溫服，食後臨臥服之。久病之人宜服此，退勞倦，調順經絡。

竹茹湯，治虚勞盜汗，日晡潮熱。

青竹茹　人參　續斷　桔梗炒　五味子　紫菀去土　桑白皮　前胡　麥門冬去心，焙　赤小豆　甘草炙　熟地黃焙，各二兩二分

右麤末，每服四五錢，水一盞半，煎一盞，去滓，溫服，日夜三四服。

柴胡鱉甲湯，治虛勞夜多盜汗，面色萎黃，四肢無力，不思飲食，咳嗽不止。

柴胡　鱉甲醋炙　知母各二兩二分　地骨皮三兩三分

右麤末，每服四錢，水一盞半，烏梅一個，青蒿少許，煎一盞，去滓，溫服，食後臨臥日三四服。

柴胡湯，治虛勞羸瘦，榮衛不順，體熱盜汗，筋骨疼痛，多困少力，飲食進退。

柴胡　鱉甲醋浸一宿，炙令黃，各五兩　甘草炙　知母焙，各二兩二分　秦艽三兩三分

右麤末，每服四錢，水一盞半，棗三個，煎一盞，去滓，熱服，日夜三四服。

麻黃根湯，治虛勞盜汗不止。

麻黃根　牡蠣　黃耆各五兩

右麤末，每服四錢，水一盞半，葱白五莖，煎半分，去滓，溫服，日三四服。

黃耆湯，治虛勞盜汗不止，及陽虛自汗。

黃耆二兩二分　麻黃根五兩　牡蠣三兩三分　人參二分三朱　地骨皮一兩一分

右麤末，每服四錢，水一盞半，棗三個，煎一盞，去滓，溫服，日夜三四服。

秦艽湯，治虛勞盜汗不止，咳嗽潮熱。

秦艽　柴胡　知母焙　甘草炙，各三兩

右麤末，每服四五錢，水一盞半，煎一盞，去滓，溫服，不計時候，日三四服。

柴胡湯，治虛勞陽氣外虛，腠理不密，榮衛發泄，盜汗不止，骨節熱痛。

柴胡　鱉甲醋炙　枳殼去穰，麩炒　人參　烏梅肉炒　白茯苓各二兩二分　桂心　白朮　款冬花　紫菀　桔梗炒　甘草炙，各一兩一分

檳榔(大者三個利下則用一個)

右麤末，每服四錢，水一盞半，薑三片，青蒿少許，煎一盞，去滓，溫服，日夜三五服。

梔子湯，治虛勞骨節煩熱，盜汗不止。

梔子人　地骨皮　麥門冬(去心，焙)　柴胡(各三兩)

右麤末，每服四錢，水一盞半，入竹茹、小麥各少許，煎一盞，去滓，溫服，日夜三五服。

虛勞身體痛

論曰，勞傷之人，榮衛俱虛，氣血衰弱，經絡凝滯，致邪氣乘之，與正氣相搏，逢寒則身體痛，值熱則皮膚癢，診其脈緊濡相搏者是也。〇十二經脈、十五絡脈謂之經絡。

柴胡秦艽湯，治虛勞身體疼痛，欬嗽發熱。

柴胡(二兩二分)　秦艽　白芷　藿香葉(各一兩一分)　桔梗(炒)　甘草(炙)　香附子(炒)　沈香　麻黃(去根節，各二兩二分)

右麤末，每服四錢，水一盞半，入小麥五十粒，煎一盞，去滓，不拘時候，日夜三五服，溫服。

天仙藤湯，治五勞骨節痠疼，五心(胸心左右モ心謂之五)心煩熱，口苦舌乾，不思飲食，咳嗽虛汗，漸瘦無力。

天仙藤(青木香藤也，洗剉)　鱉甲(醋炙)　黃耆(炒)　牛膝(酒浸，焙)　柴胡　甘草(炙，各三兩)　烏藥(六兩)　五加皮　芍藥(各二兩)　南木香(一兩)

右麤末，每服四五錢，水一盞半，烏梅一個，大棗三個，煎一盞，去滓，熱服，不拘時，日二三服。

輕骨湯，治虛勞身體倦怠，百節痠疼羸瘦，發熱神昏不爽。

知母(焙)　人參　天仙藤　白朮　秦艽　柴胡　鱉甲(醋炙，各二兩一分)　黃耆(打破，浸鹽水，炒乾)　常山　當歸　前胡　川芎　紫菀　白茯苓　甘草(不炙，各一兩一分)

右麤末，每服四錢，水一盞半，烏梅一個，煎一盞，去滓，溫服，日二三服。

香甲煮散，治虛勞身體疼痛，四肢煩熱，不思飲食，胸膈妨悶。

沉香（一兩一分）　鱉甲（酢炙）　木香　人參　白茯苓　柴胡　檳榔（煨）　熟乾地黃　桂（去麤皮）　黃耆（炙）　厚朴（薑製）　山藥　白朮　甘草（炙）　赤芍藥（各二兩二分）　乾薑（一兩一分）

右麤末，每服四錢，水一盞半，薑三片，大棗二個（打破），煎一盞，去滓，溫服，不拘時候。

地骨皮湯，治虛勞肢節疼痛，頭目昏眩，怠墮少力，飲食無味，心忪煩渴，口苦咽乾，夜多盜汗。

地骨皮　細辛　甘草　人參　白茯苓（各二兩二分）　柴胡（五兩）

右麤末，每服四錢，水一盞半，煎一盞，去滓，溫服，日三服，夜一服。

天靈蓋湯，治虛勞骨節疼痛，筋脈拘急，寒熱進退，發作如瘧，眠夢不安，精神怯弱，夜多盜汗，日漸萎黃，不能飲食。〇奇恠良藥

天靈蓋（醋炙，二分）　鱉甲（生使）　柴胡（去苗）　檳榔（各三分）　青蒿（一握）　桃人（二十一粒，炒）　豉（四十九粒）　甘草（一中指節，不炙）　葱白（七莖如中指長）　知母（一分）　阿魏（一豆□酢化，去沙石，麵裹炙）　猪牙皂莢（五挺，酢炙）

右細剉拌勻，分作二貼，每貼用童子小便一大盞，從午時浸至明日五更，煎取三分一，去滓，溫服訖，蓋覆穩臥，候日出審看十指節間，有毛如藕絲，拔燒之極臭，毛白色必差，毛黑色即死，或瀉下五色糞並蟲爲驗。

虛勞羸瘦

論曰，虛勞羸瘦者，五藏之氣傷損也。經所謂一損損於皮毛，皮聚而毛落。二損損於血脈，血脈虛少，不能榮於五藏六府也。三損損於肌肉，肌肉消瘦，飲食不爲肌膚。四損損於筋，筋緩不能自收持。五損損於骨，骨痿不能起於床。然治損之法奈何。損其肺者，益其氣。損其心者，調其榮衛。損其脾者，調其飲食，

適其寒溫。損其肝者，緩其中。損其腎者，益其精。此治損之法也。

麥門冬散，治虛勞羸瘦，面體少色。

麥門冬(去心，焙)　石韋(去毛)　五味子　白茯苓　兔絲子(酒浸一宿，別拌)　生乾地黃(各三兩)　桂心(去麤，一兩二分)

右細末，每服三四錢，空腹，溫酒服，日午夜食後再三服。久服令人老壽身輕。

鱉甲丸，治虛勞肌體羸瘦，發熱減食，四肢少力。

鱉甲(炙酢)　柴胡(各一兩二分)　人參　白朮　訶子皮　黃耆　五味子　沈香　麥門冬　赤芍藥　茯神(去木)　生乾地黃　木香　枳實(去穰，麩炒，各一兩)

右細末，煉蜜丸梧子大，每服五十丸或七十丸，空心食前，以人參湯或粥飲，日二三服。

六奇湯，治虛勞羸瘦，日久不差。

柴胡　厚朴(薑製)　枳殼(麩炒)　白朮(各二兩)　京三稜　白茯苓

右麤末，每服四五錢，水一盞半，入生薑五片，煎一盞，去滓，空心溫服。

安息香湯，治虛勞瘦瘠，不問新久。

安息香(研，半兩)　天靈蓋(一個，塗酢炙透)　阿魏(酢化，去砂石，入麵粉少許，作餅子，焙)　青木香(南木香也)　甘草(炙，各一兩)

右麤末，每服四錢匕，童子小便一盞半，豉百二十粒，蔥白五寸(打破)，同煎至一盞，去滓，溫服，良久或吐利，下赤白色蟲，或夜夢與人別，此爲效驗。

五補丸，治男子婦人虛勞羸瘦，飲食減少，困倦無力。

人參　白茯苓　地骨皮　熟地黃(焙，各三兩)

右細末，煉蜜丸梧子大，每服五十丸或七十丸，溫酒服，食後臨臥服。

明月丸，治諸勞極瘦垂困。

兔屎（四十九個）　硇砂（如兔屎多等用）

右研，令極細，生蜜丸如麻子大，服七丸，以生甘草半兩，碎浸水一夜，取汁，五更初服，勿令病人知是治勞藥，服後看若有蟲，急打煞，以桑火油煎使焦，棄急水中，三日不下，更服。須月三日已後，望前服之。忌見喪服色衣、婦人貓犬之類，後服治勞補氣藥取差，此藥最治熱勞。又云，傷寒煩燥骨熱皆治。

虛勞腰痛

論曰，虛勞腰痛者，勞傷於腎也。腎主腰腳，若其氣不足，風邪乘之，故令人腰痛引少腹，不可以仰息。診其脈，尺沉者是也。

乾地黃丸，治虛勞腰腳疼痛，羸瘦不能食。

熟乾地黃（焙，二兩）　細辛（去苗）　附子（炮，各二分）　白茯苓　山藥　澤瀉　乾薑　山茱萸　牡丹皮（各一兩）

右細末，煉蜜丸梧子大，每服五十丸或七十丸，溫酒服，漸加至百丸。

〇青娥圓、腎著湯等在《局方》。

四味地黃丸，治虛勞腹內冷氣，補腰膝，填骨髓，令人悅澤。

熟乾地黃（焙）　白朮　白茯苓　菟絲子（各五兩）

右細末，煉蜜丸梧子大，每服五十丸，或七十丸，溫酒服，日三服，空腹。

參苓煮散，治虛勞心腹痞滿，不思飲食，胸膈不利。

人參　白茯苓　丁香　木香　桂心　益智　青皮　川芎　蓬莪茂（炮）　乾薑　附子（炮，各半兩）　遠志（去心）　白朮　厚朴（薑汁製，炙）　黃耆　半夏　當歸　京三稜（炮）　神麴（炒）　麥蘖（炒，各一兩）　肉豆蔻（炮）　檳榔　訶子皮（煨，去核，各五個）

右細末，每服四五錢匕，入鹽少許，水一盞，煎至七分，和滓溫服，日夜三四服。
柴胡飲，治虛勞心腹痞滿，不思飲食。
柴胡　枳殼　白茯苓　京三稜煨　厚朴薑製，各二兩二分　白朮炒，一兩一分
右麤末，每服五錢，水一盞半，薑五片，煎一盞，去滓，溫服，日二三服。

虛勞心腹痛

楝實丸，治虛勞心腹撮痛，不思飲食，補益元藏，平和脾胃。
楝實　白朮　烏藥　茴香炒　破故帋炒　木香　厚朴薑汁製，炙，各二兩二分
右末酒，煮麪糊和丸梧子大，每服五十丸或七八十丸，空心食前溫酒或鹽湯服，日二三服。
吳茱萸湯，治虛勞心腹痛。
吳茱萸三兩　高良薑二兩　茴香二兩二分
右細末，每服四錢，以沸湯服之，日二三服。

虛勞欬唾膿血

〇此《萬安方》第五十三卷有血疾門，引《養生必用方》，可照看，太有的論。
論曰，虛勞之人，氣血久衰，伏熱結上焦，因欬嗽間有膿血者，津液腐化也。宜潤養上焦，滋益榮衛，則病緩而可已。
如聖黃耆湯，治虛勞心肺俱傷，欬唾膿血。
黃耆　烏梅去核　知母焙　甘草炙　款冬花　秦艽去苗　貝母炒　半夏各一兩　糯米　桑白皮　桃人　鱉甲　人參　柴胡

右麤末，每服四錢，水一盞半，薑五片，桃柳枝、葱白各少許，同煎六分，去滓，溫服，不拘時，日二三服。

五味子散，治虛勞氣，胸膈不利，咳唾稠黏。

五味子　訶子皮　前胡　麥門冬各一兩　人參　柴蘇莖葉各三分　大腹皮三分　枳殼　半夏　陳皮各二分　甘草一兩，炙

右麤末，每服四錢，水一盞，薑三片，煎六分，去滓，溫服，不計時，日三五服。

茯苓散，治虛勞咳唾稠黏，咽喉不利。

赤茯苓　麥門冬　生乾地黃　人參　枳實　赤芍藥　射干各一兩　前胡二兩　甘草二分，炙

右麤末，每服四錢，水一盞，煎六分，去滓，溫服，不計時候，日二三服。

麥門冬湯，治虛勞不足，內傷嘔血吐血。凡血與氣相隨而行，故氣血損極，則吐血嘔血也。

麥門冬　生乾地黃各二兩二分　桂心　乾薑各一兩一分　甘草炙　阿膠炙　人參各二兩

右麤末，每服五錢，水一盞半，煎一盞，去滓，溫服，空心，日午夜臥各一服。

葶藶湯，治虛勞欬嗽咯血，日漸瘦劣，聲音不出。

葶藶隔紙，炒　杏人麩炒　貝母去心　百合　麥門冬去心，炒　生乾地黃焙

右各等分，麤末，每服四錢，水一盞半，入皂莢子十四粒，同煎，至一盞，去滓，熱服，空心夜臥服。

當歸散，治虛勞吐血，欬嗽煩滿。

當歸焙　甘草炙，各二兩　人參　生乾地黃八兩　白茯苓　杏人麩炒，各一兩

右細末，每服三四錢匕，米飲服，不拘時，日二三服。

虛勞四肢逆冷

論曰，四肢者，諸陽之本也。陽氣内盛，則衛外而爲固，乃能充灌於四肢。勞傷之人，陽氣虛損，陰氣乘之，不溫養四肢，故手足爲之逆厥。

鍾乳研，二兩二分　防風　人參各三錢半重　細辛一錢半重　桂心　乾薑各一錢重

右細末，分作五服，每旦溫酒調服一貼，服訖，飲食冷熱飢飽，皆令適中，時飲少酒，常令醺醺。若熱煩，以冷水洗手面。

虛勞驚悸和家稱腎氣是歟。

論曰，虛勞驚悸者，心氣不足，心下有停水也。心藏神，其主脉，若勞傷血脉，致心氣不足，因爲邪氣所乘，則令人精神驚惕，悸動不定。若水停心下，水氣乘心，亦令悸也。

柴胡湯，治虛勞羸瘦，心虛驚悸，氣乏力劣等。

柴胡三分　黄耆一兩　厚朴薑製　半夏各三分　人參　白茯苓　防風　細辛各半兩　當歸　麥門冬各二兩　陳皮　甘草炙　杏人　檳榔各半兩

右麤末，每服五錢，水一盞半，薑五片，煎一盞，去滓，空心頓服，夜臥再服。

犀角湯，治虛勞羸瘦，愁憂思慮，神情不樂，善忘驚悸，小便秘難。

犀角　人參各一兩　黄耆　枳實各三分　龍膽　槐實炒，各二分　赤茯苓一兩

右麤末，每用五錢，水一盞半，入竹葉五片，細剉，煎至一盞，去滓，分溫二服，每服更調辰砂末半錢，早食後及夜臥服。

人參湯，治虛勞心煩驚悸，言語謬誤，不欲視聽。

人參　木通　麥門冬　龍齒各一兩半　茯神去木　百合　柴胡各一兩

右麤末，每服四五錢，水一盞半，大棗三個打破，煎一盞，去滓，分溫二服，早食後相次服之。○《外臺》云，無龍齒則代用鯉魚齒。

茯神飲，治虛勞驚悸，欬嗽心煩，鼻塞咽乾，脣腫口瘡，氣滿少睡，腰疼。

茯神去木　麥門冬去心　柴胡　黃連　貝母去心，各二兩　秦艽去苗土，一兩　檳榔二個　甘草炙，一兩

右麤末，每服四五錢，水一盞半，煎取八分，去滓，溫服，食後日二三服。

辰砂妙香散　蘇合香圓　定志丸　溫膽湯　辰砂五苓散可與之。

虛勞不得眠

論曰，老人臥而不寐，少壯寐而不寤者，何也。少壯者，血氣盛，肌肉滑，氣道通，榮衛之行不失於常，故晝日精，夜不寤也。老人血氣衰，肌肉不滑，榮衛之道濇，故晝日不能精，夜不得寐也。虛勞之人，氣血衰少，榮衛不足，肌肉不滑，其不得眠，理雖與老人同，蓋虛勞爲病也。

橘皮湯，治虛勞晝夜不得眠，短氣食飲不下，或大病後虛熱痰冷。

陳皮二兩二分　川芎一兩　甘草炙，二錢半重　半夏一兩一分

右麤末，每服五錢，東流水一盞半，薑五片，竹茹少許，煎八分，去滓，溫服，夜臥再煎服。

茯苓湯，治虛勞氣滿不得眠，手足疼痛。

白茯苓　桂　乾薑　甘草炙　芍藥　食茱萸各半兩　熟地乾地黃三分

右麤末，每服五錢，水一盞半，入棗三個，去核，煎一盞，去滓，空心溫服，日二三服。

半夏湯，治虛勞發煩，不得眠。

半夏（二兩）　白茯苓（四兩）　糯米（三兩，炒）

右麤末，每服五錢，以東流水一盞半，薑五片，煎一盞，去滓，空心溫服，日二三服。

黃耆湯，治虛勞不得眠。

黃耆（炒）　桂（去麤皮）　芍藥（各二兩）　甘草（炙）　當歸　人參（各一兩一分）　乾薑（二兩二分）

右麤末，每服五錢，水一盞半，入粳米一合，棗三個（打破），煎一盞，去滓，空心分溫二服，相次服之。

諸虛勞通藥

建中湯《局》，行血補氣，溫榮養衛，治一切勞傷，腹內切痛。〇酒客不可與之，以其惡甜故也。《簡易方》

芍藥（六兩）　官桂（去麤，三兩）　粉草（二兩，上品炙甘草也）

右㕮咀，每四錢，水一盞半，薑五片，棗二個，煎六分，去滓，食前熱服。

〇酒客惡甜，除甘草，不可入餳也。

一法煎湯成後，去滓入飴一匙，再煎溶服（故知飴者，惡之除之）。男子諸虛不足，或勞傷過度，或大病後不復本，加黃耆一兩半，名黃耆建中湯。婦人一切虛勞或勞傷產後，虛羸不食，則加當歸一兩，名當歸建中湯。產後半月，每日三服，令人丁壯，或吐或瀉，狀如霍亂，或冒寒濕，賊風入腹切痛，加附子三分，名附子建中湯。疝氣絞刺，痛無定處，手足厥冷，五內拘急而陰縮，更加蜜一匙頭，服之，名蜜附建中湯。婦人血疼，男子心腹疞痛，四肢急疼，甚者加遠志（去心）半兩，名加味小建中湯。諸虛不足，邪正相干，寒痰咳逆，咯血吐紅，煩倦少力，加人參、半夏（各半兩），棗（六個），生薑（二兩，切片）。㕮咀，每服三錢重，水一盞，入飴一匕，或加糯米少許同煎，去滓，溫服，亦名黃耆建中湯。

〇《御藥院方》號樂令黃耆湯，每服四錢（云云）。又加熟乾地黃（二兩），號人參補虛湯。

樂令建中湯《良驗方》《局方》並，治虛勞少氣，胸心痰冷，時時驚惕，心中悸動，手腳逆冷，或體熱常自汗出。補諸不足，五藏六府虛損，腸鳴，風濕榮衛不調，百疾漸生，每服二三錢，水一盞，薑三片，棗二個，煎至七分，不拘時候服。《雞峯方》云云

黃耆蜜炙　人參　當歸　陳皮　細辛　前胡　甘草　茯苓　白芍藥　麥門冬去心　桂去麤　半夏各二兩

右㕮咀，《局方》半夏七錢半重，自餘皆一兩，除百病。《千金方》半夏二兩半，云彼四錢爲兩，唐代四錢爲兩，宋朝十錢一兩也，今《局方》改用十錢一兩也。又治風裏急雀氏、胡洽方，有蜀椒二兩，烏頭五枚。

○《御藥院方》第六，本藥外加熟乾地黃二兩，名人參補虛湯。本功外，治盜汗，建中進食。

○《御藥院方》參耆散，主虛寒自汗，調榮衛，補不足。人參、黃耆、當歸、芍藥、白朮、五加皮、官桂、甘草、前胡、秦艽。右各等分，細末，每服五錢，水一盞，薑五片，棗二個去核，煎至七分，去滓，溫服，不拘時。同《方》補虛黃耆湯，治諸虛不足，少腹急痛，脇肋䐜脹，臍下虛滿，胸中煩悸，面色萎黃，脣口乾燥，少力身重，胸滿短氣，腰背強痛，骨肉痠疼，行動喘乏，不能飲食，或因勞傷過度，或因病後不復，並宜服之。人參、當歸、白朮、黃耆、桂心、甘草各三兩，炙，白芍藥六兩。右麤末，每服三錢，薑棗同煎，溫服，日三四服。

增損建中湯《葉氏錄驗》，治上膈壅盛，口燥咽乾，舌上麻木，不知甜苦，意思不喜，飲食不進。

綿黃耆二兩　肉桂半兩　甘草一兩　白芍藥三兩　五味子五兩　五加皮三兩　乾葛三兩　烏梅一兩去核

右麤末，每服三大錢，水一盞半，煎一中盞，去滓，服不拘時候，一日三服。○葉氏京南鬼脹白芍藥

《究原方》大建中湯，治小腹急痛，便溺失精，虛熱盜汗，四體倦怠，百節煩疼，口苦舌澀，心怔氣短，

日漸羸弱。《素問》云，腎病傳心，筋脈相引而急，小腹痛熱出白液。《左傳》云，喪志名爲蠱病，乃真精不守也。若小便滑數，日夜無度，由脬門不閉，水液不藏，因思慮過多，心氣散溢，服之尤妙。

白芍藥六兩　黄耆蜜炙　當歸　遠志去心，同燈心草煮　澤瀉各三兩　人參　龍骨各二兩　甘草炙，各一兩

右㕮咀，每服四錢重，水二大盞，生薑五片，煎取八分，去滓，熱服。氣弱甚者加熟附子二兩，腰痛筋急加官桂一兩。《是齋方》治未病方，滋養氣血，充益五藏，用白芍藥、肉桂、甘草、人參、肉蓯蓉、茯苓、鹿茸、龍骨煅，各等分，生薑三片，棗三個，同煎，亦名大建中湯。《聖惠方》治虚勞，能益氣補不足。白芍藥、桂心、白朮、黄耆蜜炙、當歸、附子炮，各一兩，乾地黄三兩，甘草半兩，木香三分。麤散，每服四錢，水一中盞，薑三片，棗二個，煎六分，去滓，下飴如棗大，一兩沸，食前溫服，亦名大建中湯。

私，治盜汗，加麻黄根、牡蠣。

十味大建中湯《葉氏錄驗》治血脈虚少，不能滋蔭筋骨，榮衛偏枯，氣行不周，力弱倦怠，循還作痛，頭眩心忪，痰逆滿悶，食不知味，腹中氣痛，腿膝痠軟，男子失血後虚羸，婦人帶下月水不調，腰脇作痛，悉宜服之。

黄耆　當歸　白芍藥　甘草　白茯苓　白龍骨　桂心去麤　遠志去心　人參各一兩　澤瀉煨，半兩

右麤末，每服五錢，水二盞，薑五片，棗三個，煎一盞，臨時熟入飴糖一匕，空心食前服。

十四味建中湯，治男子婦人諸虚百損，榮衛衰弱，五勞七傷，骨蒸肺萎，咳嗽或吐膿血，胸脇脹滿，口苦咽乾，時發寒熱，或如瘧狀，夜多盜汗，手足或冷，腰脊拘急，腿膝酸痛，嗜臥少力，飲食無味，心常驚悸，耳內虚鳴，情緒不樂，小便白濁，夜夢遺精，日漸瘦悴，及暴感寒邪。如大病後氣血不足，婦人稟受虚怯，血海久冷，月水不調，漸致勞瘵。《良驗方》《選用方》《局方》治陰毒傷寒

人參　黄耆（蜜炙）　當歸　附子　五味子（《局方》肉蓯蓉）　川芎　白朮　官桂（去麤）　甘草　麥門冬（去心）　熟地黄　白芍藥　半夏　茯苓

右等分，㕮咀，每服四錢，水二盞，薑五片，棗三個，煎至一盞，去滓，溫服，不拘時候。（《選用方》《良驗方》）

十五味大建中湯，補諸虛損，調順榮衛，滋養氣血，治五勞七傷，虛汗盜汗。（盜汗者，風並虛勞之一證也。）

附子（炮）　人參（各一兩）　當歸　黄耆（各一兩半）　白茯苓　白朮（各一兩）　熟地黄（一兩半）　五味子　石斛（酒浸）　肉蓯蓉（酒浸）　牛膝　薏苡人（炒，各一兩）　甘草（三分，炙）　官桂（去麤）　白芍藥（各一兩）

右麤末，每服三四錢，水一大盞半，生薑五片，棗三個，小麥二百粒，煎至七分，去滓，空心食前溫服。

十七味建中湯（《是齋方》），治虛勞胸煩心怔，口苦咽乾，咳嗽，五心熱煩。

黄耆　白朮　枳殼（麩炒）　前胡（各一兩三分三朱）　杏仁　柴胡　人參　當歸　川芎　白芍藥　半夏　甘草　黄芩　白茯苓　羚羊角　生乾地黄　麥門冬（各一兩一分）

右麤末，每服四錢，水一大盞，薑四片，煎八分，去滓，溫服，日二三服，食後。

○《魏氏家藏》十八味黄耆健中湯，黄耆、熟地黄、桂、甘草、人參、當歸、鱉甲、白茯苓、木香、地骨皮、柴胡、秦艽、附子、五味子、川芎、阿膠、半夏（各一兩），白芍藥（四兩）。右㕮咀。

二十四味建中湯（《衛生家寶方》），理諸虛勞氣，體倦骨疼，羸瘦少力，心忪胸痞不食，及婦人血氣風勞，月水不調，服之令人有子。若患氣塊，立得消化，神效。

黄耆（蜜炙）　官桂　秦艽　柴胡　荊芥　白芷　肉豆蔻（煨）　鱉甲（醋炙）　桔梗（各二兩）　當歸　蓬莪朮（煨）　川芎　麥門冬　白芍藥　人參　茯苓　甘草（炙）　木香　酸棗人（無人者，用棗肉）　海桐皮　枳殼（煨）　乾地黄（各一兩）　沉香　檳榔（各半兩）

右細末，每服三錢，水一盞，薑三片，烏梅兩個，煎七分，溫服。若覺藏府疼，即空心熱服。小便多，則食後臨臥服。

《張氏究原方》建中圓，治脾胃氣弱，冒犯風冷，腹痛腸鳴泄瀉。經曰，食畢而下，謂之洞泄。手足冷，面色青白，下部虛寒，中滿氣短。常服寬中建脾養胃，育神固氣。

大附子　大川烏頭各炮　桂心去麤　胡椒　蓽撥　乾薑　高良薑炒　吳茱萸各三兩

右細末，醋糊爲丸梧子大，每服五十、七十丸，乃至百丸，空心食前米飲服，日二三服。

《簡易》亦引《家藏方》建中圓，尤神妙，可見彼。

黃耆建中湯《良驗方》，治男子女人諸虛不足，小腹急痛，脇肋䐜脹，臍下虛滿，胸中煩悸，面色萎黃，唇口乾燥，少力身重，胸滿短氣，腰背強痛，骨肉酸疼，行動喘乏，不能飲食，或因勞傷過度，或因病後不復，並宜服之。

白芍藥　黃耆　桂心去麤，各三兩　甘草炙，二兩

右㕮咀，每服三五錢，水一盞半，入薑三片，大棗三個，同煎一中盞，濾去滓，入飴少許，再煎，令溶。稍熱服，空心食前。《局方》

《千金方》治腹滿者，去棗加白茯苓四兩。《深師》治虛勞腹滿，食少，小便多，除飴餳，有人參二兩半，半夏三兩。嘔者，多用生薑煎。又治大虛不足，小腹裏急，勞寒拘引臍，氣上衝胸脇，短氣，言語謬誤，不能食，吸吸氣乏悶亂。《必效方》治虛勞下焦虛冷，渴不甚，小便數者，加人參、當歸各二兩。若失精，加龍骨、白蘞各一兩。《古今錄驗方》治肺虛損，補氣加半夏五兩。治虛勞裏急痛，引胸脇痛，或心痛短氣者，以乾薑代生薑，加當歸四兩。《究原方》治氣虛盜汗，加防風煎。

黃耆止汗散，治丈夫婦人、童男室女諸虛不足，津液發泄，體當自汗，夜臥盜汗尤甚，久則令人羸瘠枯

瘦，呼吸少氣，肢體倦怠。每服四錢，水一盞半，生薑三片，棗二個，煎八分，去滓，臨臥溫服，老人虛人皆可服。仍用貝母散敷傳兩乳上，除盜汗極有神效。

黄耆　官桂(去麤，各一兩半)　白芍藥(三兩)　甘草　麻黄根(各一兩)　小麥(二兩)

右麤末。是又黄耆建中湯加麻黄根、小麥二種也。凡治虛勞、傳屍、骨蒸病之藥，無不以四味建中湯而爲本。貝母散，治男子婦人氣虛盜汗，夜臥尤甚，漸至羸瘦。貝母一種，細末，每用少許，臨臥之時，放手心吐津唾，調成稠膏，搽塗兩乳上。(私云，腋下、頸下，諸汗出處處塗之，睡每夜用之。)

黄耆鱉甲散(《局方》)　治虛勞客熱，肌肉消瘦，四肢倦怠，五心煩熱，口燥咽乾，頰赤心忪，日晚潮熱，夜有盜汗，胸脇不利，減食多渴，欬唾稠黏，時有膿血。

人參　肉桂(去麤)　苦桔梗(各二兩二朱)　生乾地黄(焙，一兩二分)　半夏(煮)　紫菀　知母　赤芍藥　黄耆　甘草　桑白皮(各三兩二分二朱)　鱉甲(去裙，醋炙，六兩一分)　秦艽　白茯苓　地骨皮　柴胡(五兩二分二朱，秤定之)　本方十錢一兩也，今以四錢一兩。

右麤剉，每服三錢，水一盞，煎至七分，去滓，溫服，服食後。(可加生薑棗歟。)

黄耆鱉甲散(沉達庵方，《良驗方》載之)　治男子婦人氣血勞傷，四肢倦怠，肌體瘦弱，骨節煩疼，頭昏頰赤，肢體枯槁，面色萎黄，唇焦口乾，五心煩熱，痰涎咳嗽，腰背引痛，乍起乍臥，夢寐不寧，神情恍惚，時有盜汗。口苦無味，不美飲食，及治山嵐瘴氣，寒熱往來，並能治之。每服二三分，水一盞，生薑三片，煎至八分，稍熱服，不拘時候，細末，以酒調服亦得。常服養血氣，調榮衛，解倦怠。

黄耆(蜜炙)　柴胡　前胡　貝母　鱉甲　荊芥　天仙藤(青木香藤煎入也)　青皮　秦艽　陳皮　甘草　羌活　肉桂　白芷(各一兩)　乾葛(四兩)

右細末。(此方最上也。《局方》號之秦艽鱉甲散。)

○《御藥院方》六沉香鱉甲散，婦人門治室女榮衛不調，經候凝滯，或時頭目昏眩，上膈積涎，四肢不利，五心煩熱，飲食進退，多困少力。沉香七錢半，鱉甲九肋大者，十錢重，一枚，木香、常山、當歸、柴胡、人參、白茯苓、麥門冬、青皮、陳栢皮、生乾地黃。已上各十錢重，半夏、檳榔各七錢半。右細末，每服三錢，水一盞，生薑三片，煎七分，溫服，空心日中臨臥各一服。

○五香鱉甲散，治五藏虛勞，氣攻注，四支無力，手足疼痛，背甲氣刺，日漸瘦弱。心下氣滿，不思飲食。鱉甲一兩，附子二兩，京三稜、白茯苓、人參、枳殼、牛膝、羌活、檳榔、厚朴、木香、五味子、丁香、當歸、白朮、白芍藥、沈香、肉豆蔻各一兩，桂半兩，熟地黃一兩半，大黃七錢半。右細末，每服三錢，水一盞，棗三個，薑五片，煎至七分，去滓服。皆以十錢爲兩。

沉香鱉甲散《局方》，治男子婦人五勞七傷，氣血虛損，腰背拘急，手足沈重，百節酸疼，面色黑黃，肢體倦怠，行動喘乏，胸膈不快，咳嗽痰涎，夜多異夢，盜汗失精，嗜臥少力，肌肉瘦瘁，不思飲食，日漸羸弱。一切勞傷，諸虛百損，並能治之。

乾葛二分二朱　沉香　人參　木香　巴乾去心　牛膝酒浸　黃耆　白茯苓　柴胡　荊芥　半夏　川當歸　秦艽各一兩二分　附子　肉桂　鱉甲酢炙，各三兩二分　羌活　熟地黃各一兩三分二朱　肉豆蔻大，四個

右細末，每服二三錢，水一盞，蔥白三寸，生薑三片，棗二個打破，同煎至七分，空心食前服，日夜三四服。

黃耆刼勞散，治心腎俱虛，勞嗽時復三兩聲無痰，遇夜發熱，熱過即冷，時有盜汗，四肢倦怠，體怠體劣，黃瘦，飲食減少，夜臥恍惚，神氣不寧，睡多異夢。此藥能治微嗽有唾，唾中有紅線，名曰肺痿。若不早治，即爲羸劣之疾。

白芍藥六兩　黃耆蜜炙　甘草　人參　當歸　白茯苓　五味子　熟地黃　阿膠寸斷，交蛤粉炒焦後去粉　半夏各二兩

右麤末，每服四錢，水一盞半，生薑十二片，棗三個，去核，同煎至九分，去滓，溫服，不拘時候，日進三服。

加減逍遥散，治血虛勞倦，五心煩熱，肢體疼痛，頭目昏重，心忪頰赤，口燥咽乾，發熱盜汗，減食嗜臥，及血熱相搏，月水不調，臍腹脹痛，寒熱如瘧。又療室女血弱，榮衛不和，痰嗽潮熱，肌體羸瘦，漸成骨蒸。

白茯苓　白朮　當歸　白芍藥　柴胡各二兩二分　甘草一兩一分

右㕮咀，每服四錢，水一大盞，燒生薑一塊，切片，煎至六分，去滓，熱服，不拘時候。一方名人參飲，治婦人血熱，虛勞骨蒸。兼治邪熱客於經絡，肌熱痰嗽，五心煩燥，頭目昏痛，夜多盜汗。補真氣，解勞倦，用人參、白朮、茯苓、柴胡、半夏、當歸、赤芍藥、乾葛、甘草、黃芩各等分，㕮咀，每服四錢，水一盞半，生薑四片，棗二個，煎至六分，不拘時候。應有勞熱之證，皆可服之，熱退即止。但婦人寒熱，亦有因經血節閉者，遂致五心煩熱及骨節間熱，或作虛勞，治之反以爲害，積日既久，乃成真病，法當行其經血。若月事以時，自然平治，或以《局方》大聖散，用紅花煎酒調服，不能飲酒者，以醋湯代之。仍以紅圓子，醋湯嚥下。此二藥大治經事不調，或腹有血塊。若久無子息，服之數月，其效特異。非可數服，責之無功。或因下血過多，發爲寒熱，當用當歸、地黃之類，如大建中、樂令、養榮、雙和之輩是也。然有痰飲停節之人，則難用此。蓋當歸、地黃與痰飲不得其宜，反傷胃氣，因是不進飲食，遂成新病，致於不救者多矣。痰飲中節，至生寒熱，宜以二陳湯、參蘇飲等藥療之，應手而效。更有服退熱冷藥大過，因而咳嗽下痢，發熱自汗，皆不可用之。惟真武湯加減，名固陽湯。仍以震靈丹服之，病輕者可療，重者當別求治法。

雙和湯，補血益氣，治傷寒、瘧疾、中暑大疾之後，虛勞氣乏者，以此調治，不熱不冷，溫而有補。

當歸　黃耆蜜炙　熟地黃　川芎各二兩　官桂　甘草各一兩二分　白芍藥五兩

右㕮咀，每服四大錢，水一盞半，生薑三片，肥棗一個，煎至八分，去滓服。《局方》四物湯除地黃一種，與黃耆建中湯二物合和，調之雙和湯，治男子婦人之血氣虛勞，尤神妙。

○《本事方》二云，予製此方，止是建中、四物二方而已，每傷寒、瘧疾、中暑大疾之後，虛勞氣乏者，此調治皆驗。不熱不冷，溫而有補云云。予者，《本事方》作者許學士也。是知此雙和湯方是許學士始作之。

十全大補湯《魏氏家藏》有十五味加減十全大補　治諸虛百損，榮衛不和，形體羸瘦，面色萎黃，腳膝酸疼，腰背倦痛，頭眩耳重，口苦舌乾，骨熱內煩，心忪多汗，飲食進退，寒熱往來，喘嗽吐衄，遺精血，婦人崩漏，經候不調。凡病後未復舊，及憂慮傷動血氣，此藥平補有效，最宜服之。

人參　當歸　黃耆蜜炙　川芎　熟乾地黃　白茯苓　桂心去麤　白芍藥　白朮　甘草或粉草《魏氏家藏》加半夏、秦艽、石斛、鹿茸各一兩，柴胡二兩

右等分，㕮咀，每服三四錢，水一盞半，生薑三片，棗二個，煎七分，去滓，溫服，不拘時。又名十全飲

《百一選方》治發寒熱欲成勞瘵者，加黃連煎服。熱在骨節，更加青蒿、鱉甲。《大衍方》名十補湯，若虛勞甚弱者，每服煎半兩。嗽者加五味子，有痰者加半夏，發熱者加柴胡，有汗者加牡蠣煆者，虛寒者加附子，寒者加乾薑，有風氣者加獨活。凡所加藥，皆依本藥等分加之。若發熱骨蒸，十補湯二兩，入柴胡二兩，作十服煎服，未效再三合煎至數十服。如此依病證加溫冷藥者，誠有十全之功歟。

○此中有黃耆建中湯，當歸建中藥，故知治一切虛勞，以建中湯而爲本。《本草序例》中治腳氣、滯氣、腫滿並中風。

○《全嬰集》六治小兒骨蒸熱，虛盜汗云云。

私謂，不可云溫補藥不治骨蒸病歟。

○《西華外科精要》下卷，加烏藥、橘紅、五味子十三味，名加味十全湯。癰疽愈後服之，補氣血，進飲食。又取煎滓，乾爲細末服。

鹿茸大補湯《良驗方》《選用方》，治男子婦人諸虛百損，榮衛衰弱，五傷七傷，氣血耗散，寒熱往來，肢體倦怠，骨節痠痛，夜多盜汗，心常驚悸，情意不樂，口苦舌乾，不美飲食，手足逆冷，面色萎黃，聲嘶氣短，目暈耳鳴，夢寐遺泄，日漸羸瘦。或傷寒患後，氣血虛弱及婦人産後虛怯，並宜服之。

《選用方》

鹿茸燒去毛，醋炙黄　當歸　黄耆　肉蓯蓉　杜仲去羸，薑汁浸，炙　白茯苓各二兩　石斛　白芍藥　附子　白朮　人參　半夏　五味子　官桂去羸，各一兩半　熟地黄　甘草炙，半兩

右㕮咀，每服四錢，水一盞半，生薑五片，棗兩三個，煎八分，去滓，溫服，食前。常服滋養血氣，壯力補虛。此藥十全飲之外，加入鹿茸、蓯蓉、杜仲、石斛、附子而除川芎一味。

十華散《局》，治丈夫五勞七傷，渾身痛疼，四肢拘急，腰膝無力，脾元氣虛，不思飲食，霍亂吐瀉，四肢冷麻，兼斛二毒陰陽。傷寒瘵脚氣流注，腫痛行步不得，及虛勞等患，並皆治之。

附子炮，三兩三分　川烏頭炮，一兩三分三朱　蒼朮　羌活　黄耆　肉桂　桔梗各五兩二分　乾薑　陳皮　甘草　五加皮各十兩

右細末，每服二三錢，水一盞，薑三片，棗二個，煎煎六分，不拘時候，熱服，亦以鹽湯溫酒服，亦佳。《百一方》治脚氣用此藥，以木瓜數個，去穰內滿其中，以紙或布裹置甑裹，蒸熟而後焙乾，同木瓜一處細末，以米酒糊丸梧子大，每服三十五十丸，溫酒或鹽湯服，日夜三五服。《究原方》治氣虛人患脚氣，脚板行步無力，或足腫至脫，則覺增寒，渾身痛，入麝香同煎服。

白蘇合香圓（《煙霞方》），治傷屍骨蒸潮熱，溫氣及諸熱煩燥渴。陽毒腳氣，上膈熱，諸瘧單熱，陽證傷寒，裏熱渴飲，癰疽丁瘡，內熱滯氣，尤神妙。（《秘藥》）

白檀香　杏人（各二兩）　葛粉（三兩）　甘草（一兩）　龍腦（二兩，或用生腦子）

右細末，蜜丸梧子大，每服三五丸，微熱病則以溫湯服。若大熱，即冷水化服。丸數多少，可依病熱氣厚薄。（最秘最秘）

蘇合香圓並青蒿散等神藥，可見第十五卷（虛勞下）。

天仙藤散（同），治骨蒸熱勞氣，百骨酸痛，腰背拘急，小便赤黃，腳手沉重，胸中不快。

天仙藤　甘草（炙）　桔梗（炒）　青皮（去穰，各一兩）　香附子（去毛）　烏藥　白芷　陳皮（去白，各二兩）

右爲末，每服三四錢，水一盞，薑三片，烏梅一二個，煎七分，倦時通口服。

○和青木香藤，曰天仙藤。出《事林廣記》。

大正氣散（同），治真陽不足，藏氣虛弱，榮衛損耗，頭目昏暗，耳鳴重聽，四肢瘦倦，胸膈痞滿，面色萎黃，畏風怯冷，腹肚時痛，噫氣吞酸，惡心嘔逆，不進飲食，心忪盜汗，陰伏下焦，足脛如水，血氣虛竭，陰陽失守，冷熱相搏，四肢煩疼，或發寒熱。此藥大能補壯脾元，平順胃氣，調和藏氣。若空腹常服，令人飲食進美，血氣充盛，或陰證傷寒，氣虛感冷，並宜服之。

白茯苓　黃耆（蜜炙）　陳皮　白朮（麩炒，各四兩）　川芎（炒）　甘草（炙）　附子（炮，去皮臍）　乾葛（生）　烏藥（去心）　肉桂（去麤）　山藥（炮，各二兩）　乾薑（炮）　紅豆蔻（炒，各一兩）

右細末，每服三四錢，水一盞，生薑三片，棗子三個，煎至七分，食前服。自汗加小麥百餘粒，同煎。

初虞世《古今錄驗》《養生必用方》曰，凡吐血虛勞，肺胃久虛，冒客寒邪所致。證候診其兩手脈，寸口脈微而緊，關上脈緩而數。微者血不足，緊者寒故也。緩者肝氣虛，數者衛弱，榮衛不足，邪氣乃緩，正氣即虛，正氣引邪，則陰陽廢弱。風中於衛，呼氣不入，寒過於榮，吸而不出。風傷皮毛，寒傷血脈。風傷客舍於肺經，其人咳逆涎嗽，嘔血不止，故血隨氣行。且據從初受病，是喜怒不節，則氣血內傷，肺經久虛，冒客寒邪所致。經久不解，則陽氣外虛，陰氣內伏，邪正相干，四肢沈滯，骨肉酸疼，行動喘惙。或小腹拘急，腰背強痛，心忪虛悸，咽乾唇燥，面體少色。或飲食無味，陰陽廢弱，悲憂慘慽，多臥少起，漸成瘦削。若要減退向安，須是智閑少慾，神氣內守，邪不能害也。仍須保養正氣，滋益榮衛，平補肺經者，湯藥爲良，宜下藥調治。

○衆病兼治，晝夜服五件藥，度數八服。凡如此急可攻病救人也。

絕早空心黃耆建中湯，早食前人參石菖蒲圓，日中秦艽圓，晚食前更服建中湯二服，夜一更（亥刻）瀉心調經湯，二更（子刻）初秦艽圓。世人服藥，多只日間服之，往往夜間不服，致藥力不相接續，藥不勝病。而冬月夜永，尤非所宜。凡調理病人，當並夜間服藥。（私云，多藥日夜數服，尤可宜。）

黃耆建中湯（《必用方》），治諸虛不足，邪正相干，寒痰嗽逆，吐血咯血，煩倦少力。

乾大棗（十二枚，去核，焙乾，和三十枚）　生薑（二兩，切片，微火焙）　黃耆（一兩二分，蜜炙）　甘草（一兩，炙）　官桂（去麤）　白芍藥（三兩）　人參（二分）　半夏（一兩）

右細末，每服四五錢，水二盞，生薑五片，棗三個（去核），膠飴或糯米餳少許，同煎一盞，去滓，溫服。

人參石菖蒲圓，治榮衛不足，嘔血咯血，神志錯亂，心忪煩倦，意思不樂。

五味子（一兩三分三朱）　石菖蒲　乾薑（各三分）　當歸　白茯苓　獨活　天門冬（各一兩三分三朱）　肉蓯蓉　牛膝（各二兩二分，酒浸，焙）　生乾地黃（五兩）　澤瀉　山藥　人參　甘草（炙）　黃耆（各一兩一分）　桂心（二分三朱）　遠志（一兩一分）

右細末，蜜麪糊爲丸如桐子大，每服三十五十丸，煎秦艽湯下。

秦艽圓，治怒氣逆上，嘔血不止，及一切嘔血。

秦艽三兩，要大者　蜂窩三兩，焙　露蜂房

右末，以重湯煉蜜爲丸，一劑分作三十丸，每服一丸，水一盞，煎至六分，去滓，溫服。勞氣潮熱悉治之。

瀉心調經湯，治風虛濕冷，邪氣入藏，嘔血咯血，神思不定，言語錯亂，驚忪怔悸，昏眩嘔吐，九竅不通，及悲傷嗔怒，身體拘急，筋脈攣痺，手足不隨，腰背強痛，夢寐倒錯，咳唾膿血，安定神志，通利關節，補榮衛，宣導府藏諸風邪氣。

山藥二兩二分　當歸　桂心各一兩一分　神麴炒　熟地黃秤炒　甘草炙，各一兩三分三朱　人參二錢半重　川芎　白芍藥　白朮各一兩一分　麥門冬二分

杏仁二錢半重　桔梗　白茯苓　防風各一兩一分　阿膠炒，一兩二分　乾薑一兩三分三銖　白蘞一分

右細末，每服四錢，水一盞半，生薑五片，同煎至八分，去滓，熱服，不拘時候。已上藥是一宗

性全私謂，虛弱羸劣之人，尚令服四種群藥，日夜五六服，使藥力而相接。雖人弱藥強，不敢爲害。近世患家，畏於藥性猛利，而忌衆藥合服，只令病力而轉增，使藥勢而微劣，是則虞世南所謂養病忌療者也。若人感於一疾，則衆病競發，須投諸藥全一身。若得此意，則不可慣於藥性猛烈，不可顧於氣力羸困，速逐於疾，如兵逐於敵，兵勢不相續，則不可征得於敵焉。初虞世之用意，應塞膚（庸）醫妄慮。思之思之。

（郭注：虞世南唐人，初虞世宋人。《醫籍考》【絳雲樓書目】卷三：《養生必用要略方》十六卷，宋虞世南撰。注：按《絳雲樓書目》所稱虞世南，疑即初虞世之訛。虞世南爲唐越州餘兆人，《舊唐書》卷七十二、《新唐書》卷一百零二并載其傳。）

又《聖濟方》五十六篇虛勞中有熱勞、急勞二種，尤速急於他勞，早察其證可治之。若作怠慢不急療，

即不可救。

治骨熱勞氣大驗

熱勞

論曰，熱勞之證，心神煩燥，而赤顏頭疼，眼澀唇焦，身體壯熱，煩渴不止，口舌生瘡，食飲無味，肢節酸疼，多臥少起，或時盜汗，日漸羸瘦者是也。

《可用方》曰，森立夫云，愚謂虛勞若得之於心憂思，耗其精血，則心火炎上，以至焦煩口乾舌燥，五心煩熱，夜及天明乃止，陰氣不足，陽氣獨行也。熱消津液，肉髓其斃，尤速於其它勞矣。

犀角湯《聖濟》，治熱勞頭痛，四肢煩疼，渾身壯熱，夜多虛汗，燥渴昏悶，眼澀無力。

犀角　胡黃連各半兩　柴胡　人參　赤茯苓　羌活　桔梗　川芎　前胡　白芷　鱉甲　甘草炙，各一兩

右麤末，每服三四錢，水一盞半，生薑三片，竹葉五片，煎至八分，去滓，食後溫服，大段燥熱頻服。如是風氣發動，入生薑、荊芥穗煎，溫服。此藥治骨熱勞氣大驗。

黃耆湯《聖濟》，治熱勞肢節瘦疼，吸吸少氣，腰背強痛，心中虛悸，咽乾唇赤，面色枯燥，飲食無味，悲憂慘戚，多睡少起。

黃耆　地骨皮各一兩　鱉甲酢調　甘草炙，半兩　麥門冬一兩半　桂半兩

右麤末，每服五錢匕，水一盞半，生薑二分，打捽，粳米五十粒，煎至八分，去滓，食前溫服。

地骨皮散，治熱勞。

地骨皮五兩　柴胡二兩二分

右細末，每服二三錢匕，用麥門冬煎湯調服，不拘時候。

柴胡飲《聖濟》，治熱勞身體壯熱，咳嗽痰喘，面赤頭痛，肢節痠痛，煩燥口乾，盜汗瘦弱。

柴胡二兩　桑白皮　防風　芍藥　玄參　黃芩　甘草炙，各一兩

右㕮咀，每服半兩，水二盞，入生薑三片，煎至一盞，去滓，溫服。咳嗽咯血者，每服入杏人七枚去皮尖，碎同煎。

急勞

論曰，急勞之病，其證與熱勞相似，而得之差暴也。緣稟受不足，憂思氣結，榮衛俱虛，心肺壅熱，金火相刑，藏氣傳剋，或感外邪，故煩燥體熱，頰赤心忪，頭痛盜汗，咳嗽咽乾，骨節痠疼，久則肌膚消爍，咯涎唾血者，皆其候也。

○稟受，本受於天氣即弱也。

○《可用方》第三云，愚謂急熱勞，若得之於心憂思，耗其精血，則心火炎上，以至焦煩，口乾舌燥，五心煩熱，夜及天明乃止。陰氣不足，陽氣獨行也。熱消津液內髓，其斃尤速於其他勞矣。

三安散《聖濟》，治急勞骨節手足煩熱，身體痠疼，飲食不得。

柴胡　秦艽各二兩　甘草一兩

右細末，每服三錢匕，熟水調服，不拘時候。

柴胡湯《聖濟》，治男子婦人急勞，欬嗽上氣，飲食減少，痰涎壅盛，手足痠痛，唇口乾燥，心虛驚悸，氣乏羸劣等。

柴胡　當歸　麥門冬　半夏各一兩半　人參　白茯苓　蓮房　紫蘇　乾葛各一兩　烏梅肉八兩　甘草炙　草果子二兩

右㕮咀，每服五錢，水一盞，煎至七分，去滓，溫服。

治消渴，止虚渴，除口苦舌乾。《可用方》

麥門冬一兩　黄耆　枇杷葉　赤茯苓各三分　人參　葛根　甘草各一兩　皆以十錢重爲兩

右㕮咀，二服四錢重，水一盞，生薑二片，竹葉二十片，煎至八分，去滓，溫服，不拘時。

紫蘇飲《可用方》，治消渴後遍身浮腫，心膈不利。

桑白皮　赤茯苓　紫蘇莖葉用，各一兩　郁李仁二兩　檳榔　羚羊角各三分　木香　桂心　獨活　防風　細辛　厚朴　陳皮　甘草炙　杏人炒　大腹子各一兩　黄耆二兩

右麤散，每服五錢匕，水一盞半，生薑五片，煎七分，去滓，溫服，不拘時候。**私云，可服蘇合香圓、正氣散，加柴胡、人參尤佳。**

風勞此候常多。

論曰，風勞者，肝勞之類也。肝木主風，風勞之證，其病令人手足痹痺，筋脈拘急，頭旋眼暗，好怒多驚，尋覓衣縫，睡語狂呼，爪甲枯，目黠黑是也。

羚羊角湯《聖濟》，治風勞困劣，不思飲食，受大病後，羸瘦不食。

羚羊角　犀角　人參　防風　甘草炙　柴胡　桔梗炒　白茯苓　半夏各一兩　黄耆　知母焙，各三兩　升麻二分

右麤散，每服五錢匕，水一盞半，煎至一盞，去滓，食後服。

茯神湯《聖濟》，治風勞咳嗽，心燥煩熱，驚悸鼻塞，咽乾脣腫，口瘡，胸滿少睡，手臂及腰腳疼。

茯神　麥門冬　柴胡　黄連　貝母去心，焙，各一兩半　秦艽一兩　檳榔二兩　甘草炙，一兩

右麤散，每服五錢匕，水一盞半，煎至一盞，去滓，食後，溫服，日三服。

天仙藤湯《聖濟》，治風勞氣熱。

天仙藤二兩　秦艽　鱉甲　柴胡　麻黄　芍藥　甘草炙　防風　前胡各一兩

右麤散，每服三錢，水一盞，入烏梅一枚，生薑二片，煎至七分，去滓，溫服。若解傷寒，不用烏梅，入葱白三寸，煎熱服。

排風飲《聖濟》，治風勞虚熱，攻頭項急，言語錯亂，心膈煩悶，四肢拘急，手足疫痛。

防風　當歸　白朮　白鮮皮無則代用秦艽　芍藥　桂　川芎　獨活　麻黄　杏人　甘草　茯神各一兩

右麤散，每服五錢匕，水一盞半，生薑三片，煎至八分，去滓，食後溫服。

大和湯《聖濟錄》中風篇，治風消五勞七傷，痃癖積聚等，男女老幼皆可服之。

前胡　枇杷葉　鱉甲醋炙　白茯苓　桔梗　白芷不見火　五味子　白朮　厚朴製　半夏　京三稜　蓬莪朮　藿香葉

防風各一兩　人參三分　柴胡半兩　桂一兩半　桑白皮　當歸　芍藥　枳殼　牡丹皮　甘草　知母　杏人炒，各半兩

右二十五味，麤散，每服三五錢匕，水一盞，生薑三片，煎七分，去滓，溫服，不計時，日二三服。

諸虚不足因房事過度，腎並諸藏勞損。

無比山藥圓《局方》，治丈夫婦人諸虚百損，五勞七傷，頭痛目眩，手足逆冷或煩熱。有時或冷痺骨疼，腰髖不隨，飲食雖多，不生肌肉，或少食而脹滿，體無光澤。陽氣衰絶，陰氣不行。此藥能補經脈，起陰陽，安魂魄，開三焦，破積聚，厚腸胃，强筋練骨，輕身，明目，除風去冷，無所不治。

赤石脂　茯神去皮木　巴乾去心　熟乾地黄酒浸　山茱萸　牛膝　澤瀉各一兩　山藥二兩　五味子六兩私一兩或二兩　蓯蓉酒焙，四兩　杜仲炒　兔絲子各三兩

右爲末，煉蜜和圓如梧子大，每服二十圓至三十圓，食前溫服下。溫米飲亦得。服之七日後，令身輕健，四體潤澤，唇口赤，手足暖，面有光悅。消食，身體安和，音聲清響，是其驗也。十日後長肌肉。此藥通中

入腦，鼻必酸疼。勿恠。《良劑方》曰，《外臺秘要》云，若欲求大肥，加石膏二兩。若失性健忘，加遠志去心一兩。少津液，加栢子仁二兩，一月許即充足。《病源論》曰，肉極病本於脾藏中風，脾主肌肉，風邪中脾，則令肌肉極而生病。所謂肌極者，令人羸瘦，無潤澤，飲食不生肌膚是也。《聖濟錄》第九十二卷明之太詳，亦有藥方。食無飽期則瘦，謂之食亦也。食亦病亦云解亦，可見《聖濟方》。

○飲食雖多而瘦，謂之肉極之病，六極之一也。

○《局方》之十補圓，治飲食倍常，肌肉消瘦。在《萬安》第十五卷中。

○《西華外科精要方》下服補藥捷徑云，李氏云凡人遇五更初，腎氣必開，若一語言咳嗽口唾，即腎氣復合。遇腎開時，進一服平補藥，其功效勝尋常服峻補之藥十數服。愚以此策獻之，遂選用山藥丸，所用皆平補腎氣，全無僭燥偏重之藥。依此法而進，詳以告病者與侍旁之子弟，如法而服藥三日之云云。

蓯蓉益損湯《良劑方》，治丈夫婦人、童男室女，稟受怯弱，榮衛不足，動勞氣劣，不耐寒暑，致成骨蒸潮熱盜汗，呼吸少氣，目澀口苦，百節疼痛，頭昏頰赤，腰疼腿重，耳內蟬鳴，咳嗽涎滿，咯血吐痰，心胸噎塞，氣不升降，心神恍惚，夢中驚魘，乍寒乍熱，乍臥乍起，小便赤澀，多渴咽乾。服補藥則煩燥，投涼藥則腹疼，飲食減少，肌肉瘦悴，面色萎黃，婦人經候不調，或來多不斷，或過期不來，五心煩熱，四肢怠惰，胎前產後，最宜此藥。常服補虛正氣，和養脾胃。性不燥熱，功效殊異。《選用方》神妙良方也。○

肉蓯蓉　黃耆蜜炙　白芍藥　官桂　甘草炙　人參　當歸　白朮　川芎　熟乾地黃　秦艽　附子炮　石斛各等分

右㕮咀，每服四錢，水二盞，生薑三片，棗二個，烏梅一枚，小麥五十粒，煎至一盞，去滓，食前熱服。

平補鎮心丹《良劑方》《衛生家寶方》，治心氣不足，神情恍惚，忪悸煩欝，及腎氣傷憊，血少氣多，四肢倦怠，足脛痠疼，睡臥不穩，遺精白濁，漸至羸弱，常服益精髓，養氣血，明視聽，悅色駐顏。

遠志　熟乾地黃　天門冬　山藥　龍骨各一兩十錢重　麥門冬　車前子炒　五味子　白茯苓　白茯神去木　地骨皮　官

桂去麤，各八錢重　辰砂以爲衣

右細末，練蜜圓如梧子大，每服三十圓，或五十七十圓，空心飯飲吞下，溫酒亦得，日二三服。

妙香散《局方》，治男子婦人心氣不足，志意不定，驚悸恐怖，悲憂慘慼，虛煩少睡，喜怒不常，夜多盜汗，飲食無味，頭目昏眩。常服補益氣血，安神鎮心。

人參　桔梗　甘草炙，各半兩五錢重　白茯苓不焙　白茯神　山藥薑汁炙　遠志去心苗，炒　黃耆各一兩　木香煨，二錢半　辰砂別研，三錢　麝香研，一錢

右細末，每服二錢，溫酒調下。《百一選方》治因心氣下血，人服此甚妙。《良劑方》調氣散下云，《祕傳》脾胃不和，心氣不足，同調氣散調服，名妙調散。

秘真丸《究原方》六，治白淫小便頻數，精氣不固，及有餘瀝，或夢寐陰人通洩。《素問》云，思想無窮，所願不怯，意淫於外，入房太甚，筋絕發爲筋痿，及爲白淫，隨溲而下，故爲勞弱。

羊脛炭三兩，再燒令通紅，窨殺火毒，金銅鋪者最佳　厚朴三兩以上，生薑汁製，炒　辰砂一兩，飛過者

右每兩十錢重三兩三十錢重，細末，用薄麪糊爲圓如梧子大，每服三五十丸或百丸，空心食前米飲服下。《百一選方》云，此藥治遺泄。平江醫云，尋常只治心腎未有安者，以《素問》、仲景考之，當治脾，此藥屢效。

厚朴去麤，薑製，二兩　半脛炭火煆通紅，窨殺火毒，別研如粉，一兩

右二味，用白水麪糊丸如梧子大，每服百丸至三百丸，米湯服下。《百一方》無辰砂。有神妙之驗。

黃耆益損湯《究原方》第五，功效全同蓉耆益損湯。《究原》云，此藥性不熱而不寒，僕家傳祕方，與其他名同藥異，服餌見效。僕者，張松茂之。

肉桂　熟乾地黃再蒸　石斛酒炒，去根　當歸　川芎　黃芪炙　白朮各一兩十錢　甘草　五味子炒，各半兩五錢重　白芍藥二兩二十錢　南木香三錢重

右㕮咀，每服四錢重，水二大盞，薑三片，小麥五十粒，煎至八分，去滓，熱服，不以時候。若有咳嗽，

加半夏半兩五錢重。潮熱加鱉甲炙，半兩五錢。氣虛旋暈加附子炮，一兩十錢。寒熱渴者加人參半兩五錢重。

大山芋圓《局方》，治諸虛百損，五勞七傷，肢體沈重，骨節痠痛，心中煩悸，脣口乾燥，面體少色，情思不樂，欬嗽喘乏，傷血動氣，夜多異夢，盜汗失精，腰背強痛，臍腹弦急，嗜臥少起，喜驚多忘，飲食減少，肌肉瘦瘁。又治風虛頭目眩運，心神不寧，及病後氣不復常，漸成勞損。久服補諸不足，愈風百疾。

白朮　麥門冬　白芍藥　杏人麩炒　防風　川芎各一兩半　熟地黃　大豆黃卷炒　肉桂　神麴炒　當歸酒焙，各二兩半　桔梗　白茯苓　柴胡各一兩二錢半　乾薑七錢半　甘草炙，七兩　阿膠炒　人參各一兩七錢半　白斂半兩　山芋七兩半　大棗肉一百個，蒸去皮核

右以十錢重爲兩，細末，蜜與棗肉同和杵，爲圓如彈子大，每服一圓，溫酒或米飲化下，嚼服亦得。食前。常服養真氣，益精補髓，活血駐顏。

○《楊仁齋直指方》云，腳膝虛冷，心腎虛損人，以不換金正氣散，可服安腎圓、八味圓類。也在《直指方》第四腳氣卷。

安腎圓《局方》，治腎經久積陰寒，膀胱虛冷，下元衰憊。耳重脣焦，腰腿腫疼，臍腹撮痛，兩脇刺脹，小腹堅疼，下部濕癢，夜夢遺精，恍惚多驚，皮膚乾燥，面無光澤，口淡無味，不思飲食，大便溏泄，小便滑數，精神不爽，事多健忘。常服補上元陽，益腎氣。

肉桂　烏頭炮，各四兩　桃人麩炒　白蒺藜炒　巴乾去心　山藥　茯苓　肉蓯蓉酒炙　石斛　萆薢　白朮　破故紙各十二兩

右末，煉蜜圓如梧子大，每服三十丸，溫酒或鹽湯，空心食前服。小腸疝氣，炒茴香鹽酒下，或五十丸。

張走馬玉霜圓《局方》，療男子元陽虛損，五藏氣衰，夜夢遺泄，小便白濁，臍下冷疼，陽事不興，久無子息，漸致瘦弱，變成腎勞，眼昏耳鳴，腰膝酸痛，夜多盜汗，並宜服之。自然精元秘固，內施不泄，留濁去清，精神安健。若婦人宮藏冷，月水不調，赤白帶漏，久無子息。面生䵟䵳，髮退不生，肌肉乾黃，容無光澤，

並宜服此藥。

大川烏頭用蛤粉半斤同炒，候裂去粉不用　川練子麩炒，各八兩　破故紙炒　巴戟去心，各四兩　茴香焙，六兩

右爲細末，用酒麪糊丸梧子大，每服三十五十丸，用酒或鹽湯下，空心食前，或七八十丸。〇青鹽圓《本事方》，治腎虛及足膝無力。茴香三兩，炒，兔絲子四兩，山藥二兩，青鹽一兩。右將兔絲子洗淘無灰，酒浸，日中煎七日。冬天近火煨之，曝乾，別末，將餘末和匀，酒糊圓如梧子大，每服三五十丸，鹽酒、鹽湯下。予頃常服數年，壯力進食。有一婦人，足彈曳，因服此藥，久之履地如故。

降心丹《局方》，心腎不足，體熱盜汗，健忘遺精，及服熱藥過多，上盛下虛，氣血不降，小便白，稠濁不清。常服鎮益心神，補虛養血，益丹田，祕精氣。

熟乾地黃酒蒸，焙　天門冬　麥門冬各三兩　茯苓　人參　遠志以甘草煮，去心骨　茯神　山藥各二兩　肉桂　辰砂飛□，各半兩　當歸焙，各三兩

右末煉蜜丸梧子大，每服三十丸、五十丸，用人參湯呑下，空心食前。

沈香鹿茸圓《局方》，治真氣不足，下元冷憊，臍腹絞痛，脇肋虛脹，脚膝緩弱，腰背拘急，肢體［倦］怠，面無精光，唇口乾燥，目暗耳鳴，心［忪］氣短，夜多異夢，晝少精神，喜怒無時，悲憂不樂，虛煩盜汗，飲食無味，舉動力乏，夜夢鬼交，遺泄失精，小便滑數，時有餘瀝，陰間濕癢，陽事不興，並宜服之。

沈香一兩　附子炮，四兩　巴戟二兩　鹿茸燒毛，酒炙，三兩　熟地黃酒焙，六兩　兔絲子酒炒，五兩

右細末，入麝香一錢半別研入，和匀，煉蜜丸梧子大，每服四五十粒，好酒或鹽湯，空心呑下。常服養真氣，益精髓，明視聽，悅色駐顏。

椒附圓《局方》，補虛壯氣，溫和五藏，治下經不足，內挾積冷，臍腹弦急，痛引腰背，四肢倦怠，面色黧黑，唇口乾燥，目暗耳鳴，心忪短氣，夜多異夢，晝少精神，時有盜汗，小便滑數，遺瀝白濁，脚膝緩弱，舉動

乏力，心腹脹滿，不進飲食，並宜服之。

附子炮　山椒去子，少炒　檳榔各半兩　陳皮　牽牛子少炒　五味子　石菖蒲　乾薑各一兩

右剉碎，以好米醋於甆器內，用文武火煮，令乾焙，爲細末，醋煮，麪糊爲丸梧子大，每服三十圓，鹽酒或鹽湯，空心食前吞下。婦人血海冷，當歸酒下。泄瀉，飯飲下。冷痢，薑湯下。赤痢，甘草湯下。極煖下元，治腎氣虧乏及療腰疼。

小安腎圓《局方》，治腎氣虛乏，下元冷憊，夜多旋溺，肢體倦怠，漸覺羸瘦，腰膝沈重，嗜臥少力，精神昏憒，耳作蟬鳴，面無顏色，泄瀉腸鳴，眼目昏暗，牙齒蛀痛，並皆治之。

香附子　烏頭　川練子已上各一斤，用鹽四兩，水四升同煮，候乾剉焙　熟地黃八兩　茴香十二兩　山椒去目子，少炒出汗，四兩

右細末，酒糊丸梧子大，每服二十丸至三十丸、五十丸，空心臨臥鹽湯、溫酒任下。常服補虛損，下元冷憊。此外，大小菟絲子圓、八味圓、五補圓、木瓜圓、麝香鹿茸圓、伏火二氣丹、玄兔丹、黑錫丹、養生丹等，皆治房勞腎虛疾。在《局方》中。

黃耆散《魏氏家藏方》，補男子婦人諸虛不足，應病後羸乏，微發寒熱，精竭力弱，血氣勞傷，痰多嘔逆，不思飲食，骨節酸痛，嗽喘氣急，面色浮黃者，並皆補之。

人參去蘆　黃耆切，蜜水炙香，箭簳者佳　半夏湯泡七次　白茯苓　當歸　麥蘖炒　白朮炒，各三兩　白芍藥四兩　甘草炙　肉桂去麤　神麯炒，各一兩

右㕮咀，每服三五錢，生薑五片，棗三五個，水一盞半，煎至一盞，去滓，食前溫服。此藥有神妙之效，大勝黃芪建中湯。

補益延壽膏同，常服百痾皆愈，活血通氣，養神安志。服之半月，面悅澤而體潤滑，不生瘡瘍等患。

生乾地黃　熟乾地黃各四兩，並淨洗　當歸去蘆，酒浸　防風去蘆，各二兩

右爲細末，用大藕三條，去皮節，切片，研取汁一椀，同前藥於銀器内熬成膏子令厚，入蜜四兩同熬成膏，卻頓砂器内，每服一匙，空心或日午臨臥以酒調服，半月見效，面色紅潤。如不飲酒人，沸湯調之亦無礙。大能去山嵐瘴氣。

十八味黄耆建中湯同方，治男子婦人，不問老幼，榮衛不調，五心煩熱，狀如勞瘧，其疾如勞，口苦舌乾，不思飲食，一切虚損，並皆治之。

黄耆蜜炙　熟乾地黄洗　肉桂去皺　甘草炙　人參去蘆　當歸酒焙　鱉甲米醋炙　白茯苓各二兩　南木香不見火　地骨皮去骨　柴胡去苗　秦艽去蘆　附子炮，去皮臍　五味子酒洗　川芎　阿膠蛤粉炒　半夏湯泡七次，各一兩　白芍藥四兩

右㕮咀，每服四錢重，水一盞半，生薑五片，棗三四個，煎至七分，去滓，空心服。

二十四味大建中湯同，治男子婦人體虚，寒熱往來，日久未愈，不思飲食，肌肉消瘦，虚勞寒熱，口燥咽乾，神效不可具述。

人參去蘆　白茯苓　桔梗炒　柴胡去苗　甘草炙　陳皮去白　當歸去蘆　秦艽去蘆　川芎　阿膠蛤粉炒　半夏湯泡七次　栢子仁　草果子　烏藥各二兩二分　白芍藥　黄耆蜜炙　鱉甲醋炙　熟地黄　烏梅肉　五味子各三分　檳榔半錢重　地骨皮去骨　木香一錢重，不見火　肉桂去皺，一錢半重

右㕮咀，每服四錢重，水一盞半，生薑三片，棗三五個，煎至八分，去滓，服不拘時候。

木香黄耆湯同，治虚勞榮衛不和，時或潮熱，夜有盜汗，口乾引飲，四肢無力，肌體黄瘦。

黄耆二兩，蜜炙　木香半兩，不見火　人參去蘆，一兩　甘草半兩，炙　白芍藥　肉桂去皺　白茯苓　牡蠣各三分　白朮一兩半，炙　柴胡一分，去苗

右㕮咀，每服三四錢，水一盞，煎至七分，去滓，溫服，不拘時。

當歸黄耆湯同，補諸虚不足，調榮衛，退虚熱，進飲食。

黄耆蜜炙　當歸去蘆，各二兩　熟乾地黄　白芍藥各一兩半　人參　牡丹皮　白茯苓　白朮各一兩，炙　甘草炙　肉桂去皺，各半兩

右㕮咀，每服四錢，水一盞半，生薑三片，棗三個，煎至七分，去滓，食前溫服。

參耆鱉甲散（同） 治勞倦，補虛壯力，調榮衛，進飲食。

人參 黄耆（蜜炙） 鱉甲（去裙，醋炙黄色） 白朮（炒） 當歸（酒炙） 白茯苓 甘草（炙，各一兩） 白芍藥（二兩） 附子（去皮臍，薑汁浸二宿，蒸炙） 石斛（酒炙） 乾薑（炮） 肉桂（去麤，各半兩）

右爲細末，每服三錢，水一大盞，生薑三片，棗子、烏梅各二枚，煎至七分，去滓，空心食前，溫酒調下亦得。

建中湯（初虞世《養生必用方》） 治虛勞裏急，衄悸，腹中痛，夢失精。四肢痠疼，手足煩熱，咽乾口燥。又治男女積勞虛損，或因大病後不復（大病謂傷寒等），常苦四支沈滯，骨肉痠疼，吸吸少氣，行動喘惙，或小腹拘急，腰背強痛，心中虛悸，咽乾脣燥，漸致瘦削，五藏氣竭，則難可復振。及治肺與大腸俱不足，虛寒之氣，小腹拘急，羸瘠百病方。

黄耆 桂心（去麤，各二兩，《局》三兩） 白芍藥（六兩） 甘草（炙，二兩）

右麤末，每服四錢，水一盞半，薑十片，棗三個，煎至一盞，取七分清汁，入膠飴一匙，再煎，放溫服，日三，空心日午晚食前服。忌生冷油滑。若其人腹滿，去棗加白茯苓四兩。肺虛損補氣，加半夏五兩。《肘後方》有人參二兩、半夏。嘔者多用生薑。煎作膠飴法在《養生必用方》，載於此《萬安方》第五十三卷虛勞吐血下。〇脹滿忌棗子

《必用方》又云，秋冬之交，皮膚爲寒溫所薄，寒氣所折，嗽晝夜不已，麻黄散。

陳皮（六兩） 麻黄（去節） 甘草（炙） 杏仁（去皮麩，炒） 五味子 白茯苓（各一兩）

右末，每服三四錢，水一盞半，煎至一盞，去滓，熱服，食後臨卧，日三服。秋冬不可發汗，以陽氣歸

根，即不見有秋冬不可服麻黄之文。麻黄雖開玄府（玄府者，氣府也），又有諸藥佐使混併，但能微微發散風寒爾。○虚勞風寒人，秋冬間可服之，防咳嗽。○秋冬不可發汗○不可怖麻黄

地黄丸（《必用方》），治虚勞不足，血少氣多，身羸瘦，心忪悸，手足煩，唇口乾燥。婦人血不榮，皮肉不潤澤，月事不時，臍腹有畜血，月經瘀閉。

熟乾地黄　人參　麥門冬（各三兩）　茯神　桃人（去皮，麩炒）　白朮　紫菀茸　地骨皮　黄耆　柴胡　桂（去羸，各三兩一分）

右末，煉蜜丸桐子大，每服三十丸、五十丸，溫米飲下，食前日二三服。

萬病丸（《必用方》），治男子婦人諸虚不足，腹脇痛，下重，月事不時等方。

熟乾地黄　當歸（各等分）

右爲末，煉蜜丸桐子大，米飲下三五十丸，食前日三服，乃至百丸，久服愈良。

私性全謂，四物湯調血氣，不患瘡疥（見《大全良方》中）**，當歸地黄，可調血氣。**

内消飲水（又云消渴，又云三消。）

《聖惠方》論曰，三痟者，本起腎虚，或食肥美所發。腎爲少陰，膀胱爲太陽。膀胱者，精液之府，宣行陽氣，上蒸入肺，流化水液，達於五藏，調養骨髓。其次爲脂膏，爲血肉，上餘爲涕淚，經循五藏百脈。下餘爲小便。黄者血之餘也，臊者五藏之氣也，鹹者潤下之味。腰腎冷者，陽氣已衰，不能蒸上，穀氣盡下而爲小便。陰陽隔阻，氣不相榮，故陽隔陰而不能降，陰不能昇，上下不交，故成病矣。夫三消者，一名消渴，二名消中，三名消腎。此蓋由少年服乳石熱藥，躭嗜酒肉葷腥，熱麵炙煿，荒淫色欲，不能將理，致使精液耗竭，元氣衰虚，熱毒積留於心肺，腥羶併傷於胃府，脾中受熱，水藏乾枯，身體尫羸，精神恍惚，口苦舌乾，日加燥渴。一則飲水多而小便少者，消渴也。二則喫食多而飲水少，小便少而赤黄者，消中也。三

則飲水隨飲便下，少便味甘而白濁，腰腿消瘦，消腎也。此皆五藏精液枯竭，經絡血澀，榮衛不行，熱氣流滯，遂成斯疾。

○乾上坤下，陰陽，不昇降謂之否卦。

《外臺》《近效》論曰（《可用方》十九），消渴者，原其發動，此則腎虚所致也。又肺爲五藏之華蓋，若下有暖氣，蒸則肺潤。若下冷極，則陽氣不能昇，故肺乾則熱，如《周易》否卦，乾上坤下，陽隔陰而不降，陰無陽而不昇，上下不交，故成否也（否，塞也）。辟如釜中有水，以火煖之，其釜若以板蓋，則煖氣上蒸氣騰，板能潤也。若無火力，水氣則不上，此板終不得潤。火力者，爲腰腎強盛也（左腎則水也，右腎則火也。右腎名命門，其府曰三焦，亦名君火。故精盡火力弱）。常須煖養其水氣，食氣若得煖氣，即潤上潤下，亦免乾渴也。是故張仲景云，宜服八味腎氣元。禁食冷物及飲冷水，則自不渴。比頻得效，故録正方於後耳。凡此疾與脚氣雖同，爲腎虚所致，其脚氣始發於二三月，盛於五六月，衰於七八月。凡痟渴始發於七八月，盛於十一月、十二月，衰於二三月。其故何也。夫脚氣者壅疾，消渴者宣疾也。春夏陽氣上，故壅疾發，即宣疾愈也。秋冬陽氣下，故宣疾發，即壅疾愈也。審此二者，疾可理也。

《千金》論曰，凡積久飲酒，未有不成消渴。大寒凝海，惟酒不凍，明知酒性酷熱，無以復加。脯炙鹽鹹，此味酒客躭嗜不離其口，三觴之後，制不由已。飲噉無度，咀嚼鮓醬，不擇酸鹹，積年長夜，酣飲不解，遂成三焦猛熱，五藏乾燥，木石猶且焦枯，在人何能不渴。其所慎者有三，一飲水，二房室，三鹹物及麵。能慎此者，雖不服藥而自可無他。不知此者，縱有金丹，亦不能救。深思慎之。又曰，消渴之人愈與不愈，常須思慮有大癰。何者，消渴之人必於大骨節間發癰而卒，所以戒之。又曰，凡消渴病，經百日以上者，不得灸刺，則於瘡上漏膿水不歇，遂致癰疽羸瘦而死，亦忌有所誤傷，但作鍼孔許大瘡，所飲之水，皆於瘡中變成膿水而出，若水不止者必死。慎之慎之。若得患者，不可如方灸刺之佳。

巴郡太守奏三黄丸《可用方外臺方》，治男子消渴不生肌肉方。

春三月　黄芩四兩　大黄三兩　黄連四兩

夏三月　黄芩六兩　大黄一兩　黄連七兩

秋三月　黄芩六兩　大黄二兩　黄連三兩

冬三月　黄芩三兩　大黄五兩　黄連二兩

右隨時修事爲細末，蜜丸如豆大，飲下五丸，日三。不知，稍加至七丸，取知而已。服一月病愈，久服遠逐奔馬，常試有效。一本云，夏三月不服。

又方　治内消飲水

黄耆四兩　茯神　甘草　括樓根　麥門冬各二兩　乾地黄五兩

右㕮咀，每服五六錢重，水二盞，煎至一盞，去滓，溫服，日進一劑，服十劑佳。本方爲一劑，以水八升煮取二升，分三服，一日服一劑。

八味圓《局方》，治腎氣虚乏，下元冷憊，臍腹疼痛，夜多漩溺，腳膝緩弱，肢體倦怠，面色黧黑，不思飲食。又治腳氣上衝，少腹不仁，及虚勞不足，渴欲飲水，腰重疼痛，少腹拘急，小便不利。或男子消渴，小便反多，婦人轉胞，小便不通，並宜服之。

牡丹皮　白茯苓　澤瀉各三兩　山茱萸　山藥各四兩　附子炮　肉桂去麤，各二兩　熟乾地黄八兩

右末蜜丸梧子大，每服十五丸至二十五丸，溫酒下，空心食前日二服。久服壯元陽，益精髓，活血駐顔，強志輕身。《陳氏經驗方》有八味圓，問難云，山茱萸可去核取肉，不去核則令水道澀滯。附子，即用八錢重已上大附子。七文已下小附子，則名側子，有大熱而作毒。地黄有天黄、人黄、地黄，自掘取之，入水中浮則爲天黄，中則爲人黄，沈則爲地黄。先擣絞天人二黄汁，而浸於地黄，蒸熟曝乾，謂之熟乾地黄也。《活

人事證方》云，山茱萸不可去核。**性全案之，陳氏則爲延齡養生合服之，《事證方》則爲治内消飲水痰作此義，故知其趣異，不可泥殊説。私謂，山茱萸不去核，加栝樓根末十兩，用栝蔞粉糊爲丸，每服百丸，空心食前日夜三四服，治渴調小便最速。記之記之。**

○《魏方家藏方》有增益八味圓方，補心肝腎三經虚損，太有神效。又載於此《萬安方》第五十六卷，可看之。

○《西華外科精要方》云，癰疽病者，因消渴内消而得之，故常可服十全大補湯、加減八味圓、無比山藥圓。亦癰疽疾愈後，彌久可服此等平補藥云云。可見此《萬安方》第二十二卷去附子，用五味子。又《萬安方》二十二卷引《外科精要》可見之。有李氏傳，凡一切腎虚補藥，即皆以五更初腎口開時而可服之，是李氏口傳也。

○博金散《究原》七，便濁之疾，皆緣心腎水火不濟，或因酒色逐至以甚，謂之土淫。蓋脾有虚熱，而腎不足，故土邪干水。史載之常言，夏則土燥而水濁，冬則土堅水清，此其理也。醫者往往多竣補，其疾反甚。此方中和補瀉兼之，服之水火既濟，而土自堅，其流清矣。人參、龍骨煅，各一兩，白茯苓、絡石各二兩，苔也。右細末，每服三四錢，米飲服，空心臨睡。

玄免丹《局方》，治三消渴利神藥，常服禁遺精，止白濁，延年。

菟絲子酒浸，焙末，十兩　五味子酒炙，末，七兩　白茯苓　蓮子肉各三兩

右細末，用乾山藥末六兩，以先浸藥酒煮糊搜和爲丸，酒少則添別酒煮糊，杵千杵，丸梧子大，每服五十丸，米湯空心食前服。**私云，可服百餘丸，亦加栝樓末十兩，尤良。**

○《究原方》七云，有人小便遺下如白紅粉之狀，服遍藥不效，遂令服硝石末一錢，臨睡冷水調服，遂

不再作。

○參苓圓《究原》七，治心腎氣不足，小便淋瀝，或不禁，或白濁。《經》云，小腸爲受盛之府，傳導水液。如脂肥隨便而下索痛，此腎氣虛而乃膏淋。此藥尤宜服。赤茯苓、白茯苓、人參各等分。右細末，用生地黄，不犯鐵器，熬成膏，爲丸如桐子大，每服五十丸、百丸，鹽湯下，空心臨睡服，其效如神。

清心蓮子飲《局方》，治心中蓄積，時常煩燥，因而思慮勞力，憂愁抑欝，是致小便白濁，或有沙膜。夜夢走泄，遺瀝澀痛，便赤如血。或因酒色過度，上盛下虛，心火炎上，肺金受尅，口舌乾燥，漸成消渴，睡臥不安，四肢倦怠。男子五淋，婦人帶下赤白，及病後氣不收斂，陽浮於外，五心煩熱。藥性溫平，不冷不熱，常服清心養神，秘精補虛，滋潤腸胃，調順血氣。

黄芩　麥門冬　地骨皮　車前子　甘草炙，各一兩二分　石蓮肉　白茯苓　黄芪蜜炙　人參各二兩

右㕮咀，每服三四錢，麥門冬十粒，水一盞半，煎取一盞，去滓，水中沈冷，空心食前服，發熱加柴胡、薄荷煎服。

《幼幼新書》第二十云，長沙醫者丁時發傳，治大人小兒渴良方。

右用枇杷葉三十兩，去毛，燒灰爲灰汁，每用取一大盞，入桑白皮二寸，同煎七分，溫服，日五七服。

又云，鄭愈傳，治渴不止，蓮房飲子、枳殼各半兩

右㕮咀，每服四五錢，水一盞半，生薑三片，煎七分，去滓服。

私謂，五苓散、金液丹、黑錫丹，治消渴有神驗矣。又累可灸水分穴、氣海穴、丹田穴，至數百壯最良。

《蘇沈翰良方》第八卷云，治小便數並治渴方。

右取純糯米糍一手大，臨卧炙令軟熟啖之，仍以溫酒送下，不飲酒人，以溫湯下。多啖彌佳。行坐良久，

待心府空便睡，一夜十餘行者，當夜便止。予常以爲戲術，與人賭物，用之如有神聖。或言假火氣溫水道，不然也。大都糯稻工縮水，凡入夜飲酒者，是夜輒不尿，此糯米力也。又記一事，予故人劉正夫罷官，閩中次建溪，嘗叩一人家求舍，輒閉門不內，既而使人來謝云，屬其父有甚病，不能延客。劉問其狀，曰病渴殆死矣。劉許爲其營藥，俄而其子弟群至求治其父。劉即燒藥與之。明日來謝云，飲藥一盞，是夜啜水減七八升。此劉君目擊者。其方用糯稻稈斬去穗及根，取其中心，淨器中燒作灰，每用一合許，湯一椀沃浸，良久，澄去滓，嘗其味如薄灰汁，乘渴頓服之，此亦糯稻縮水之一驗也，故因附此云。

《聖濟總錄》第九十六卷載於此藥，謂之糯米賫方。

性全未見此說之前，嘗令飲水内消人臨卧食糯餅煮糜，人人皆一夜二夜得安穩矣。又案，以糯米飯糯麴作酒飲之，止渴飲無尿數。内消飲水之人，多因酒積之毒，然而禁酒則利結以作他疾，是故常少飲糯米酒而不到大醉，則治渴止尿，豈非穩當之療哉。

初虞世《養生必用方》云，治消渴，三消圓治消渴。

好黃連去毛爲細末，不許多少，剉冬瓜肉研裂，自然汁和成餅子，陰乾，再爲細末，用冬瓜汁和，如此七次訖，亦細末，即復用冬瓜汁和丸如桐子大，每服三五十丸，以冬瓜汁或煎大麥仁湯送下，甚效。尋常渴，一服即止。

《保生信效方》初虞世 服藥禁忌

產後大忌服利藥，利之百無一生。忌生冷黏滑生菓。虛勞咳嗽發熱，大忌柴胡、麥門冬、鱉甲諸冷藥，取積尤甚，除熱亦然。冷食、生菓、房室並忌。脚氣諸風，並忌房室、雞豬魚酒麵瓜瓠等。婦人經病，發熱帶下，寒疝腹痛，積氣，並忌房室生冷等。傷寒溫疫、瘧利後，並忌房室、魚酒熱麵豬肉等。癥瘕積聚，通忌生冷醋滑物。發背癰疽後，大忌房室、魚酒、喜怒作勞等。風眩癲癇，忌十二屬肉。肺萎肺癰，通忌房室、魚酒熱麵。消渴，忌酒、熱麵，房室，魚鹽海物等。痰澼吐逆，忌甘滑等物。脾胃五噎脹滿等病，忌生冷黏滑。痼冷，忌冷物。積熱，忌熱物，如魚酒之類。水氣，忌如本方。狐臭，忌五辛狐肉等。已上諸病禁食，可記刻於心。

又曰，服藥之法，前湯勢消，始進後藥及粥。粥勢亦消，即再服藥。壅併又多，令人嘔吐，轉生諸病。

《可用方》第四卷傳屍骨蒸中云，桃人粥方，治傳屍骨蒸，鬼氣咳嗽，氣急不能下食，及痃癖氣，日漸羸瘦。

桃人五兩，去皮尖，細研

右以水三大盞半，入桃人研膏，著米二三合煮粥，空腹食之。二合者一盞之二合也。

朱墨之紙數百拾三丁

虛勞門下附傳屍骨蒸

一虛勞失精

二虛勞脫營

三虛勞積聚

四虛勞兼痢

五虛勞浮腫

六虛勞小便白濁

七虛勞小便餘瀝

八虛勞小便利多

九虛勞小便難

十虛勞大便難

十一勞瘵骨蒸傳屍門

十二虛勞五蒸虞世南，杜方叔有青蒿、柴胡、門冬、鱉甲之戒，載於此段。

十三骨蒸羸瘦

十四骨蒸肺痿

十五三焦欬

十六骨蒸痃癖

十七骨蒸煩渴

覆載萬安方卷第十五

覆載萬安方卷第十五

覆載萬安方卷第十五 上

虛勞門下附傳屍骨蒸。

虛勞失精

論曰，《内經》曰，腎者主蟄對藏之本，精之處也。蓋腎受五藏六府之精而藏之，氣盛則輸瀉有常。虛勞之人，精氣已虧，邪氣乘之，則藏者不固。或於夢寐，或於便溺而漏失無常也。其證少腹強急，陰頭寒，目痛髮落，其脈數而散，芤動微緊者是也。

韭子散，治虛勞傷損，小便失精及夢泄。

韭子炒　麥門冬去心，焙　兔絲子酒浸，炒，各二兩二分　車前子三兩　川芎　白龍骨各二兩

右細末，每服三四錢匕，溫酒服，日二三服，甚者夜亦一服。

桂枝牡蠣湯，治虛勞，喜夢失精。

桂心去麤皮　牡蠣燒　芍藥　龍骨　甘草炙，各三兩

右麤末，每服四五錢，水一盞半，薑三片，棗三個，煎一盞，去滓，空心溫服，日二三服。

補骨脂散，治虛勞，腎藏衰憊，夢寐失精。

補骨脂炒，五兩　茴香炒，四兩

右細末，每服三四錢匕，溫酒或鹽湯服，空心食前服。兼治腎虛腰痛。

韭子丸，治虛勞夢泄，日漸羸劣。

韭子炒，三兩　大棗去核，焙，五個　黃耆剉　人參　乾薑焙　當歸　白龍骨　半夏　赤芍藥　甘草炙，各一兩

右細末，煉蜜丸如梧子大，每服五十丸或七十丸，溫酒空心服，日午夜各一服。

人參丸，治虛勞失精，小腹弦急隱隱，頭冷目痛，髮落。

人參　兔絲子末，各一兩半　桂心去皮　牡蠣粉　山藥　黃檗去皮　細辛　附子炮，各二兩　澤瀉　苦參　麥門冬　乾薑　熟地黃焙，各三兩

右細末，煉蜜丸梧子大，每服五十丸，溫酒服，空心日午夜臥各一服。

虛勞脫營

論曰，脫營之病，虛勞之類也。非由外邪，病從內作，其人或嘗貴後賤，心切戀慕，志懷憂慘。又富而遽貧，樂而暴苦，皆傷精神，外耗於衛，內耗於榮，榮泣衛除，氣虛無精，形體日減，洒洒然時驚。甚則精氣竭絕，形體敗沮，皮焦筋屈，痿躄拘攣，是其候也。

天門冬散，治虛勞脫營，氣血耗奪，形體毀沮，失精少氣，洒洒然時驚。補虛，益精血，除百疾。

天門冬去心　石菖蒲　遠志去心　熟地黃　山茱萸　桂心去皮　石韋去毛　白朮各二兩二分　白茯苓五兩

右細末，每服三四錢，熟水服，日二三服。藥至三十日後，筋力倍加。至百日後，耳目聰明。久服駐顏益壽，老少皆可服。

甘草丸，治虛勞脫營，羸瘦少氣，精神毀減，強神益氣。

甘草炙　當歸　芍藥各二兩二分　乾薑　川芎　人參　黃芩各一兩一分

右細末，煉蜜丸彈子大，每服二三丸，溫酒化服，空腹夜臥服。

黃耆湯，治虛勞脫營，氣血傷憊，四肢痿瘁，髀膝無力。

黄耆　山藥　白茯苓各二兩二分　人參　白朮各一兩一分　厚朴薑汁制，二兩　五味子　桂心各三錢重　熟地黄三兩三分

右麤末，每服四錢，水一盞半，薑五片，棗三個，煎一盞，去滓，溫服，空心。

建中湯，治五勞七傷，小腹拘急，臍下膨脹，兩脇脹滿，腰脊引痛，鼻口乾燥，目視䀮䀮，忽忽不樂，胸中氣逆，不下飲食，莖中痛，小便赤黄而有餘瀝，夜夢失精，驚恐虚乏。

黄耆　遠志　芍藥　龍骨　甘草

右麤末，每服五錢，水一盞半，棗二個破打，煎一盞，去滓，入飴糖少許，溫服，空心，日午晚各一服。

桂心湯，治虚勞腹中痛，夢寐失精，四肢痠疼，手足煩熱，咽乾口燥，並婦人小腹痛。

桂去麤皮，三兩　芍藥六兩　甘草一兩，炙

右麤末，每服四錢，水一盞半，薑三片，棗三個破打，煎一盞，去滓，入糖少許，溫服，空心，日午夜臥各一服。加栝樓三兩，尤有效。

大建中黄耆湯，治虚勞不足，少腹拘急，腰脊引痛，口燥咽乾，目視䀮䀮，心中憒憒，小便餘瀝，夜夢交通，失精。

黄耆　遠志去心　當歸　澤瀉各一兩半　芍藥二兩　人參　龍骨　甘草炙，各一兩

右麤末，每服四錢，水一盞半，薑三片，棗三個破打，煎一盞，去滓，入糖少許，空心食前溫服，日三四服。又加栝樓末三兩，尤佳。

柴胡湯，治虚勞發熱，心中煩悶，面黄口乾，腹中虚滿，腰背急痛。

柴胡　赤茯苓各一兩半　枳殼剉，二兩　白朮　地骨皮各一兩　葛根剉，二兩　甘草炙，一兩　木通二兩　麥門冬去心，焙，一兩

右麤末，每服五錢，水一盞半，薑五片，煎一盞，去滓，溫服，空心食前，日二三服。加栝樓根，尤妙。

枸杞湯，治虛勞，口燥苦渴，骨節煩熱或寒。

地骨皮剉，焙，十兩　麥門冬去心，焙，二兩

右麤末，每服五錢，水一盞半，小麥百五十粒，先煎數沸，後入藥煎一盞，去滓，溫服，不拘時，日三四服。

虛勞積聚

論曰，氣之所積名曰積，其本在藏，陰氣所生也。氣之所聚名曰聚，其本在府，陽之所生也。虛勞之人，陰陽傷損，血氣澀滯，不能宣通，各隨其府藏之氣而留結，故成積聚病。

鱉甲丸，治虛勞羸瘦，癖塊不消。

鱉甲去裙，酢炙　枳殼去根，麸炒，各六兩　大黃炒，二兩　白芍藥三兩

右細末，米酢煮，麪糊和丸梧子大，每服五十丸，或七八十丸，溫酒服，日二三服。

橘皮煎丸，治脾腎虛勞，心腹積氣，面色萎黃，不思飲食，胸膈滿悶。

青皮五兩，麸炒黃，細末，酢二盞於石鍋中，以文武火熬成膏　木香　桂心去麤皮　人參　訶子皮　京三稜　藿香去莖　厚朴薑汁制　當歸　萆薢　乾薑各二兩二分　半夏一兩一分

右細末，入橘皮煎膏，內擣三百下，丸梧子大，每服五十丸，或八十丸九十丸，空心日午日晚溫米飲服。

〇百鍾丸四《御藥院》，調順三焦，理諸痞氣，去脹滿積聚，酒癖癥瘕。又治積聚腹滿，青皮、陳皮、神麯炒、三稜、蓬朮、麥蘖炒、萊菔子炒，各二兩，枳實炒，四兩，雷丸、益智人各一兩，牽牛末炒，三兩。右末，麵糊丸梧子大，每服五十丸，生薑湯服，食後。

靈感丸，治虛勞積聚，腹脇堅滿，男子婦人一切風勞冷氣，頭旋眼疼，手腳𤸷痺，血風勞氣，攻擊五藏，

四肢筋脈掉動，面上習習似蟲行，遍生瘡癬。心膈煩悶，腹痛虛鳴，腰疼膝冷，手足或冷或熱。諸氣刺痛，嘔逆醋心，腸胃祕澀，肺氣發動，耳復虛鳴，腳膝無力。仍治婦人諸病，冷血勞氣，髮損面黃，氣刺心腹，骨節疼痛，經脈不調，經年逾月，或下過多不定。兼治冷熱諸痢，腳氣水腫等。

柴胡　防風　紫苑　當歸　人參　赤茯苓　乾薑　桔梗炒　菖蒲根　烏頭炮　厚朴　大黃　吳茱萸　皂莢去皮子，酢炙　山椒去目，炒　陳皮　郁李人　黃連　巴豆去油，別研，各一兩

右細末，煉蜜丸梧子大，每服五丸，或七丸，或十丸，空心酒或飲服之，微利爲度。若風冷氣人，長服此藥最佳，又宜夜服。

檳榔大黃丸，治虛勞積聚秘結。

檳榔四個　大黃　甘草各一兩　皂莢一挺，不蚛者

右俱不見火，麤末，用童子小便五盞，煎至三盞，去滓，露一宿，分爲三服，空心一服，至日午不動再服，至申時不動更一服，皆冷服之。動利後將滓焙乾，入木香半兩，擣爲末，每服一錢，溫米飲調服，不計時候，日服三服。

虛勞兼痢

論曰，虛勞之人，榮衛已虛，腸胃久弱，冷熱之氣易爲傷動，或客於腸間，則飲食不化，虛則多泄，故令下痢。

訶梨勒丸，治積年冷勞瀉痢，眼黃面黑，漸漸瘦弱。

訶利勒煨，去核　木香　赤茯苓　桂心去麤　附子炮　胡椒　肉豆蔻煨　白朮　蓬莪朮煨　乾薑各一兩一分　人參　蓽撥各二兩二分

右細末，煉蜜丸如梧子大，每服空心，生薑棗湯服五十丸，或七八十丸，日二三服。

〇《局方》參苓白朮散，加味四君子湯等尤佳。

艾葉煎丸，治冷勞臍腹疼痛，或時下痢，兼治婦人冷病帶下。

艾葉　當歸　乾薑

右細末，米酢糊丸梧子大，每服五十丸，或七八十丸，空心食前，日二三服，溫米飲。

虛勞浮腫

論曰，腎氣不化，則二陰不通，故小便不利。胃氣不足，則肌肉開踈，故皮膚浮腫。脾者，土也。脾虛既不能制水。腎者胃之關也，關閉不利，是以水氣流溢於皮膚，爲胕腫也。

大腹皮湯，治虛勞身體浮腫，上氣喘促，小便不利。

大腹皮　檳榔煨　前胡　赤茯苓　防己　陳皮　赤芍藥各一兩　甘草炙，半兩　桑白皮　木通各二兩

右麤末，每服四錢，水一盞，煎至半分，去滓，溫服，日三四服。

人參飲，治虛勞腳氣，臍腹及面目浮腫。

人參　柴胡　當歸　枳殼麩炒　甘草炙，各一兩　鱉甲酢炙，二兩　桃人九十九個，炙研　檳榔一個大

右麤末，每服四五錢，童子小便一盞半，浸一宿，平旦煎七分，去滓，空心溫服。若女人病，加牛膝一兩。

〇《究原方》八白濁一病，名曰土淫，脾腎虛損，則土神干腎水故也。博金散尤有效。出於《究原方》中。

虛勞小便白濁

論曰，虛勞小便白濁者，腎氣勞傷，胞絡內冷，氣道不宣通也。腎主水腎，虛則胞冷而津液停滯，故令

小便白濁如米脂而下。

韭子散，治虛勞小便白濁，夢泄。

韭子（炒） 菟絲子（酒浸宿，炒） 車前子（各一兩） 附子（炮，一分） 當歸 川芎 礬石（燒，各三分） 桂心（去麤皮，二兩）

右細末，每服二錢匕，空心溫酒調服，或煉蜜丸梧子大，三十五十丸，空心溫酒服，日二三服。

澤瀉湯，治虛損大勞，驚恐失精，莖中痛，小便白濁，或赤，或如豆汁，或遺瀝。（小便ノシタタリ）

澤瀉（一兩） 黃耆（三分） 乾薑 甘草（炙） 桂心 牡蠣（煆） 芍藥（各二分）

右麤末，每服五錢，水一盞半，煎一盞，去滓，空心溫二服。若小便淋，即以熱酒浸，去滓，澄清服，日二三服。

補益椒紅丸，治虛勞下經不足，小便白濁。

山椒（去目，並閉口，炒出汗，取紅） 巴戟天（去心）

右各十兩，細末，酢麪糊丸梧子大，每服三十丸，或五十丸，空心溫酒，或鹽湯服，日二三服。

虛勞小便餘瀝

論曰，虛勞小便餘瀝者，腎氣虛弱而膀胱不利故也。膀胱不利則氣不能化，氣不能化則水道不宣，故小便後有餘瀝。

平補湯，治虛勞胸中客熱，目視䀮䀮，恍惚發熱，臥不得安，少腹拘急，小便餘瀝，臨事陽弱，陰下濕癢，小便白濁。

黃耆 芍藥（各二兩） 甘草（炙） 人參 當歸（各一兩） 桂心（去麤皮，二兩）

右麤末，每服四錢，水一盞半，薑五片，棗三個（去核），煎一盞，去滓，空腹溫服，日午夜再服。若寒，加厚朴二兩。

二參丸，治虛勞小便餘瀝尿精。

人參　菟絲子一兩一分　桂心　牡蠣　山藥　黄蘗蜜炙　細辛　附子炮　苦參各二兩　麥門冬　澤瀉各二兩二分　乾薑　生乾地黄各三分

右細末，煉蜜丸梧子大，每服五十丸，空腹溫酒服。若瘴痺，加附子三分。婦人血傷，加乾地黄一兩二分、黄蘗三分。

車前草飲，治虛勞小便餘瀝及失精。

車前草

右擣取汁和蜜等分，空腹溫服，日二三服，每服一盞。

虛勞小便利多

論曰，腎主水，開竅於二陰，位處下焦，與膀胱爲表裏。膀胱者，津液之府，藏府和平則能制津液，使溲便有常。若勞傷，腎氣不足，膀胱經寒，則津不能自制，故小便利而多也。〇房事過度，腎氣勞傷，故云勞傷也。

黄耆　芍藥各二兩　桂心去麤皮　人參　當歸各一兩

右麤末，每服四錢，水一盞半，薑五片，棗三個打破，煎一盞，去滓，入餹一分，攪令消，溫服，早旦日午夜臥服。若失精加龍骨、白薇各一兩。

加減阿膠湯，治勞傷小便利數。

阿膠炒令燥　遠志去心，各二兩　乾薑　人參各一兩　麻人研，三兩　附子炮，二分　甘草炙，一兩二分右麤末，每服四錢，水一盞半，煎一盞，去滓，空腹溫服，日二三服。

椒紅丸，治虛勞元藏久冷，小便利數，精神恍惚，四肢無力，骨節疼痛。

山椒　補骨脂炒　川楝子炒去皮核，

右各五兩，等分細末，煉蜜和丸梧子大，每服二十、三十至五十丸，空心溫酒服，日二三服。堅固丸，治虛勞極冷，陽氣衰弱，小便滑數遺瀝。

烏頭炮　茴香炒，各五兩

右細末，以薑汁煮米糊和丸梧子大，每服三十丸或五十丸，空心溫酒服之。婦人赤白帶下，酢湯服之。

附子赤石脂丸，治虛勞下藏冷弱，膀胱氣寒，小便數。

附子炮　赤石脂燒　巴戟天去心　破故紙炒，各一兩一分　茴香炒　益智去皮，各二兩二分

右細末，酒麵糊和丸梧子大，每服三十丸或五十丸，食前鹽湯服，日三服。

虛勞小便難不利也。

論曰，腎氣化則二陰通，腎氣虛則氣不傳化。虛勞之人，腎氣不足，氣既不化，則膀胱不利，而水道不宣，故小便難也。

大黃湯，治虛勞腎經有熱，膀胱不利。

大黃炒　黃芩各二兩　梔子人二十八個　甘草炙　芒消各一兩

右麤末，每服四錢，水一盞半，煎一盞，去滓，溫服不拘時，快利即止。

羚羊角飲，治腎氣不足，客熱內乘，小便難。

羚羊角　赤茯苓各二兩二分　木通　薏苡人各一兩一分　桑白皮　生乾地黃各二兩二分

右麤末，每服四錢，水一盞半，煎一盞，去滓，溫服，不拘時，日二三服。

八靈散，治虛勞補不足，利小便。

赤茯苓　天門冬　石菖蒲　山椒　澤瀉　桂心（去麤皮）　葵根　白芥子（各三兩）

右細末，每服四五錢匕，溫湯調服，不拘時，日二三服。

虛勞大便難

論曰，大腸者，傳導之官，變化出焉。今虛勞之人，重亡津液，腸胃乾燥，風邪熱氣入客腸間，津液銷鑠，所以傳導苦難。令人胃氣虛脹，腹脇滿實，飲食遲化也。

○自本依房事過度，而腎積不足也。今得勞病，即彌令亡精液，曰重亡。

生地黃湯，治虛勞羸瘦不足，調血氣，利大小便。

生乾地黃（三兩）　石膏　大黃（剉，炒）　芍藥　甘草（炙，各二分）

右麤末，每服五錢，水一盞半，棗三個（去核），薑三片，煎一盞，去滓。溫服，以快利爲度，利即止服，結即再服三服。

大黃丸，治虛勞骨熱，心神煩燥，大小便難，四肢疼痛。

大黃（剉，炒）　黃芩　黃連　當歸　赤茯苓　黃耆　生乾地黃（焙）　赤芍藥　柴胡（各二兩）　梔子人（一兩二分）

右細末，煉蜜丸梧子大，每服三十丸、五十至七八十丸，溫水服，不拘時，日一二服。

人參養榮湯（《局方》），治積勞虛損，四肢沈滯，骨肉酸疼，吸吸少氣，行動喘啜，小腹拘急，腰背強痛，心虛驚悸，咽乾唇燥，飲食無味，陽陰衰弱，悲憂慘慼，多臥少起。久者積年，急者百日，漸至瘦削，五藏氣竭，難可振復。又治肺與大腸俱虛，咳嗽下利，喘乏少氣，嘔吐痰涎。

白芍藥（三兩） 當歸 陳皮 黄芪 桂心 人參 白朮（煨） 甘草（炙，各一兩） 熟地黄 五味子 茯苓（各七錢半） 遠志（炒，去心，半兩）

右剉散，每服四錢，水一盞半，生薑三片，棗二枚，煎至七分，去滓，溫服。便精遺精，加龍骨一兩。咳嗽，加阿膠甚妙。（以十錢爲一兩，不足於兩，故云七錢半。）

鹿茸大補湯《局方》，治男子婦人諸虚不足，産後血氣耗傷，一切虚損。

鹿茸 黄芪 當歸 白茯苓 肉蓯蓉 杜仲（炒，各二兩） 人參 芍藥 肉桂 石斛（酒浸，炒） 附子（炮） 五味子 半夏 白朮（煨，各一兩半） 甘草（半兩） 熟乾地黄（酒焙，三兩）

右㕮咀，每服四錢，薑三片，棗二個，水一盞二分，煎七分，空心熱服。

參香散《局方》，治心氣不寧，諸虚百損，肢體沈重，情思不樂，夜多異夢，盜汗失精，恐怖煩悸，喜怒無時，口乾咽燥，渴欲飲水，飲食減少，肌肉瘦瘁，漸成榮瘵，常服補精血，調心氣，進飲食，安神守中，功效不可具述。

人參 山藥 黄芪 白茯苓 石蓮肉 白朮（一兩十錢重也） 烏藥 縮砂 橘紅 乾薑（各半兩五錢重也） 丁香 南木香 白檀香（各一分二錢半重也） 沈香（二錢重） 甘草（炙，三分七錢半重也）

右剉散，每服四錢，水一大盞，生薑三片，棗二個，煎七分，去滓，空心服。一法有炮附子半兩（五錢重）。

秘傳玉鎖丹《局方》，治心氣不足，思慮太過，腎經虚損，真陽不固，旋有遺瀝，小便白濁如膏，夢寐頻泄，甚則身體拘倦，胸節痠疼，飲食不進，面色黧黑，容枯肌瘦，唇口乾燥，虚煩盜汗，舉動力乏。

茯苓（四兩） 龍骨（二兩） 五倍子（十六兩）

右末，水糊丸梧子大，每服五十、七十丸，空心鹽湯服，日三服，極有神效。

十補圓《局方》，治真氣虚損，下焦傷竭，臍腹強急，腰腳疼痛，亡血盜汗，遺泄白濁，大便自利，小便滑數。

或三消渴疾，飲食倍常，肌肉消瘦，陽事不舉，顏色枯槁。久服補五藏，行榮衛，益精髓，進飲食。

附子（炮）　肉桂　巴戟（去心）　破故紙（炒）　乾薑　遠志（去心，生薑汁浸炒）　菟絲子　赤石脂（煆）　厚朴（製了，各二兩二分）　山椒（調修了，五兩）

右末，酒米糊圓梧子大，每服三十、五十丸，溫酒鹽湯服，空心食前。

〇飲食倍常，肌肉消瘦。又無比山藥圓，治飲食雖多，不生肌肉。與此相同。六極病中肉極是也。

正元散《局方》，治下元氣虛，臍腹脹滿，心脅刺痛，泄利嘔吐，自汗。陽氣漸微，手足厥冷，及傷寒陰證，霍亂轉筋，久下冷利，少氣羸困，一切虛寒，並宜服之。

紅豆蔻　乾薑（炮）　陳皮（各三錢重）　白朮　甘草（炙）　茯苓（各二兩二十錢重）　肉桂　川烏頭（各半兩五錢重）　附子（炮）　山藥（薑汁浸炒）　川芎　烏藥　乾葛（各一兩十錢重）　黃芪（炙，一兩半十五錢重也）

右細末每服二三錢，水一盞，薑三片，棗二個，鹽少許，煎七分，食前溫服。常服助陽消陰，正元氣，溫脾胃，進飲食。（人雖多食，肌肉消瘦之治方惟少，此藥與無比山藥圓尤有神效。愚用試之。）

〇治傷寒陰證。又十四味建中湯同。又治冷利。

茯菟圓《局方》，治心氣不足，思慮太過，腎經虛損，真陽不固，溺有餘瀝，小便白濁，夢寐頻洩。

菟絲子（五兩）　白茯苓（三兩）　石蓮肉（去核，二兩）

右細末，酒米糊丸梧子大，每服三十、五十，或百丸，空心鹽湯服。久服鎮益心神，補虛養血，清小便。

泄熱湯，治虛勞，口內生瘡，大小便苦難，心腹滿痛。

大黃（剉炒）　澤瀉　黃芩　梔子人　芒消（別研）　桂心（去麤皮，各二兩二分）　石膏（研，三兩）　甘草（炙，一兩）

右麤末，每服四錢，水一盞半，棗三個（打破），煎一盞，去滓，空心日午夜臥溫服。

勞瘵ヤセヤマヒ。

論曰，夫勞瘵一證，爲人之大患。凡受此病者，傳變不一，積年疰易，甚至滅門，可勝歎哉。大抵合而言之曰傳屍，別而言之曰骨蒸、殗滞、復連、屍疰、勞疰、蟲疰、毒疰、熱疰、冷疰、食疰、鬼疰是也。夫疰者，注也。自上注下，病源無異，是之謂疰。又其變則有二十二種，或三十六種，或九十九種。又有所謂五屍者，曰蜚屍、遁屍、寒屍、喪屍、屍疰是也。其名不同，傳變尤不一。感此病而獲安者，十無一二也。大凡五藏所傳，皆令人增寒發熱，其證狀各異。有如傳之於肝，則面白目枯，口苦自汗，心煩驚怯。傳之心，則面黑鼻乾，口瘡，喜忘，大便或秘或泄。傳之於脾，則面青唇黃舌強，喉哽吐涎，體瘦飲食無味。傳之於肺，則面赤鼻白，痰吐咯血，喘嗽毛枯。傳之於腎，則面黃耳枯，骨滿胻痛，白濁遺瀝。又有二十四種勞蒸者，亦可因證驗之。蒸在心也，少氣煩悶，舌必焦黑。蒸在小腸也，腸中腹內雷鳴，大腸或祕或泄。蒸在肝也，目昏眩暈，燥怒無時。蒸在膽也，耳聾口苦，脇下堅痛。蒸在腎也，耳輪焦枯，腰腳痠痛。蒸在右腎也，情意不定，泄精白絮。蒸在肺也，喘嗽咯血，聲音嘶遠。蒸在大腸也，右鼻乾疼，大腸隱痛。蒸在脾也，唇口乾燥，腹脇脹滿，畏寒不食。蒸在胃也，鼻口乾燥，腹膨自汗，睡臥不寧。蒸在膀胱也，小便黃赤，凝濁如膏。蒸在三焦也，或寒或熱，中脘、膻中時覺煩悶。蒸在膈也，心胸噎塞，疼痛不舒。蒸在筋也，筋脈縱緩，小腹隱痛，陰器自強。蒸在回腸也，肛門秘澀，傳導之時裹急後重。蒸在玉房也，男子遺精，女子白淫。蒸在腦也，眼眵頭眩，口吐濁涎。蒸在皮也，皮膚鱗起，毛折髮黑。蒸在骨也，版齒黑燥，大杼痠疼。蒸在髓也，肩背疼倦，胻骨痠痛。蒸在筋也，眼昏脇痛，爪甲焦枯。蒸在脈也，心煩體熱，痛刺如鍼。蒸在內也，自覺身熱，多不奈何，四肢瞤動。蒸在血也，毛髮焦枯，有時鼻衄，或復尿血。詳諸病證，大略如斯。若究其根，惟心肺受蟲齧，禍之甚也。治法先宜去根，次須攝養調治，亦有早灸膏肓俞、崔氏穴而得愈者。若待其根深蒂固而治之，則無及矣。平時得三五方，用之頗驗。謾錄於左，以爲備治。

〇殗，注有二義。一流義，其病人人流傳而患之，不止於一人故也。二住義，一人病死，則其病住止於餘人也。

〇陰強即腎彌可勞之候也。

鱉甲地黄湯《嚴氏》治熱勞手足煩，心怔悸，婦人血室有乾血，身羸瘠，飲食不爲肌肉。

柴胡　當歸酒浸　麥門冬　鱉甲酢炙　石斛去根　白朮　熟地黄酒浸、焙　茯苓　秦艽各二兩二分　人參　肉桂不見火　甘草炙，各一兩一分

右㕮咀，每服四錢重，水一錢半，薑五片，烏梅少許，煎一盞，去滓，溫服，不拘時候。此藥專治熱勞，其性差寒。脾胃快者，方可服餌。虛甚而多汗者，不宜服此。

黄耆飲子，治諸虛勞氣，四肢倦怠，骨節痠疼，潮熱乏力，自汗怔忡，日漸黄瘦，胸膈痞塞，不思飲食，欬嗽痰多，甚則唾血。

黄耆蜜炙，一兩二分　當歸　紫菀　石斛　地骨皮　人參　桑白皮　附子炮　鹿茸酒蒸　款冬花各一兩　半夏　甘草炙，各二分

右㕮咀，每服四錢重，水一盞半，薑七片，棗二個，煎一盞，去滓，溫服，不拘時候。此藥溫補，榮衛枯燥者不宜進此。唾血不止者，加阿膠、蒲黄各半兩。

骨蒸傳屍門

虛勞五蒸骨蒸　脈蒸　皮蒸　肉蒸　血蒸

論曰，虛勞骨蒸者，本熱勞之氣染著氣血，深連骨髓，侵傷五藏，久不已，各隨其藏氣之虛，熏蒸而成疾也。骨蒸本於腎，其證早涼晚熱，煩燥寐不安，食無味，小便赤，細喘無力，腰疼腳冷，手心常熱。蒸盛之時，蒸過傷內，變爲疳蝕。人五藏脈蒸者，本於心，其證曰增煩悶，擲手出足，渴欲飲水，唾白沫，睡語

驚恐，脈數。蒸盛之時，亦變爲疳。臍下悶或暴利不止。皮蒸者，本於肺，其證大喘，鼻乾口燥，舌上白，小便如血。蒸盛之時，胸滿，兩脇下脹，大嗽背胛疼，臥不安，毒傷藏則唾血。肉蒸者，本於脾，其證體熱如火，煩燥無汗，心腹鼓脹，食即欲嘔，小便如血，大便秘澀。蒸盛之時，身腫目赤，臥不安。血蒸者，肝氣虛也。肝虛則血無所藏，血無所藏，血亦無所養，使榮氣涸竭，虛陽內蓄，其證外寒內熱，亦名內蒸。按之附骨，即內熱甚，骨肉自消，食無味，皮燥不澤。蒸盛之時，目暗善怒時驚，四肢漸細，足趺腫起。凡此五蒸，與熱勞之病大同小異，其治法有不同者。蓋蒸病內著骨髓，蒸發皮膚也。昔人論蒸有二十三證，細而推之，藏府之病，變態多端，萬病皆生於虛，不必拘之以二十三種，說何其大略也。

《古今錄驗》《養生必用方》中卷（初虞世作），曰《經》云，氣虛則發厥（手足冷），血虛則發熱（手足肌肉熱），必然之理也。又曰，飲食則陰受之，譬猶物化而爲土也。陰氣衰則血不榮，血不榮則肌肉薄，陰衰則陽勝，此血虛所以發熱也。故瘦人多熱。又陰虛者陽必湊之，故陰虛多熱也。產婦既產多熱煩燥，以新產亡血多也。醫乃不知，又投以寒藥，以此致死者，不可勝數。夫病有標本，醫亦如之，其人陰虛本於血不足，故標發熱。醫投以寒藥，是治標，不治本也。但以溫和益氣養血藥，其熱自愈（用熟地黃、棟當歸、川芎等也）。熙寧甲寅乙卯間，杜方叔自鄆被召入京師在翰林，予時奉親客都下。一日杜謂予曰，青蒿麥煎柴胡鱉甲散，天下通行，小兒被害不可勝記。予始怪其詞。年來更事漸多，方知杜之言爲有本。男女自五六歲至二十上下，婚與未婚，肌肉薄著，面體少色，一虛也。血虛則發熱，支體手足煩熱，二虛也。陰虛者陽必湊之，故發熱汗出，男女眠睡有汗，三虛也。所謂有虛者，氣血稟受有足有不足，加以柔弱未定而疾病易生，非必待知男女大欲，然後虛也。氣體既虛，又投以柴胡、鱉甲、門冬諸冷藥，不旬日間，飲食已不入，迤漸腹痛，至於大腹滑泄，虛人至此，亦已危矣。方叔於醫，可謂知本。童男室女，小兒肌瘦有汗，但用平和養氣血溫藥，自無虞（用术、桂、地黃、當歸、芎藭等）。

《經》曰，微寒爲嗽，寒甚爲腸澼。古人立方治嗽，未有不本於溫藥，如乾薑、桂、細辛之類。以寒氣入裏，非辛甘不能發散。以此准之，未有不因寒而嗽也。又曰，熱在上焦，因欬爲肺萎。又實則爲肺癰，虚則爲肺萎。此人其始，或血不足，或酒色滋味太過，或因服利藥，重亡津液，燥氣内焚，肺金受邪，脈數發熱，咳嗽膿血，病至於此，亦已危矣。古人立方，亦用溫藥，如建中之屬。今人但見發熱咳嗽，率用柴胡、鱉甲、門冬、葶藶等藥，旋踵受弊，而不知非，可爲深戒。就使不可進以溫藥，亦須妙以湯丸，委曲調治，無鹵莽致傷人命。今載建中湯於後，凡吐血須煎乾薑、甘草作湯與服，或四物理中湯亦可，如此無不愈者。服生地黄、竹䕗、藕汁去生便遠。

○《素問》《太素》有標本論。

○痰血咳嗽曰肺痿，喉肺腫，唾膿血，曰肺癰。

○初虞世已以建中湯稱古人立方，此藥來尤久。

服藥禁忌（《養生必用方》），產後大忌服利藥，云百無一生。忌生冷黏滑生菓。虚勞咳嗽發熱，大忌柴胡、麥門冬、鱉甲諸冷藥，取積尤甚。除熱藥亦然，冷食生菓、房室並忌。

地仙散（《必用方》），治骨蒸肌熱，解一切虚煩燥渴，生津液。

地骨皮　甘草（炙）　防風（各十兩）　人參（五兩，去蘆並尾）

右爲細末，每服三四錢，水一盞半，生薑三片，竹葉七片，煎至七分，去滓服，或和滓溫服。又別法有鷄蘇葉十兩（龍腦、薄荷是也）。

私性全謂，青蒿、柴胡、鱉甲、門冬等，小兒童男室女忌之云云，大人如何，思之。

地骨皮湯，治五蒸。

地骨皮　白茯苓　麥門冬去心，焙　柴胡去苗，各一兩半　赤芍藥　甘草炙，各一兩

右麤末，每服五錢，水一盞半，煎一盞，去滓，食後服，日二三服。

治五蒸葛根湯

葛根炙，三兩　石膏研　甘草炙，一兩　知母　黄芩　麥門冬　人參　白茯苓　生乾地黄炙，各二兩　粳米五兩

右麤末，每服五錢，水一盞半，入竹葉五片，煎一盞，去滓，溫服，亦可以小麥少許，水三盞，煎取汁，煎藥更佳。

龍膽丸，治骨蒸身熱，手足煩，心中熱，羸瘦，漸漸不能食。

龍膽三兩三朱　黄連　黄檗炙　大黄炒　赤芍藥　人參　山梔子人　甘草　黄芩

右細末，煉蜜丸梧子大，每服二十丸或三十丸，至五十丸，以米飲食後服，日午再服，日二三服。

鱉甲湯，治男子婦人，骨蒸勞氣，肌體羸瘦，四肢無力，煩赤面黄，五心煩熱，困倦心忪，或多盜汗，腹脇有塊，不欲飲食。

鱉甲炙酢　柴胡各三兩　桔梗炒　甘草炙，各一兩半　秦艽　青蒿子二兩，童子小便浸一宿，焙炒

右麤末，每服三四錢，水一盞半，烏梅一個破打，煎一盞，去滓，食後溫服，日二三服。

烏梅丸，治諸蒸久不差。

烏梅肉炒　知母焙，各二兩二分　鷄舌香　紫菀　赤芍藥　大黄蒸過，焙　黄芩　細辛各三兩一分　桂心去麤皮　白礬燒枯　栝樓根焙，各一兩一分

右細末，煉蜜丸梧子大，每服三十丸，或五十丸至七八十丸，空心以飲湯，日二三服。

骨蒸羸瘦

論曰，骨蒸羸瘦，不問男女，皆因血氣不調，五勞七傷，心胸滿悶，背膊煩疼，目睛不明，四肢無力，

寢臥不安，脊膂急痛，膝脛疼痛，多臥少起，狀如佯病。每早晨似無病者，午時已後即四體微熱，面頰赤色，喜見人過，常懷忿怒，少不稱意，即大嗔恚。行即腳弱，衣臥盜汗，夢與鬼交，時或驚悸，有時欬嗽，脇肋虛脹，大腸微利，鼻口乾燥，常多黏唾，漸漸羸削，日減飲食，以至死在須臾，精神亦爽，皆其證也。

地骨皮湯，治骨蒸羸瘦，少力，或熱或寒，背膊疼痛，口乾小便赤黃。

地骨皮　甘草各一兩　芍藥　桑白皮　茅根　柴胡各一兩半

右麤末，每服四五錢，水一盞半，煎一盞，去滓，溫服，空心食後，日二三。

枳殼丸，治骨蒸勞瘦，飲食不爲肌膚。

枳殼　杏人　白朮　人參　甘草　地骨皮各一兩

右細末，煉蜜爲丸梧子大，每服三十丸，或五十丸，食前米飲服，日二三服。

黃耆丸，治骨蒸熱雖稍退，瘦弱無力，飲食不爲肌肉。

黃耆三兩　白朮　枳殼麩炒　白茯苓　甘草炙，各二兩　生乾地黃焙，四兩　地骨皮一兩

右細末，煉蜜丸梧子大，每服三十丸、五十丸或七八十丸，人參湯食前服，日二三服。

牡丹湯，治婦人骨蒸，經脈不通，漸增瘦弱。

牡丹皮　芍藥　土瓜根各一兩半　桂心去麤皮　木通　桃人各一兩　鱉甲醋炙，二兩

右麤末，每服四五錢，水一盞半，煎一盞，去滓，溫服，空心食後，日二三服，以差爲度。

覆載萬安方卷第十五　下

骨蒸肺痿

論曰，骨蒸肺痿者，由榮衛虛損，蘊熱熏蒸上焦，傳播肓膜，使人肺熱葉焦（肺六葉兩耳凡八葉），發爲肺痿，其證咯唾膿血，胸滿短氣，欬嗽不止，多痰或如膿涕，或唾之不能出，時發寒熱，肌體羸瘦，是其候也。

當歸黃耆湯，治骨蒸肺痿。

黃耆　當歸　人參　桔梗（炒）　芍藥　甘草（炙，各一兩）

右麤末，每服四五錢，水一盞半，薑五片，棗三個（破打），煎一盞，去滓，食前溫服，日二三服。

天門冬湯，治骨蒸肺痿咳嗽，氣逆喘急，唾不出脣，漸漸羸瘦。

天門冬（去心，焙，三兩）　升麻　黃芩　前胡（各一兩半）　甘草（炙，一兩）

右麤末，每服五錢，水一盞半，入蘆根三莖，竹葉三片，煎一盞，去滓，溫服，空心食前，日二三服。

麥門冬湯，治骨蒸肺痿，四肢煩熱，不能食，口乾渴。

麥門冬（去心，焙）　地骨皮（各五兩）

右麤末，每服五錢，水二盞，先煎小麥少許，至一盞半，去麥入藥，煎至一盞，去滓，分溫服，空服食後。

天門冬丸，治骨蒸勞氣，潤心肺，止咳。

天門冬（去心，三兩半，焙）　桑白皮（炒）　白茯苓（各三分）　杏人（數炒）　甘草（炙）　貝母（去心，炒，各一兩）

右細末，煉蜜丸如彈子大，每服一二丸，綿裹含化嚥津。煎麥門冬湯嚼服亦得，不計時候。

柴胡散，治骨蒸勞，肺痿欬嗽唾涎，心神煩熱，不欲飲食。

柴胡　黄芩　人參各一兩　麥門冬二兩　陳皮　白茯苓各三分　甘草　半夏　桔梗各二分

右細末，每服四錢，水一盞半，薑五片，煎一盞，去滓，溫服，不拘時。又傷寒篇中小柴胡湯，治骨蒸尤佳。

《事證方》

秦艽扶羸湯，治肺痿骨蒸勞咳，或寒或熱，聲嗄羸瘦，或自汗，四肢怠墮，不思飲食。

柴胡二兩　人參　鱉甲　秦艽　地骨皮各一兩半　半夏　紫苑葉　甘草炙，各一兩　當歸一兩一分

右㕮咀，每服五錢，水一盞半，薑五片，烏梅二個，大棗三個，煎一盞，去滓，通口熱服，食後，日二三服。

三焦欬

論曰，《內經》謂，久欬不已，則三焦受之。三焦欬狀，欬嗽腹滿，不欲食飲。此皆聚於胃，開於肺，使人多涕唾而面浮氣逆也。蓋三焦之氣，以胃氣爲本，水穀之道路，氣之所終始也。今欬而久者，以寒氣蘊結，關播胃中，故腹滿不食，氣逆上行，涕唾多而面目虛浮也。

乾薑湯，治三焦欬，腹滿心胸不利，不思食。

乾薑　桂心　款冬花各一兩一分　細辛　白朮　甘草　五味子炒　木香各二兩　附子炮，二兩二分

右㕮咀，每服四五錢，水一盞半，薑三片，棗三個破打，煎一盞，去滓，溫服，日三四服。

黄耆湯，調脾肺，養氣，治三焦咳嗽，減食息高。

黃耆　人參　白朮　當歸焙，各三兩一分　赤茯苓　百合　糯米　桔梗剉，炒　桑白皮各二兩二分　枳殼麩炒，三兩三分

右麤末，每服四錢，水一盞半，紫蘇十葉，煎一盞，去滓，食後熱服，日二三服。

半夏湯，治三焦欬，腹滿，不欲飲食。

半夏　木通各四兩　前胡　白朮　赤茯苓　陳皮　檳榔各一兩半　桂心　枳殼麩炒　旋復花取花，一兩一分

右麤末，每服四五錢，水一盞半，薑五片，煎一盞，去滓，溫服不拘時，日夜三五服。

紫蘇子湯，治三焦欬，心胸不利，不思飲食。

紫蘇微炒　陳皮各二兩二分　甘草炙，一兩一分　乾薑　桔梗剉，炒　杏人去皮尖，炒，各二兩

右麤末，每服四五錢，水一盞半，棗三個打破，煎一盞，去滓，溫服，日三服。

藿香湯，治久欬傳三焦，腹滿不欲飲食。

藿香　人參　赤茯苓　青皮　細辛　益智子去皮，微炒　縮沙　陳皮　甘草炙，各二兩二分　木香　香白芷微炒，各一兩一分

右麤末，每服四五錢，水一盞半，薑、木瓜各五片，煎一盞，去滓，熱服，日三四服，不定時。

玉液散，治久欬傳三焦，腹滿不思飲食，及胃虛有痰。

半夏三兩　生薑去皮，焙　陳粟米各六兩

右細末，每服二三錢，水二盞，煎一盞，溫服，日二三服。

骨蒸痃癖

論曰，骨蒸之人，肌膚瘦悴，榮衛虛弱，真陽內耗，所飲之水，不能銷鑠，留滯脇肋，遂成痼疾，塊鞕不消。或因飲食傷動，憂思氣結，呼吸風冷，其疾遂作，起於脇下，臍腹兩邊如臂之橫，不可按抑，妨害飲食，蘊積而痛，故謂之骨蒸痃癖。木香湯主之，私號。

木香　檳榔　人參各二兩二分　芍藥　桔梗　赤茯苓　訶梨勒去核　當歸各二兩

右麤末，每服四五錢，水一盞半，煎一盞，去滓，溫服，空腹，食後各一服。

鱉甲丸，治骨蒸腹中痃癖，按之隱手，不能下食，羸弱無力。

鱉甲　檳榔各二兩　木香　蒼朮各一兩　京三稜　芍藥　郁李人各一兩半　陳皮一兩

右細末，煉蜜丸梧子大，每服三十五十，或七八十丸至百丸，橘皮湯服，臨臥一服，天曉一服，以微利爲佳。私加蓬莪朮二兩，尤佳。

鱉甲丸，治骨蒸脇下痃癖，及婦人月水不通。

鱉甲　琥珀各二兩，日本薰陸用之　桂心去麤皮　土瓜根切，焙　京三稜　牡丹皮　牛膝酒浸，焙　大黃炒，各一兩半　訶子皮二兩　桃人三兩

右細末，煉蜜丸梧子大，每服三十丸，或五十丸、七十丸，食後以桃人湯服之，日夜二三服。

大腹湯，治骨蒸腹中積癖，脇下妨痛，漸加羸弱。

大腹子四個，大者　芍藥　赤茯苓　桔梗炒，各一兩半　木香　訶子皮各一兩　桃人一兩半

右麤末，每服四五錢，水一盞半，煎一盞，去滓，溫服，空腹，日晚夜臥各一服。

陳漆丸，治傳尸飛尸、注氣癖塊，積氣上喘，水腫脚氣，鬼注蠱毒，宿食不消，腹中如覆杯，或九蟲，婦人帶下赤白，皮膚惡瘡，腹大羸瘦，黃疸諸疾，延年養性，黑鬚髮。

陳柒經二三年柒，以綿絞去滓，二盞大　大黃六兩，末　薏苡人去殼，五兩，末　好酒五盞大　蔓菁子末，三盞大　私云菘菁子尤佳。

右先以清酒和蔓菁子末煎，不住手攪至半日許，濾去滓後入石鍋，盛重湯煮之，以竹篦子不住手攪，一復時飯一炊時分後，入陳柒、大黃、薏苡人末等，更煮一復時，候藥可丸如梧桐子大，然後置於不津器（不泗水的容器）中密封，遇有患者，止晚宿食，明旦曉更，以溫酒服十丸或加十五丸、二十丸。初服四五日至七日內，

瀉出宿食或魚黏膿血、瘀血惡物，勿疑。服之百日後，鬚髪如柒色，有積年瘡痕皆滅。

雄黄丸，治骨蒸積癖瘦病等。

蒜去皮，七個，研　雄黄杏核大，研

右二味，研爛拌勻，以清酒和服，少時，十指頭上當有毛出爲驗。

私云，此一服劑少不可有驗，一倍可與之，兩三日一服，常可用之。

蒼朮丸，治骨蒸腹中痃癖妨痛，兼治下利，日夜數十行。

蒼朮　訶子皮各三兩三分　陳皮　木香　芍藥　青皮　白龍骨　生薑切片，焙，各二兩二分

右細末，煉蜜和丸梧子大，每服五十丸或七八十丸，食前以人參湯服之，日二三服，夜一服。

私云，已上痃癖諸方，皆加鱉甲、京三稜、蓬莪朮，尤有驗。有熱氣，加天仙藤、柴胡。有冷氣，加高良薑、木香、丁香、胡椒，尤佳。若煩渴欲飲，加栝樓末數兩最可。

骨蒸煩渴ホトヲリテ口咽乾渇

論曰，骨蒸煩渴者，榮衛乏竭，肌肉消瘦。虚陽之氣熏發於上，令津液枯燥，胸中煩熱，咽嗌焦乾，故煩渴而引飲。

麥門冬湯，治骨蒸疼煩，熻熻發熱，骨節疼痛，口乾煩渴。

麥門冬去心，焙，五兩　黄芩　柴胡　升麻　芍藥　甘草炙，各二兩二分

右麤末，每服四五錢，水二盞，入苦竹葉五片，煎一盞半，去滓，溫二服，不拘時。諸藥間服無憚。

葛根人參湯，治骨蒸煩渴，嘔不下食，四肢發熱。

葛根　赤茯苓　麥門冬　甘草炙　黄耆各一兩一分　人參二兩

右麤末，每服四錢，水一盞半，入蘆根五莖（長各五寸），竹葉五片，煎一盞，去滓，溫服，日三四服。

秦艽散，治骨蒸潮熱，煩渴引飲，不思飲食。

秦艽　柴胡　甘草（炙）　烏梅（肉焙，各五兩）　栝樓根（三兩）

右細末，每服三四錢，以沸湯服之，日二三服，不拘時。

傳屍病總論（自死人屍而相傳之義也。）

論曰，傳尸之病，由相尅而生，毒氣內傳五藏，漸至羸極，死則復傳其家屬一人，故曰傳尸。其初得病，半臥半起者，名殗殜。氣急嗽者，名曰肺痿。骨髓中熱者，名曰骨蒸。內傳五藏者，名曰復連。忽而不療，乃至絕後，假如男子，因虛損得之，其源先從腎起，初受之氣，兩脛痠疼，腰脊拘急，行步腳弱，食減耳鳴，夢泄陰汗。腎病不已，次傳於心（腎水尅心火故也），則驚悸少氣，夢見先亡，時有盜汗，食飲無味，口瘡好睡，唇頰赤色，五心皆熱，朝輕夕重。心病不已，次傳於肺（心火尅肺金也），則氣滿欬嗽，喘急口燥，四肢微弱，肌膚枯槁，細起如麩，或刺痛如蟲行，鼻乾不聞香臭，或聞惡氣欲吐。肺病不已，次傳於肝（肺金尅肝木也），則面無顏色，坐常顰眉，視不及遠，目昏睛黃，或赤澀痛，惟欲合眼，又不得睡。肝病不已，次傳於脾（肝水尅脾土也），則兩脇虛脹，食不消化，時復溏利，腹肚痛脹，唇舌焦乾，髮無光澤，上氣喘息，利赤黑汁。傳變至此，則不可復救，蓋傳五藏已盡故也。

○皮膚鱗屑如麩糟也。

麝香散，治男子婦人傳尸骨蒸，冷熱五勞。

麝香（研，半錢重）　甘草（如病人中指長，男左女右）　桃枝（東引）　青蒿　柳枝（東引）　石榴枝（東引，各一握，如甘草長）　犀角（五錢重，或二錢重）　阿魏　柴胡（各十錢重，或四錢重）　蔥白　薤白（各七葉）

右除麝香外，剉碎，同用童子小便三盞半，浸一宿，別入檳榔子末三錢重，同煎至二盞半，去滓，溫分三服，男病女煎，女病男煎，勿令孕婦、六畜見。初服訖，如人行五里，又進一服，恐惡心，可含白梅。病在上即吐，在下即瀉，各出惡物如蟲類，及頭髮馬尾狀，兼身上如蟻行，瀉後以蔥粥及輭飯補之。仍服後方，以茯神湯調和五藏，避風一月。若遠重病，不過兩劑，其吐下蟲，腹紅色者可治，黑者或差或否，白色者不可治也。

茯神湯，治傳尸骨蒸，先服麝香散，取下蟲後，次服補五藏。

茯神去木　人參　遠志去苗心　甘草炙　當歸焙　陳皮　龍齒　熟地黃焙，各一兩　五味子　麥門冬去心，焙　桂心去麤，各一兩半　黄耆二兩

右麤末，每服四五錢，水一盞半，棗七個打破，薑五片，煎至一盞，去滓，空心溫服，日三服夜一服。

補勞飲，治男子婦人虛勞骨蒸，傳尸染著不能斷絕。或四肢虛羸，飲食全少。速服此，通經脈。

黄耆　當歸　生乾地黃焙，各二兩　人參　白茯苓　芍藥　五味子　桂心去麤皮　牛膝酒浸，切，焙　陳皮　麥門冬　枳殼麩炒　甘草炙，各一兩　柴胡一兩半

右麤末，每服五錢，水一盞半，薑五片，棗三個打破，煎一盞，去滓，溫服，日二三服。

紫菀汤，治傳尸骨蒸、復連、殗殜，肺氣咳嗽。

紫苑　桑白皮　桔梗炒　續斷各一兩半　赤小豆五兩　甘草炙　五味子各一兩　生乾地黃酒洗，焙，二兩半

右麤末，每服五錢，水一盞半，入竹茹彈子大，煎一盞，去滓，溫服，良久，再服三服。若熱甚，加麥門冬一兩，石膏一兩半。

參連丸，治傳屍勞骨蒸。

苦參一兩半　黄連三兩三分　栝樓根　牡蠣煅　知母焙　麥門冬各二兩三分

右細末，煉蜜丸梧子大，每服二三十丸，或五七十丸，食後以米飲服，日夜三四服。

蘇合香丸，治一切虚勞傳屍，骨蒸盜汗，肺痿客忤，鬼氣傳尸，伏連殗殜，及卒得心痛，霍亂吐利，時氣諸瘧，瘀血月閉，痃癖丁腫，驚邪氣狐魅瘴癘諸疾。

蘇合香　白朮　辰砂　沈香　訶子皮　丁香　木香　香附子　白檀　乳香　蓽撥　犀角　安息香各一兩　麝香　龍腦各二分

右細末，煉蜜丸如雞頭實大，每服一丸，溫酒或人參湯嚼服，一名白术丸。此藥大能安氣血，卻外邪，凡疾自内作，不曉其名者，服此往往得效。唯治氣注、氣厥、氣逆、氣不和、吐利、榮衛阻塞，尤有神效。人家不可無此藥，以備急難避疫，尤驗。倉卒求人參不得，只白湯亦佳，勿用酒。古方雖云用酒，服酒多不效。

昔有人病瘵，日漸羸削，至於骨立，肌熱盜汗，勞狀皆具，凡服八九兩，所苦都差。一方有牛黄半兩，古方本無，乃後人加之。

私云，古方服一丸，新渡《大全局（良）方》每服四丸。今虚勞發熱驚悸，並赤利大熱，即三十丸、五十丸，服之有驗就中。《大全良方》產婦血暈悶絕，服三十丸有效，只以服數十粒爲佳，全無害焉。今八九兩者，四錢一兩八十丸也。九兩則八九七十二，七百二十丸歟。一病始終可服用之劑也。

黄耆建中湯，治虚勞有熱，胸中煩，手足熱，心怔忡，口苦咽乾，咳嗽潮熱等疾，服之能美飲食。

陸彥安方，唐仲舉家屢效。

黄耆　白朮　枳殼　前胡各三分　杏仁　柴胡　人參　白茯苓　甘草　當歸　川芎　半夏　黄芩　白芍藥　羚羊角　生乾地黄　麥門冬去心，各二兩

右麤末，每服四五錢，水一大盞半，薑五片，煎至一盞，去滓服，食後，日二三服夜一服。

人參紫菀散，治虛勞唾血，痰涎上實，欬嗽喘重，寒熱往來，肩背拘急，勞倦少力，盜汗發渴，面目浮腫。

人參　紫菀　陳皮　桑白皮　五味子　貝母各二兩　紫蘇葉四兩　白茯苓　杏人　甘草各半兩

右細末，每服四錢，水一盞半，薑五片，煎一盞，溫服，不拘時，日二三服。

青蒿散，治虛勞骨蒸，欬嗽胸滿，皮毛乾枯，四肢怠惰，骨節疼痛，心中驚悸，咽燥唇焦，頰赤煩燥，涕唾腥臭，困倦少力，夜多盜汗，肌體潮熱，飲食減少，日漸瘦弱。

天仙藤　鱉甲酢炙　香附子炒，去毛　桔梗　柴胡　秦艽去蘆　青蒿各二兩二分　烏藥一兩一分　甘草炙，三兩三分　川芎二錢半重

右細末，每服三四錢，水一盞半，薑五片，煎至一盞，溫服，不拘時候。小兒骨蒸勞熱，肌瘦減食者，每服一二錢，水小盞，入小麥三五十粒，煎至三分，溫服。

○《事林廣記》云，天仙藤者，土青木香之藤也，實名馬兜鈴。其根云南雲根，土青木香也。

已上治虛勞傳尸五蒸諸方如右，《聖濟總錄》即有五十六篇，隨證可治之。今所抄者，取可輒用方，此外神術靈藥不可稱計，乞博覽諸方可療之。依寒熱輕重病證，見藥性溫冷寒熱，次可加減，不可膠柱刻舟，病勢頓增，則悔不可及耳。

灸穴　**四花灸**《幼幼新書》號六花灸，小兒亦灸之。

唐中書侍郎崔知悌序曰，夫含靈受氣，稟之於五行，攝生乖理，降之於六疾。若岐黃廣記，蔚有舊經，攻灸兼行，顯著斯術。骨蒸病者，亦名傳尸，亦曰殗殜，亦稱無敗。男子以癖氣爲根，女人以血氣爲本。無問老少，多染此疾。嬰孺之流，傳注更苦。其爲狀也，髮乾露耳，或聚或分，或腹中有塊，或腦後兩邊有小結，多者乃至五六，或夜臥盜汗，夢與鬼交，雖目視分明，而四肢無力，上氣食少，漸就沈羸，縱延日時，

終於殟盡。予昔忝洛州司馬，三十日灸活一十三人，前後愈者數踰二百，至於狸骨獺肝，徒聞曩說，金牙銅鼻，罕見其能，未若此方扶危極急，非止單攻骨蒸，又別療氣療風，或瘴或勞或邪或癖患，或狀既廣，灸活者不可具錄，略陳梗概。又恐傳授訛謬，以誤將來。今故具圖形狀，庶令覽者易悉，使所在流布，頗用家藏，未假外請名醫，傍求上藥，還魂返魄，何難之有。遇斯疾，可不務乎。

〇攻，則以藥攻病也。灸，艾灸也。

取穴法（四花穴之所在）

先兩穴，令患人平身正立，取一細繩（蠟之，勿令展縮），順腳底同貼肉堅踏之（男左女右），其繩前頭與大拇指端齊，後頭令當腳跟中心，向後引繩，循腳肚貼肉直上，至曲脅中大横紋截斷，自顱門平至腦後，乃平身正坐，取向所截，一頭令與鼻端齊，引繩向上，正循頭縫至腦後，貼肉垂下，循脊骨引繩向下，至繩盡處，當脊骨以墨點記之（墨點不是灸處）。又取一繩子，令患人合口，將繩子按於口上，兩頭至吻，卻鉤起繩子中心，至鼻柱根下，令如∧，此便齊兩吻截斷，將此繩展，令直於前來脊骨上，墨點處横量，取平勿令高下。（繩子先中摺，當中以墨記之，卻展開繩子横量，以繩子上墨點正歷脊骨上，墨點爲正，兩頭取平，勿令高下，於繩子兩頭，以白圈記，白圈是灸穴。●黑點〇白圈）

以上是第一次點貳穴。

次二穴，令其人平身正坐，稍縮臂，傳取一繩，繞項向前雙垂，與鳩尾齊（鳩尾是心歧骨，人有無心歧骨者，胸前兩歧骨下量取一寸，即是鳩尾也），至雙。即雙截斷，卻背翻繩，頭向項後，以繩子中停，取心正，令當喉嚨結骨上，其繩兩頭夾項雙垂，循脊骨以墨點記之（墨點不是灸處）。又取一繩子，令其人合口横量，齊兩吻，截斷，還於脊骨上，以墨點横量如法。繩子兩頭，以白圈記之（白圈處是灸穴）。

以上是第二次點穴，通前共四穴，同時灸日，別各七壯至二七壯，累灸至一百壯，或一百五十壯爲妙。

候瘖欲差，又依後法灸二穴（竪二穴也）。

又次二穴，以第二次量口吻，繩子於第二次雙繩頭盡處墨點上，當脊骨直上下竪點，令繩中停中心，在墨點上，於上下繩盡頭，以白圈兩穴。（白圈是灸穴，或以朱記之。）

○竪，如竪。又横繩頭盡處，以未記之竪横四所也。

以上是第三次點兩穴，謂之四花灸。兩穴各百壯，三次共六穴，各取離日量度，訖即下火，唯須三月三日艾最佳。疾差，百日内慎飲食房室，安心静處將息，若一月後覺未差，復初穴上再灸。

○《幼幼新書》號六花灸。離日者，午日灸初也。

圖形狀於後

自大拇指端當腳跟向後量，至曲脟大横文。

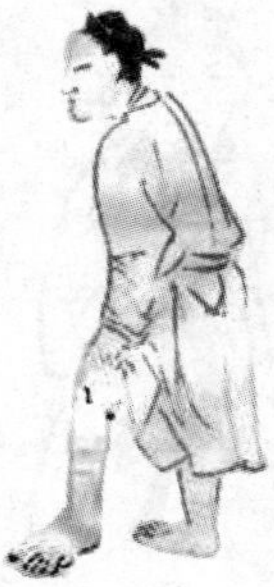

自鼻端量向上，循頭縫至腦後。

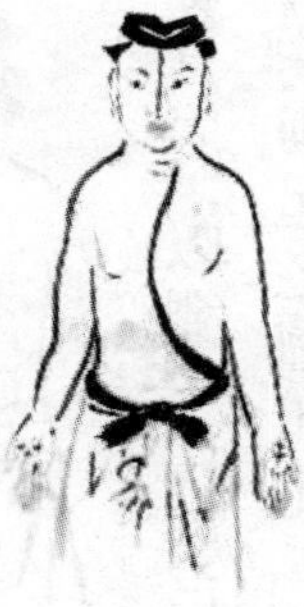

循脊骨引繩，頭向下，至繩盡處，當脊骨以墨點記。

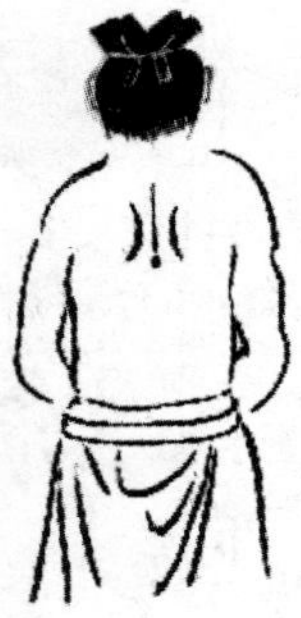

合口，以繩子按於口上，鉤起繩子。

∧鉤起之圖如此。

中心至鼻柱下，便齊兩吻截斷。

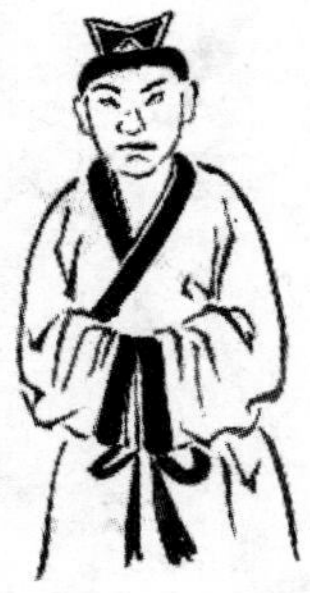

將量口吻繩子展直，於前來脊骨上墨點處，橫量兩頭，以白圈記（白點記是灸穴，墨點處不是灸穴。）以上是第一次點二穴。

中墨非正灸，兩朱點患門灸也。

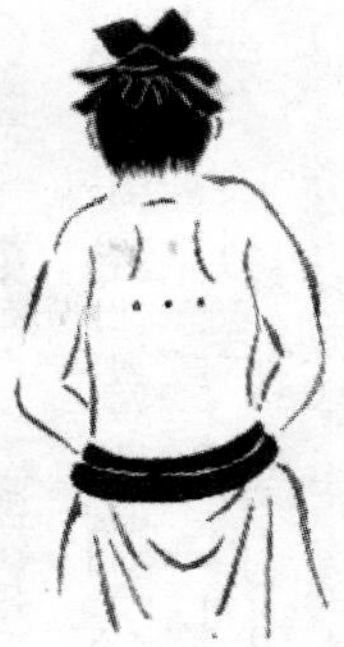

後離日四火之灸初，

取一繩，遶項向前，雙垂與鳩尾齊。

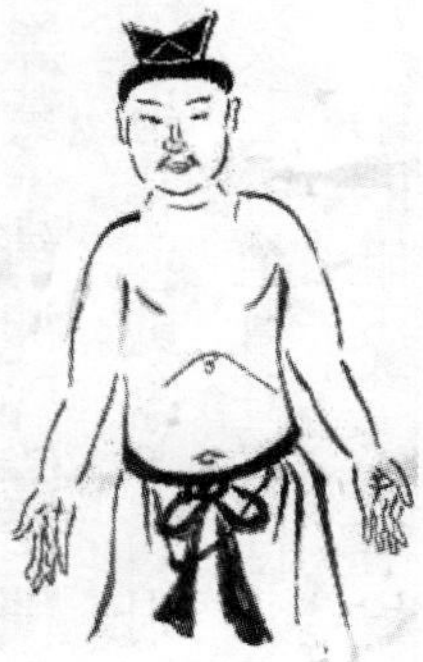

翻繩頭向項後，以繩兩頭夾項，雙垂循脊骨向下，至兩繩頭盡處，以墨點記。

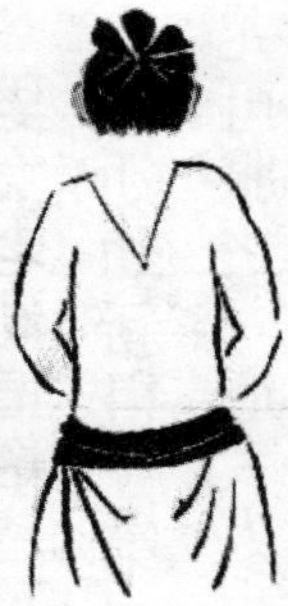

以繩子令人合口，横量齊兩吻截斷。

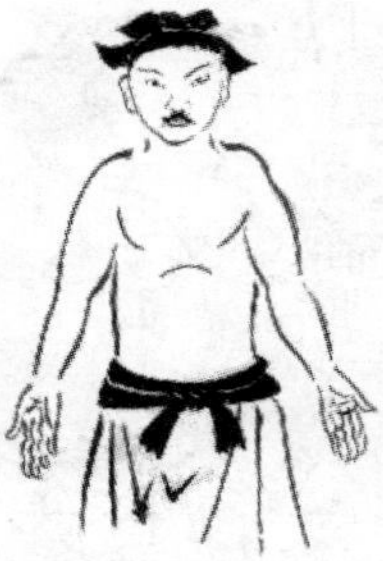

用量口吻繩子，於脊骨墨點上横量兩頭，以朱點定（朱點是灸穴，墨點不是灸穴）。以上是第二次點二穴。

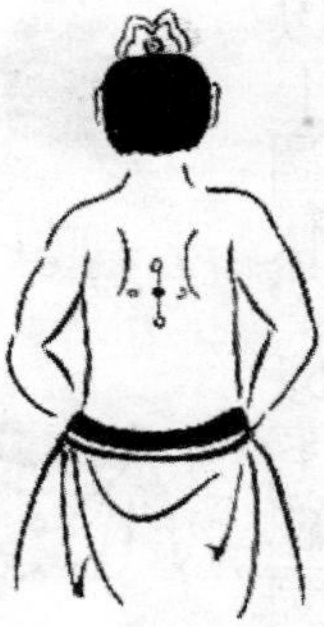

以第二次量口吻，繩子於第二次雙繩頭盡處墨點，直上下直量，繩盡頭用朱點記。以上是第三次點二穴。

以上圖狀，以下總圖形。

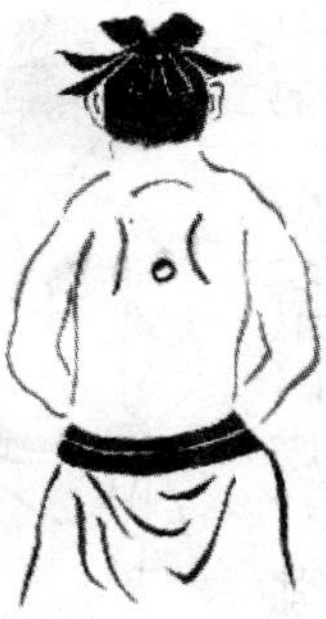

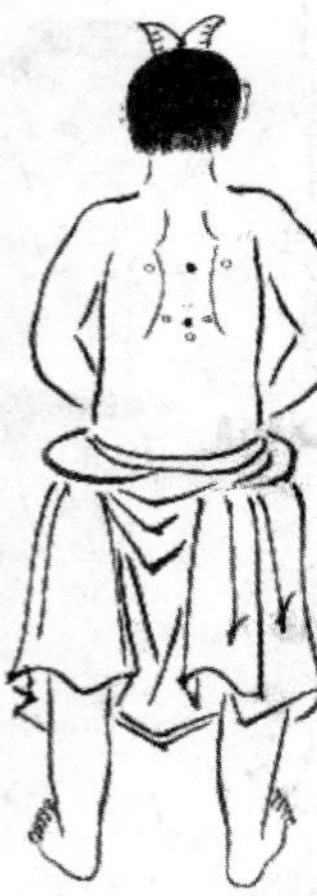

以上是都點了六穴（朱點是灸穴，墨點不是灸穴）。

私云，此穴或有一度灸而愈者，或有二三度灸而差者，縱雖得差，每春每秋可灸之，即不可有再發重發之患。男女老幼僧俗皆可灸之。

〇《幼幼新書》第二十卷灸六花，灸後可服治勞地黄圓，其方在此《萬安方》第四十四卷小兒骨蒸病部中，尤可服之，通大人小兒男女也。

《聖濟録》云，治五勞七傷及山嵐瘴瘧，背膊煩重，心痛注忤，氣羸，食不生肌膚，寒熱邪氣，頸項強，面色黑黄，精神昏倦，積年淋瀝，積癖鬼氣，傳尸骨蒸等諸穴。胃腧二穴，在第十二椎下，兩傍各一寸五分，日灸七壯止，或至一百壯，量病輕重加灸。又腎腧二穴，在第十四椎下，兩傍各一寸五分，灸七七壯病。深者日灸七壯至百壯爲佳。又章門二穴，壯數如上，日加至百壯。又膏肓二穴，令病人坐，曲臂合兩臂，以帶繫縛。第四椎下、第五椎上，左右相去樞骨側一指陷中，按之自覺牽引胸肩，中各一處五百壯，多至千壯，氣下如水。若無停痰宿水，必有所下也。此灸法無所不治。若病困即令側臥挽臂，令前取穴。或正坐伸臂，令人挽之，使兩臂骨相遠，不爾，髆骨覆穴即難取也。其穴近五椎，相望求之。若不能遍灸，當取緊者，灸之其緊者，即膏肓、胃俞、章門、腎俞、太衝是也。大衝二穴，在足大指間一寸，本節後二寸陷中，日灸五壯，漸加至百壯。若能依次第灸之，各滿百壯尤佳。凡量取穴法，不拘肥瘦長短，皆取病人，男左女右手中指度兩横紋爲一寸，是爲同身寸也。凡灸皆取正午時佳，若旦起空腹灸，即傷人氣，又令人血虚。若日晚食後灸，即病氣難去。若治卒病風氣，即不在此例。又云，傳尸、伏連、殗殜、骨蒸、痃癖、鬼氣、惡寒，或如瘧狀，宜灸大椎上一穴，又灸章門。又云，骨蒸痃癖，灸兩肩井，二穴灸百壯。若人面熱帶赤色者，灸之即差。又灸上廉，二穴在足三里下三寸是也。

艾炷大小法

凡艾炷須令根足三分，若不足三分，恐覆孔穴不備，穴中經脈火氣不行，即不能抽邪氣引正氣，雖小兒必以中指取穴爲準。

用火法

黄帝云，松栢柹桑榆柳棗竹之火，不可用之，必害肌血，慎之。凡取火者，宜敲石取火，或水精照於日得者爲妙，名太陽火。又日陰則以槐木取火亦良，倉卒之際或用蠟燭，或清油點燈，或艾火尤良。

凡骨蒸之候，所起辨驗有二十二種，並依上項灸之。

一胞蒸小便赤黄也

二玉房蒸男遺尿失精，女月水不調

三腦蒸頭眩悶熱

四髓蒸髓沸熱

五骨蒸齒黑

六筋蒸甲焦

七血蒸髮焦

八脈蒸急緩不調

九肝蒸或眼前昏暗

十心蒸舌焦或生瘡或胸滿

十一脾蒸唇焦拆或口瘡

十二肺蒸口乾瘡或皮焦

十三腎蒸耳乾焦

十四膀胱蒸右耳焦

十五膽蒸眼目失光

十六胃蒸舌下痛

十七小腸蒸小便瀝不禁

十八腸蒸鼻右孔痛

十九三焦蒸乍寒乍熱

二十肉蒸別人覺熱自覺冷

二十一皮蒸皮粟生雞肉起

二十二氣羨遍身燥熱，不自安息

《仁存孫氏治病活法秘方》第四卷中勞瘵總説云，余覽前世醫書，凡人四體漸爾瘦瘁，通謂之勞。而今人以勞爲至惡之疾，護疾忌醫，至於奄然氣絶，尚惡問謂之勞，嗟呼人之所愛者，生也。當疾未熾時，不當避其名而昧其理，究其所以治之之術，況此病之來去，生已遠，將喪其生，則當求智者治之可也。惡其疾之名，而聽其病日甚，豈不大惑歟。今人以勞瘵相傳染而死者，謂之傳尸。因深究前人所已治之之術，遍閱《千金》以前方論，皆無此名，惟唐武后時張文仲始陳其梗槩而已。元中（文仲）、王燾總集諸家方論，備著其説，所載《蘇遊論》，雖不深明其本，然敘述其疾證，確乎其精且博，非淺傳者之所能測也。驗之往古，國之亡，倘能聽用賢者，則災異消而興可待也。人雖將死，倘能聽用良醫，則疾瘳而生可延矣。余悲世人惡勞之名，而忽於救療，以喪其生，故詳具於後。

〇燾，音陶，又音導。

集善説

論傳尸者，須知三尸九蟲可也。三尸者，名在後論。九蟲者，蛔蟲、寸白、胃蟲，人皆可治之。其餘六蟲，有六代形在後。人若受一蟲，此人死後，兄弟子孫，骨肉親屬，綿綿相傳，以至滅族。凡疾始覺精神不美，氣候不調，切須戒慎酒色，調節飲食，如或不然，妄信邪師，或言鬼祟，以至不起。慎之戒之。

尸蟲遊食日辰及治法

大抵六蟲，一旬遍遊四穴，轉流周而復始，已具六代法中，自立春一日後食起，三日一食，五日一醉，歸於所歸穴。大醉五日，故五日蟲醉，可以下藥及灸，其三日蟲食，切不可妄有醫治。蟲在人身中，一蟲可佔十二穴。六蟲在人身中，共遊七十二穴。上旬十日，從心至頭遊四穴。中旬，從心至臍遊四穴。下旬，從臍至足遊四穴。上旬可先服藥後灸，所遊穴，其蟲頭向上，若下火灸蟲，如紫蠶苗出在汗中，更服藥取之，以蟲盡爲度。便服補藥，永得安耳。中旬其蟲所遊穴中，頭向內，可服藥取之。下旬蟲在所遊穴中，頭向中，亦服藥取之，不灸也。恐蟲覺悟，永難取。蓋此蟲性已通靈，務在精審，勿令有悟可也。

總論觀尸蟲色知病淺深法

凡明醫者，先須知毒氣與蟲並行，攻人藏府，遇陽日長雄蟲，遇陰日生雌蟲。緣先食藏府脂膏，故其蟲色白。次食血肉，血肉盡，故其蟲黃赤。食精髓，故其蟲紫色。精髓盡，故其蟲黑色，傳入腎中，病人方死。若求醫士，曉遠病源，先取其蟲，視其色理，自知輕重。其蟲如白色，可三十日服藥補之。其蟲如黃赤色，可六十日服藥補之。其蟲紫黑色，此疾已極，可百二十日服藥補之，十中可保一二，雖不能爲一身除害，亦可爲子孫除害矣。服藥仍須一載之中，刻意調攝，方可痊平，如此得命，可謂再生於世。又云蟲頭赤者，食患人肉，其病可治。頭口白者，食患人髓，其病難治，只得斷後，不傳子孫矣。

總論六代傳病及諸蟲形狀

凡治病之道，要須藥病相應，效同神聖，仍在瀉實補虛，調治藏府，方得痊愈。故三尸九蟲，種種靈異，莫令知之。或似蜣蜋，或似紅絲馬尾，或似蝦蟆形，或似刺蝟，或似鼠形，或如爛麵，或有足無頭，或有頭無足，或化精血歸在元陽之內，種種形類，實難辨之，淺學之流，難施方劑，誤醫甚多，枉死不少。或則取蟲不補，或則學淺妄傳，皆是徒費資財，終無去病之理，遂致夭折，豈不悲哉。

論第一代病並尸蟲形狀遊食日治法

第一代謂初勞病，謂受其病而不測病源，酒食加食，漸覺羸瘦，治療蹉跎，乃至重病，醫人不詳其故，誤用湯，枉而致死。

此蟲在人身中，如嬰兒之狀，背上毛長二寸。

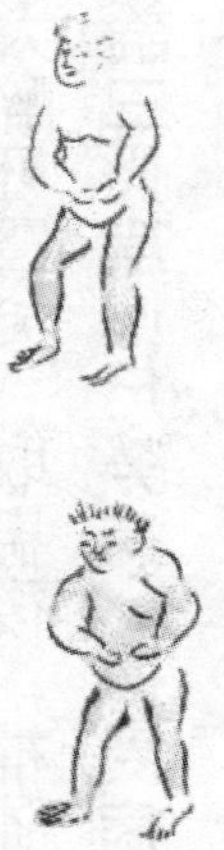

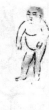

此蟲變動，形如鬼，在人藏府中。

此蟲形如蝦蟆，變動在人藏府中。

上三蟲在人身中，染著之後，或大或小，令人夢寐顛倒，魂魄飛揚，精神離散，飲食不減，形容漸羸，四肢酸痛，百節勞倦，增寒壯熱，背髆拘急，腦與頭痛，口苦舌乾，面無顏色，鼻流清涕，虛汗常多，行步難，眼睛多痛，其蟲遇丙丁日，食起醉，歸心腧穴中，四穴輪轉，周而復始，大醉可醫矣。取蟲出後，補心當瘥。方在後。

論第二代並尸蟲形狀遊食日治法

第二代爲覺勞病，謂傳受此疾，已覺得病。覺病者患乃自知，夜夢不祥，與亡人爲伴侶，醒後全無，情思昏，情似醉，神識不安，所嗜食味輒成患害，或則氣發動風所加，四體不和，心胸滿悶，日漸羸瘦，骨節乾枯，或嘔酸水，或則醋心，唇焦，口乾鼻塞，腦痛，背髆酸疼，虛汗常出，腰膝刺痛，如此疾狀，早須醫治，失時致傷命。

此蟲如亂髮，可長三寸，或似守宫。

此蟲形如蜈蚣，在人藏府中。

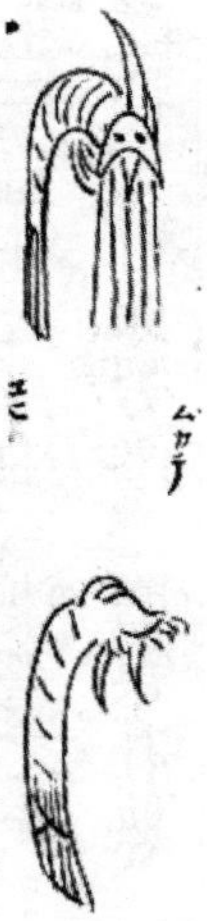

此蟲形如蝦，在人藏府中。

上三蟲在人身中，令人氣喘，唇口乾，咳嗽增寒，心煩壅滿，毛髪焦落，氣脹吞酸，津液漸衰。次多虚竭，鼻多清水，四肢將虚，臉赤面黄，皮膚枯瘦，腰膝無力，背脊酸疼，吐血唾膿，語聲不利，鼻塞腦痛，胸膈多痰。重者心悶吐血，强倒在地，不能自知。其蟲遇庚辛，食起［醉］歸肺腧中，四穴輪轉，周而復始，大醉可醫矣。取蟲後，補肺當瘥。方在後。

論三代爲傳尸勞病，傳受病人，自得知之，日漸羸瘦，頓改容顔，日月憂惶，夜恐懼，不遇良醫，就死不遠。

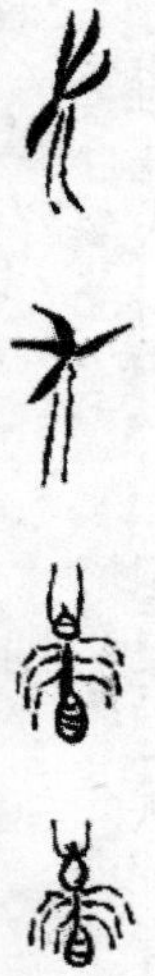

此蟲形如蚊蟻，在人身中，俱遊藏府。

此蟲形如蜣蜋，在人身中，俱遊藏府。

此蟲形如刺蝟，在人三焦。

上三蟲，在人身中，令人三焦多昏，日常思睡，嘔吐，若汗，或吐清水黏涎，腹脹虛鳴，臥後驚，口鼻生瘡，脣黑面青，日漸消瘦，精神恍惚，魂夢飛揚，飲食不消，氣咽聲乾，汗出如油，目昏多淚。其蟲遇庚寅日，食起醉歸厥陰穴中，四穴輪轉，周而復始，大醉可醫矣。取其蟲出後，服補藥當瘥。

論第四代病並尸蟲形狀遊日食治法

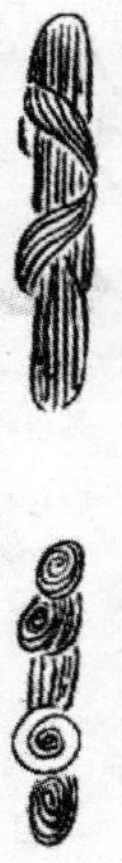

此蟲形如亂絲，在人藏府中。

此蟲形如豬肝，在人藏府中。

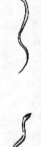

此蟲形如蛇，在人藏府中。

上三蟲在人身中，令人藏府虛鳴嘔逆，腸中痃癖氣塊，增寒壯熱，肚大筋生，腰背疼痛，或虛或瘦，瀉痢無時，行履困重，四肢憔悴，時氣上喘，口苦皮乾，飲食過多，要喫酸醎之物，其蟲遇戊已日，食起醉歸脾腧穴中，四穴輪轉，周而復始。大醉可醫矣。取出蟲後，服補藥當瘥。

論第五代病並尸蟲形狀遊食日治法

此蟲形或有足無頭，或有頭無足。

此蟲形如鼠，在人身中，俱遊藏府。

此蟲形如精血，變動在人藏府，或在陽宮。

上三蟲在人身中，令人多怒氣逆，筋骨拳攣，四肢解散，面黑面青，增寒壯熱，腰背疼痛，起坐無力，頭如斧斫，眼睛時痛，翳膜多淚，背膊刺痛，力憊身羸，手足乾枯，臥著床枕，不能起立，狀似中風，四肢頑麻，腹內多痛，眼見黑花，忽然倒地，不省人事，夢寐不祥，覺後遍體虛汗。其蟲遇甲乙日，食起醉歸肝穴中，四穴輪轉，周而復始，大醉可醫矣。醫灸取蟲出後，補肝當瘥。

此蟲形如馬尾，有兩條，一雄一雌。

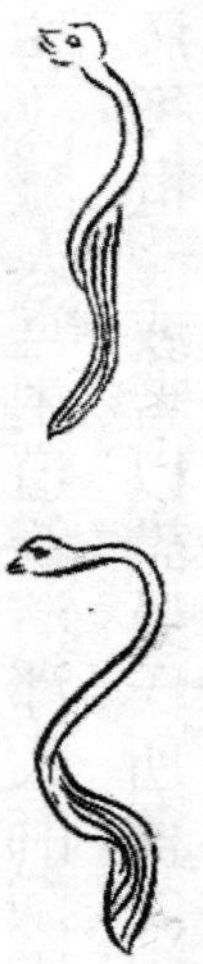

此蟲形如鱉，在人藏府。

此蟲形如爛麵，或長或短。

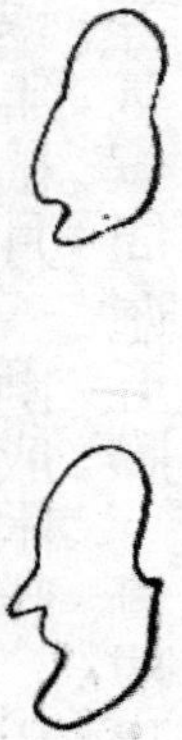

上三蟲在人身中，居於腎藏，透連脊骨，令人思食，是物要飡，身體尫羸，腰膝無力，髓寒骨熱，四肢枯乾，眼見火生，或眼多黑暗，耳內虛鳴，陰汗燥癢，冷汗如油，夢與鬼交，小便赤黃，醒後昏沈，臍下結硬。或奔心胸者，物如艷，心腹悶亂，骨節疼痛。其蟲遇丑亥日，食起醉歸腎腧穴，四穴輪轉，周而復始。大醉可醫矣。取蟲出後，補腎填精當瘥。

論取蟲及取後防護法

凡取尸蟲，先令患人服藥護臓府，候腹肚安和，向所遊穴中，依法灸之，蟲爲火迫，便來湊心，有護心藥天竺黃飲，在後。其蟲或從汗中出，如紫蠶苗，更服藥取之令盡。患輕取易，患重取難。服藥後，腹中疼痛如刀斧劈，不妨，或取下臭曦如膠漆，或吐瀉膿血癥塊，或蟲向耳蟲出，鼻中出、口中出，或小便中出，異般形狀，不止一也。或青或黃紅，如遇取蟲醫者，亦須自防，以藥水灑身，其患人服藥後藏府將下，用盆桶壹隻，先以石灰在盆中，通轉後，以生布蓋之，恐有蟲，則鐵鈴取之，入油内煎，所有患人衣服及床廗，並皆棄去之。

蘇遊論

大凡男女傳尸之病，心胸滿悶，背膊疼痛，兩目不明，四肢無力，雖欲寢臥，臥不得寐，脊膂急痛，膝脛痠疼，多臥少起，狀如佯病。每至平旦，精神尚好，日午向後，四肢微熱，面無顏色，喜見人過，常懷忿怒，纔不如意，又便多嗔。行立腳弱，夜臥盗汗，夢與鬼交，或見先亡。或多驚悸，有時咳嗽，雖思飲食，不能多食，死在須臾。精神尚好，或時微利，兩脇虚脹，口燥鼻乾，常多黏唾，有時脣赤，有時欲睡，漸成沈羸，猶若涸魚，不覺死矣。其病變狀多端，乃至三十六種，又九十九種，而今之號爲尸者，未或論也。豈世有古今之殊，疾亦隨時變易不常，或無之耶。意獨以謂不然，及詳《葛氏方》曰，尸注即五尸之中尸疰，挾鬼邪爲害者，又曰鬼疰。巢氏曰，疰者，蛀也。大略使人寒熱淋瀝，沈沈默默，不的知其所害，而無處不惡。累年積月，漸成困頓，以至於死。死後又傳之旁人，乃至滅門。張文仲曰，傳尸之疾，由相剋而生，先内傳毒氣，周遍五臟，漸成羸瘦，以至於死。死訖復易其親人，故曰傳尸，亦名傳疰。又以其所得之初，半臥半起者，即爲殗殜。氣急嗽者爲肺痿，骨髓中熱者爲骨蒸，内傳五藏者爲伏連也。以衆説考之，則古之尸疰，乃今之傳屍明矣。而《外臺方》以傳尸、骨蒸、諸尸疰，同爲一門，名號紛紛。宋朝太平興國中修《聖惠方》，但以傳尸附於虚勞之門，别錄諸疰之方，略不相附。近時以舊日所在，不敢遺棄，謾不省其何疾也。按楊子雲《方言》曰，自關西秦晉之間，凡病而不甚者曰殗殜。郭景純曰，病半起半臥也。遇暇日遊太一宫，訪故識人宫主道録清淨大師陳太初，其從吳君者，嘗遇異人，得治傳尸方，故太初委予，詮次其文，使可傳於後世。或者以謂吳氏所傳之書，其疾自主於三尸九蟲，形狀延蔓奇詭，不可考其原也。昔人論傳尸者，亦罕以尸蟲爲言，而俚俗相傳，或以有蟲耳。予欲實之可乎。余謂，一人之身，猶一國也。史書所載，國之將亡也，陰陽謬戾，五行錯亂，爲妖爲孽，爲禍爲痾，爲青爲祥，爲眚爲罰，應中六極，見於恠物，非可誣也。人之將死，五臟六腑，沴氣交作，三尸九蟲，逞其變異，蠹其膏血，蝕其精髓，又何足疑哉。考其原，先從腎起，初受之氣，兩脛痠疼，腰背拘急，行立腳弱。腎既受已，次傳於心，心受其氣，夜臥必驚，或多怔悸，心懸汲汲，夢見先亡。有時盜汗，飲食無味，口內生瘡，心常煩熱，惟欲眠臥，朝輕夕重，兩頰口唇悉皆紅赤，如傅臙脂。又時手足五心皆熱。心既爲已，次傳於肺，肺初受氣，咳嗽少力，有時氣喘，臥則更甚，鼻口乾燥，不聞香臭，或時聞朽腐物氣，憒憒欲吐，肌膚枯燥，時或刺痛，或似蟲行，乾皮細起，狀如麩片。肺既受已，次傳於肝，肝初受氣，兩目䀮䀮，面無血色，常欲顰眉，眼視不遠，目睛乾澀，又時赤痛，或復睛黃，朝暮騰常，常[欲]合眼，眼（夜）臥不熱。肝既受已，次傳於脾，脾初受氣，兩脇虛脹，食不消化，又時瀉痢，水穀生蟲，有時肚痛，腹脹雷鳴，唇口焦乾，或生瘡腫，毛髪乾聳，無有光澤，或時上氣，擡肩喘急，痢赤黑汗。至此候者，將死證矣。○詭，居委反，詐也。○沴，郎計反，妖氣也。

大凡此疾，良由祖先積業，殺害過多，或有命債，殃及其世。或淪沒惡趣，未應解脫，爲人之後，不爲釋冤，不爲薦福。或患此而亡，傳染是疾，以希資救。又其家人，久不營葬，不時祭祀，山水衝注，狐狸穿犯，幽宅不寧，出而爲祟，遞成相傳染不已。傳尸者，非惟一門相染而成也。人之氣血衰敗，藏府虛弱，中於鬼氣，困惑其邪，遂成此疾。其候咳嗽不已，或胸膈妨悶，或肢體疼痛，或肌膚消瘦，或飲食不入，或吐利不定，或吐膿血，或吐鮮血，動至一二升。或嗜水漿，或好歌詠，或愛悲愁，或癲發歇，或便溺艱難，或因酒食而遇，或因風雨而來，或問病弔喪而得，或朝走暮遊而逢，或因氣聚，或因血行，或露臥於田野，或偶會於園林，傳惹斯疾。

夫勞瘵一證，爲人之大患。凡受此病者，傳變不一，積年疰易，甚至滅門，可勝嘆哉。大抵合而言之曰傳尸，別而言之曰骨蒸、殗殜、復連、屍疰、勞疰、蟲疰、毒疰、熱疰、冷疰、食疰、鬼疰是也。夫疰者注也。自上注下，病源無異，是謂之疰。又其變則有二十二種，或三十六種，或九十九種。又有所謂五尸者，曰蜚尸、遁尸、寒尸、喪尸、尸疰是也。其名不同，傳變尤不一。感此疰獲安者，十無一二也。治法先須去根，次須攝養調治，亦有早灸膏肓及四花得愈者，若待其根深固蒂而治之，則無及矣。

女童莊妙真，頃緣二姊坐瘵不起，餘孽亦駸駸見及。偶一趙道人過門，見而曰，汝有瘵，不治何也。答曰，喫了多多少少藥，不效。趙曰，吾得一法，治之甚易。當以癸亥夜二更六神皆聚之時，解去下體衣服，於腰上兩傍微陷處，鍼灸家謂之腰眼，直身平立，用筆點定，然後上床，合面而臥，每灼小艾炷七壯。勞蟲或吐出，或瀉下，即時平安，斷根不發，更不傳染。敬如其法，因獲全生。此說見《澹寮方》，云出《類編》。姑亦錄之，以俟試驗。

近世以來，童男室女，丈夫婦人，月水不調，臍腹冷痛，五心煩熱，醫者一見，便作骨蒸勞證治之。病者聞之，莫不驚駭。殊不知，人本無勞證，皆緣稟受性弱，血氣不足，治之不得其法，用藥不善，遂成此疾。且多以柴胡、地骨皮、青蒿、知母、藕節、鱉甲、紫苑、麥門冬，爲退熱之劑，已服之後，熱雖暫退，未久復來。醫者更不究本原，不詳醫書所謂虛熱之語，再用前件等藥，愈進而氣血愈虛，疾勢已甚矣。況前藥性冷，必傷脾胃，日復一日，不思飲食，以致腸胃滑泄，肢體瘦悴，以致不救，此乃柴胡等藥誤之矣，深有憐憫。蓋柴胡等藥，乃傷寒表汗之劑，若氣血虛者，非所宜服。向來《必用方》中亦曾言之，但其辭文隱而難曉，今明言其略，庶幾易知。若受病之人，未曾服前件藥，尤爲易治已。曾服後，倘或過多，直氣表盡，難以收效，宜服凝神飲。

人參　當歸　白芍藥　白茯神　白茯苓　黃芪　白朮　半夏麯　五味子　熟地黃　甘草川芎　蓮肉已上各等分

右每服四錢，用水一盞半，烏梅、棗子各一個，煎至七分，去滓服。如嗽加阿膠，虛極胸滿者加木香，濕低煨沉香亦得，不思食加扁豆。

劫勞散《陳氏方》　治心腎俱虛，勞嗽，時復三四聲，遇夜發熱，熱過即有盜汗，四肢倦怠，體瘦恍惚，異夢。嗽中有血，名曰肺痿。

白芍藥五兩　黃耆　甘草　南參　白茯苓　熟地黃　當歸　五味子　半夏麯　阿膠各二兩

右生薑、棗子煎，與凝神飲相類。

〇神藥無比，秘之秘之。

萬病散《靈苑方》《本事方》，一名無憂散。此藥凡病皆治，若諸風疾，生瘡腫疥癬，宣轉三五行，自愈。藏府積冷壅滯，結爲風勞，膀胱宿冷，藏府衰敗，面色萎黃，腹內有癥癖氣，並常有疳蟲蛔蟲，攻心腹俱痛。忽中傷寒，腦痛狀似山嵐時氣瘟疫之疾，並須急服此藥，宣轉三五行，自差。或中風口喎，不限時節下藥，不問丈夫女人，語多謇滯，睡後口中涎出，但十日一服，不過三服，永差。久患腰膝疼痛，拜跪艱難，久坐不得，喫食無味，但服一兩服，便見功效。小兒疳痢脫肛者，量兒大小，與半服已下，宣轉三五行，自差。丈夫女人，久泄氣痢，狀似休息，但服一服，搜出冷膿一二升，當日見效。此藥不問春夏秋冬，老少，冷熱疾患，悉皆治之。便任別服諸藥，無不效者。服藥後，並不似喫宣轉藥，並不困倦，不妨出入行步。服藥後一兩日，便覺身輕目明，腰下如減十斤重物，頓思飲食，倍於常時，蓋緣搜出藏府中積滯蟲膿故也。無孕婦人，久患血勞，痿黃無力者，亦可依方服食，功效不可具載。如有孕婦人，或遇廢胎，即不可服。若疾未除，將息三兩日後再服取效。

黃耆　木通　桑白皮　陳皮　白朮各一兩　木香　胡椒各半兩，已上七味並杵爲末，別作一貼　牽牛子五兩，微炒，似不通手即止，勿令過熟。令無力羅取一半頭末，別作一貼，餘滓棄之

右每服，用黃耆散二錢，牽牛子末二錢，攪合令勻，候天色晴明五更初，以生薑一塊拍碎，水一盞煎湯，先用小半盞，調藥頓服後，更以生薑湯送下，至平明時，快宣三兩行。若有蟲膿下多不妨，應藏府百病，諸風冷滯，悉皆出盡。宣轉後一日內，且喫白粥補。

〇《御藥院方》云，萬病無憂散，如不欲作散服，只滴水和丸如梧桐子大，亦名無憂丸。每服五十丸，溫生薑湯送下，不拘時候。

覆載萬安方卷第十五

嘉曆元年七月十四日未刻。朱墨兩點同終功了。

冬景著眼記心，得此理趣，大可救人，大可救人。是老懷所勵也。

性全　六十一

痰飲門附喘咳

上氣喘息一名也。《可用方》第十卷

《可用方》作者森立夫云，愚謂上氣者，氣上而不下也。人之氣以吸，吸出入相通。今氣塞滿於胸臆，出應急而入應不下，謂之上氣。呼出心與肺，吸入腎與肝，肺主乎（呼）氣，爲五藏蓋。今氣壅則肺葉張，秘塞氣道而不下，作喘急也。亦有下元氣虛，根本不固，致氣泛壅，上氣喘息甚者，唇白鼻頭焦黑，爲危惡之證。宜急以溫暖鎮墜固氣藥投之。治上氣三十年不差方。

大棗百個　豉百二十粒　蜀椒二百粒　杏仁百粒

右先擣杏仁、豉，令熟，內棗、椒更擣，作丸如棗核大，含化稍稍嚥之，日三夜一。

覆載萬安方卷第十六

性全　撰

痰飲門附喘咳。此外集《保氣論》三卷。

論曰，人之有形，藉水飲以滋養。水之所化，憑氣脈以宣流。蓋三焦者，水穀之道路，氣之所終始也。三焦調適，氣脈平勻，則能宣通水液，行入於經，化而爲血，溉灌周身。三焦氣澀，脈道閉塞，則水飲停滯，不得宣行，聚成痰飲，爲病多端。古方論飲病有四，即痰飲、懸飲、溢飲、支飲也。其人素盛今瘦，水走腸間，瀝瀝有聲，謂之痰飲。水流脇下，欬唾引痛，謂之懸飲。飲水流行，歸於四肢，當汗出而不汗，身體疼重，謂之溢飲。其人欬逆倚息，短氣不得臥，其形如腫，謂之支飲。又有五飲，聚而不散曰留飲，僻於脇肋曰癖飲，流移不定曰流飲，沈伏於内曰伏飲，因酒而成曰酒癖。寒多即曰冷痰，熱多即曰熱痰。只是氣行即水行，氣滯即水滯，故知飲之爲病在人，是以善療此者，要以宣通氣脈爲先，則水飲無所凝滯，所以治痰飲者，當以溫藥和之，以人之氣血得溫則宣流也。及其結而成堅癖，則兼以消痰破飲之劑攻之。

枳實丸，治痰癖脇肋刺痛，勻氣寬膈。

枳殼去穰，麸炒　人參　五味子　柴胡各一兩　石斛　訶子皮　甘草炙，各二分

右細末，蜜丸梧子大，每服三十、五十丸，食後生薑湯下，日三五服。

○神秘方（《可用方》），治上氣不得卧。陳皮、生薑、紫蘇、人參、五味子（一作栝蔞，一桔梗）。右㕮咀，各等分，每服十錢重，水三盞煎至一盞服，日夜二三服。

白朮丸，治痰癖及飲酒停痰積聚，不利，嘔吐，目視䀮䀮，耳聾，腸中水聲，消飲。

白朮　半夏（各三兩）　枳殼（四兩）　乾薑（二兩）

右末，蜜丸梧子大，每服五十丸、七十丸，溫米飲服，食前，日三夜一。

檳榔丸，治支飲胸膈痞悶，水飲積胸膈，不能消化，支乘於心，故名支飲。其狀令人心下築悸，欬逆喘息，飲食不下，身體虛浮，形如腫是也。

檳榔　肉豆蔻（各二兩）　半夏　青皮　乾薑（各二兩）

右細末，生薑汁麪糊丸梧子大，每服十丸，食後生薑湯下，日三五服。後生薑湯服，日三五服。

○《備急葛氏》療卒上氣鳴息，便欲絕。桑白皮、生薑、吳茱萸（各八兩）。右㕮咀，每服二兩，酒一盞半，煎至八分盞服之。

○治上氣不得喘息，喉中作水雞聲方。桂心、細辛（各一兩），赤茯苓、半夏（各二兩），麻黃（四兩），五味子（二兩）。右㕮咀，每服五錢，水一大盞，生薑三片，煎六分，溫服無時。

木香丸，治支飲下氣。

木香（二兩二分）　牽牛子（鹽炒黃，取末，五兩）　皂莢（不蚛者，削去黑皮，塗蜜炙，五兩）

右細末，蜜丸梧子大，每服十丸、二十丸，或三十、五十丸，食後，生薑湯服下。

半夏湯，治留飲不除，胸中痰冷，水飲不消，留聚於胸膈之間，令人痞滿短氣，脇下脹痛，喜渴數飲，是其候也。又治冷飲。

半夏五兩　白朮三兩　赤茯苓　人參　桂　甘草　附子炮，各二兩
右㕮咀，每服五錢，水一盞半，生薑五片，煎一盞，去滓，溫服，日三五服。
○五味子散《可用方》，治卒上氣奔喘。五味子、甘草、細辛、貝母各二兩，麻黃四兩。右㕮咀，每服五錢，水一大盞，薑三片，煎五分，溫服，無時。
○治上氣喘促，時有咳嗽方。麻黃四兩、百合、杏仁各二兩。右細末，煉蜜和丸桐子大，新汲水服下五丸七丸，或十丸，無時。
蓽撥煮散，治留飲食癖。
蓽撥　丁香　訶子皮　乾薑　甘草　大腹子各半兩　草豆蔻　陳皮　白朮各一兩　桂去麤，三分
右麤末，每服五錢，水一盞半，薑五片，煎八分，去滓，溫服，日二三服。
半夏湯，治冷痰，消食溫胃，止逆。氣爲陽，陽不足者，不能消水飲。寒痰不止，則令人消瘦。昔人治痰飲，多以溫藥和之，正爲此也。上半夏湯，通治冷痰也。
半夏麴炒　杏人各二兩　木香半兩　桂心一兩　陳皮二兩　甘草一兩　乾薑三分
右麤末，每服五錢，水一盞半，生薑五片，煎七分，去滓，溫服，不拘時。
○木香散《可用方》，治上氣，腹脹滿，不進飲食。木香、人參、半夏、赤茯苓、檳榔、陳皮各一兩二分，甘草、桑白皮、桂心、枳實各一兩。右㕮咀，每服五錢，水一大盞，薑三片，棗三個，煎半盞，溫服，食後，日三四服。
丁香半夏圓，治胃冷有痰，不思食。
丁香一兩　半夏八兩，水浸七日，每日早旦換水取出，暴乾　白礬研，二兩
右細末，以薑汁丸小豆大，每服三十五十丸，生薑湯下，食後，日二三服。

〇沈香散《可用方》，治虛勞上氣，脾胃氣弱，胸膈多痰，飲食無味，神思昏悶，肢節煩疼，體虛乏力。沈香、枇杷葉、白朮、人參、陳皮各一兩二分，前胡、訶子皮、黃耆、白茯苓各二兩，桂心、五味子、甘草、細辛各一兩。右㕮咀，每服四錢，水一盞，生薑三片，棗三個，煎六分，稍熱服，無時。

〇降氣湯《可用方》，治氣虛喘促，及大病後虛喘。桑白皮、五味子各三兩，吳茱萸一兩二分。右細末，每服三兩錢，米飲調下。若卒上氣喘鳴息，便欲死，每服四五錢，生薑五片，水一盞半，煎一盞，熱服。

小半夏丸，治冷痰。

半夏十兩，以漿水湯火透心，切，曝乾

右一味細末，以薑汁和丸如梧子大，每服三十、五十丸，生薑湯服，食後，日二三服。

厚朴丸，治冷痰不消，胸膈不利，解酒食毒。

厚朴八兩，以濃生薑自然汁搗和，焙乾，以慢火炒　桂心去麤，五兩　乾薑四兩　蜀椒去目，炒出汗，二兩

右細末，蜜丸梧子大，每服三十、五十丸，溫湯下。治脾胃，米飲服。酒毒吐逆，生薑湯下。日二三服。

人參丸，治咯唾冷痰，膈脘不利，不思飲食。

人參　半夏　白礬燒枯　乾薑炮，各五兩

右細末，將皂莢五六挺，去黑皮並頭尾尖，以水挼濾汁煎濃，和杵丸如梧子大，每服二三十丸，溫水服下，不拘時，日二三服。

參黃湯，治熱痰，導壅氣，潤腸胃。熱痰者，由氣逆壅塞，津液不通，熱氣與痰水相搏，聚而不散也。若咽喉乾燥，或塞或壅，頭目昏重，欬唾稠濁，面目熱赤，是其熱證也。

大黃煨剉，三兩　人參　枳殼麩炒　檳榔煨，各一兩　半夏洗炒，一兩二分　朴消研，二兩　甘草炙，半兩　黃芩三分

右麤末，每服三四錢，水一盞，生薑五片，煎七分，去滓，食後，臨臥溫服。

麥門冬湯，治胸間熱痰，不思食。

麥門冬　葛根　人參　前胡　犀角各一兩，無代用升麻　桔梗半兩　蘆根乾者，二兩

右㕮咀，每服五錢，水一盞半，煎八分，去滓，溫服，日二三服。

大半夏丸，治留飲，宿食不消，止逆，溫胃。留飲者，人有留飲，浸漬於胃，胃受飲濕，則飲食遲化，或經宿不消，令人噫氣吞酸，嘔逆惡心，腹脇脹滿，不喜飲食，皆其證也。

半夏二兩，末，二十支日，以生薑汁作餅暴乾　木香　青皮　丁香各一錢重　人參七錢半重　草豆蔻　檳榔各三個

大半夏丸，治留飲，宿食不消，止逆溫胃。

半夏麴五兩　木香　青皮　丁香各一分　人參三分　草豆蔻　檳榔各

右細末，用生薑自然汁煮麵糊爲丸如梧子大，每服五十、七十丸，用生薑棗湯服，不拘時，日二三服。

藿香湯，治留飲宿食不消，止逆溫胃。

藿香葉　厚朴　甘草生　半夏薑製，各二兩二分　陳皮一兩一分

右麤末，每服三四錢，水一盞，生薑三片，大棗三個，煎七分，去滓，熱服，日三四服。

半夏丸，治膈痰結實，胸中否悶，欬嗽喘急。

半夏五兩　皂莢五挺，去皮子，剉碎，以水一盞煮，乾焙　生薑切，焙，五兩

右細末，生薑汁並煉蜜和丸梧子大，每服三十、五十丸，食後，炮皂莢湯服之，日二服。

木香丸，治膈痰結實，胸膈不利，頭目昏眩，不思飲食。

木香二分　牽牛子炒末　半夏　白礬枯，各二兩　青皮以鹽水炒乾　檳榔各一兩

右細末，煮棗肉和丸梧子大，每服三五十丸，食後生薑湯服，日二三服。

天南星圓，治風痰壅盛，胸膈不利，攻擊頭痛。

天南星（炮） 半夏（泔水浸三日，切片，焙） 白附子（炮，各三兩） 木香（三分）

右細末，以生薑汁和丸梧子大，每服二三十丸，食後，生薑湯服。

天南星丸，治風痰氣厥頭痛，嘔吐痰涎。

天南星（用薤汁煮軟，切作片，焙乾，半斤） 川芎（三兩） 香墨（燒研，半兩）

右擣研爲末，以白麪煮糊和丸梧桐子大，每服三十、五十丸，荊芥湯下，不計時候。

前胡 赤茯苓 陳皮 人參 半夏 枇杷葉（炙，去毛） 旋復花（等分）

右剉如麻豆大，每服五錢，水一盞半，生薑十片，煎取七分，去滓，溫食，食後良久服。

七氣湯（《三因》），治內因七情，氣喘痰結。

人參 肉桂 甘草（炙，各一兩） 半夏（五兩）

右㕮咀，半夏令和，每服五錢，水二盞，生薑五片，煎七分，去滓，熱服，食前，日三服。

《簡易方》云，大抵氣結則生痰，痰盛則氣愈結，故治氣必先治痰，如七氣湯。初無治氣藥，只以半夏爲主，行以官桂，潤以人參，和以甘草，痰去而肺經清，焦膈寬快，氣自平矣。

降氣湯，治虛陽上攻，氣滯不快，上盛下虛，膈壅痰實，咽乾不利，咳嗽中滿，喘急氣麤，臍腹膨脹，滿悶虛煩，微渴引飲，頭目昏眩，腰疼腳弱，四肢倦怠。專治腳氣上攻，中滿氣急，更有下元虛冷，及尊年氣虛之人，素有上壅之患，服補藥不得者，服之彌效。

紫蘇子（微炒，碎） 半夏（各五兩） 前胡 甘草 厚朴 當歸（各二兩） 肉桂 陳皮（各三兩）

右㕮咀，每服四五錢，水一盞半，生薑五片，棗三個，煎六分，去滓，不拘時服，日二三服。《三因》《百一》《事證》《全書》等諸方咸曰，昔京師俞山人，專賣此藥有名，但人多不得其真方，故服之無效。唯此八味，最其真者，其他加人參、附子、五加皮、大腹皮等者，皆僞方也。此本出《千金翼》，名紫蘇子湯。又加川芎、細辛、桔梗、茯苓，共十二味，治法亦同，名大降氣湯。

私云，諸藥欲治痰者，皆須加半夏一倍，尤有效。

清氣散《本事方》，調榮衛，順三焦，治風壅，消痰涎，退煩熱。

前胡　柴胡　川芎　枳殼炒　白朮　青皮　羌活　獨活　甘草炙　茯苓　人參等分

右爲末，每服三四錢，水一盞，荊芥穗五六個，同煎七分，熱服。加半夏等分尤好。

清壺丸《葉氏録驗方》，治痰飲。

半夏一斤　天南星　神麴各半斤

右細末，生薑自然汁和餅，焙乾，每麴四兩入白朮二兩，枳實一兩，爲末，薑糊圓如梧桐子大，每服五十、七十或百丸，以生薑湯，日二三服，食前。

分涎湯《葉氏》，治風痰留滯，膈間虛滿，食即惡心，咽物上喘，涎唾不利，服此順陰陽，消痞滿。

人參　天南星濕紙炮熟　陳皮　半夏薑汁剉，焙　枳實麩炒　桔梗各三兩

右細剉，每服三五錢，水一盞半，生薑十片，同煎至半盞，去滓，通口旋呷，徐徐嚥下，食後臨臥服了，高枕仰臥。

二陳湯《局方》，治痰飲爲患，嘔吐惡心，頭眩心悸，中脘不快，發爲寒熱，因食生冷，脾胃不和。

半夏　陳皮各五兩　茯苓三兩　甘草一兩半

右㕮咀，每服四錢，水一盞，薑七片，烏梅一個，煎六分，去滓，熱服，不拘時。《局方》治停痰留飲，胸膈滿悶，咳嗽嘔吐，氣短惡心，以致飲食不下，用半夏五兩，茯苓三兩，麤散，每服四五錢，生薑七片，煎七分，去滓，空心服，名茯苓半夏湯。趙從簡云，治痰飲捷徑。

《易簡方》治痰飲停積，頭目昏重，嘔噦惡心，胸膈痞悶，咳嗽氣寒，項背拘急，用半夏、陳皮各一兩，枳實半兩，多加生薑煎服，名枳實半夏湯。

《局方》治胃虛停飲，痰逆惡心，中脘刺痛，腹脇攪疼，頭目昏暈，肢節倦怠，用半夏二兩，陳皮二兩半，白朮、丁香、赤茯苓各一兩，肉桂半兩。㕮咀，每服六七錢，水一盞，生薑五片，煎八分，去滓服。名白朮半夏湯。

倍朮圓《局方》，治五飲酒癖，一曰留飲，停水在心下。二曰癖飲，水癖在兩脇下。三曰痰飲，水在胃中。四曰溢飲，水溢在膈上五藏間。五曰流飲，水在腸間，動搖有聲。皆由飲酒胃寒，或飲水過多所致。

白朮一兩　桂心　乾薑各半兩

右細末，蜜圓如梧子大，每服二十丸至五十圓，溫飲下，食前，日進二三服，或七八十至百丸。

消痰茯苓圓《指迷方》，本治臂痛，此臂痛乃痰證也，但治痰而臂痛自止。《是齋方》名治痰茯苓圓。

半夏三兩　茯苓一兩　枳殼半兩　朴消一分

右細末，薑汁糊丸如梧子大，每服三十丸、五十至七八十丸，以生薑湯服下之。累有人爲痰所苦，夜間兩臂常覺有人抽牽，兩手戰拘，至於茶盞亦不能舉，隨服隨愈。痰藥方多，立見功效，未有如此神妙。凡人之氣脈，常欲周流，以衛護榮養其身也。凡一日一夜，呼吸出入計一萬三千五百息，血行於身，八百一十丈，營周不息，五十而復大會，如環無端焉。是以習禪者趺坐，究竟觀想學仙者，吐納引導按摩。其知道者，不爲血氣所使，反所以運其血氣也。其或喜怒哀樂不中節，起居食飲失其常，皆令榮衛否䶑，氣血敗濁，爲痰爲涎爲飲，諸證生焉。結伏於焦膈，則眩運懵忪，忡悸惧護，癃閉痞膈，喘嗽氣急。停滯於關節，則筋脈攣急，肢節疼痛，手足嚲曳，寒熱往來，同源而異。治痰則伏於包絡，隨氣上浮，客於肺經，因嗽而發涎，則伏於脾元，隨氣上溢，口角流出。喉飲則生於胃腑，爲嘔爲吐，不可不甄別。小半夏湯《千金》，療心腹虚冷，遊痰氣上，胸脇滿，不下食，嘔逆者。

半夏　生薑各二十兩　橘皮五兩

右㕮咀，每服五錢，水一盞半，煎一盞，去滓，溫服。若心中急及痛，則加桂心四兩。若腹滿痛，入當歸三兩。老人及羸弱尤宜服之。一方用人參二兩。仲景無橘皮、人參。

星砂丸《是齋》，消痰積，溫中順氣，治一切風痰，利胸膈，壯脾胃，及內傷生冷，腹脇脹痛，酒後痰實嘔吐，服之神效。鎮江邢醫方，朱子新傳。

天南星四兩，湯浸洗七返　高良薑四兩　縮砂仁二兩

右爲細末，以生薑自然汁煮麵糊丸梧桐子大，每服二三十丸，或五十丸，生薑湯下，不計時候。夏月喫生冷尤宜服，雖多至七八十丸無害。加香附子二三兩尤妙。

二薑丸《是齋》，煖脾胃，散寒氣。姚醫方。

乾薑二兩　高良薑一兩　陳皮二兩　青皮一兩

右細末，麵糊爲丸如梧子大，每服五十、七十百丸，生薑湯下，日二三服。

天香飲子《是齋方》

天南星洗湯　香附子各四兩　縮砂仁三兩

右㕮咀，每服五錢，生薑二十片，水二盞，煎八分，食前服，或用薑汁糊丸服尤宜。二麴丸《是齋》，治脾虚痰

盛不入食，妙甚。

神麴（一斤，爲末，以棗肉搜成餅，候乾，熳火炙）　半夏（一斤，爲末，生薑自然汁搜成餅，候乾，熳火炙）

右二味，一處碾爲細末，棗肉丸如梧桐子大，每服五十丸，生薑湯服，不拘時。或七八十丸至百丸，以多爲好。

衮金丸（《是齋》），治諸痰。

乾薑（不炮）　真橘皮　天南星（生用）　半夏（不洗，各五兩）

右先用生薑五兩，不去皮，搗製。半夏、南星末作麴，卻用餘藥一處爲末，以生薑自然汁爲丸如梧桐子大。又以雄黃少許爲衣，不拘時候，薑湯服下三十、五十、七八十丸，臨臥服尤佳。

三仙丸（《是齋》），治中脘氣滯，胸膈煩滿，痰涎不利，頭目不清。

天南星（生用，去皮）　半夏（湯炮洗，以生薑汁製作麴，五六月收尤好，各五兩）　香附子（略炒，去毛，五兩）

右用南星、半夏麴餅子四兩，香附子二兩，同爲細末，水煮麯糊爲丸如梧子大，每服三十、五十、七八十丸，食後臨臥，薑湯服之。

破痰消飲丸（《是齋》），治一切氣，一切飲，其效甚速。何自然（中丞傳）及治痃癖積聚。

青皮　陳皮　京三稜　甘草　草菓（麪炮）　蓬莪朮　高良薑（濕紙炮）　半夏（三兩）

右並焙乾，杵爲細末，米糊爲丸如梧子大，陰乾，每服五十丸、七八十丸，薑湯或熟水服，不拘時，日二三服。

調降湯（《是齋》），升降氣，治壅甚妙。

人參　黃耆（蜜炙）　白芍藥　白茯苓　陳皮　甘草（各五兩）

右爲麤末，每服五錢，水一盞半，煎至八分，去滓。通口服，不拘時候。有痰加半夏、生薑。清頭目疼痛加川芎。氣壅加紫蘇。

〇治痰喘尤有神效。

定喘飲子《是齋》，治喘咳太有神效。

訶子三兩　麻黃四兩，不去節

右麤末，每服五錢重，水二盞，煎至一盞二分，去滓，入好臘茶一大錢，再同煎至七分，通口不拘時候，臨臥服尤佳，立有神效，老幼皆可服。一方加人參二兩，名訶參散。本方只兩味也。

〇《可用方》第十云，息賁散治肺氣喘息。訶子皮、麻黃各三兩二分、人參一兩三分三銖。右細末，每服一錢，臘茶清調服，食後細呷。**私云，每服三四錢，與訶參散全同。**

宣肺湯《是齋》，治喘。安吉知縣張丞，孟野詵。

細辛　甘草各一兩　防風二兩　麻黃四兩，不去根節

右㕮咀，每服四五錢，水一盞半，煎至七分，去滓，溫服，日二三服，夜一二服。

觀音人參胡桃湯《是齋》，治痰喘。《夷堅已志》第三卷。

人參一個　胡桃肉三個或五個，去核，不去皮

右一服，以水一盞半，煎至一盞，去滓，溫服。蓋人參定喘，帶皮胡桃斂肺故也。《醫說》有傳。此《萬安方》小兒咳卷載之。

又方，洪内翰夜直壽星宣諭方。

胡桃肉五個　生薑五片

右臨臥食之畢，則飲湯三兩呷之。又再嚼桃薑如前之數，且飲湯，勿行動就擾，即愈。

檳榔圓《本事》，治心下停飲，冷痰，頭目眩運，睡臥口中多涎。

檳榔三分　丁香　半夏一兩　細辛　乾薑　人參各半兩

右細末，薑汁煮糊圓如梧子大，每服三十、五十、七八十丸，薑湯服，日三服，夜一二服。

瀉白散《選奇》，治肺氣上奔，咽膈胸膈溢滿，喘急不止。甚者頭面浮腫，腹脹，小便不利。

桑白皮炙　紫蘇葉　人參　防己　葶藶微炒　半夏　麻黃去根節，各二兩　甘草　陳皮　吳茱萸湯洗七返，各一兩二分

右㕮咀，每服五六錢，水一盞半，生薑五片，煎至一盞，去滓，溫服，食後。

八味香蘇飲《選奇》，治肺感風寒，咳嗽不已，痰涎喘滿，語聲不利，面目浮腫，肺氣不順。

紫蘇葉　半夏麴　紫菀　五味子　陳皮　甘草各一兩　杏人二兩　桑白皮三兩

右㕮咀，每服五錢，水一盞，生薑五片，煎至七分，去滓，食後臨臥熱服，日二三服。

快活圓《選奇後集》，治順氣寬隔，消痰進食。

半夏三兩，生用　枳實一兩半　陳皮一兩　縮砂一兩　乾薑　桔梗　吳茱萸各一兩

右細末，薑汁糊丸如梧子大，每服三十丸、五七十乃至百丸，以湯服之，不拘時，日二三服。

導氣丹《選奇後集》，治虛陽上攻，氣滯不快，上盛下虛，隔壅痰實，咽乾不利，咳嗽中滿，喘急氣麤，臍腹膨脹，滿悶虛煩，微渴引飲，頭目昏眩，腰痛腳弱，四肢倦怠。此藥專治腳氣上攻，中滿喘急，下元虛冷，服諸藥不差者，飲之立效。

橘皮　生薑二味，各一斤，同研成麴　木香二兩　蓽澄茄四兩　黑牽牛末，二兩

右細末，麵糊爲丸梧子大，每服五十丸或七八十丸，以燒蘿蔔湯下，食後。

消飲圓《局方》，療酒澼，停飲，痰水不消，滿逆嘔吐，目暗耳聾，脇下急痛，腹中水聲。

乾薑　茯苓各三兩　白朮八兩　枳實麩炒，二分

右末煉蜜圓如梧子大，每服二三十丸，溫水服，不計時，日夜二三服。

胡椒理中圓《局方》，治肺胃虛寒，氣不宣通，欬嗽喘急，逆氣虛痞，胸膈噎悶，腹脇滿痛，迫寒短氣，不能飲食，嘔吐痰水，續續不止。

款冬花去枝花　胡椒　蓽撥　陳皮　乾薑　甘草　高良薑　細辛各四兩　白朮五兩

右細末，煉蜜丸如梧子大，每服十丸或二十丸，溫湯或溫湯及米飲服之，不拘時，日二三服。

備急五嗽圓《局方》，治五種欬嗽，一曰上氣嗽，二曰飲嗽，三曰鱢嗽，四曰冷嗽，五曰邪嗽，皆由肺受風寒，氣不宣通所致。無問新久輕重，以至食飲不下，語聲不出，坐臥不安，晝夜不止，面目浮腫，胸脇引痛，並宜服之。

皂莢去羸皮，並子炙黃　乾薑　肉桂各八兩

右細末，煉蜜丸如梧桐子大，每服五十或七八十丸，溫酒米飲服之，食後，日二三服。

人參養肺圓《局方》，治肺胃俱傷，氣奔於上，客熱熏肺，咳嗽氣急，胸中煩悸，涕唾稠黏。或有鮮血，上氣喘急，不得安臥。肢體倦痛，咽乾口燥，飲食減少，漸至瘦弱，喘乏或墜墮恐懼，度水跌臥，或因叫怒醉飽房勞，致傷肺胃，吐血嘔血，並皆治之。

人參　黃耆各四兩二分　栝蔞根　白茯苓十五兩　半夏麴十兩　杏仁六兩　皂角子三百粒，炒

右細末，煉蜜圓如彈子大，每服一二丸，食後細嚼，用紫蘇湯服之。如喘急用桑白皮湯服，日二三服。

新法半夏湯《局》，治脾胃不和，中脘氣滯，宿寒留飲，停積不消，心腹刺痛，藏府膨脹，嘔吐痰水，噫氣吞酸。或中酒吐酒，噦逆惡心，頭疼煩渴，倦怠嗜臥，不思飲食，並宜服之。

青皮　乾薑各六兩　甘草十二兩　丁香四兩　半夏二兩　陳皮　桔梗炒，各一斤

右細末，每服三五錢，以鹽湯點服，不拘時。常服溫和三焦，開胃建脾，消酒進食。

青州白圓子《局》《易》，治風痰及洗頭風，治喘嗽，老人小兒皆宜服之。

半夏生用，七兩　天南星　白附子生用，二兩　川烏頭去皮臍，生用，半兩

右細末，以生絹袋盛，用井花水擺末出者，更以手揉令出，如有滓，更研再入之於生絹袋，擺盡爲度。放磁盆中，日中曬，夜露至曉，棄水，別用井花水攪，又曬。至來日早，再換新水攪。如此春五日，夏三日，秋七日，冬十日，去水曬乾，如玉片，碎研，以糯米粉煎粥，清爲丸如綠豆大，每服五十丸，或七八十丸，以薑湯服之，日二三服。

溫肺圓《楊氏》，治肺胃不和，胸膈停痰，嘔吐惡心，吞酸噫醋，心腹痞滿，咳嗽不止，頭目昏痛。

白朮一兩　丁香一分　乾薑一兩　半夏二兩

右件同搗羅爲細末，生薑汁煮麵糊和丸如綠豆大，每服二三十、五十圓，生薑湯服之。腹痛，食前嘔逆，食後服。

大降氣湯《楊氏》，治上盛下虛，膈壅涎實，咽乾不利，咳嗽喘麤，腹筋滿悶。

紫蘇子炒　川芎　細辛去葉　前胡　當歸　厚朴　桔梗　白茯苓　半夏麴　陳皮　肉桂　甘草各三兩

右㕮咀，每服三錢，水一大盞，生薑五片，紫蘇五七葉，煎至八分，去滓，熱服，空心食前，日二三服。

水玉湯《楊氏》，治眉棱骨痛不可忍者，此痰厥也。

半夏不以多少，湯洗七次，切作片子。

右㕮咀，每服五錢，水一盞半，生薑十片，煎至八分，去滓，溫服，食後。

杏仁煎《楊氏》，治久患肺喘，咳嗽不止，睡臥不得者，服之即定。

杏仁二兩微炒，　胡桃肉二兩去皮，

右入生蜜少許，同研，令極細，每一兩作十丸，每服二三丸，生薑湯嚼服，食後臨臥。

此一病昔作《保氣論》三卷，別載諸方，兼覽之耳。

覆載萬安方卷第十六

嘉曆元年七月十五日巳刻，朱墨兩點同時加之了。

此一卷治冬景宿病尤可委之。

《保氣論》三卷，治喘咳有神藥三百餘道，自筆草本在長井洒掃文庫，一本在於二階堂出羽入道藤行書庫歟，可尋看之。

性全　六十一才

朱墨之紙數三拾五丁

覆載萬安方卷第十六

覆載萬安方卷第十七

十九心腹卒脹痛
二十腹虚脹
二十一腹内結強
二十二膜脹
二十三皷脹

覆載萬安方卷第十七

性全　選

水腫門附腹脹痛。

論曰，《内經》謂，腎者胃之關也，關閉不利，故聚水而從其類，上下溢於皮膚而爲胕腫。胕腫者，聚水而生病也。其狀目裹上微腫，若新卧起然。頸脈微動，時作欬嗽，股冷膚腫，口苦舌乾，不得正偃，偃則欬清水，不得卧，卧則驚而欬，甚則小便黄澀。以手按腫處，隨手而起，如裹水之狀是也。以脈別之，脈沈者，水病也。洪大者可治，微細難醫。水病有不可治者五，唇黑傷肝一也，缺盆平傷心二也，臍出傷脾三也，足下平滿傷腎四，背平傷肺五也。蓋脾腎氣虚，三焦閉塞，至陰之氣内稸，五陽之氣不得宣通，如是則水道不利，飲濕攻脾，散於肌内，而爲水腫之病矣。

又曰，水腫之病，以脾腎氣虚，不能制水，水氣妄行，溢於皮膚，其證股冷膚腠腫，時作欬嗽，不得安卧，小便黄澀，以手按腫處，隨手而起是也。

十水白水、青水、黄水、黑水、赤水、氣水、垂水、石水、風水、裹水。

論曰，十水之病，腫從脚起，上氣而欬，名爲白水，其根在肺。腫從面目起，名爲青水，其根在肝。腫從腹起，名爲黄水，其根在脾。腫從脚趺起，名爲黑水，其根在腎。腫從心起，名爲赤水，其根在心。腫從腹起，名爲氣水，乍實乍虚，乍去乍來，其根在大腸。腫從頭面起至足，名爲垂水，其根在膽。腫從内起，堅塊，四肢小腫，名爲石水，其根在膀胱。腫從四肢起，腹大，名爲風水，其根在胃。腫從腹起，名爲裹水，其根在小腸。凡此十水，生於藏府，各從其根，究其所本，則肺與腎而已。故《内經》曰，其本在腎，其末在肺，皆積水也。又曰，津液充郭，其魄獨居，精孤於内，氣耗於外，形不可與衣相保。蓋腎氣虚弱，水氣脹滿，上攻於肺，肺氣孤危。腎爲水害，子不救母，故陰精損於内，陽氣減於外，三焦閉溢，水道不通，水滿皮膚，身體痞腫，治之之法，備見於《内經》，故曰平治權衡，去菀陳莝，微動四極，溫衣繆刺其處，以復其形。開鬼門，潔淨府，精以時服，五陽已布，疏滌五藏，故精自生，形自盛，骨肉相保，巨氣乃平也。

〇肺金爲母，腎水爲子，金生水故也。

牽牛子湯，治水腫。〇總療通方

牽牛子　檳榔子剉煨　木香　赤茯苓　陳皮各三兩

右麤末，每服四五錢，水一盞，煎三兩沸，去滓，服此藥不獨療水病，凡肺氣、脚氣、賁豚氣上築心胸不可忍，皆治之。

妙香湯，治一切水氣，四肢腫滿。

茴香子炒　烏藥生用　高良薑湯浸，焙　青橘皮各二兩

右麤末，每服四五錢，水半盞，酒半盞，煎數沸，去滓，稍熱服，不拘時，日二三服。

鱉甲湯，治水氣面目浮腫，因虚勞脚氣所致。

鱉甲去裙，醋炙　人參　柴胡　當歸　枳殼麩炒，各四兩　甘草一兩　桃人一兩　檳榔子煨，四個

右麤末，擣羅，先用小便二盞，浸藥五錢，經半日，煎取七分，去滓，溫服，以差爲度。婦人病狀同者，

加牛膝一兩。

神助散，治十種水病，百方不愈，面目四肢俱腫，氣息喘急，寢臥不得，小便漸澀，腹脹氣悶，水不入口，垂命欲死者，舊名葶藶散。帝賜名神助散。〇宋仁宗皇帝

椒目微炒，三兩　豬苓去黑皮　澤瀉各四兩　牽牛子炒令香，末五兩　苦葶藶紙上炒，六兩

右五味，細末，每服四五錢匕，以葱白五七莖，漿水一盞，煎取半盞，入酒半盞，攪勻稍熱調下，空心服。良久即熟煮漿水葱白粥二盞，更入清酒一盞，攪勻，面東熱喫令盡。至午後小便或大便通利，喘定腫減，隔日再服，百日消盡。

再蘇丸，治十種水氣，大通三焦。此方《神仙經》中所載，天台山金壇石室中鐫記，但令人忌口，無不差者。

大戟炒　甘遂炒　舂大麥麵炒　巴豆去心膜，麩炒出油盡　乾薑炮　桂心去麤皮　大黃剉炒，各半兩

右細末，煉蜜丸如小豆大，每服十丸或十五丸，空心茶下，以利爲度。

涌水

論曰，《內經》言肺移寒於腎，爲涌水。涌水者，按腹不堅，水氣容於大腸，疾行則鳴濯濯，如囊裹漿水然也。夫腎爲肺之子而主水，大腸爲肺之府而爲傳導之官，肺受寒邪，宜傳於腎。腎受寒邪，則其水閉欝而不流，且無所歸，故客於大腸而不下。夫水性流下，今乃客於大腸，不得宣通，宜其證涌溢如囊裹漿也。

葶藶丸，治涌水腹滿不堅，疾行則濯濯有聲。

葶藶隔紙炒　澤瀉各三兩　豬苓　椒目　桑白皮　杏人麩炒　牽牛子炒末，各一兩二分

右細末，煉蜜丸如梧子大，每服三十丸、五十丸，或七八十丸，葱白湯服之。不利，加至百餘丸。

通草飲，治涌水腸鳴腹大。

木通四兩　桑白皮炒　石韋去毛　赤茯苓　防已　澤瀉各三兩　大腹子八個

右麤剉，每服五錢，水一盞半，煎至一盞，去滓，食前溫服，如人行五里，再服，日二三服。

風水

論曰，《內經》言腎者牡藏也。腎主水，故人勇而勞甚，則腎汗出，腎汗既出，復感於風，內不得入於藏，外不得越於皮膚，客於玄府，行於皮裏，傳爲胕腫，本之於腎，名曰風水。其脈自浮，其外證骨節疼痛而惡風，且身腫如裹水之狀，頸脈動，時欬者是也。《金匱方》云，脈浮而洪，浮則爲風，洪則爲氣風相搏，身體洪腫，汗出乃愈。惡風者爲風水，不惡風者小便通利。上焦有寒，其口多涎，此爲黃汗。二者之證，不可不察。

麻黃石膏湯，治風水遍身腫，骨節疼痛，惡風腳弱，汗出不仁。

麻黃去根節，六兩　石膏八兩　甘草二兩　白朮三兩　附子炮，大一個

右㕮咀，每服五錢，水二盞，生薑五片，大棗三個，同煎至一盞，去滓，溫服，日三服，夜一服，服已，覆令汗出愈。

麻黃湯，治風水身體面目盡浮腫，腰背連引髀股，滿不能食。

麻黃去根節，三兩　桂心去麤皮，二兩　甘草炙，一兩　附子炮去皮臍，二個

右㕮咀，每服四五錢，水一盞半，生薑五片，煎至一盞，去滓，溫服，日二三服。

橘皮湯，治風水遍身腫。

陳皮二兩　楮白皮炙，三兩　桑白皮五兩　紫蘇子炒，四兩

右麤末，每服五錢，水一盞半，生薑三片，煎至一盞，去滓，溫服，日二三服，夜一服。

石水

論曰，腫從內起，堅塊，四肢遊腫，名爲石水，其根在膀胱。蓋腎主水，與膀胱合。膀胱者，州都之官，津液藏焉，氣化則能出矣。今腎虛則膀胱滯，氣弱則不能化氣，而隱滯不通，水液停結於臍腹間，故其證胸腹鼓滿，按之如石，脇下脹痛，其脈沉遲，身體發熱，四肢頭面皆腫也。

鱉甲丸，治石水。

鱉甲去裙，醋炙　吳茱萸湯洗，焙炒　訶子皮　青皮　京三稜炮，各二兩　牽牛子炒末，一兩

右細末，醋煮麵糊和丸如梧子大，每服三五十丸，生薑橘皮湯服，微利爲度，日二三服。不利者，加牽牛子末二三兩。

葶藶丸，治石水。

葶藶子隔紙炒　桃人去皮炒，各五兩

右細末，麵糊丸如小豆大，每服十丸，或三五十丸，米飲服，日三服，夜一服，小便利爲度。

大腹水腫諸水之一種也。今人通號大腹水腫，不論其差異歟。

論曰，《內經》言水病下，爲胕腫大腹。又曰，上下溢於皮膚，故爲胕腫。其證腹大，四肢小，陰下濕，手足逆冷，腰痛，上氣欬嗽，煩疼是也。蓋三焦閉塞，水道不通，流溢皮膚，榮衛否澀，內連腹膜，則至陰內動，脹急如鼓。得病之本，多因大病之後，或積虛勞損，或新熱食畢，入水自漬及浴，故令水氣不散。理宜然也。

〇傷寒大病虛勞，變成大腹水腫。

防己丸，治大腹水腫，口苦乾燥，此腸間有水。

防己　椒目　葶藶炒　大黃剉，醋浸炒，各三兩

右細末，煉蜜爲丸如小豆大，每服十丸，或二三十丸，米飲服，日三服。稍稍增之，口中有津則止，勿服。渴者，加芒消半兩。

葶藶散，治大腹水腫，利小便。

葶藶炒，三兩　杏人六十個，去皮，麩炒

右擣令極爛，分爲十五服，每服用米飲調服，日二三服。以小便利爲度，不利則加牽牛子末三兩。

水腫欬逆上氣

論曰，《内經》謂腎爲水腫，肺爲喘呼氣逆，不得臥。蓋腎主水，肺主氣，腎虛不能制水，水氣脹滿，上乘於肺，肺得水而浮，故上氣而欬嗽。古方有曰，腫從腳起，上氣而欬，名曰白水，其病在肺。

黃耆湯，治水氣面體浮腫，欬嗽氣。

黃耆一兩二分　桑白皮　柴胡　赤芍藥　赤茯苓各一兩　陳皮　麥門冬　惡實炒　甘草各一兩二分

右麤末，每服五錢，水二盞，煎至七分，去滓，溫服，不拘時候，日二三服。

杏人半夏丸，治水氣腫滿，欬嗽喘痞，痰涎不利，眠睡不安。

杏人麩炒　半夏各二兩　椒目一兩　貝母去心，炒　防己各二兩　苦葶藶四兩，炒

右細末，煉蜜和丸如梧子大，每服二三十至五十丸，食後臨臥煎桑白湯服下，日二三服。

水氣遍身腫滿

論曰，腎主水，脾胃俱主土，土剋水。胃爲水穀之海，其氣虛，不能傳化水氣，使水氣浸漬府藏。又脾

得水濕之氣，獨歸於腎，腎虛三焦不寫，經絡閉塞，故水氣溢於皮膚，傳流四肢，所以通身腫也。其候上氣體重，小便黃澀，腫處按之隨手而起是也。

麻黃湯，治水氣通身腫。

麻黃去根節，五兩　白朮炒，四兩　甘草炙，二兩　石膏一兩二分　赤茯苓二兩

右麤末，每服五錢，水二盞半，棗三個打破，生薑三片，煎至一盞，去滓，溫服，日三服。每服後，蓋覆令汗出，差。

木香丸，治通身洪腫。

木香　肉豆蔻　青皮　檳榔煨，各三兩

右細末，用棗肉丸如綠豆大，每服空心溫酒服三十、五十丸，加至七八十丸。

枳實湯，治水氣。

枳實　升麻　甘草　桑白皮　知母焙　紫菀　白朮　黃耆　赤茯苓　秦艽　黃芩　麥門冬各三兩

右麤末，每服四五錢，水一盞，蔥白兩莖，煎至七分，去滓，溫服，日二三服。

水腫胸滿氣急

論曰，《內經》論水病，謂其本在腎，其末在肺。又曰肺爲喘呼，腎爲水腫。今腫氣痞滿塞於胸中，故有胸中滿急之證。蓋由腎虛既成，聚水之病上攻於肺。肺布葉舉，在於胸背，背者胸中之府也。

茯苓湯，治水腫胸中氣滿喘急。

赤茯苓　杏人去皮尖，炒，各四兩　陳皮炒，二兩

右麤末，每服五六錢，水三盞，煎至一盞，去滓，溫服，日二三服。病從小便中下，飲盡更作。

葶藶散，治十種水氣，喘急坐臥不得，小便淋瀝。

苦葶藶（紙上炒，三兩一分） 牽牛子（炒末，三兩） 豬苓 澤瀉（各二兩二分） 椒目（炒，一兩三分）

右細末，每服用葱白五莖，切，漿水一盞，煎至半盞，去滓，調藥四五錢匕，空心臨臥服，以大小便利爲度。

水蠱

論曰，水蠱之狀，腹膜腫脹，皮膚麤黑，搖動有聲。此由脾腎氣虚，溫氣淫溢，久不差，則害人如蠱之毒，故謂之水蠱也。

葶藶丸，治水蠱身體洪腫，喘滿。

葶藶子（紙炒，三兩） 牽牛子（炒末，一兩二分） 海藻（洗去鹽，炒，神馬草也） 昆布（洗去鹽，炒） 豬苓 澤漆（各一兩）

右剉爲末，煉蜜丸如小豆大，每服米飲服二十丸，或三十、五十丸，日二服。若不利，加至七八十丸。

椒目丸，治水蠱遍身洪腫。

椒目 牡蠣 葶藶 甘遂（炒，各五兩）

右細末，煉蜜和丸如小豆大，每服米飲下十五丸，或二三十丸，以利爲度，利後服白米粥養之。

惡實丸，治水蠱身體洪腫。

惡實（微炒，十兩，牛蒡子也）

右一味爲末，麵和丸如梧子大，每服三十丸，米飲服，勿嚼破。

膜外氣（水病名也。）

論曰，諸家方書論水病甚詳，未嘗有言膜外氣者，唐天寶間有徒都子者，始著膜外氣方書，本末完具，自成一家，今併編之。然究其義，本於肺受寒邪，傳之於腎，腎氣虚弱，脾土又衰，不能制水，使水濕散溢於肌膚之間，氣攻於腹膜之外，故謂之膜外氣。其病令人虚脹，四肢腫滿，按之沒指是也。

徒都子論病本

膜外氣者，或謂之水病，起於他疾，不可常定。或因患瘧，或因積勞，或因腎藏中風，或因肺府傷冷，或因膈上氣，或因衝熱遠行，或因酒肉中所得，始於肺終於腎。或因咳嗽，或多涕唾，或因蓄聚，冷氣壅塞不散，遂使肺藏熱氣攻心，五藏冷氣下化爲水，流入膀胱，在大腸膜外，所以切脈不能知，鍼灸不能及。蓋人腎爲命本，不可虚也。本固即葉茂，本虚即易枯，況四時衰王，皆乘腎藏之氣，腎損即五藏皆衰，是致胃閉而脾不磨，氣結而小便澀，輕重之候，在大小便耳。若小便不通，則氣壅攻擊腹内，衝出膜外，化而爲水，使人手足頭面浮腫。若大小便微澀則微腫，極澀則極腫。大小便俱不通，三日即遍身洪腫，至重則陰亦腫。夫陰腫有二，有腫而小便自出者，有腫而小便出澀者。又有莖頭連少腹臍皆腫者，此並爲死候，宜速治之。若患此疾，腫亦不常定，或先手足面目浮腫，或先腰肋微腫，或先手足小腫。其候或消或甚，三五日稍愈，或三五日再發，亦以小便通澀爲候，積漸變成洪腫，婦人得之，與此略同。凡患此疾，令人腹脹煩悶，胸間氣急，此由肺脹，甚即喘如牛吼，坐臥行立不得，或中夜後，氣攻胸心，重者一年二年方死，有一月兩月死者。若將息失度，誤食毒物，十日五日即甚也。愚醫多以鍼灸出水爲功，又以鯉魚、赤小豆爲藥。又令病人飲黄牛尿，服商陸根，反有所損，少有差者。大抵此病尤忌鍼灸。華佗云，患水病，未遇良醫，第一不得鍼灸，言氣在膜外，已化爲水，水出即引出腹中氣，水盡則死。扁鵲云，水病在膜外，常鍼不可及，常藥不可療，惟神鍼良藥可也。有疾者，宜向陽行坐，遇陰雨則愈覺壅滯。房中常須存火，服藥後夜臥，覺胸間熱甚，宜含紅雪與好茶之類，慎勿飲酒及冷茶冷水。若渴宜喫五靈湯。方錄在卷後，尤忌鹽生冷醋滑。

五靈湯，治水氣。

訶梨勒皮　木通　赤茯苓　防已　陳皮各三兩

右五味麤末，每服五六錢，水一盞半，煎至一盞，去滓，渴即飲之，覺熱即喫好茶。

紫蘇煮散，治水氣。

紫蘇葉　防風　桑白皮　白朮各五兩

右擣羅爲散，如茶法煎三兩沸，覺熱即去白朮，加甘草，功效如前方所說。又有蛇蠱，狀與水病相似，四肢如故，小便不甚澀，但腹急腫，而蠱脹不下食。凡醫多誤作水氣治之，宜細詳審，當服太上五蠱丸。五蠱丸依藥財難得，略之。

牽牛五靈煮散，治水氣。

牽牛子炒　檳榔　木香　赤茯苓　陳皮各五兩

右細末，如茶法煎三兩沸，渴即飲之。此藥兼治一切肺氣腳氣，每覺心胸煩悶時，服一盞即愈。奔豚氣，上築心胸，不可忍者，併服三兩盞，立效。

白牽牛散

白牽牛子炒末　青皮　木通各三兩

右細末，每服三五錢匕，煎商陸湯調服，大便下黃水爲度，忌鹽一百日。

復元丹《事證方》治水腫。夫心腎真火能生脾肺真土，今真火氣虧，不能滋養真土，故土不制水，水液妄行，三焦不瀉，氣脈閉塞，樞機不通，喘息奔急，水氣盈溢，滲透經絡，支膚溢滿，足脛尤甚，兩目下腫，腿股間冷，口苦舌乾，心腹堅脹，不得正偃，偃則咳嗽，小便不通，夢中虛驚，不能安臥。葉伯材處此數方醫腫，累有神效。

附子炮，二兩　南木香煨　茴香炒　川椒炒，去目　獨活　厚朴薑汁製　白朮炒　陳皮　吳茱萸炒　桂心各二兩二分　澤瀉三兩三分　肉豆蔲煨　檳榔子各一兩一分

右細末，米糊丸梧子大，每服五十丸或七十、九十、百丸，以紫蘇湯服下，不以時。此藥世傳屢驗，未嘗示人，其間君臣佐使，與造物同妙，服者自知，要當屏去諸藥，一日三服，先次旋利如傾，次乃腫消喘止。蓋藥能助真火，以養真土，運動樞機，安平必矣。法當禁慾，並絕鹽半年，乃不再作。若利不下，加牽牛子末五兩，尤有神驗。或加二兩，或加三兩云云。私加之也。

當歸散，治功如前。與復元丹可合服。私（後脱）

當歸　木香煨　赤茯苓　桂心　檳榔子　赤芍藥　牡丹皮　陳皮　木通　白朮各五兩

右細末，每服五錢，水一錢半，紫蘇葉七片，木瓜三片，煎一盞，去紫蘇葉、木瓜片，和溫服，日三服，夜一服二服以此服復元丹尤佳，今末。如已愈，常服，早晚二服，覺氣下或小便快，是效。藏寒去檳榔，臍已凸，添大腹皮、豬苓各三兩。忌烏雞肉，鹹酸海味物。

氣寶圓《事證方》，治腰脇俱病，如抱一甕，肌膚堅硬，按之如鼓，兩腳腫滿，曲膝仰臥，不能屈伸，自頭至膻中，瘦瘠露骨，胸膈塞隘，四肢無力，飲食無味，氣積食積，並皆治之。

青皮一兩，去白　羌活半兩　川芎　陳皮　茴香　南木香各半兩　檳榔一兩　大黃一兩二分　當歸半兩　黑牽牛子末三兩，或五兩，尤佳

右細末，用不蛀皂角二十挺，去黑皮弦，並仁剉切，入水於磁器中，研出而取濃汁，杵合爲丸如梧子大，每服七十丸，乃至百丸，或百餘丸，用薑燈心煎湯服之。一切氣血凝滯，風毒熾盛及腳氣走疰作腫痛，或大便秘，並宜服。腳氣入腹，心胸滿悶，寒熱往來，狀類傷寒，更兼服《局方》蘇子降氣湯，治癰疽瘡癤便毒尤宜。

五皮散，治男子婦人脾氣停滯，風濕客搏，脾經受濕，氣不流行，致面虛浮，四肢腫滿，心腹膨脹，上氣促急，腹脇如皷，繞臍脹悶，有妨飲食，上攻下疰，來去不定，舉動喘乏，並皆治之。

五加皮　地骨皮　生薑皮　大腹皮　茯苓皮各五兩

右麤末，每服四五錢，水二盞，煎至一盞半，去滓，熱服，不拘時候。切忌生冷、油膩、堅硬等物。

〇《百一選方》十二云，治水蠱腹脹有嘉禾散、四柱散，細末等分和勻，依法煎服。術士朱蓑衣苦此病，醫者只令服嘉禾散，久之不效。葛丞相授以此方，即安，即嘉禾四柱方也。

〇《百一選方》五皮散下云，只可服此五皮散，切不可服瀉水藥，或添五加皮亦得。蓋欲腫從水道去故也。陳世德云，姚子大、劉亨叔並患此病可畏，服之而安。

雙和散《事證》，治水蠱腹脹。

嘉禾散　四柱散兩種皆在《和劑方》中

右兩種等分合和令勻，依法煎服。紹興術士朱蓑衣名甫，苦此疾。醫者但令服嘉禾散，久之不效。葛丞相授以此法遂安。**私案云，以氣寶圓下，以雙和散補之，萬不失一。**

異功散《事證方》，治水氣蠱脹。

池中立死乾荷葉

右燒成灰，每服三四錢，米飲調服，日三服，不拘時。

一方，治水氣。神仙所授。

右用冬瓜自然汁和大麥麵作飪飥食之。

〇菀莖，《素問注》云，根本也。

第一退水圓，能化氣退水腫，去菀莝，利濕，通小便。

蓬莪朮（炮） 京三稜（煨） 桂心 青皮 益智（各二兩） 巴豆（去殼心膜油，取霜二分三朱）

右爲末，麵糊丸如梧子大，用梔子十個打破，荊芥穗、黑牽牛、酸漿草，各少許，煎湯空心服二三十丸。

第二退水餅，服前藥未效，即服此方。

甘遂 大戟

右細末，入麵打水調爲餅如碁子大，火煨熟，更淡茶湯嚼下兩三片。

第三大腹子散，取轉後謂正胃氣進食。

大腹子（炒） 桂心 茴香（炒） 陳皮（各三兩）

右細末，每服三四錢，米飲調服，日三服，夜一服。

十水腫滿證候《事證方》

十腫證候，以短氣，不得臥爲心水，兩脇疼痛爲肝水，大便鴨溏爲肺水，四肢苦重爲脾水，腰疼足冷爲腎水，口苦咽乾爲膽水，乍虛乍實爲大腸水，腹急肢瘦爲膀胱水，小便秘澀爲胃水，小腹急滿爲小腸水。各隨其經絡，分其內外，審其脈證而甄別之。然此十水謂之正水，其外有風水、皮水、石水、黃汗。以義考之，風合歸肝，皮合歸肺，黃汗歸脾，石合歸腎，雖名理不踰，奈證候少異，古方備列，不可不辨。但風水脈浮，必惡風。皮水亦浮，按不沒指。石水脈浮，不惡風。石水脈沈，腹滿不喘。黃汗脈沈遲，發熱，多涎，久而不愈，必致癰膿。

五傷證候《事證方》

夫唇黑則傷肝，缺盆平則傷心，臍出則傷脾，足平則傷腎，背平則傷肺，凡此五傷，必不可療也。治法曰，腰以上腫宜發汗，腰以下腫宜利小便。學者當知之。

大蒜圓，治氣虚水腫浮脹。滁州公使酒庫攅司陳通，患此一病垂死，醫者已不下藥，偶一婦人傳此方，云是道人所授。服之，病自小便而下幾數桶，遂愈。

大蒜十個獨頭　蛤粉

右以蒜研爛，以蛤粉和，無分兩，可丸即止，如梧桐子大，每服二三十丸，或五十、七十丸，白湯服下，日二三服。若氣不昇降，即以大蒜一頭，每瓣切開，逐瓣内入茴香七粒，用濕紙裹煨香熟爛嚼，白湯服下，每服十顆許，或二三十顆，不以多少。若藏府滑瀉不止，即以丁香如茴香法煨服，每蒜一顆，入丁香三粒。〇蒜一個云一瓣

吳茱萸湯，治脾虚脚腫，面黄，小便黄赤，腹脇脹滿疞痛，或大小便澀。錢昭遠知縣傳

吳茱萸二兩，去核湯泡　枳實一兩麩炒　赤茯苓二兩　半夏一兩

右㕮咀，每服四五錢重，水一盞半，生薑十片，煎一盞，去滓，熱服，不以時候，日二三服。

冬瓜散，治水氣極有神效。

冬瓜一個，中者，去穰實　肉桂十五兩，剉

右以肉桂内冬瓜中，蓋口濕紙裹數重，撅地坑，簇以炭火煨，令存性，爲細末，每服四五錢，米飲服下，日二三服，一劑可絕根本。

私云，凡水腫之病，則以瀉藥令快利，徐徐可補之，不可峻補，以平胃散、嘉禾散、益智散等平和藥可補養也。《丁氏道濟方》《醫說》引之云，凡有四種大病，不可補，顛狂、瘧病、脚氣、水腫也。縱雖醫而得愈，永不可補之。若有虚證，可以平和藥調治云云。醫者可察之，正脾散尤宜。

正脾散《事證方》，治大病之後，脾氣虛弱，中滿腹脹，四肢虛浮，狀如水氣，此藥主之。

蓬莪朮炮切　香附子炒　茴香炒　陳皮　甘草炙

右各等分，細末，每服三四錢，煎燈心木瓜湯調下，日二三服。

私云，大病者，傷寒傷風也。雖不可亘水腫，若雖爲水氣，若有痃癖積聚，脾胃不和疾，可服此藥，故載之。

○《可用方》第六卷有神方等。木香丸《可用方》，治腹脹，小便不利，繞臍不堅，腹硬不痛，謂之皷氣。木香、檳榔、陳皮、商陸、木通各等分。右細末，麵糊丸桐子大，每服三十、五十丸，米飲下，食前。沈香丸同方，治久虛積冷，脾胃腎氣上攻，腹壅脹，不思飲食，四肢無力。沈香、木香、訶子皮、良薑、附子、蓽澄茄、桂心、厚朴、白朮、當歸、肉豆蔻各二兩、青皮、檳榔各四兩。右細末，蜜和，杵三五百杵，丸如桐子大，食前。以生薑湯下三十、五十、七十丸，先服快利藥，後可服之，助氣防病氣。桃仁散同方，治風勞，脾腎風冷，心腹脹疼，骨節煩疼，食減無力。桃仁、鱉甲、白朮、附子、訶子皮各二兩二分、川芎、丁香、桂心、蓽澄茄、當歸、枳殼各一兩三分二銖。右麤末，每服四五錢重，水一盞，生薑二片，煎至六分，去滓，熱服，食前，忌莧菜。高良薑散，治脾虛腹脹，腸鳴切痛，食減無力。良薑、丁香各一兩一分、人參、桂心各一兩三分二銖、草豆蔻、陳皮、阿子皮各二兩二分、厚朴三兩二分、甘草三分。右麤末，每服四五錢重，水一盞，棗二個，煎六分，熱服，不拘時。大沈香湯，治脾血氣虛，滯氣不散，四肢浮腫，中滿腹急，不思飲食。丁香、白檀、沈香、白豆蔻、木香、青皮、三稜各二兩二分、人參、白茯苓、甘草、蓬莪朮各一兩三分二朱、白朮、烏藥各二兩二分、香附子三兩三分。右細末，每服三四錢匕，水一盞，紫蘇五葉，生薑三片，棗三個，煎六分，空心熱服。日夜三五服。益智散，治脾胃虛滯，心腹脹滿，四肢煩疼，少思飲食。益智、陳皮各二兩二分、沈香、赤茯苓、白朮、檳榔、紫蘇子各一兩三分三銖、甘草二分三朱、枳殼、木香各一兩一分。右㕮咀，每服四五錢，水一盞半，煎至八分服，食前，日夜三四服。已上《可用方》第六卷，凡脹滿水腫，脚氣病，皆可大瀉，大瀉後，日夜以已上調氣之藥，可養脾腎氣。可見彼第六卷，恐繁略之。此一卷即以《聖濟總録》爲本。

大七氣湯，治五積六聚，如癥瘕隨氣上下，發作有時，心腹疞痛，攻刺腰脇，上氣窒塞，喘欬滿悶，小腹䐜脹，大小便不利，或復泄瀉，淋瀝無度。

京三稜　蓬莪朮　青皮　陳皮　藿香葉　桔梗　肉桂　益智人各一兩二分　甘草炙，三分　香附子炒，一兩二分

右㕮咀，每服五錢，水二盞，煎至一盞，去滓，溫服，食前，日二三服。

私云，今水氣之人，多有積聚、痃癖、酒癖等，水氣藥與此藥可間服，灸鍼則雖有其禁，可灸亶中、巨闕、胃脘、水分、期門、章門、膏肓、脾俞第十一椎左右、足三里，各可灸百壯。

三焦統論左腎之府曰膀胱，其府謂之三焦。右腎名命門，右火也，元陽也。

論曰，三焦有名無形，主持諸氣，以象三才之用，故呼吸昇降，水穀往來，皆待此以通達，是以上焦在心下，主內而不出。中焦在胃脘，主腐熟水穀。下焦在臍下，主分別清濁，出而不內。統而論之，三者之用，又本於中焦。中焦者，胃脘也。天五之沖氣，陰陽清濁，自此而分。十二經絡，所自始或不得其平，則有寒熱偏勝，虛實不同，榮衛滯澀，清濁不分而生諸病矣。故曰氣會三焦，手少陽脈通於膻中。膻中臣使之官，爲氣之海，審此則知。三焦者，沖和之本，今三焦俱病，故腹脹氣滿，不得小便，溢而爲水爲脹也。治宜升降氣道，則腹滿自消，水道自利矣。

三和湯，治三焦病氣不升降，水道不利，漸成水脹。《究原方》三脘散

大腹皮炙　紫蘇莖葉　沈香　木瓜切，焙　羌活各二兩二分　白朮　川芎　木香　甘草炙　陳皮　檳榔麪炮，各一兩三分

右麤末，每服四錢，水一盞半，煎一盞，去滓，溫服，不計時，日夜三四服。

檳榔湯，治三焦榮衛不通，氣滿水脹。

檳榔五個　木香一兩　生薑切，焙　青皮　川芎　丁香　山藥各半兩　前胡一分

右麤末，每服四五錢，水一盞半，煎一盞，去滓，空心食前，日夜三五溫服。脚氣腫，加牽牛子末半兩。面目浮腫，加郁李人半兩。

木香枳殼散，治三焦病脹滿，水道不利。

木香　枳殼麩炒　白芷　蓬莪茂剉，炒　白朮　甘草炙　桂去麤皮，各二兩　益智子炒　青皮各三兩　陳麴炒　京三稜炮，各四兩

右細末，每服三錢匕，生薑鹽湯點服，不拘時日，夜三四服。

木香丸，治三焦病，腹脹氣滿，小便不利。

木香二兩　蓽澄茄四兩　牽牛子炒末，十二兩　檳榔紙裹煨炮，四兩　補骨脂炒，四兩

右細末，以清水和擣丸綠豆大，每服三十、五十，或七十丸，茶湯或熟水食後服。小兒婦人可服之，但姙婦不可服。

三焦有水氣

論曰，三焦有水氣者，氣滯不通，決瀆之官內壅也。蓋水聚於胃，氣能傳化，令氣不昇降，水聚不行，則脾經受濕，故爲腹滿浮腫之證。治宜導氣而行之，氣通則水自決矣。

茯苓飲，治三焦有水氣，滿悶不能食，消痰氣，令能食。

赤茯苓　人參　白朮　生薑各三兩　枳實麩炒，二兩　陳皮一兩半

右麤末，每服五錢，水一盞半，煎一盞，去滓，溫服，不拘時，日二三服。

茯苓湯，治三焦有水氣，胸脇支滿，目眩。

赤茯苓四兩　桂心　白朮　甘草炙，各三兩

右麤末，每服五錢匕，水一盞半，煎一盞，去滓，溫服，不拘時，日三服，夜一二服。

半夏茯苓湯，治三焦不順，心下痞滿，膈間有水，目眩悸動。

半夏五兩　生薑八兩　赤茯苓三兩

右㕮咀，每服五錢，水二盞，煎一盞，去滓，溫服，不拘時，日二三服。

甘遂散，治三焦水氣，四肢虛腫甚者。

甘遂一兩一分　檳榔生　木香　牽牛子半生半炒　萊菔子各二兩二分

右細末，每服二三錢，紫蘇葉木瓜湯調服，空心，利下水爲度。更量人虛實加減。

三焦脹

論曰，三焦脹者，經所謂氣滿於皮膚，殼殼然而堅，不痛是也。蓋脹有痛否，以別虛實。若鼓脹之類，內挾宿食，按之堅痛，是謂邪實。今三焦皮膚殼殼然而堅不痛，特以氣滿，爲虛脹而已，治宜昇降其氣則愈。

順氣白朮橘香湯，治三焦氣滿，皮膚堅脹。

白朮四兩　陳皮　赤茯苓　甘草炙，各二兩　附子炮，一兩　乾薑二分

右㕮咀，每服四五錢，水一盞半，薑三片，棗二個，煎一盞，去滓，溫服。若覺感寒，入荊芥煎。凡稍覺三焦不和，併服即效。

京三稜散，治三焦脹，和養脾胃，除積聚氣。

京三稜煨，十兩　神麴炒　大麥蘗微炒　木香　肉豆蔻　白檳榔　乾薑　甘草炙　杏人數炒　厚朴薑製，各一兩

右細末，每服三四錢，鹽湯服，不拘時，日二三服，夜一二服。

生薑丸，治三焦虚脹，通氣。

生薑去麤皮，切焙　厚朴薑製，各六兩　半夏一兩　陳皮六兩　人參　白茯苓　神麴微炒　大麥蘖炒，各一兩半

右細末，生薑汁麪糊和丸梧子大，曝乾，每服五十丸，或百丸，空心食前米飲服，日夜四五服。

匀氣散，治三焦脹，按之堅不痛。

京三稜煨　蓬莪朮炮　益智子　甘草　木香　桂心去麤皮　丁香各一兩　草豆蔻五個，炮去皮　肉豆蔻三個

右細末，每服三四錢，溫米飲，入鹽少許服之，空心夜卧服。小兒痞脹，熟水服半錢一錢。

均氣丸，治脾胃氣弱，不思飲食，嘔逆吞酸，腹内虚鳴，下利脹滿，飲食遲化，氣道否澀，升降不匀，水飲停滯，脇下偏痛，寒氣加之，結聚成形，動氣癖結，痼冷陳寒，久而不去者。常服建脾暖胃，調中進食，消飲匀氣。

茴香炒　木香　桂心去麤皮　桃人去皮尖，炒　京三稜炮　青皮　萊菔子炒　檳榔　沈香各八兩　厚朴薑製，一斤

右細末，酒煮麪糊丸梧子大，每服五十丸，或七八十丸，鹽熟水服，不計時候，日二三服。

食禁始中終，可禁鹽味，不禁則再發，不可救。禁濃鹽物則終身無患矣。

宜物

生薑　通草　乾棗　百合　山藥　芋　薊　榧實　牛蒡　芥　海藻　海帶　昆布　和布　山椒　蓼實

葱　山葵　韮　葫　蕪菁　水芹　麻子　生大豆　赤小豆　小麥　大麥　白角豆　海蛤　鰱魚　鯉　鰺　石首魚　鱸　鯛　海月　鴨　猯　狢　豬肝　雉　鴈　雲雀　鹿肉　豺狼

禁物

栗子　生棗　菱　烏芋　蕨生　蘘荷　茄子　蕎麥　苣菜　笋　菘　莢首　菌子　鱠　生冷物　油膩　蠣

黏米　婬酒肉

自餘則醫師病家臨於時，可好忌而已。

心腹痛

論曰，藏府氣虛，風寒客之，邪正相薄，故上衝於心絡而爲心痛，下攻於腹膜而爲腹痛，上下攻擊則心腹㽲痛。其或陰氣凝結，久而不散，內攻腸胃，則變爲寒，中脹滿泄，利之證。

當歸湯，治暴冷心腹痛，頭面冷汗出，霍亂吐下，脈沈細，及傷寒冷毒下清水。

當歸　人參　乾薑　白茯苓　厚朴薑汁製　南木香　桂心　桔梗炒　芍藥　甘草炙，各二兩

右麤末，每服四五錢，水一盞，煎七分，去滓，溫服，頻四五服。又徐日三服，夜一二服。

厚朴湯，治心腹卒痛。

厚朴四兩　吳茱萸三兩

右麤剉，每服四五錢，水一盞半，煎至一盞，去滓，溫服，日二三服，加桂心二兩，尤佳，名桂朴散。

心腹卒脹痛

論曰，胃爲水穀之海，足陽明之脈也。陽明之脈絡屬心，心胃不和，寒氣乘之，則氣聚於胃中，令水穀不化，胃滿連心，故心腹卒脹痛也。

高良薑二兩　當歸　桂心各一兩二分　厚朴薑製，一兩

右麤末，每服四五錢，水一盞半，煎一盞，去滓，溫服，日二三服，夜一二服。

柴胡湯，治心腹氣滯，卒脹滿悶。

柴胡二兩半　赤茯苓　陳皮各二兩　厚朴一兩半　紫蘇莖葉　檳榔各三兩　生薑去皮，薄切，焙乾，五兩

右麤末，每服五錢，水一盞半，煎一盞，去滓服，如人行五里再服，利動即效。

檳榔湯，治心腹卒脹痛。

檳榔十個　生薑去皮切，焙乾　陳皮　枳殼　甘草各三兩　大黃炒　木香各二兩

右麤末，每服四五錢，水一盞半，煎一盞，去滓，溫服，微利即效。

高良薑湯，治氣攻心脇，或冷結腹痛，不下飲食。

高良薑　當歸　厚朴各二兩　桔梗炒　陳皮　吳茱萸各一兩半　桃人麩炒，二十個　訶梨勒微煨，去核，十個

右麤末，每服五錢，水二盞，生薑五片，煎取一盞，去滓，溫服，日三服。

腹虛脹

論曰，胃氣脹，則令人腹滿不能食。此蓋脾胃虛弱，冷氣搏於陰經，故胃脹滿塞而不能飲食。其氣虛者，但虛脹而膨滿於腹肋也。

厚朴三稜丸，治心腹虛脹，兩脇疼痛，不欲飲食。

厚朴六兩　京三稜　半夏　檳榔各三兩

右細末，煮棗肉和丸如梧桐子大，每服三十、五十丸，空心食前，生薑沸服，日二三服，大便結則加萊菔子末一兩，牽牛子末五兩。

吳茱萸丸，治中焦冷氣，腹脹，飲食不消。

吳茱萸　桂心各二兩二分　檳榔子一兩一分　陳皮二兩三分

右細末，醋麪糊丸，如梧子大，每服二三十丸，或五十丸，生薑湯服，不拘時，日二三服。

丁香丸，治久腹脹滿悶。

丁香　木香各一兩　白朮　甘草　厚朴　乾薑　陳皮　神麴炒　麥蘖炒　蓽撥　大黃炒，各二兩

右細末，煉蜜丸如彈子大，每服二三丸，食前細嚼米飲服。

橘皮丸，治久腹脹氣滯，腸胃結澀。

陳皮　青皮　乾薑　大黃炒　京三稜炮　厚朴　牽牛子半生半炒，末各二兩　蓬莪朮一兩二分，炮

右細末，醋麪糊丸如梧子大，食後生薑湯服五十丸，或七八十丸，日二三服。

木香丸，治久腹脹無力，不思食。

南木香　陳皮　白朮各一兩　檳榔二兩　萊菔子微炒，四兩

右細末，煉蜜丸如梧子大，每服三十丸、五十丸，或七十、八十丸，生薑湯服，不拘時，日二三服。

草豆蔻湯，治腹脹腸鳴，切痛不食。

草豆蔻去皮　木香　桂心　川芎　赤芍藥　白朮　檳榔　陳皮各二兩　當歸一兩二分

右麤剉，每服四五錢，水一盞半，煎一盞，去滓，溫服，空心食前，日二三服。

高良薑湯，治脾虛腹脹，腸鳴切痛，食少無力。

高良薑半兩　人參三分　草豆蔻去皮　陳皮　訶子皮各一兩　丁香半兩　厚朴一兩半　桂心三分　甘草一分

右麤剉，每服四五錢，水一盞，棗三個，去核，煎七分，去滓，溫服，不拘時。

腹內結強

論曰，血氣溫則流通，寒則凝結，腹內結強者，風冷邪氣積於腹中，凝結而不散，與正氣相擊，上下流走，或按之有根，狀如覆杯，食寒則腹中鞕滿，妨害飲食，留滯經久，則變結瘕。

檳榔丸，治寒氣結強，腹內疼痛。

檳榔　赤芍藥　桂心　乾漆（炒盡煙）　京三稜（炮）　蓬莪朮（炮剉，各三兩）

右細末，醋麪糊丸如彈子大，以辰砂爲衣，每服一二丸，生萊菔一塊同嚼，溫湯服下，不拘時，日二三服。

丁香皮煮散，治寒氣結強，日久不消。

丁香皮　京三稜　檳榔　白朮　薑黃（或用老生薑）　陳皮　當歸　甘草（各二兩）

右細末，每服四五錢，水一盞半，生薑三片，煎一盞，去滓，溫服，日三服，夜一服。

白朮散，治冷氣不散，腹内結強，堅鞕疼痛。

白朮　厚朴　人參　吳茱萸　白茯苓　麥蘗（炒）　陳神麴（炒）　川芎（各三兩）

右細末，每服四五錢，沸湯點服，日二三服。

䐜脹

論曰，《内經》謂，濁氣在上，則生䐜脹，此陰陽反作，病之逆從也。夫清陽爲天，濁陰爲地，二者不可相干。今濁氣在上，爲陰氣干擾，清陽之氣，鬱而不散，所以䐜脹滿而常若飽也。

吳茱萸湯，治陰盛生寒腹滿䐜脹。

吳茱萸　厚朴　桂心　乾薑（各二兩）　白朮　陳皮　人參（各一兩）　蜀椒（去目，炒出汗，半兩）

右㕮咀，每服四五錢，水一盞半，生薑三片，煎七分，去滓，溫服，日三服。

白朮湯，治䐜脹不能食，背上冷汗出。

白朮　人參　厚朴　陳皮（各三兩）　桂心（二兩）

右麤剉，每服四五錢，水一盞，生薑三片，煎七分，去滓，熱服，日三服，不拘時。

鼓脹

論曰，《內經》謂有病心腹滿，旦食則不能暮食，名爲鼓脹。夫水穀入口，則胃實腸虛，食下則腸實胃虛。若乃飲食不節，寒溫失宜，胃滿氣逆，聚而不散，大腸無以傳導，故心腹逆滿，氣鼓而脹也。旦食不能暮食，則以至陰居中，五陽不布，水穀化遲而然也。

白朮一兩半　木香　陳皮各一兩　芍藥一兩半　桑白皮　木通各二兩　牽牛子末二兩半

右麤末，每服五錢，水一盞半，煎一盞，去滓服，日一二服，空心早朝。又每服以煎湯入牽牛末一二錢調服，尤佳。

備急四神丸，治腹滿脇肋痛不可忍。

桂心　附子炮　乾薑炮，各一兩　巴豆霜一兩

右細末，煉蜜丸如小豆大，每服三丸、五丸或七八丸，溫湯服下，曉更服之，兩三行利後，以白粥補之，當下諸惡物黃綠水，三日後，亦可服之，兩三服即差。

覆載萬安方卷第十七

嘉曆元年九月二十七日朱點了　性全

同二十九日墨點了，冬景鑒之。　性全

朱墨之紙數五拾五丁

泄瀉門（水痢也。和語荒痢）

一水瀉

二濡瀉

三飧泄（風泄）

四洞泄寒中

五鶩溏

覆載萬安方卷第十九

性全　選

泄瀉門サハラ水痢也。和語荒痢。

論曰，脾與胃合，俱象土。外榮肌肉，腐熟水穀，風寒暑濕襲於外，則留連肌腠，傳於脾胃。食飲不節害於內，則腸胃乃傷，不化糟粕，皆能爲病。所得之源不一，故立名多端，且久風入中，則爲飧泄。濕勝則爲濡瀉，寒中則爲洞泄，暑勝則爲毒痢，而又或冷，或熱，或赤，或白，或色雜，或腸垢，或滯下，或休息，或疳，或蠱之類，種種不同。悉由將攝失宜，飲食不慎，致腸胃不調，邪氣交攻。施治之方，則有宜調補，宜攻化，宜收斂，宜滲泄，各隨所宜以用之。

〇初虞世《養生必用方》曰，《方言》泄利，則今人謂之瀉痢，即膿血雜下，後重迫急，俗醫呼爲裏急後重。

水瀉五瀉者，一水瀉，二濡瀉，三飧瀉，四洞泄寒中，五鶩溏。

論曰，《內經》謂諸厥固泄皆屬於冷，暴注下迫皆屬於熱，蓋爲冷熱不調，氣不相濟也。脾胃怯弱，水穀不分，濕飲留滯，水走腸間，禁固不能，故令人腹脹下利，有如注水之狀，謂之注泄，世名水瀉。

木香散，治水瀉不止。

青木香　黃連炒，各二兩　訶皮炒，一兩二分　龍骨一兩　厚朴一兩二分

右細末，每服四五錢匕，空心以粥飲調服，日午再服，晚亦服之，以差爲度。小兒以意加減服之。

厚朴散，治一切水瀉及冷痢。

厚朴薑製　乾薑半生半炮，各二兩二分　陳皮二兩　白朮二兩二分　甘草半生半炙，一兩一分

右細末，每服四五錢匕，空心食前，米飲調服，日三服，夜二服。如霍亂吐瀉，新汲水服之。

㪷門散，治暴注水瀉，日夜無度。

橡㪷子去刺用殼子　訶子皮煨，去核　黃連各三兩

右細末，每服四五錢，米飲服食前，日二三服，夜一二服。

厚朴散，治暴水瀉不止。

厚朴薑製　訶子皮各三兩　甘草炙　黃連炒　肉豆蔲　白朮　乾薑　赤茯苓各一兩二分

右細末，每服四五錢匕，溫米飲服，日夜四五服。

木香丸，治脾胃虛冷，腸滑水瀉，如休息痢不止。

木香　白堊大煆　肉豆蔲人　丁香各一兩一分　乾薑炮　訶子皮煨　龍骨各二兩二分　黃連六兩

右細末，蜜丸梧子大，每日空心米飲五十丸，或七八十丸服，日中日晚同服未止，可治，至百餘丸。

訶梨勒丸，治水瀉腸滑不禁。

訶梨勒四兩　乾薑炮　龍骨　赤石脂各二兩

右細末，以稀麵糊丸梧子大，每服三十丸，或五十、七十丸，或百丸至百五十丸，以米飲空心食前，日三服，夜一二服。

又方

取羊蹄根，曬乾刮去皮，擣羅爲散，每服米飲調服，日四五錢匕，日夜四五服。

又方

取熟艾半斤，或一二斤，慢火炒，令熱布裹坐之，冷再炒坐。

木香散《局方》，治脾胃虛弱，内挾風冷，泄瀉注下，水穀不化，臍下疞痛，腹中雷鳴，胸膈痞悶，脇肋虛脹，及積寒久利，腸滑不禁，肢體羸困，不進飲食。

丁香二分　藿香一兩　當歸二分　附子　赤石脂各一分　肉豆蔻二分　訶子皮一分三朱　木香　甘草各二分

右細末，每服三四錢，水一盞半，生薑三片，棗三個，煎一盞，空心食前，日三五服，夜一二服。

七棗湯《局》，治脾胃虛弱，内受寒氣，泄瀉注下，水谷不分，腹脇脹滿，臍腹疞痛，心下氣逆，腹中虛鳴，嘔吐惡心，胸膈痞悶，困倦少力，不思飲食。

茴香二兩，炒　益智四兩　川烏頭二兩，炮　縮砂二兩　乾薑一兩　甘草一兩二分　厚朴四兩

右麤末，每服五錢，水二盞，入棗七個打破，煎一盞，去滓，溫服，食前空心，日夜四五服。胃風湯《局》，治大人小兒，風冷乘虛入客腸胃，水穀不化，泄瀉注下，腹脇虛滿，腸鳴疞痛，及腸胃濕毒下如豆汁，或下瘀血，日夜無度，並宜服之。

白朮　白芍藥　川芎　人參　當歸　肉桂　茯苓各三兩

右麤末，每服五錢，水二盞，粟米一撮，同煎一盞，去滓，熱服，空心食前，日三五服，夜一二服。小兒量歲與之。

半硫圓《局》，除積冷，暖元藏，濕胃脾，進飲食，治心腹一切痃癖冷氣，及年高風秘、冷秘，或泄瀉等，

並皆治之。

半夏湯洗七次，焙乾溫　硫黃天熱以柳木搥千杵，研，各十兩

右等分，以生薑自然汁同熬，以麪糊杵和數百下，圓如梧子大，每服空心三十丸，或五十丸，或七八十丸百丸，以溫酒或米飲服之，日二三服。婦人以醋湯服。

私名曰黃玉圓，久瀉人久服必有驗。

戊己圓《局》，治脾受濕氣，泄利不止，米穀遲化，臍腹刺痛，小兒疳氣下痢亦治之。

黃連　吳茱萸　白芍藥各五兩

右細末，麪糊丸梧子大，每服五十丸，或七八十丸至百丸，以濃米飲，空心食前，日三五服。○初虞世《必用方》治水泄，不以老小寒熱治之方。黃連、白芍藥、吳茱萸各等分，以慢火炒。右細末，每服二三錢，水一盞，煎至六分，去滓，溫服，食前，日二三服。小兒量與，急切只以沸湯或米飲調服。若不奈苦，即以蒸餅水漫和丸如桐子大，更丸一等如黃米大與小兒，每服三十、五十丸，溫米飲下。

肉豆蔻《局》，治脾胃氣虛，腹脇脹滿，水穀不消，藏府滑瀉，腹內虛鳴，困倦少力，口苦舌乾，不思飲食，日漸瘦弱。

蒼朮米泔浸一宿，焙，四兩　茴香炒，一兩　乾薑二兩　肉桂一兩　肉豆蔻麪炮，三兩　烏頭炮，一兩　訶子皮一兩　厚朴薑製，二兩　甘草炙，二兩　陳皮二兩

右細末，每服四五錢，水二盞，生薑五片，棗二個，煎一盞，溫服，日二三服。

參苓白朮散《局》，治脾胃虛弱，飲食不進，多困少力，中滿痞噎，心忪氣喘，嘔吐泄瀉，咳噫。此藥中和不熱，久服養氣育神，醒脾悅色，順正辟邪。

人參　白茯苓　白朮　山藥　甘草炙，各四兩　白萹豆薑汁炒，三兩　縮砂仁　蓮子肉　桔梗炒　薏苡各二兩

右細末，每服二三錢，或四五錢，以煎棗湯服。《究原方》治喘咳，飲酒必發，同橘皮半夏湯，用生薑、桑白皮煎。

私云，泄瀉水利加肉豆蔻(麪炮)**三兩。**

如神止瀉圓《局》，治藏府虛寒，脾胃受濕，泄瀉無度，腸鳴腹痛，不進飲食，漸致羸瘦。

半夏(八兩) 川烏頭(米泔浸，去皮，切作片子，焙乾，用鹽四兩同炒黃色，去鹽，秤四兩) 蒼朮(米泔浸，去黑皮，焙，八兩)

右細末，以薑汁米糊爲丸梧子大，每服五十丸、七十丸，或百丸，空心食前，以米飲服之，日夜四五服。《三因方》云，方書所載瀉利與《經》中所謂洞泄、飧泄、溏泄、溢泄、濡泄、水穀注下等，其實一也。仍所因有內、外、不內外，差殊耳。《經》云，寒甚爲泄，春傷風，夏飧泄。論云，熱濕之氣，久客腸胃，滑而利下，皆外所因。喜則散，怒則激，憂則聚，驚則動，藏氣膈絶，精神奪散，必致溏泄，皆內所因。其如飲食生冷、勞逸所傷，此不內外因。以此類推，隨證主治，則不失其病源也。

桂香圓《三因》，治藏府虛，爲風寒所搏，冷滑注下不禁。老人虛人危篤累效。

附子(炮) 肉豆蔻(炮) 白茯苓(各二兩二分) 桂心 乾薑 木香(各一兩一分) 丁香(二分三朱)

右細末，米糊丸梧子大，每服五十丸、七十丸，或百丸，或二三十丸，空心食前服之，日夜五服。

香朴丸《三因》，治腸胃虛冷泄瀉，注下無度，脾虛氣閉，不進飲食。

厚朴(薑製，五兩) 白朮(三兩) 茴香(炒) 陳皮(各三兩) 訶子(炮) 赤石脂(各一兩二分，煆)

右末，麪糊丸梧子大，每服五十丸、七十丸，或百餘丸，空心食前，以米飲服之。常服暖腸胃進食。

建脾散《三因》，治五泄，或青白五色雜下，休作無時。

烏頭(炮，二兩) 厚朴 甘草 乾薑(各二分三朱)

右細末，每服五錢，水二盞，薑五片，煎一盞二分，熱服，日二三服，夜一二服。

止瀉如神圓《三因》

川烏頭泔浸，切片，以鹽同炒，去鹽　半夏　蒼朮各八兩

右細末，以薑汁糊丸如梧子大，每服七八十丸，或百餘丸，空心食前，以米飲服，日三五服。凡治瀉，須先理中焦，如理中湯、圓是也。次即分利水穀，如五冷散等是也。治中不效，然後斷下，即用禹餘糧、赤石脂等是也。《玉機真藏論》云，五虛死，謂脈細，皮寒，少氣，前後泄利，飲食不入，得此五必死。其有生者，漿粥入胃，泄注止，則活也。又《金匱經》云，六腑氣絶於外者，手足寒，上氣脚縮。五藏絶於内者，下利不禁，甚者手足不仁，脈沈弦者爲下重，脈大者爲未止。泄利，手足厥冷，無脈，灸之不溫，脈不還，微喘者死。有微熱而渴，自汗，脈或微弦數弱，法並當自愈。或脈沈遲而面少赤，身微熱，欝冒汗出而解，必微厥。所以然者，以其面戴陽，下虛故也。泄利後，腹脹滿，身體疼痛者，先溫其裏，後攻其表。

百中散私案，治諸泄瀉，百不失一。

肉豆蔻五兩，麸炮　縮砂二兩，炒　丁香一兩，去花，同炒

右細末，每服五錢匕，或六七錢，以米飲或粟飲服，空心食前，日三四服。僅二三服，必有驗。若利止，則可服禾嘉散、六味、八味、平胃散。若微利不止，則禾嘉散、平胃散一服各加肉豆蔻二三錢，可服之。徐得平愈也。貴賤老若，大人小兒，皆可用之。

又方《口傳》

肉豆蔻五個　丁子二十粒

右肉豆蔻每顆以錐作兩三穴，每穴串塞丁香，以麪裹，炮，去麪。共丁香切抹，分作二服，以白粥頓服

之，一劑不止，則可至二三劑，必得安全。

若渴飲，即五冷散加肉豆蔻，入竹葉、燈心煎可服。

灸所

脾俞（百壯） 大腸俞（十六椎左右，百壯） 巨闕（五十一壯） 胃脘（百壯） 水分（臍上一寸，五十壯） 氣海（百壯） 關元（臍下三寸，百壯）

濡泄（依濕氣得之。）

論曰，《內經》云，濕勝則濡瀉。《甲乙經》云，寒客下焦，傳爲濡瀉。夫脾爲五藏之至陰，其性惡寒濕，今寒濕之氣內客於脾，則不能埤助胃氣腐熟水穀，致清濁不分，水入腸間，虛莫能制，故洞泄如水，隨氣而下，謂之濡瀉。

［治腸胃受濕，濡瀉不止，肉豆蔻散方］（原闕，據《聖濟總錄》補）

肉豆蔻　黃連　訶子皮（各二兩）　甘草（炙）　白朮　乾薑　赤茯苓（各一兩二分）　厚朴（薑製，二兩二分）

右細末，每服四五錢匕，空心食前，以米飲服，日夜四五服。

豆蔻分氣飲（《大全良方》）　治藏府虛寒，泄瀉無度，瘦極，及婦人產後洞泄，危篤甚。

藿香葉　草豆蔻（炮，去皮）　青皮（各四兩）　甘草　丁香（各半兩）　烏梅（五十個）　肉豆蔻（十個，炮）

右㕮咀，每服四五錢，水二盞，糯米二分，煎一盞二分，去滓，溫服。

胃苓散（《大全》）　治夏秋之間，脾胃傷冷，水穀不分，泄瀉不止。又療男子。

五苓散　平胃散（四味、六味）

右等分合和，每服七八錢，水二盞，入生薑五片，棗三個，煎一盞二分，空心食前數服。

豆蔻散，治脾胃傷濕，濡瀉不止。

肉豆蔻五個，大　甘草炙，一兩　厚朴一兩二分

右細末，每服四五錢匕，米飲或沸湯服，食前，日夜三五服。

枳殼湯，治濡瀉暴下不止。

枳殼去穰，麩炒，二兩　黄連炒　厚朴薑製，各二兩三分　甘草　阿膠炒，各一兩一分

右麤末，每服五六錢，水二盞，煎一盞，去滓，空心食前，日三四服。

附子丸，治濡瀉不止，或冷痢無度。

附子炮　良薑各二兩二分　甘草炙，二分三朱

右細末，陳米煮糊丸梧子大，每服五十丸，或七八十丸，米飲服，日三五服，不拘時候。

樗根散，治濡瀉，裏急後重，數走圊。

樗根皮二兩二分　枳殼炒，一兩一分　甘草炙，二分三朱

右細末，每服三四錢匕，粥飲服之，食前一服必止，不止即可至兩三服。

薑連散，治久患脾泄瀉。

生薑十兩，剉　黄連三兩

右㕮咀一處，以慢火炒，令薑赤色，去薑取黄連，細末，每服三錢，空腹，以臘茶清調服，不過三服，差。

飱泄風泄也。依晚食、夜食得此病，故云飱也。

論曰，經云，清氣在下，則生飱泄。又曰，久風爲飱泄。夫脾胃，土也。其氣沖和，以化爲事。今清濁交錯，風邪之氣得以干胃，故沖氣不能化，而食物完出。夕食謂之飱，以食之難化者，尤在於夕，故食不化

而泄出，則謂之飧泄，此俗所謂水穀痢也。

白朮湯，治風冷入中，飧泄不止，脈虛而細，日夜數行，口乾腹痛。

白朮　厚朴　當歸　龍骨各二兩二分　熟艾炒，一兩一分

右麤末，每服五錢，水二盞，入生薑三片，煎一盞，去滓，空心，日中日晚溫服。

地榆湯，治腸胃受風，飧泄無度，或下黄水，腹脇痛悶。

地榆　厚朴　當歸各二兩　艾葉炒　吳茱萸炒　高良薑各一兩一分

右麤末，每服五錢，水二盞，煎一盞，去滓，空心食前，日二三服。

茯苓湯，治飧泄米穀完出。

赤茯苓　厚朴　黄連炒，各二兩二分　乾薑炮，一兩一分

右麤末，每服五錢，水二盞，煎一盞，去滓，空心食前，日二三服。

高良薑湯，治腸胃受風，久爲飧泄，下痢嘔逆，腹内疞痛。

高良薑　木香　赤茯苓　檳榔　人參各二兩　肉豆蔻炮　吳茱萸炒　陳皮炮　縮砂各一兩二分　乾薑三分

右麤末，每服四五錢，水二盞，煎一盞，去滓，溫服，不定時，日夜三五服。

○《翰良方》木香散，治藏府冷極，皮久冷傷憊，口瘡下泄，穀米不化，飲食無味，肌肉瘦瘁，心多嗔恚。婦人産後虛冷下泄，及一切水瀉冷利。木香、破故紙各一兩、良薑、縮砂肉、厚朴薑製，各三分、赤芍藥、陳皮紅、肉桂、白朮各半兩，胡椒、吳茱萸各一分，肉豆蔻四個，檳榔一個。右爲細，每服三錢，用不經水豬肝四兩許，去筋膜，批爲薄片，重重摻藥，置一鼎中，入漿水一椀，醋一茶腳許，蓋覆，煮肝熟，入鹽一錢，葱白三莖，細切生薑彈子許，拍破同煮水欲盡，空心爲一服，冷食之。初服微瀉，不妨，此是逐下冷氣，少時自止。經年冷痢，滑

瀉，只是一服，渴即飲粥湯下。忌生冷油膩物，如不能食冷物，即添少漿水暖服。《翰良方》有傳，可見。〇嘉興謝醫得此方，惡其煩，只用漿水煮豬肝爲圓如梧桐子大，每服五十圓，粥飲下，其效亦同。若暴瀉痢，只是一服，唯熱痢熱瀉不治。予家極寶此藥，大可驚異，非餘藥可比。

豆蔻散，治飧泄水穀不分，溫脾，止腹痛，進食。

草豆蔻　乾薑　甘草　高良薑　陳皮各三兩

右㕮咀，都作一處，以麵裹埋糖灰炮，令黃熟，取出藥，去麪，細末，每服四五錢匕，陳米飲調服，食後，日三五服。

訶梨勒散，治泄痢無度。

訶梨勒皮　母丁香各五個　肉豆蔻麪炮，二個　甘草炙，一錢重

右細末，每服三四錢，米飲服，食前，日二三服。

木香散，治腸胃冷氣，飧泄不止。

木香　阿膠　訶子皮　黃連炒，各一兩一分　乾薑炮　吳茱萸炒　龍骨各二分三朱

右細末，每服四五錢，米飲，空心食前，日三服，夜一二服。

薑米散，治脾胃氣虛，腹脹飧泄，困劣，服煖藥即嘔逆，食飲不入。

陳米一盞許，用生薑自然汁浸米，熬乾，炒令黃，擣羅　肉豆蔻　草豆蔻二十個，煨去皮　陳皮炒　甘草炙　燒鹽各二兩二分，研

右細末，每服四五錢匕，沸湯點服，不拘時候。

洞泄寒中

論曰，《内經》云，長夏善病洞泄寒中，洞泄謂食已即泄，乃飧泄之甚者。此因春傷於風，邪氣留連，

至夏發爲飧泄，至長夏發爲洞泄。蓋當春之時，陽氣在表，爲風邪所中，入客於經，未至府藏。風者陽氣也，東方木也。木能勝土，脾胃受之，仲夏則陽盛之時，以陽邪之氣逢陽盛之時，重陽必陰，病在脾胃，故爲飧泄。陰生於午，至未而盛，是爲長夏之時，脾土當王，脾爲陰中之至陰，則陰氣盛，陰盛生内寒，故令人府藏内洞而泄，是爲洞泄寒中之病。

附子丸，治洞泄寒中，注下水穀，或痢赤白，食入即出，食物不消。

附子炮　烏梅肉炒乾，各二兩二分　乾薑炮，三兩三分　黄連炮，五兩

右細末，蜜丸梧子大，每服三十丸，或五十丸、七八十丸，空心食前，夜臥米飲服，日二三服。熟艾湯，治洞泄冷痢。

熟艾炒　附子炮　甘草炙　乾薑炮　赤石脂各一兩一分　黄連三兩二分　阿膠炒，二兩

右麤末，每服四五錢，水二盞，煎一盞，去滓，空心食前，溫服，日三五服。

紅豆散，治洞泄寒中，注下不禁，不思飲食。

紅豆蔻　附子大者，炮　乾薑炮　硫黄細研，各三兩

右細末，每服三四錢匕，以溫粥飲，空心食前服之，再服、三服當愈。

溫中丸，治脾胃虚寒，洞泄不止，四肢逆冷，心腹疞痛。

肉豆蔻　硫黄研　乾薑用生　附子炮　龍骨各二兩

右細末，麪糊丸梧子大，每服五十丸，或七十丸，食前以艾湯服，日三五服。

訶梨勒丸，治五泄痢。

訶子皮半生半炮，去核　肉豆蔻　木香各二兩　乾薑炮　甘草炙，各一兩一分

右細末，米醋糊丸梧子大，每服三十丸，或五十、七十百丸，米飲服，日三服，夜二服。

黄連當歸湯，治洞泄寒中，水穀不化。

黄連　當歸　甘草各二兩　酸石榴皮剉炒，四兩

右麤末，每服五錢，水二盞，煎一盞，去滓，溫服，空心食前，日二三服。

鶩溏利色青黑如鶩屎。溏，屎也。

論曰，脾氣衰則鶩溏，蓋陰中之至陰脾也，爲倉廩之官，若脾胃氣虚弱，爲風冷所乘，則陰氣盛，陰氣盛則藏寒，糟粕不化，故大便色黑，狀如鶩溏也。

又大腸有寒，亦曰鶩溏。

○脾藏納入食物，喻如庫倉納米穀，故云倉廩之官也。

茱萸丸，治脾氣不足，鶩溏青黑。

吳茱萸炒　乾薑　赤石脂　陳神麴炒　當歸各二兩　厚朴二兩二分

右細末，煉蜜丸梧子大，每服五十丸，或八九十丸，空心食前，米飲服，日三五服。

木香丸，治鶩溏所下瘀黑。

木香　烏頭生用，去皮臍　當歸各二兩　烏梅肉炒，一兩一分

右細末，用粟米一合，醋一升半，熳米煎稠，和丸梧子大，每服二三十丸，或五七十丸，食前米飲，日三五服。

蓽撥丸，治腸胃久寒，大便鶩溏。

蓽撥　附子炮　乾薑　厚朴　肉豆蔻炮，各二兩半　龍骨　訶子皮　縮砂各一兩一分

右細末，麪糊丸梧子大，每服三十、五十丸，或七八十丸，食前空心，米飲，日二三服。

《醫說》第六云，又有一種泄瀉，作冷、作積、作心氣不足治之，及服硫黄、附子甚多，皆不效。因服火杴丸而愈，此腸胃有風冷也。胃風湯兼煖藥亦佳。又云，歐陽文忠公常得暴下，國醫不能愈。夫人云，市人有此藥，三文錢買一貼，甚效。文忠公曰，吾輩腑藏與市人不同，不可服。夫人使以國醫藥雜進之，一服而愈。召賣藥者，厚遺之，求其方，乃肯傳，但用車前子一味，爲末，米飲服二錢匕。云，此藥利水道而不動氣，水道利，則清濁分，穀臟自止矣。《良方》

私云，可服七八錢、十錢，日夜數服。又云，憲宗賜馬惣治瀉痢腹痛方，以生薑和皮切碎如粟米，用一大盞並草茶相等煎服之。元祐二年，文潞公得此疾，百藥不效，而予傳此方而愈。《本草》云薑茶方云云。

又云，肉豆蔻剜作甕子，入通明乳香少許，復以末塞之，即用麪和少許，裹豆蔻煨焦黄爲度，三物皆碾末，仍以茶末對烹之。《大全集》《東坡集》

又云，半夏，今人惟知去痰，不言益脾，蓋能分水故也。脾惡濕，濕則濡而困，困則不能制水。《經》曰，濕勝則瀉。一男子，夜數如廁，或教以生薑一兩碎之，半夏以湯洗，與大棗三十枚，水三盞，甆瓶中，慢火燒爲熟，水時時呷，數日便已。

○火杴丸，又云莃薟丸。取雌蒼耳葉九蒸九曬，而作丸服之。

○初虞世《必用方》云，治水瀉不止，車前子炒過末，三五錢，米飲服。舊傳云，歐陽文忠公嘗病水瀉，諸藥不效，一卒獻此得安。予累試皆效。

○肉豆蔻、乳香、麪，三物治泄痢。《可用方》去麪不用，只豆蔻、乳香二物末，以軟飯丸，以薑湯服。名乳豆丸。肉豆蔻、乳香麪、茶末，合點服乳。

加味五苓湯《嚴氏》，治伏暑二氣，及胃濕泄瀉注下，或煩，或渴，或小便不利。

赤茯苓　澤瀉　木豬苓　肉桂　白朮各一兩　車前子半兩

右㕮咀，每服四五錢，水一盞半，生薑五片，煎一盞，去滓，溫服，不拘時候，或加肉豆蔻二兩尤佳。

育腸散《口傳》，治瀉利，洞泄，赤白痢。

黃蘗皮去黑皮，二十兩　柘榴枝去黑皮，十兩

右合和，每服三五錢匕，以米飲服。赤痢血痢，即以粟米飲，及糯米飲服之。傷寒後利尤佳。又加雲母粉五兩尤佳，名雲母散。夏月炎暑之時，人多泄瀉，謂之暑利，以井水服之尤佳。神挍必痊散，治一切泄瀉，赤白痢，不問近遠、冷熱，無不痊。

草菓三個，二分，不去皮切之　烏梅七個，不去核，打破　罌粟殼十四個，醋炙　白朮二分　茯苓二分　南木香二分

右㕮咀，每服五錢重，水二盞，煎一盞，去滓後，入酢一蜆殼，溫服，二三服必有神效。最秘神藥也，服之無不效。

〇五倍子治五色瀉利

〇《翰良方》云，小柴胡湯，赤白痢尤效，痢藥中無如此妙。蓋痢多因服暑，此藥極解暑毒。凡傷暑之人，審是暑暍，不問是何候狀，運進數服即解。

《事林廣記》云，五倍子炒乾，研爲細末，以井花水調丸梧子大，泄瀉，每服三五十丸，以井水服之。白痢以乾薑湯服，赤痢以甘草湯服，黑血痢以烏梅湯服之。

又灸神穴尤有驗。神穴者，臍孔中心也。可灸五十壯，或百壯。李淳風云，以乾鼠糞，每年一壯，灸神穴，不老顏還童云。

覆載萬安方卷第十九

《究原方》第六虛損篇云，火輪丸治小腸腎氣，並藏府泄瀉，脾胃怯弱不進飲食，《事證選方》等諸方同。

附子炮　乾薑炮　肉豆蔻麪裹，煨，各三兩

右等分，細末，薄麪糊丸如桐子大，每服五十丸，米飲服，不計時候。

私云，腎脾虛損人，常患腸鳴泄瀉，服之無不愈者也。治一切冷利，萬不失一。性全深秘之，猶未容易稱名字，自號三聖圓。

《魏氏家藏方》第三有加味火輪，載於此《萬安方》第五十六卷。

嘉曆元年十月三日於燭下朱點了

性全　六十一

同四日於燈下墨點了

老眼之間點畫不分明。冬景感老情而彌可勵學。

性全

朱墨之紙數三拾二丁

覆載萬安方卷第十九

滯下門滯者，秘澀不滑名也。如云凝滯結滯。

一白滯痢
二冷痢
三熱痢
四赤痢
五血痢
六膿血痢
七赤白痢
八恊熱下痢
九氣痢
十休息痢
十一蟲痢
十二久痢
十三下痢裏急後重
十四痢兼渴
十五痢兼腫
十六痢後脫肛

十七痞𧏾

十八諸痢惣治

十九酒痢

覆載萬安方卷第二十

性全　選

滯下門滯者，秘澀不滑之名也。如云凝滯、結滯。

白滯痢此《萬安方》第四十六卷小兒痢病中有奇方，可勘用彼。

論曰，白滯痢者，冷痢之類。蓋腸虛受冷，留而不去，與津液相搏，結滯如膿，或如凝脂，腹痛而下，故爲白滯痢。

〇宋初虞世之《養生必用方》云，古人凡奏圊頻併，皆謂之利。尋常水瀉謂之利，米穀不化謂之米穀利，或言下利清穀。清，冷也。

〇痢謂之滯下，言所下濡滯，膿血點滴，坐圊遲久，豈不謂之滯下也。痢有四種，寒熱疳蟲是也。白多爲寒，赤多爲熱，兼以後重，赤白相雜爲疳，蟲則純下血也。謂隨證用藥，不若今人之妄意也。

人參湯，治白滯痢及小便白。

人參　龍骨　當歸　乾薑　白茯苓　甘草炙，各一兩一分　厚朴炙，二兩二分

右麤末，每服五錢，水一盞半，煎一盞，去滓，空心，日午日晚服。小兒量大小加減。

赤石脂散，治白膿痢。《局方》名桃花散

赤石脂碎，二兩三分　乾薑炮，二兩
右細末，每服三四錢，米飲服，空心食前夜臥。
豆蔻湯，治白滯痢，心腹脹滿，不下食。
肉豆蔻　甘草　乾薑各一兩二分　厚朴薑製，三兩三分
右麤末，每服五錢，水一盞，煎七分，去滓，空心，日中晚食前，日二三服。
白朮湯，治白滯痢及水痢，日夜一二十行，心下痛。
白朮二兩　甘草炙，一兩一分　厚朴薑製，二兩二分　黃蘗去麤皮，炙　龍骨各一兩一分
右麤剉，每服五錢，水一盞半，生薑五片，煎一盞，去滓，空心溫服，日二三服。
黃連湯，治白滯痢，久不差。
黃連炒　厚朴薑製，各五兩
右麤剉，每服五錢，水一盞半，煎一盞，去滓，食前，日二三服。

冷痢

論曰，下痢，其色或青，或白，或黑者，皆痢也。此因腸胃虛弱，寒氣乘之，故令人大便痢下青黑。若其痢色白而食不消者，寒中也。當診其脈，沉則生，浮則死。其人素有積寒即成，久冷痢，有膿也。
肉豆蔻湯，治冷痢。
肉豆蔻　甘草炙剉，各三兩
右剉散，每服五錢，水一盞半，煎一盞，去滓，空心日午晚溫服。
牡蠣湯，治冷白滯痢腹痛。

牡蠣煅，三分　赤石脂　乾薑　當歸切，焙　龍骨　白朮各三分　附子炮　甘草　人參　芍藥各二分

右吹咀，每服五錢，水一盞半，煎一盞，去滓，空心食前，晚日三四服。或下膿加厚朴一兩，或嘔逆加陳皮一兩。

附子湯，治冷痢及赤白滯下。

附子炮，半兩　黃連炒，一兩　阿膠炒，三分　甘草　乾薑各半兩　赤石脂　厚朴薑製，各一兩

右吹咀，每服五錢，水一盞半，煎一盞，去滓，溫服，空心食前，日三五服。

黃連湯，治冷痢疞痛，腸滑不差。

黃連炒，一兩二分　阿膠炙　鼠尾草焙　當歸　乾薑各二兩

右吹咀，每服五錢。若冷甚白多，以酒一盞半，煎一盞，去滓，空心溫服，日午晚各一服。若熱及不痛，即去乾薑、當歸，用水煎，依前服。

熟艾湯，治冷痢。

熟艾炒　附子各二兩一分，炮　黃連炒，二兩二分　阿膠炒，二兩　甘草　乾薑　赤石脂各一兩一分

右麤末，每服四五錢，水一盞半，煎一盞，去滓，空心食前，日晚三四服。

厚朴飲，治冷痢。

厚朴薑製，二兩二分　肉豆蔻一兩一分，炮　龍骨　白朮各二兩

右吹咀，每服五錢，水一盞半，生薑三片，煎一盞，去滓，空心食前，日午日晚日三服，夜一二服。

赤石脂丸，治遠年冷痢，食物不化，或青或黃，四肢沈重，起即目眩，兩足逆冷，時苦轉筋。

赤石脂　艾葉炒，各一兩　乾薑炮，三兩　蜀椒去目並閉口者，炒出汗，三百粒　烏梅肉炒，五兩

右細末，蜜丸梧子大，每服三十、五十丸，或七八十丸，米飲服，空心食前，日三五服。

熱痢

論曰，凡痢色黄色赤，並熱也。甚則下血汁，此由腸胃虚弱，邪熱之氣，乘虚入客於腸間，故其證下痢黄赤，或血雜下，腹間熱痛，小便赤澀，身熱煩渴，故謂之熱痢。

黄連丸，治一切熱痢。

黄連二兩二分　羚羊角　黄蘗去皮，各一兩二分　赤茯苓二分

右細末，蜜丸梧子大，每服五十丸，或七八十丸，或百餘丸，生薑湯入蜜少許服之。暑月下痢，用之尤驗。

烏梅丸，治諸熱痢不差。

烏梅肉炒　黄連各四兩

右細末，蜜丸梧子大，每服五十丸、七八十丸、百丸、百五十丸，米飲服，日夜四五服。

黄連散，治挾熱痢，多下赤膿。

黄連　百草霜各三兩

右細末，每服四五錢匕，溫酒服，日夜四五服，空心食前。

蒲根湯，治熱痢。

蒲根剉，五兩　粟米十兩

右分爲五服，每服水一盞半，煎一盞，去滓，溫服，日夜四五服。

訶梨勒圓《局方》治腸胃虚弱，内受風冷，水穀不化，泄瀉注下，腹痛鳴腸，胸滿短氣。又治腸胃積寒，久

利純白，或有青黑，日夜無度，及脾胃傷冷，暴瀉不止，手足逆冷，脈微欲絶，並宜服之。

訶子皮四兩 肉豆蔻二兩 川烏頭 縮砂各四兩 木香二兩 龍骨八兩 乾薑二兩 赤石脂八兩 白礬四兩

右細末，用粟飯爲丸梧子大，每服五十丸或七八十丸，以粟飲服，空心食前，三五服，不效可加至百餘丸。

赤痢

論曰，熱痢之甚者，爲赤痢。本由腸虚，爲風邪所傷。又挾邪熱，血得熱而妄行，乘虚必湊滲入腸中，與痢相雜，其色純赤，名爲赤痢。若腸虚不復，則爲久赤痢變成嘔噦䘌之候矣。

黄蘗丸，治痢下黄赤水，或黄赤膿，四肢煩，皮膚冷者。

黄蘗一兩 黄連炒，二兩 熟艾半兩 黄芩一兩一分

右細末，蜜三兩，蠟一兩，鎔化入前藥，和擣丸梧子大，每服五十丸或七八十丸，空心米飲，日三服，夜一服。

黄連湯，治暴赤痢如鵝鴨肝，其痛不可忍。

黄連炒 黄芩各五兩

右麤末，每服五錢，水二盞，煎一盞，去滓，熱服，不拘時，日二三服。

茯苓丸，治赤痢及赤白等痢。

赤茯苓 當歸 黄連炒 黄蘗去麤皮，各三兩

右細末，蜜丸梧子大，每服三十、五十丸，或九十丸、百丸，空心，米飲服。赤白痢，加阿膠末二兩。

香連丸，治熱痢。

木香　黄連炒　甘草　肉豆蔻

右細末，或沙糖丸，或蜜或米糊丸梧子大，每服二三十丸，或五七十丸，空心米飲服，日夜五服。

黄連散，治赤痢兼大腸下血。

黄連炒　黄蘗蜜炙　厚朴薑製　木香各三兩

右細末，每服四五錢匕，空心粥飲服，日午日晚或夜臥服。

血痢

論曰，邪熱客於血脈之中，腸胃虚弱，血隨熱行，流滲腸間，因便血下，故名血痢。其脈見虚小者生，身熱疾數者難治。

黄蘗湯，治血痢，晝夜不止。

黄蘗　黄連各二兩　木香一兩

右麤末，每服五錢，水二盞，煎一盞，去滓，食前服，日三五服。

醋石榴皮散，治血痢久患。

醋石榴皮焙末　枳殼麩炒，各三兩　當歸炒，一兩

右細末，每服四五錢，粥飲服，日二三服。

黄連丸，治血痢不止。

黄連炒　黄蘗炙赤　黄芩各三兩

右細末，蜜丸梧子大，每服食前，粥飲服三十丸、五十丸至七八十丸，日二三服。

黄連飲，治藏毒下血，藏府疞痛，日夜五七十行，及血痢甚也。

黃連　阿膠(炙)　當歸　赤石脂(各四兩)　附子(炮，一兩)　龍骨　白朮(各二兩)

右㕮咀，每服五錢，水二盞，煎一盞，去滓，溫服，空心，日二三服，夜一二服。

艾葉飲，治血痢不止，少腹疞痛。

艾葉(焙)　當歸　黃連　龍骨　訶子皮(各一兩二分)

又麤末，每服五錢，水一盞半，煎一盞，去滓，溫服，日二三服，夜一二服。

訶梨勒散，治久患血痢。

訶子皮(二個，炮，不去核)　乾薑(炮，二塊)　高良薑(二節大，炮)　甘草(炙，二寸)　白礬(燒，如甘草多少)　已上合三服。

右細末，先喫好茶一盞，後用烏梅三個(打破)，水二盞，煎一盞二分，調藥四五錢匕，服微利即差。

臘茶湯，治血痢。

右取鹽梅三五個，除核研，與臘茶末三錢匕，合以醋湯沃，頓服之，即差。

四物丸，治血痢有神效。

川芎(一兩)　當歸　芍藥(各二兩)　香附子(三兩)

右細末，以醋米糊丸梧子大，以蒲黃爲衣，每服八十丸，或百二三十丸，以糯米泔濃水冷飲下，日三五服。

膿血痢

論曰，春傷於風，邪氣留連，夏爲洞泄。若遇熱氣乘之，則血隨熱行，滲入腸中，又與腸中津液相搏，積熱蘊結，血化爲膿，膿血相雜，故成膿血痢。秋冬診脾脉微濇者是也。其脉滑大，或微小、沉細、虛遲者皆生。若懸絕，或實急，或數大，身熱者皆死。

黃連丸，治下痢膿血，羸瘦。

黃連　龍骨　苦參　厚朴各二兩　熟艾葉炒　白礬燒枯　甘草炙　神麴炒　赤石脂　乾薑各一兩

右細末，蜜丸梧子大，每服五十丸，或七八十丸、百丸，空心米飲服，日夜三五服。

木香散，治久痢膿血。

木香一兩，炮　阿膠三兩，炒　訶子皮　黃連各二兩

右細末，每服五錢匕，空心，以冷粥飲服，日三服夜一服。

黃連湯，治痢下膿血。

黃連二兩　厚朴三兩，薑製

右麤末，每服五七錢，水二盞，薑五片，煎一盞，去滓，溫服，不拘時，日夜四五服。

赤白痢

論曰，赤白痢者，由腸胃虛弱，冷熱相乘，客於腸間，變而爲痢也。蓋熱乘於血，流滲腸內則赤，冷氣入搏，津液凝滯則白。其候裏急後重，數至圊而不能便，膿血相雜，故謂之赤白痢。重者狀如膿涕而血雜之，輕者白膿上有赤脈薄血，狀如魚脂腦，世謂之魚腦痢也。

○初虞世《養生必用方》云，《方言》泄利，則今人謂之瀉痢，即膿血雜下，後重迫急，俗醫呼爲裏急後重。

黃連散，治赤白痢，腹中痛，口乾，或作寒熱。

黃連二兩　白朮　黃芩各一兩一分　當歸二兩　烏梅肉炒　乾薑各一兩一分　阿膠二兩二分，炒　甘草一兩一分

右麤末，每服五錢，水一盞半，煎一盞，去滓，不計時候，稍熱服，日夜四五服。

赤石脂散，治赤白痢，日夜不絕。

赤石脂　龍骨　阿膠　地榆　訶子皮　當歸　乾薑　黃連各一兩　厚朴一兩二分

右細末，每服四五錢，以粥飲服，不計時，日二三服，夜一二服。

烏梅散，治赤白痢，久不止，腹中疞痛，及下血脱肛。シリイツルママヒ

烏梅肉焙　樗根皮炙　赤石脂　當歸　地榆炙，各一兩一分　黃連　乾薑各二兩　甘草二分三朱

右細末，每服四五錢匕，溫米飲，空心，日三服，夜一二服。

桃花圓，治赤白痢，日夜無度，攻臍腹痛。

赤石脂　乾薑各三兩

右細末，白麪糊爲丸梧子大，每服五十丸，或八九十丸、百餘丸，食前二三服。若血痢，甘草湯服。白痢，乾薑湯服。赤白痢，以甘草乾薑湯服。

加減薑黃丸，治冷熱赤白痢，瀉血。

乾薑三十兩，炮末，以水煮，麪麴別丸梧子大，陰乾，或五十兩、百兩，隨多少　黃連炒末，兩分皆同前，製法同前，陰乾

右各別收貯之，若白痢冷瀉，每服乾薑三十丸，黃連十五丸，用溫米飲合服未有驗，則增加丸數。赤痢瀉血，黃連三十丸，乾薑十五丸，用米飲合服增加同前。若赤白相雜者，黃連、乾薑各三十丸，同用米飲空心服，未愈，加至七八十丸、百餘丸，取差爲度。

○《養生必用方》云，治大人小兒、老人虛人，不以冷熱泄瀉，神方。黃連去毛、白芍藥、吳茱萸各十兩。右如大豆大，切，同鐺釜內，慢火炒至赤色，取下放冷，杵羅爲細末，每服三五錢，水一盞半，煎至八九分，去滓，取六分清汁，空腹食前，溫服，日三五服。小兒量與。若是不喜藥人，大段嫌苦，即以蒸餅水浸丸如桐

子大，更丸一等如綠豆大，米飲服五十、七八十丸。小兒如黄米大，丸量與五丸、十丸。若不禁生冷魚肉肥膩，與不服藥同。

龍骨散，治赤白痢，腸胃虛滑。

龍骨一兩一分　黄連　牡蠣煅，各二兩二分　烏梅肉焙，二兩

右細末，每服四五錢匕，溫米飲服，食前，日夜四五服。

萬靈湯，治赤白瀉痢，腹藏疼痛，裏急後重，並治疝氣。膀胱病同

罌粟子炒赤，十兩　甘草炙，二兩

右麤末，每服五六錢重，水一盞半，煎一盞，去滓，臨臥溫服，日夜三五服。

木香散，治下痢赤白。

木香　肉豆蔻　檳榔半生半炮，各二兩二分　乾薑炮，一兩一分

右細末，每服五六錢匕，米飲服，日夜五七服。

○初虞世《養生必用方》云，駐車丸治滑泄痢白膿，腹中腸中痛不可忍，號延年駐車丸方。老人虛人尤宜服。黄連六兩，乾薑二兩，當歸、膠各三兩，右丸畢，風乾，囊盛，懸當風處，須忌毒物。瀉利沭魚肉、油膩、生冷、菓菜，雖服金丹，亦無如之何。

駐車丸，治赤白痢腹痛。初出於初虞世之《養生必用方》

黄連炒，三兩　乾薑炮　當歸炒　阿膠炒末，各二兩

右各細末，以好醋調阿膠，和丸梧子大，五十丸、七八十丸、百丸，空心陳米飲服，日夜五服。《事證方》治血痢、赤痢，服四物駐車圓，以婦人四物湯煎服駐車圓，名四物駐車圓，有神效。

予性全私云昔以此治貴家，赤痢以四物湯一服，令服駐車圓二百五十丸，日五服，夜三服，一日一夜服二千餘粒，至曉純下此藥，痢止氣安。如平生爰知藥勝病，則取驗如神。從此予與藥倍於本方，或二倍，或三四倍。

《百一選方》治膁瘡，用隔年駐車圓，研末傅。若無用新者，夏秋間暑瀉不止，以理中湯服下駐車圓，赤痢煎四物湯服，甚者倍加丸數。藏毒痢，用烏梅湯服下。

《事證方》云，四物駐車圓。章教授傳，專治赤痢，神妙。

《三因方》云，經中所載，有血溢、血泄、血便、注下，古方則有清濃血及泄下。近世並爲痢疾，其實一也。但以寒熱疳蟲，分爲四門，未爲至當。且疳蝕瘡膿中蟲下，與利膿血證狀大別。疳蝕雖下赤白，當在疳濕瘡門。蟲利清血，當在中毒蟲門。今之滯下赤白者，至多皆是冷熱相搏，非於疳濕蝕瘡類。下利清血，亦多與中蠱毒者大異，臨眎須詳，不可道聽，治法差互，立見夭傷。勉之勉之。

又云，古方泄利與滯下共爲一門，《千金》又以宿食不消在熱痢類，門類混濫，後學難明，不可甄別也。

又云，凡血得熱則淖溢，故鮮得寒則凝泣，故瘀當審其風熱、風冷二證，與蠱利大別。外有血痔、血枯、內衄、酒利、肺疽，腸胃蓄瘀，遠近血等各有門類，不可混雜。古方云，積冷積熱，及水穀實而下利者，並以大黃湯下之。《養生方》亦云，大則踈滌之，更不知有寒熱、風濕、虛實之不同，後人尋即妄用，被害者多矣。吁可傷哉。

○泣，《素問》注曰，泣澀同。

赤石脂散《局》，治腸胃虛弱，水穀不化，泄瀉注下，腹中雷鳴，及冷熱不調，下痢赤白，腸滑腹痛，遍數頻多，脇肋虛滿，胸膈痞悶，肢體困倦，飲食減少。

赤石脂　甘草各一兩一分　肉豆蔻六兩一分　縮砂三兩一分

右細末，每服四五錢匕，用溫米飲，食前空心，日二三服。

○《究原方》治患痢，又時泄瀉耳覺鳴，腹肚痛，煎四柱散，可調服赤石脂散。

斷下湯《易簡方》，治下痢赤白，無問久近、長幼，及治休息痢疾。

草菓連皮，十個　白朮　茯苓各十錢重　甘草五錢重

右㕮咀，用大罌粟殼十四個，去筋膜並蕚蒂，用醋淹，炒燥爲麤末，同前作一劑，分作七服，每服水二大盞，薑七片，棗十個，烏梅各七個，煎一大盞，去滓，溫服。赤痢者加烏豆三十粒，白者加乾薑一錢重。凡罌粟殼治痢，服之其效如神，但性緊澀，多令人嘔逆，既用醋製加烏梅，不致爲患。然嘔吐人則不可服。大率痢疾，古方謂之滯下，多因腸胃素有積滯而成此疾。始得之時，不可遽止，先以加巴豆感應圓十五粒，或二三十粒，用白梅煎茶，或薑湯服，令大便微利，仍以前藥服之，無不應手作效。若脾胃素弱，用罌殼二兩，製如前法。陳皮一兩半，肉豆蔻半兩，爲末，以烏梅肉三個蒸過，爛研，以醋煮米糊丸如梧子大，每服七八十丸，米飲若薑湯服，兼治泄瀉不止，一二服即愈，更令藥力相接爲佳，瀉痢之用罌粟，難輕用，如覺惡心，卻以理中湯、四君子湯加肉豆蔻、木香輩，調其胃氣，定其嘔逆。今之治痢，多用駐車圓，黃連阿膠丸之類，其中止有黃連肥腸，其性本冷，若所感稍輕，及餘痢休息不已，則服之有效。若病之稍重，非此可療，徒謂其穩當而悠悠服之，乃自取其困頓也。

恊熱下利

論曰，若下利清水，其色赤黃，或米穀不化，但欲飲冷，時時嘔逆，小便不利，得熱則極，心胸煩燥，脈虛大而數，此由乘虛熱入於胃，湊滲下焦，津液不分，併於大腸，謂之恊熱下利，先用五苓散利小便，次以玉粉丹、四味阿膠圓。

玉粉丹（《大全方》）

蛤粉　硫黄（各五兩）

右同研，用白麵糊丸梧子大，每服五七十丸，以米飲服之。

四味阿膠圓（《養生必用方》云，小阿膠丸治膿血雜下，後重，小便不利。初虞世之方。）

黄連　赤茯苓（各二兩）　芍藥（三兩）　阿膠（炒，一兩）

右先以三味爲末，却以好醋熬阿膠末成稀膏，丸梧子大，每服五十丸，或八十丸，米飲服空心。

○《大全良方》説

近人多用罌粟殼、地榆之屬，然此物性太緊澀，能損胃氣，如少壯之人、壯健者服之，間奏奇效。若是疫毒，受暑受濕之證，及年尊之人，或稟受怯弱，服此莫不受其大害。若以固秘澀腸爲先，則風寒暑濕之邪，非惟澀而不去，而胃管閉而不通，禁口不食，日見羸瘦，糟粕不入，腸中所患，無由可除矣。若先服罌粟、地榆，有噤口等症，宜以參苓白朮散、四君子湯，及石蓮肉、山藥之劑治之，必愈。治利欲投補藥，必須有温通之意在焉。如四君子湯、理中湯，加木香、白豆蔻、茯苓、官桂、厚朴之可以散風邪，可以分水道，可以開胃管，可以治纏擾，可以通秘澀，此攻守之意兩全也。大抵治痢之法，虚者補之，實者瀉之，滑者澀之，閉者通之，有積者推之，風則散之，暑則滌之，濕則燥之，熱則涼之，冷則温之。冷熱者，調之以平，爲期不可以過，此爲大法。（藥隱老人序。《傷寒一覽方》第十五卷云，訶子皮代鶯粟殼也。）

劉從周《痢疾口訣》（《大全良方》《事證方》同），祭酒林謙之説，醫人劉從周治痢有功，議論殊不凡且有驗，云大凡痢疾，不問赤白，而爲冷熱之證。若手足和暖則爲陽，只須服五苓散。用粟米飲服（《選奇方》以粟米粥爲丸服之），次服感應圓二三十粒，即愈。若覺手足厥冷則爲陰，當服暖藥，如已寒圓附子之類。如此治痢，無不效。此方親曾用有效。有人夏月患痢，一日六七十行，用五苓散而服止。

酒蒸黃連圓　薑附湯　小柴胡湯　敗毒散　參苓白朮散　香薷散　理中圓　四君子湯　黃連阿膠圓　鍾乳建脾圓　駐車圓　胃風湯　四物湯　玉華白丹　十全大補湯　斗門散　五苓散　真人養藏湯　水煮木香圓　大已寒圓

已上諸方並出《和濟局方》，不復重錄云云。

如斗門散　養藏湯　水煮木香圓參香散　豆蔻餅　其中皆使罌粟殼，然此藥大能壞脾胃，古方不用。

又云，感應圓亦有用蘇合香圓和圓服，名蘇感圓。亦有外加黃蠟圓如梧子大，十丸兼用。《大全良方》說也。蘇感圓，號出於《大全良方》痢病卷矣。痢疾秘澀發熱之人，尤宜服之。《衛生良劑方》上卷蘇合圓下云，親驗方，治脾胃不和，胸痞悶，蘇合香圓與理中圓同等分，煎服。《大全良方》第七卷鼻衄下云，昔趙恭人鼻衄不止，諸治不差。予陳良甫治之，先用蘇合香圓四丸，次用五苓散，濃煎白茅花湯調服，即止。次用芎歸湯調理。又有一富室男子，鼻血不止，六脈洪數。究竟，云服丹藥太過，遂用黃連、黃芩、大黃末煎服，愈，調服亦可。又云，僕嘗治一人吐血，遂用蘇合香圓，和雞蘇圓服，即效。又《傷寒一覽方》蘇合香圓，治壯熱、潮熱。《幼幼新書》治小兒發熱，漚病癖塊腹熱。**私，蘇感圓出處，人不知之，必可秘之。但熱利之有秘澀滯痛，即可與三十丸、五十丸，或可服七八十丸，熱退利快，則可與諸藥也。予治痢疾滑數則可與丸藥，秘澀則可與湯散，是大較也。**

氣痢

論曰，氣痢者，由冷氣停於腸胃間，致冷熱不調，脾胃不和，腹脇虛滿，腸鳴腹痛，便痢赤白，名爲氣痢。治法宜厚腸胃，調冷熱，補脾氣，則痢當自愈。

縮砂蜜丸，治氣痢，胃與大腸虛不能制，晝夜無度，漸令人黃瘦，食不爲肌肉，困重無力，眼目多澀，十年不愈。

縮砂　當歸　赤石脂　陳皮各一兩　肉豆蔻二分　黃連二兩

右細末，蜜丸梧子大，每服三十丸、五十丸，或百丸，空心米飲，日二三服。老人及妊婦並皆可服。

木香丸，治氣痢久不止。

木香　丁香　縮砂　肉豆蔻各一兩　訶子皮　藿香葉　赤石脂各半兩

右細末，麪糊丸梧子大，空心食前米飲，每服五十丸，或七八十丸、百丸，日夜五服。

木香丸，治諸氣痢不止。

木香　肉豆蔻　縮砂　赤石脂各三兩

右細末，以棗肉和丸梧子大，每服五十，或八九十丸，溫米飲，食前，日夜五服。

龍骨散，治氣痢腹內虛鳴，日久不差。

龍骨　黃連　黃蘗　乾薑　阿膠　人參　厚朴薑製，各三兩

右細末，每服四五錢匕，空腹粥飲，日三五服。

肉豆蔻散，治氣痢腹脹不下食。

肉豆蔻半生半炮　訶子皮同製　木香同製，各二兩二分　白朮炒，二兩　甘草同製　蓽撥　乾薑炮，各一兩二分

右細末，每服四五錢匕，米飲服，日二三服。

治氣痢《事證方》，唐太宗得效方，出《太平廣記》名蓽撥散。《沈存中方》云，用牛乳半升，蓽撥二三錢，同煎至半，空心服。

《聖濟總錄》云，治氣痢久不差，及諸痢困弱者。

蓽撥散

蓽撥（末，三錢匕）　牛乳（半盞）

右二味，同於銀石器中，慢火煎令減半，空腹頓服，神效。

休息痢（差而亦發，連綿以久，名曰休息痢。）

論曰，腸中宿挾痼滯，每遇飲食不節，停飲不消，即乍差乍發，故取名爲休息痢。治療當加之以治飲、消削陳寒痼積之劑，則愈。

阿膠湯，治休息痢。

阿膠（炒）　黃連（炒）　龍骨（各二兩二分）　艾葉（炒，一兩二分）　倉米（二盞，炒）

右麤末，每服五七錢，水一盞半，煎一盞，去滓，空心食前服，日夜四五服。

黃丹散，治休息痢諸藥無效。

黃丹（三兩，炒令紫）　棗肉（紙裹炮，去核，冷，五十個）　枳殼（麩炒，二分）　黃連（半兩，去鬚，炒）

右細末，每服三四錢，空心粥飲服，日三五服，忌油膩冷物。

白茯苓丸，治休息痢，日夜頻併。

白茯苓（一兩一分）　黃連（六兩一分）　黃蘗　羚羊角（各三兩三分）

右細末，蜜和丸梧子大，每服五十丸，或七八十丸，米飲，日夜四五服。

縮砂丸，治冷氣腹痛，止休息氣痢勞損，消化水穀，溫暖脾胃，及治冷滑下痢不禁，虛羸。

縮砂　附子　乾薑　厚朴　陳皮　肉豆蔻（各半兩）

右細末，蜜丸梧子大，每服五十、七十丸，米飲食前服，日夜四五服。

蠱痢

論曰，凡下痢膿血，間雜瘀黑有片如雞鴨肝，與血皆下者，蠱痢也。此由歲時寒暑不調，濕毒之氣襲人，經脈漸至藏府，毒氣挾熱，與血相搏，客於腸間，如病蠱注之狀，故名蠱痢也。

牛膝酒，治腸蠱先下赤，後下黃白沫，連年不差。

牛膝兩五

右切碎，以醇酒三盞，漬一宿，平旦空心服之，再三服，愈。

黃蘗丸，治歲時蠱痢。

黃蘗　黃連兩各三

右細末，飯飲爲丸梧子大，每服五七十丸，空心米飲，日三五服。

〇《養生必用方》云，治老人及諸虛人下痢滑泄，百方治之不效方，赤石脂研別、乾薑末分各等。右以麵糊和丸如桐子大，每服二三十丸，空腹，溫米飲下。未知，加至三五十丸、六七十丸，小兒量加。赤石旨者，河東陝西有真者，今齊州所出，乃桃花石，不入斷下藥云。

〇斷者，止也，絕也。止於痢之藥，謂之斷下藥也，如斷下湯。

黃芩湯，治蠱毒，痢如鵝鴨肝，腹痛不可忍。

黃芩　黃連炒，各三兩

右細剉，以水五盞，煎取二盞半，去滓，分作三服，空心，日午日晚服之，乘熱服，冷即凝。

久痢

論曰，久痢不差，則穀氣日耗，腸胃損傷，濕氣散溢，肌肉浮腫，以胃土至虚故也。蟲因虚動，上蝕於膈，則嘔逆煩悶。下蝕腸中，則肛門瘡爛，久而不差，變成疳䘌，或下赤汁，水血相半，腥不可近，是謂五藏俱損，而五液雜下，此爲難治。

雲母散，治久痢經年不差。

雲母粉　白茯苓　附子炮，各一兩二分　龍骨　赤石脂各一兩

右細末，每服三四錢匕，溫酒或米飲調服，日三夜一服。

厚朴湯，治痢積年不差。

厚朴薑製　乾薑　酸石榴皮炒　阿膠炒　黄連　艾葉炒，各三兩

右麤末，每服五錢，水二盞，煎一盞二分，去滓，溫服，不拘時，日夜四五服。

乾薑湯，治積年痢困篤，腸極滑，醫所難療。

乾薑　黄蘗炒　阿膠炒　酸石榴皮炒，各二兩

右麤末，每服五錢，水二盞，煎至一盞二分，去滓，溫服，不拘時，日三五服。

下痢裏急後重

論曰，下痢裏急後重者，有瘕聚也。《經》所謂大瘕泄者，裏急後重，數至圊，而不能便，莖中痛是矣。法當和冷而袪蘊滯，則脾胃和平，飲食腐化，其膿血自消，大腸自固也。

當歸散，治裏急後重，下赤白痢，及下部疞痛。

當歸　黄連炒　乾薑炮　黄蘗蜜炙，各三兩

右細末，每服四五錢，濃煎，烏梅煎汁調服，空心食前，日三服，夜一二服。若腹中疞痛，加當歸服。

赤加黃連，白加乾薑。

聖功散，治冷熱不和，下痢赤白，臍腹作痛，裏急後重。

乾薑　五倍子各三兩　訶子皮煨，去核　甘草炙，各半兩

右細末，每服四五錢匕，食前米飲服，日三服，夜一二服。

訶梨勒湯，治腸虛，冷熱不和，赤白下痢，裏急後重。

訶子勒煨，去核　草豆蔻炒　延胡索各二兩　乾薑炮，一兩

右麤末，每服四五錢，水二盞，煎一盞二分，去滓，食前溫服，日夜四五服。

訶梨勒丸，治腹痛虛滑，裏急後重，心胸痞悶逆滿，或傷冷暴瀉，手足厥冷，脈息沈伏。

訶梨勒去核　縮砂各一兩　肉豆蔻　木香各半兩　白礬　烏頭炮，各一兩　龍骨二兩

右細末，粟米粥和丸梧子大，每服五十丸或七八十丸，食前粟米飲服，日夜四五服。

痢兼渴

論曰，痢不差，則腸胃虛弱，津液減耗，不能上潤於咽嗌，故口舌焦乾而內煩。使人引飲，飲多則濕氣淫溢，肌肉虛浮，而痢亦不差也。

栝樓根湯，治下痢冷熱相衝，藏府氣不和順，本來下虛，津液耗少，口乾咽燥，常思飲水，人初不許飲水，毒氣更增，煩燥轉甚，宜急與渴飲救之，不得令至過度止渴。

栝樓根　甘草　白茯苓各三兩

右麤末，每服五錢，水二盞，麥門冬二分去心，棗三個打破，煎一盞二分，去滓，不拘時，溫服，日三五服。

麥門冬，治痢兼渴。

麥門冬去心，三兩　烏梅十五個

右分爲三服，每服水二盞，煎一盞二分，去滓，溫服，空心食前，日二三服。

糯米汁，治痢後渴。

糯米二盞

右以水二盞半，研取汁，空心頓服，以渴止爲度。

痢兼腫

論曰，下痢，身體浮腫者，浮腫者，久痢所致也。痢久則胃氣弱而腸虛，胃者土也，所以化水穀而充肌肉，若胃土氣衰，不能勝濕，則水氣妄行，流溢皮膚，故痢而兼腫也，得小便利者乃愈。

細辛飲，治虛勞下痢，心胸壅悶，喘促，四肢腫滿。

細辛　防已　桂心　當歸切，焙，各一兩一分　枳殼麩炒　白朮　赤茯苓　赤芍藥各二兩　黃耆二兩二分

右麤剉，每服五六錢，水二盞，薑五片，煎一盞，去滓，溫服，不拘時，日二三服。

防已湯，治痢後四肢浮腫，喘息促急，坐臥不安，小便不利。

防已　豬苓　桑白皮　赤茯苓　當歸　陳皮　檳榔煨　紫蘇莖葉共用　木通各一兩　木香　白朮各二分

右麤末，每服五六錢，水二盞，薑五片，煎一盞二分，去滓，溫服，不拘時日，夜四五服。若利滑下，加肉豆蔻、縮砂各二兩。

香菽散，治下痢體腫。

黑大豆炒熟，去黑皮，一升

右細末，每服三四錢，用粥清服，日夜四五服。

大防風湯（《局》），祛風順氣，治血脈，壯筋骨，除寒濕，逐冷氣。又治痢後腳痛，不能行履，疾名鶴膝風。

熟乾地黃　防風　白朮　川當歸　杜仲　黃耆　白芍藥（各二兩）　羌活　牛膝　人參　甘草（各一兩）　附子　川芎（各一兩二分。小芎不可用）

右麤末，每服五六錢，水二盞，薑七片，大棗三個，煎一盞半，去滓，溫服，空心食前，日夜二三服。

《事證方》云，善法堂僧患鶴膝風，痢風，足履瘓弱，遂成鶴膝。兩膝腫大而痛，髀脛枯臘，但存皮骨而已。拘攣踡臥，不能屈伸，遂成廢人。游淮東趙參政甥李念七官人方醫此僧，取效，此真奇方也。大防風湯之傳。

痢後脫肛

論曰，下痢脫肛者，因大腸虛弱，冷氣壅滯，至圊不能便，極力於下，肛門脫出，故謂之脫肛，溫其藏則愈。

古方有坐湯熨之療，皆良方也。

磁石散，治肛門不收，裏急後重。

磁石（火煆，浸醋七返，四兩）　桂（一兩）　蝟皮（一個炙，令黃）

右細末，每服三四錢匕，米飲服，日二三服。慎舉重及急衣帶，斷房室，周年乃佳。

豬肝散，治洞泄肛門脫出。

豬肝（一片，切，焙乾）　黃連　阿膠（炒）　川芎（各一兩）　烏梅肉（炒焙，二兩二分）　艾葉（半兩，醋炙）

右細末，每服四五錢，酒浸服，日夜空心食前三五服，白米飲亦可。

蒲黃傅方，治脫肛不收。

右用蒲黃一味，和豬脂傅肛上，以手按抑令入，日夜如此療之。

私案云，痢後脱肛，大抵小兒有之，若從來脱肛人，不可依此方等，別有脱肛篇。以藥雖入之，晝夜亦每下利則脱出，無處愈合。爰予以心令收，即人人有平安良術，謂入脱肛後，不登圊而仰臥，下利更不再脱出。每便利，或七日，或十餘日至差，合仰臥不用力，利則必有平愈效。

又灸百會五十壯，尤有驗。又以槐枝煎湯，浸洗肛門，而塗木賊灰於肛，令按入，仰臥利，尤佳。

疳䘌

論曰，疳有五種，久變爲蟲䘌。一曰白疳，令人皮膚乾燥，而無潤澤之氣。二曰赤疳，令人毛髮焦枯。三曰蟯疳，令人腰脊強重。四曰疳䘌，令人下部攣急，背強不能俯仰。五曰黑疳，患者必死，令人五藏俱損，或下瘀血。此蓋腸胃虛弱，嗜甘味過度，致脾氣緩弱，穀氣衰微，榮衛虛損，腸間諸蟲因虛而動，蟲蝕於上，則手足煩疼，心中懊憹，嘿嘿不欲飲食，腰脊無力，食不知味，精神恍惚，夜夢顛倒，喉咽生瘡，齒斷黯黑，損爛膿血俱出，胃氣逆則變嘔噦。下蝕腸胃，便痢膿血，或下瘀黑，久不已則肛門爛開，漸至危殆。

五皮湯，治久痢赤白疳濕諸疾。

槐皮　桃皮　樗根白皮　柳皮　棗皮各以患人手把外藏一握

右細剉，每劑水二盞，煎一盞，去滓，空心溫服，未止，再三服之。

丁香散，治丈夫婦人小兒久痢成疳，百方不差。

丁香　麝香研　黃連各二分

右細研，以一錢匕，取竹筒或筆管吹入下部，小兒量度減之，不過三四匕，必差。

參連湯，治濕䘌痢，蟲蝕下部。

苦參一兩半　黃連二兩，炒　阿膠炒，一兩

右麤末，每服五六錢，水二盞，煎一盞半，去滓，空心食前，日二三服。

黃連湯，治痢濕䘌，下部瘡爛。

黃連四兩　熟艾炒，二兩　苦參　槐白皮各三兩

右細剉，每服五七錢，水二盞，煎一盞半，去滓，溫服，重者不過三劑。

諸痢總治

秘傳斗門散《局》，治八種毒痢，藏府撮痛，膿血赤白，或下瘀血，或成片子，或有五色相雜，日夜頻併，兼治禁口惡痢，裏急後重，久渴不止，全不進食，他藥不能治者，立見神效。

黑豆性平，炒，去皮，一兩　地榆微炙炒，三兩　乾薑大熱，炮，二兩　罌粟殼蜜炙，或醋炙，性平，四兩　甘草炙，三兩　白芍藥微炙，一兩二分

右細末，每服五錢，水二盞，煎一盞二分，溫服，日夜五七服。

遇仙立效散《局》，治諸般惡痢，或赤，或白，或濃淡相雜，裏急後重，臍腹絞痛，或下五色，或如魚腦，日夜無度，或禁口不食，不問大人小兒、虛弱老人、產婦，並宜服之。

御米殼去蓋蒂膜，醋炙黃色，二兩，罌粟殼一名也　川當歸二兩　赤芍藥半兩　甘草二兩　酸榴皮溫炙，半兩，或一兩　地榆半兩

右麤末，每服四五錢，水一盞半，煎一盞，去滓，溫服，空心食前，日夜五七服，小兒量歲加減，以差爲度，忌生冷、油膩、腥臊等物。

聖散子《局》，治丈夫婦人遠年日近，赤白休息等痢。

黃蘗皮去麤皮，炙焦，四兩　當歸二兩　乾薑二兩　甘草　枳殼　罌粟殼醋炙　御米罌粟子也，性與殼同，各四兩

右麤末，每服四五錢，水二盞，薤白三十莖，同煎至一盞二分，去滓，熱服，日三服，夜二服，老人小

兒量歲減加，忌生冷、油膩等之物。

斗門散《局》，治八種毒痢，藏府撮痛，膿血赤白，或有五色相雜，日夜頻併，兼治禁口惡痢，裏急後重，大渴不止，酒痢藏毒，全不食。

地榆二兩，止痛　乾葛平，《日華子》曰冷。止渴，八兩　黑豆炒，去皮，四兩　乾薑一兩　當歸一兩　罌粟殼蜜炙，四兩　甘草炙，二兩

右細末，每服四五錢，水二盞，煎一盞二分，去滓，溫服，不拘時，日夜五七服。

育腸圓《局》，治腸胃虛弱，內挾生冷，腹脹泄瀉，時時刺痛，裏急後重，下痢赤白，或變膿血，晝夜頻併，經久不瘥。

烏梅肉焙，二分　罌粟殼蜜炙，一兩　肉豆蔻炮　訶子皮各一兩　當歸二兩，酒浸，焙　黃連二分

右細末，蜜丸梧子大，每服五十丸，或七八十丸，若百餘丸，空心食前，飯飲服，日夜五六服。小兒成小丸，甘草乾薑湯下。

地榆散，治腸胃氣虛，冷熱不調，泄瀉不止，或下鮮血，或如豆汁，或如豚肝，或膿血相雜，赤多白少，腹痛後重，遍數頻併，全不入食，並宜服之。

何無地榆子，猶如順氣木香散，無木香歟。

石榴皮溫，無毒　蓮蓬或云蓮房，或云蓮殼，去莖，平，炙　罌粟殼蜜炙　甘草炒，各三兩

右麤末，每服四五錢，水二盞，薑五片，煎一盞二分，去滓，通口服，不拘時，日夜四五服。神效參香散《局》，治大人小兒藏氣虛怯，冷熱不調，積在藏府，作成痢疾，或下鮮血，或如豆汁，或如魚腦，或下瘀血，或下紫黑血，或赤白相雜，或成五色，裏急後重，日夜頻併，臍腹絞痛，甚不可忍，及禁口疳蟲，時瘟諸痢，無問新舊，並能治之。

白扁豆炒　人參各二兩　茯苓四兩　肉豆蔻四兩　木香二兩　陳皮　罌粟殼十二兩

右細末，每服五錢匕，以米飲服，不拘時，日夜五七服，立有神效。

酒痢

《醫說》云，有人日逐飲酒，遂成酒痢，骨立不食，但飲酒一兩盞，利作幾年矣。因與香茸丸一兩服，遂止，蓋麝能治酒毒。

香茸丸《濟生》，治下痢危困。

麝香半錢，別研　鹿茸一兩，醋炙

右細末，以燈心煮棗肉丸如梧子大，每服五十丸，或七八十丸，空心食前，用米飲送下。

又痢病止後，腹脹利結，則服四味平胃散，通利補胃，尤佳。若利秘結，全不通，以鹽入滿臍穴中，以紙濕覆鹽上，以艾炷可灸十四五壯，大小便通利得平安，而後可服嘉禾散。

鯽魚及鯉魚止血痢。《聖惠方》則以蒜韲鮒鱠食之。又鯉魚亦得。

灸穴

脾俞　氣海　丹田可灸之

宜食

石榴　楊梅　通草　林檎　梅　乾棗　藕實　柿　柚　橘　葛粉　山椒　芋　薊菜　芥　薺　葱　韮　葫　丹黍　蘩蔞　水芹　莧菜　糯米　白梅　牛蒡　和布　青苔　鯖　鮒　鮧　海鼠　烏賊魚　乾雉　鶉　鴿　鴨　小鳥　鷺　海月　海老　蠣　蛤　蚫　鰹　鮎魚　諸乾魚鳥無毒鯉　江豚　茶以熱湯服之　粟

禁物

柑子　淡柿　熟柿　桃　杏　瓜但熟瓜無毒　茄子但煮無毒，世俗喫生茄數日，痢病得愈云云。　菱　油物　胡瓜　蕎麥　蔓青　胡麻　酒但濁酒無毒

黑鴨　豬　醬　鮭　蟹　蕨生　蘘荷　鯵　諸生冷物

神仙阿膠湯《事證》，治五色惡痢，狀如魚肝，或似豆汁，移床就廁，日夜無度，諸藥不效，三服定差。或老或少，若實若虛，婦人產前產後，皆可服之。

御米殼二兩，連蓋者全用　阿膠二兩，用蛤粉炒，炮　人參上　黃耆各一兩

右麤末，每服五錢，水一盞半，薑五片，棗三個，煎一盞，不拘時候，日夜四五服。小兒隨歲加減。

御米飲子《事證》，治赤白痢，神效，不可述盡。

御米殼去蒂蓋，醋炙　白茯苓　甘草炙，各一兩　厚朴薑製　人參　乾薑各二分　烏梅肉五個

右麤末，每服五六錢，水二盞，薑五片，棗三個，同煎一盞二分，去滓，溫服，日夜三五服。赤多者，入黑豆三五十粒，小兒量歲加減。

參香散同，治腹痛下痢，日頻併。

御米殼蜜炙，四兩　木香二兩　人參一兩　乳香半兩，別研

右細末，和勻，每服三四錢，或五六錢匕，以米飲服，空心食前，日夜三五服。

香粟飲同，治下痢赤白，無問寒熱風濕，並主之。

御米殼蜜炙，二十個　丁香三十粒　乳香皂子大，四個　白豆蔻五個　甘草五寸，炙

右嚼咀，每服五錢，水一盞半，煎一盞，去滓，溫服，日夜三四服，有神效。

開胃湯同，治禁口痢，數日不食，命危篤甚者，只兩服見效。武陵劉處士家世儒醫，用此方活人甚衆。不欲私藏，廣傳於世。

罌粟子　木香　檳榔　陳皮各三兩

右麤散，每服四五錢，水二盞，煎一盞二分，去滓，點四君子湯末四錢，通口服，不拘時候，日夜四五服。

《事證方》云，禁口痢者，舊見名醫言痢疾，本無禁口之名，止緣藥性多涼，投之過多，胃氣既冷，不進粥食，所以致死，莫如每日空心食前，先進四君子湯數服，徐投痢藥。此説屢用屢效，今或所多有病禁口痢死者，故書以告人。鄉村臨時無四君子湯，用溫胃藥亦可。此説甚善，不可不知。出陳總領妙方。

山藥飲同，陳知縣諱祖永，守官於南康，其子年十歲，患禁口痢，數日不食，但能進藥，時同官授之一方，服此遂思粥飲之屬。

山藥四兩，一半炒黄，一半生用

右研，以米飲調服四五錢，日夜數服，神妙。

倉廩湯，治禁口痢，日夜無度，病勢甚者。

右敗毒散，用陳米二三百粒，同薑湯煎服，出陳氏《日華方》。

石蓮散，專治禁口痢，惡心嘔逆不食，此乃是毒氣上衝華蓋，心氣不通，所以嫌食，服此藥後，心氣即通，便能思食。孟公實侍郎傳此方。

石蓮子去殼，十兩

右細末，每服四五錢匕，用陳米飲服，日二三服，如痢未愈，更雜用止痢之藥。

治赤白痢及禁口，日夜無度者，只兩服。余丞相累用取效者。

黑豆　綠豆　甘草　陳皮　燈心　高良薑各二兩二分　糯米一兩二分　紫蘇一兩二分　人參二兩二分　罌粟殼蜜炙，十兩右麤末，每服五錢重，或七八錢，水二盞，蜜二匙，煎一盞二分，去滓，熱服，不拘時候，日夜三五服。

肉豆蔻散《事證》，治赤白痢，無藥可治者，其效如神。上吐下瀉痢者亦治。韓子溫少知傳。肉豆蔻切片，焙黃　罌粟殼蜜炙，炒　甘草炒　乾生薑切炒，黃色，各三兩

右細末，每服六七錢。如赤多白少，加甘草一寸同煎。若白多赤少，加炒生薑一塊同煎，用水二大盞，煎至一盞半，通口服，不計時候，卻將二服滓再煎，無不愈者，日夜四五服。

橘皮乾薑湯《大全》，治噦。

橘皮　通草　乾薑　桂心　甘草各二兩　人參

右㕮咀，每服五六錢，水二盞，煎一盞二分，去滓，溫服，日夜二三服。

半夏生薑湯《十全》，治噦欲死。

半夏二兩二分　生薑四兩

右㕮咀，每服六七錢，水二盞，煎一盞半，去滓，溫服，日夜五七服。

丁香柿蒂《大全》，治欬逆。

丁香二十粒　柿蒂三十個，剉，一處炒黃

右㕮咀，每服四五錢，水二盞，煎一盞半，去滓，熱服，日夜七服。

橘皮竹茹湯《大全》，治噦逆。

橘皮二兩　竹茹三兩　甘草二兩　人參半兩　半夏一兩

右㕮咀，每服五錢，水二盞，生薑七片，棗三個，煎一盞半，去滓，溫服，日夜數服。生薑橘皮湯，治乾嘔噦，若手足厥冷。

橘皮四兩　生薑八兩

右㕮咀，每服五錢，水一盞半，煎一盞，去滓，溫服，日夜五六服。

《大全良方》云，凡滯下病之稍久，或欲愈之時，多有咳逆及嘔逆之證。然欬逆者，古人所謂噦是也。噦者，胃寒所生，此證最危，其他病亦惡。欬逆如見此證，宜用上五方云云。

覆載萬安方卷第二十

嘉曆元年十月四日辰巳兩刻朱點了

性全

同五日墨點了

性全　六十一歲

朱墨之紙數六十三丁

覆載萬安方卷第二十一

覆載萬安方卷第二十一

性全　撰

大小便門

大便不禁

論曰，大腸爲傳導之官，掌化糟粕，魄門爲之候，若其臟寒氣虛，不能收斂，致糟粕無所制約，故遺失不時。治之宜澀固津液，方論所謂澀可去脫是也。

福庭丸，治大便失禁並腸鳴。

附子去皮臍，二兩二分　厚朴薑製，五兩

右細末，酒煮神麴爲糊丸如梧子大，每服三十丸，或五七十丸，生薑鹽湯，日夜空心食前服。

龍骨湯，治大便不禁，真氣羸弱。

龍骨　阿膠炒　乾薑炒　黃連各一兩　粳米一盞，炒　石榴大，一個　附子炮　甘草　芍藥　黃芩各三分

右㕮咀，每服五六錢，水二盞，煎一盞二分，去滓，空心溫服，日二三服。

陳麴丸，治大便不禁，腹內疞痛。

陳神麴炒　白茯苓　黃連炒　黃蘗炙　乾薑　附子炮　龍骨各一兩　赤石脂　甘草炙　人參　當歸各半兩

右細末，蜜丸如梧子大，每服三十、五十、七八十丸，空心食前米飲服，日三服。

石榴皮湯，治虛寒客於下焦，腸滑洞泄，困極欲死。

醋石榴皮炒 乾薑炮，各一兩 黃蘗炙 阿膠炒，各三分

右麤末，每服五錢，水二盞，煎一盞，去滓，空心溫服，或無蘗用連亦得。

厚朴豆蔻湯，治大便不禁。

肉豆蔻炮，一兩一分 龍骨 白朮一兩三分 厚朴一兩二分

右㕮咀，每服五六錢，水二盞半，生薑三片，煎一盞，去滓，空心溫服，日二三服。

大便秘澀

論曰，大便秘澀，蓋非一證，皆榮衛不調，陰陽之氣相搏也。若風氣壅滯，腸胃乾澀，是謂風秘。胃蘊客熱，口糜體黃，是謂熱秘。下焦虛冷，窘迫後重，是謂冷秘。或因病後重亡津液，或因老弱血氣不足，是謂虛秘，或腎虛小水過多，大腸枯竭而多秘者，亡津液也。或胃實燥結，時作寒熱者，中有宿食也。治法雖宜和順陰陽，然踈風散滯，去熱除冷，導引補虛之法，不可偏廢。當審其證以治之。

順氣木香丸，治大腸秘澀踈風。

木香 檳榔生用 羌活 桂心 陳皮各一兩 大黃煨，二兩 牽牛子用八兩，取末四兩

右細末，蜜丸梧子大，每服五十丸，或七十丸，以生薑紫蘇湯日三服。

牽牛散，治大便澀秘。

牽牛子半生半炒，末 檳榔生，各三兩

右細末，每服四錢匕，生薑湯服末。利良久，以熱茶投，踈利爲度，每夜或隔夜一服。

承氣瀉胃厚朴湯，治胃實腹脹，水穀不消，溺黃體熱，鼻塞衄血，口喎唇緊，關格不通，大便苦難。

厚朴三分　大黃剉炙，二兩　枳殼麩炒　甘草炙，各半兩

右麤末，每服五錢，水一盞半，煎一盞，去滓，空心溫服，取利爲度。

升麻湯，治強壯人熱毒流入腸胃，骨節疼痛，腹中煩滿，大便秘澀。

升麻　大黃剉炒，各四兩　前胡　梔子人炒，各三兩

右麤末，每服五錢，水一盞，煎七分，去滓，食前溫服末，通再三服。

加青皮平胃煮散，治大病後重亡津液及老人津液不足，大便秘澀。

厚朴五兩　蒼朮八兩　陳皮五兩　甘草三兩

右細末，每服五錢，水一盞半，加青皮末一錢，生薑三片，棗三個打破，煎一盞，去滓，溫服，日二三服。

大黃丸，治脾胃不和，內有蟲滯，大便難。

大黃剉，炒　赤芍藥各三兩　厚朴二兩　枳實麩炒，一兩半　大麻人別研，十兩

右細末，蜜丸梧子大，每服二三十丸，或五十丸，食前溫水服，以通利爲度。

神功圓，治三焦氣壅，心腹痞悶，六府風熱，大便不通，腰腿疼痛，肩背重疼，頭昏面熱，口苦咽乾，心胸煩燥，睡臥不安，及治腳氣，並素有風人大便結。○《傷寒論》並《活人書》中治傷寒秘澀大便不通。

大黃煨，四兩　大麻人二兩　訶子皮四兩　人參二兩

右細末，蜜丸如梧子大，每服三十、五十丸，溫服。溫酒米飲亦得，食後臨臥。

脾約麻仁圓《局》，治腸胃燥澀，津液耗少，大便堅硬，或秘不通，脾腹脹滿，腰背拘急，及有風人大便結燥。又治小便利數，大便因硬而不渴者，謂之脾約。此藥主之。

厚朴　芍藥　枳實各四兩　杏人二兩二分　大黃八兩　麻人二兩二分

右細末，蜜丸如梧子大，每服五七十丸，溫水服，日一二服。

又三和散，半硫圓在《局方》，見上氣卷並泄瀉卷中。

三黃圓，治丈夫婦人三焦積熱，上焦有熱攻衝，眼目赤腫，頭項腫痛，口舌生瘡。中焦有熱，心膈煩燥，不美飲食。下焦有熱，小便赤澀，大便秘結，五臟俱熱，即生背癰瘡痍，及治五般痔疾，糞門腫痛，或下鮮血。

巴郡大守所進

四時加減方

春　黃芩四兩　大黃三兩　黃連四兩

夏　黃芩六兩　大黃一兩　黃連一兩

秋　黃芩六兩　大黃二兩　黃連三兩

冬　黃芩三兩　大黃五兩　黃連二兩

右蜜丸大豆大，每服三十丸，或五十、七十，或百丸，熟水服之。一月諸病愈，久服走逐奔馬，常試其驗。小兒積熱，亦宜服之。《外臺要方》、王氏單方等。

大便不通

論曰，大腸者，傳導之官，變化出焉。由榮衛津液，有以滋利也。若邪熱相搏，津液枯燥，致糟粕內結而不得行，故腸胃否塞，而大便不通。令人腰痛腹滿，不能飲食。《經》所謂熱結下焦則便難。然又有病後氣血不足，內亡津液，或年高氣澀，冷熱相搏者，亦致大便難，治宜詳之。

麥冬門湯，治虛熱痰實，三焦痞結，溫壯煩熱，大便不通。

麥門冬（去心，焙，一兩二分）　赤茯苓　甘草　黄芩　大黄（剉，炒，各一兩）　赤芍藥（二兩）

右麤末，每服五錢，水一盞半，入竹葉五片，生薑五片，煎一盞，去滓，食前溫服，日夜三五服。

半夏丸，治大便不通，踈風轉氣，下痰。

半夏（洗，麩炒，二兩）　牽牛子（半生半炒，末，八兩）　青橘皮　木通（各一兩）

右細末，蜜丸如梧子大，每服五十丸，或七八十丸，夜臥時淡生薑湯服，每夜或隔夜服。

大黄湯，治卒大便不通，或大腸熱結風秘。

大黄（炒）　黄芩　梔子人　甘草（各二兩）

右麤末，每服五錢，水一盞半，煎一盞，去滓，入消石一錢匕，更沸兩沸，空心溫服，日一服夜一服。

大黄湯，治榮衛否澀，蘊熱不散，腹中大便不通。

大黄（剉，炒）　梔子人（炒，各四兩）　升麻　前胡（各二兩）

右麤末，每服五錢，水一盞半，煎一盞，去滓，食前溫服。

麻仁大黄丸，治大便不通。

大麻人（研，二兩）　大黄（炒，五兩）

右研爲末，蜜丸如梧子大，每服三十丸、五十丸、百丸，食後熟水服。

蜜導方（又名蜜兌），治大便不通。

白蜜（半盞）

右於微火上煎，令稠鞭投冷水中，須臾取出，撚丸如手小指，入下部，即導通之。

又蜜少許，入鹽煎，撚作小挺子，入下部，即通也。若三度入之不通，即腸胃蟠結，不可救也。

○初虞世《信效方》中云，路公在北門日，盛夏間苦大腹不調，公隨行醫官李琬本衛州市戶，公不獨終始涵容之，又教以醫事。公不大便累日，予爲公作蜜兌導之，是夕三用藥，結糞四五十枚，大如胡桃，色黑如橡栗，公二三日間飲食已如故。

又方，治下部窒塞，大便不通。

烏梅（十個）

右入湯中，漬輭取肉，熟擣，丸如彈子大，或小手大入下部中，即通。

蒴藋根汁，治下部閉塞，大便不通。

蒴藋根（嫩新者一地，爛擣）

右一味，以水三盞，更同研，以生布絞取汁，分作三服，食前飲之，強人二服。

摩臍方，治大便不通，腹脹。

杏人（百個，去皮，生用）　蔥白（十莖，去鬚葉，細切）　鹽（一兩）

右三味，同研如膏，每用如棗大，塗手心，附摩臍上三百轉，須臾即利。如利不止，以冷水洗手，即定。

牽牛圓（《大全》），治男子婦人大便不通，心腹虛脹。

黑牽牛（生末，二兩）　青皮（一兩）　木香（半兩）

右細末，蜜丸梧子大，每服三十、五十丸，或七十丸，空心溫水，日一服，或二服。《博濟方》有大黃檳榔子，名氣鍼圓。

大麻仁圓（《大全》），治男子婦人腸胃風結，大便常秘。

大麻仁（去殼，別研） 大黃（炒，各二兩） 檳榔 木香 枳殼（各一兩）

右細末蜜丸梧子大，每服三十、五十丸，或七八十丸，空心溫水服，日一二服。老人虛人風人，大便結，不可用駃利藥。

《大全良方》初虞世云，余歷觀古人用通藥，率用降氣等藥，蓋肺氣不下降，則大腸不能傳送，以杏仁、枳殼、訶子等藥是也。又老人虛人風人，津液少，大便結。經云，澀者滑之，故用胡麻、杏人、麻子仁、阿膠之類是也。今人學不師古，妄意斟酌，每至大便秘燥，即以駃藥蕩滌之，既走津液氣血，大便隨手愈更秘澀，兼生他病。（初虞世作《古今錄驗方》，又云《養生必用方》。）

滋麻丸，治老人虛人風人秘結。

麻人（二兩） 檳榔（一兩） 枳殼（一兩二分） 阿膠（一兩，炒） 牽牛末（半生半炒，三兩） 桃人（去皮尖，炒，一兩） 青橘皮（一兩二分）

右細末，蜜或以稀粥飲丸如梧子大，每服五十丸，日二三服，夜一服。以紫蘇湯服之，三服後腸中生潤澤，徐徐快利矣。不快，則加增丸數。

○備急丸在下

《千金要方》（第十二）云，張仲景三物備急丸，司空裴秀爲用治心腹諸卒暴百病方。

三焦約（《總錄》約，八結也。）

論云，《黃帝三部鍼灸經》言少腹腫痛，不得小便，邪在三焦，病名曰三焦約。內閉發，不得大小便。夫三焦者，水穀之道路，氣之所終始也。上焦如霧，中焦如漚，下焦如瀆。三焦乃流行之道，榮衛致養，則腐熟水穀，分別清濁，以時而下，無復滯留。若榮衛不調，風邪入客，則決瀆之官約而不通，所以不得大小便也。

枳殼丸，調順三焦，平匀氣脈，消痰滯，利胸膈，袪風，利大小腸。

枳殼去穰，數炒，二兩　牽牛末半生半炒，一兩二分　陳皮二分　檳榔半兩　木香一分

右細末，蜜丸梧子大，每服二十丸，或三十丸，或五十、七十丸，生薑湯服，食後，以利爲度，加丸數。

枳殼散，治三焦約，大小便不通。

枳殼數炒，五兩　厚朴薑製，二兩　滑石研，一兩　桂去麤皮，二兩

右每服四錢重，入膩粉半錢匕，和匀，用冷米飲調下，空腹服之，更量老少虛實加減。

踈風散，治三焦氣約，大小便不通。

牽牛子微炒　大黃炒，各三兩二分　檳榔一兩一分　陳皮二兩二分

右細末，每服三四錢匕，薑煎湯，入蜜少許，食後服，日二三服。

皂莢散，治三焦約，大小便不通。

豬牙皂莢蜜炙，去皮子　白蒺梨各三兩

右細末，大便不通，用鹽茶服之。小便不通，用溫酒服之。各二三錢匕。

又方　右以鹽水，時吹入後門中。

駃利藥ツヨキ瀉藥也。

備急圓《局》，療心腹諸卒暴，百病中惡，客忤心腹，脹滿卒痛，如刀所刺，急口噤。《千金方》同，張仲景三物備急是也。

巴豆去皮油　大黃各二兩　乾薑一兩

右細末，蜜丸如梧子大，每服三丸，或五丸、七丸至十丸，溫水服，不拘時服。

六物麝香丸不見本文也。日本出《長生療養方》，《合藥秘方》云，治小兒大人腹病。秘方也

麝香二分　沈香　丁香　仙沼子各一兩　乾薑　大黃各二分

右各別搗爲細，蜜丸如小豆，食前，日五服。若七丸，或二三十丸、四五十丸，以粥飲服之。七歲已上小兒三丸，八歲以還五丸服。以子日和合爲良。

太上犀角丸秘方，主療癰腫腸癰乳癰發背，一切毒熱腫，服之腫膿化爲水，神驗方。

犀角一兩　升麻　黃芩　防風　人參　當歸　黃芪　乾地黃　蓼實　黃連　甘草　梔子各一兩一分三朱　大黃二兩　巴豆去皮油作霜，三分

右細末，蜜和搗三千杵，丸如梧子大，以粥飲服三丸、五丸，以利爲度。若未利，服七八丸、十餘丸，服了利下，白粥補之。大病腫物，每日一二丸，以意量之，腫消散爲度。若下黃水，或腫上輕皮皺色變，即是消候。忌如常，神驗，不可論。深秘藥也

宣積，手心握藥便通。

巴豆去殼，不去油　乾薑　韮子　高良薑　硫黃　甘遂　白檳榔各一兩

右細末，丸如彈子大，用時早朝使椒湯洗手了，麻油塗手掌中，握藥一粒，移時便瀉。欲得止瀉，即以冷水洗手。

仙人玉壺圓《千金》，治萬病。

雄黃　藜蘆　丹砂　礜石一作礬石　巴豆　附子大，各二兩

右六味，先擣巴豆三千杵，次內礜石，又擣三千杵，次內藜蘆，三千杵，次內附子，三千杵，次內雄黃，三千杵，次內丹砂，三千杵，內蜜擣萬杵，佳。若不用丹砂者，內真珠四兩，用王吉日良時，童子齋戒爲良，天晴明日無雲霧，白晝藥成，封密器中，勿泄氣，著清潔處。大人服丸如小豆，欲下病者，宿勿食。平旦服

二丸。不知者，以暖粥飲發之令下。下不止，飲冷水以止之。病在膈上，吐膈下利，或但噫氣即已。若欲漸除，及將服消病者，服如麻子大二丸。卒中惡，欲死不知人，以酒若湯和二丸，強開口灌喉中。鬼疰病百種不可名，漿水服二丸，日再。

男女與鬼交通，歌哭無常，或腹大絕經，狀如妊娠。漿水服二丸如胡豆大，日三夜一。又苦酒和，令如粭，每旦傅手間使、心主。心主，在手腕後第一約横文當中指。至暮又傅足三陰三陽，及鼻孔，七日愈。又漿服麻子大一丸，日三服，三十日止。惡風逆心，不得氣息，服一丸。腹中如有蟲，欲鑽脇出狀，急痛，一止一作，是惡風二丸。憂恚氣結在胸心，苦連噫及欬，胸中刺痛，服如麻子大三丸，日三。腹痛脹滿不食，服一丸。心腹切痛，及心中熱，服一丸如麻子大，日三服，五日瘥。風疝、心疝、弦疝，每發腹中急痛，服二丸。卒上氣，氣但出不入，並逆氣衝喉，胃中暴積聚者，服二丸，日再。

澼飲、痰飲，平旦服一丸。腹中三蟲，宿勿食。明旦炙牛羊肉三臠食之，須臾進三丸如胡豆大，日中當下。過日中不下，更二丸，爛蟲必下。

卒關格，不得大小便，欲死，服二丸。卒霍亂，心腹痛，煩滿吐下，手足逆冷，服二丸。傷寒嗽濇，時氣熱病，溫酒服一丸。厚覆取汗，不汗，更服。寒熱往來，服一丸。瘧未發一丸，已發二丸便斷。積寒熱老痞，服二丸。癥結堅痞一丸，日三取愈。下痢，重下者一丸，取斷。食肉不消，腹堅脹，一丸立愈。若淋瀝瘦瘠，百節酸疼，服一丸，日三。頭卒風腫，以苦酒若膏和傅之，絮裹之。癰疽痤癤瘰癧及欲作瘻，以苦酒和傅之。

若惡瘡不可名，瘑疥疽，以膏若苦酒和，先以鹽湯洗瘡去痂，拭乾傅之，齒痛綿裹塞孔中。

鼠瘻，以豬脂和傅瘡，取駁舌狗子舐之。中水毒，服二丸。若已有瘡，苦酒和三丸傅之。耳聾膿血汁出及卒聾，以赤穀皮裹二丸內之，風目赤或癢，視物漠漠淚出，爛眥，蜜解如粉，塗注目眥。若爲蟲毒所中，吐血，腹內如刺，服一丸如麻子，稍加大如胡豆，亦以塗鼻孔中。又以膏和，通塗腹背上，亦可燒之，熏口及鼻。

若爲蛇蝮諸毒所中，及猘犬狂馬所咋，苦酒和傅。又水服二丸。

婦人産後餘疾，及月水不通，往來不時，服二丸，日再。

婦人胸中苦滯氣，氣息不利，小腹堅急，繞臍絞痛，漿服如麻子一丸，稍加之如小豆大。

小兒百病驚癇痞塞，及有熱，百日半歲者，以一丸如黍米大，置乳頭飲之。一切以上，如麻子一丸，日三飲，逆下。

小兒大腹，及中熱惡毒，食物不化，結成積聚，服一丸。

小兒寒熱，頭痛身熱，及吐哯，服一丸如麻子大。

小兒羸瘦丁奚，不能食，食不化，漿水服一丸，日三。又苦酒和如梧子大，傅腹上良。

（一切萬病量之，不過二丸，莫不立愈。）欲行問孝省病，服一丸，又一丸繫頸上，行無所畏，至喪家帶一丸，辟百鬼。若獨止宿山澤冢墓社廟叢林之中，燒一丸，百鬼不敢近，仍以蠟和一丸如彈丸大，著絳囊中，繫臂上，男左女右，山精鬼魅皆畏之。（一倍、二倍、三五倍服之，有神驗，不可依方丸數也。）

〇丁奚，小人腹病也。《病源論》云，大腹丁奚候者，由哺食過度，而脾胃尚弱，不能磨消故也。哺食不消，則水穀之精減損，無以榮其氣血，致肌肉消瘠。其病腹大頸小，黃瘦是也。若久不差，則變成穀瘕，傷飽，名哺露病，一名丁奚。

耆婆萬病圓《千金方》第十二卷，可見本方，藥種難得，略之。但若可合用之，則蜈蚣、石蜥蜴、芫青斑貓，云蟲春取，其色青泔色也、牛黃深黃佳《事林廣記》云，牛黃爪土點唾研之，見黃色則真牛黃也云云。自餘即易得易知也。

一服丸數以三五度，快利爲限。一二倍或三五倍可服用之，是口傳也。又朱砂者，辰砂也，一名丹砂。《千金方》云，凡諸方言朱砂者，世人不知爲辰砂末，妄用水銀朱，甚誤云云。

小便不禁

論曰，《内經》言膀胱不約爲遺溺，亦腎虛不能約制水液，故小便利多，甚則下焦傷竭，真氣不固，而小便不禁也。

栢白皮湯，治小便不禁。

栢白皮焙乾，剉十兩　酸石榴枝燒灰，細研，五兩

右先栢白皮爲麤末，每服五六錢，水一盞半，煎至一盞，去滓，下石榴枝灰三錢匕，更煎至八分，空心服，至晚再服，日二服，夜一服。

牡蠣丸，治小便不禁。

牡蠣白者，鹽泥蜜封，以炭火燒，半日取出，研如粉，三兩　赤石脂三兩，打碎醋拌，於鐵銚子内，慢火炒令乾，研如粉

右研勻，酒煮，麪糊丸如梧桐子大，每服二三十丸，空心鹽湯服，日二三服。

乾薑飲，治小便不禁。

乾薑炮，二兩二分　附子炮，去皮臍，一兩二分　川芎二兩　桂心去麤皮　麻黃去根節，各一兩一分

右麤末，每服五錢，水一盞半，煎一盞，去滓，空心溫服，日二三服。

當歸湯，治氣牽腰背及脇内痛，小腹堅，小便不禁。

當歸 大黃 桂去麤皮，各三兩 人參 乾薑各一兩 甘草炙 白芍藥各二兩 吳茱萸洗，微研，二兩半

右麤末，每服四五錢，水二盞，煎至一盞半，去滓，食前溫服，日二三服。

《大全良方》云，經云膀胱不利爲癃，不約爲遺尿者，及心腎之氣，傳逆失度之所爲也。故有小便澀而遺者，有失禁而出不自知者。

鹿角散，治小便不禁。

鹿角屑炒

右炒令黄，細末，空心，每服二三錢，溫酒調下，日夜二三服。

礬蠣散，治男子婦人小便不禁，遺尿。

白礬 牡蠣等分

右細末，每服三四錢，米飲服，日二三服。

○治小便數少，並治渴《蘇沈翰良》八，右取純糯米糍一手大，臨臥炙，令軟熟，啖之，仍以溫酒送下，不飲酒人，溫湯下。多啖彌佳。行坐良久，待手心間空候睡，一夜十餘行者，當夜便止。予常以爲戲術，與人賭物，用之如有神聖，或言假火氣溫水道。不然也。大都糯稻工縮水，凡人夜飲酒者，是夜輒不尿，此糯米之力也。又記一事，予故人劉正夫，罷官閩中次建溪，嘗叩一人家求舍，輒閉門不內，既而使人來謝云，屬其父有甚病，不能延客。劉問其狀。曰，病渴死矣。劉許爲其營藥，俄而其子弟群至，求治其父，劉即燒藥與之。明日來謝云，飲藥一盞，是夜啜水減七八升。此劉君目擊者。其方用糯稻稈，斬去穗及根，取其中心，淨器中燒作灰，每用一合許，湯一椀沃浸良久，澄去滓。嘗其味，如薄灰汁，乘渴頓飲之。此亦糯稻縮水之一驗也。

小便利多

論曰，腎者主水，膀胱爲府。今腎氣不足，膀胱有寒，不能約制水液，令津滑氣虚，故小便利多，久不瘥，則腎氣傷憊，真元耗損，腰脊痠疼，身體寒顫，羸乏之病生焉。

補虚沈香丸，治下經虚寒，小便滑數，不欲飲食，腹脇脹滿，或時疼痛。

沈香　訶子皮　人參　赤茯苓　肉豆蔻　蓽撥　乾薑　胡椒　桂心　葫蘆巴

右細末，蜜丸梧子大，每服五十丸，或七十丸，空心，食前，溫鹽湯服下，日二三服，以木香湯服亦佳。

吴茱萸丸，治小便利多。

吴茱萸（洗炒，三兩）　蜀椒（去目並閉口者，炒出汗，二兩）　乾薑（一兩）

右細末，酒煮麪糊和丸梧子大，每服五十丸，或七八十丸，空心溫酒服，日二三服。

厚朴湯，治小腸虚冷，臍下急痛，小便數。

厚朴（薑汁製，一兩半）　附子（炮）　川芎（各三分）　白龍骨　當歸（各一兩）

右㕮咀，每服四五錢，水二盞，薑五片，棗三個（打破），煎至一盞半，去滓，溫服，食前，日二三服。

白朮散，治元臟虚冷，腹內雷鳴，夜多小便。

白朮（米泔浸，炒，二兩）　芍藥　厚朴　吴茱萸　陳皮　細辛（各一兩）

右細末，每服三五錢匕，鹽湯服，日二三服。

○無比散（《究原》七），治尿血條，亂髮灰，每服一二錢，入麝香，米飲調下，食前服。

○固原圓（《究原》七），治小便多而白濁，用生蘿蔔一個剜孔留蓋，用吴茱萸，不計多少，去枝目填在蘿蔔中，將蓋簽定，用糯米飯上蒸熟，取出茱萸，細末研，擂蘿蔔作丸如桐子大，每服三十、五十丸，或七八十丸，鹽湯米飲呑下，食前臨睡。
正氣丸，治下元虚冷，少腹疼脹，小便滑數，婦人血海虚冷，經候不調。
楝實（炒麩） 蒼朮（米泔浸） 茴香（炒） 山椒（各一兩） 石菖蒲 知母（焙，各半兩） 附子（炮，三分）
右細末，醋煮，麪糊和丸梧子大，每服五十丸，或七八十丸，空心，食前，溫酒，日二三服。婦人醋湯服。（內滑飲水消在別卷）

小便赤澀

論曰，膀胱者，津液之府，與腎合而主水，共爲表裏，行於小腸，入於胞爲溲便。今胞內有客熱，入於膀胱，致水液不利，故小便赤澀也。
木通湯，治小腸客熱，小便淋澀赤痛。
木通 冬葵子（各半兩） 冬瓜子 滑石（各一兩） 瞿麥穗 黄芩（各一兩） 白茅根（五兩）
右麤末，每服四五錢，水二盞，入竹葉十片，煎二盞半，去滓，食前，溫服，日二三服。
滑石散，治風熱小便赤澀。
滑石（二兩） 梔子人（炒） 木通 豉（炒，各一兩）
右細末，每服三四錢，煎蔥白湯服，空心，食前，日二三服。
滑石散，治小便不利，赤澀疼痛。
滑石 木通 冬葵子（少炒，各三兩）
右細末，每服三五錢匕，食前，蔥白湯服，以小便利爲度，日三五服。
檳榔湯，治頭面浮虛，心胸膨脹，小便赤澀，欲作水候。

檳榔子（剉） 枳殼（去穰，麩炒） 桔梗（炒，各三兩） 南木香（一兩二分）

右麤末，每服五錢，水一盞半，生薑五片，棗三個，前至一盞，去滓，溫服，不拘時，日夜三五服。

葵子湯，治小便澀不通。

冬葵子（五兩） 朴消（一兩二分）

右先葵子二兩二分，水三盞，煎二盞，去滓，次入下朴消一分，少沸，空腹，作兩服，以小便清通爲度。

紫草散，治小便淋澀不通。

紫草（苗根共用之）

右細散，每服二三錢，以清井花水一盞，頓一二服，不可多服之。

瞿麥湯，治膀胱積熱，小便赤澀。

車前子 冬葵根 木通（各三兩） 瞿麥穗 茅根 麥門冬 赤茯苓（各一兩）

右細剉，每服五錢重，水一盞半，煎至一盞，去滓，溫服，日三五服。

小便出血

論曰，《內經》謂悲哀太甚，則胞絡絕，陽氣動中，數溲血。又曰，胞移熱於膀胱，爲癃溺血。一者皆虛熱妄溢，故溲血不止也。治宜去邪熱，調心氣。

金黃湯，治小便出血，水道中澀痛。

鬱金 瞿麥穗 生乾地黃 車前葉 芒消 滑石（各三兩）

右麤末，每服五錢，水一盞半，煎至一盞，去滓，溫服，不拘時，日夜三五服。

木通湯，治小便失血，面色萎黃，飲食不進。

木通　冬葵子（無子用根，各三兩）　燈心（一握）

右麤剉，每服五錢，水二盞，煎至一盞，去滓，溫服，不拘時候，日二五服。

槐金散，治小便出血。

槐花（炒）　鬱金（各三兩）

右細末，每服三四錢匕，以木通煎湯調下，不拘時，日夜三五服。

車前葉湯，治小便出血。

車前葉（乾）　茜根　黄芩　阿膠（炒）　地骨皮　紅藍花（炒，各三兩）

右麤末，每服四五錢匕，水一盞，煎至七分，去滓，溫服，不拘時，日三五服。

人參湯，治小便出血。

人參　生乾地黄　芍藥　桔梗　當歸　甘草　桂心（去麤）　川芎（各二兩）　竹茹（四兩）

右麤末，每服五錢，水二盞，煎至一盞，去滓，溫服，不拘時候，日三五服。

栢葉湯，治小便出血不止。

栢葉（焙）　甘草（炙）　阿膠（炒）　黄芩　竹茹　生乾地黄（各三兩）

右麤末，每服五錢，水一盞半，煎至一盞，去滓，溫服，日三五服。

蒲黄散，治膀胱熱，小便血不止。

蒲黄（炒，二兩）　鬱金（三兩）

右細末，每服三錢匕，粟米飲調下，空心，晚食前服，日二三服。

黄芩湯，治小便出血。

黄芩　阿膠　甘草炙，各三兩　栢葉炒，五兩

右麤末，每服五錢匕，水一盞半，入生地黄一分，同煎至一盞，去滓，溫服，食前，日三服，夜二服。

○升麻湯七《究原》，治大人小兒尿血。升麻麤末，每服四五錢，水二盞，煎至一盞，去滓，溫服，兩三服必有驗。小兒量歲可與之。

地黄飲，治小便出血。

地黄汁一盞　生薑汁半盞

右並取自然汁，相和分作二服，每服煎一沸服，日二三服。

香附散，治尿血。

頭髮灰，一兩　香附子末，二兩　蒲黄一兩二分

右細羅，和勻，每服三四錢，以糯米研，水一盞，調服，日三五服。

諸淋疾世稱消渴則誤，渴飲湯水之名也。消渴即內消，小便滑數，淋則數，欲小便而澀滯痛也。

卒淋　冷淋　熱淋　氣淋　血淋　膏淋　石淋　勞淋

諸淋統論

論曰，膀胱者，州都之官，津液藏焉。氣化則能出矣。位處下焦，與腎爲表裏，分別清濁，主出而不內。若府藏氣虛，寒熱不調，便氣不化而水道不宣，故爲淋閟之病矣。遂有諸淋之證，大體緣腎臟氣虛，膀胱有熱。唯冷淋爲異，善治此者，當熟察之。

卒淋

論曰，卒淋者，緣下焦有熱，傳入膀胱，其候卒然少腹急痛，小便淋數澀痛，故謂之卒淋。蓋下焦在臍

下，當膀胱上口，主分別清濁，主出而不內，以傳導也。今熱在下焦，故其病如此。

〇蔥白湯《可用方》 若卒暴不通，小便膨脹，氣上衝心，悶欲絕死。此由暴氣乘併膀胱，或從驚憂，氣無所伸，欝而不流，氣衝胞繫不正。青橘皮三兩 葵子一兩 蔥白二莖 右㕮咀，每服二三錢，水一盞，煎七分，溫服，不計時。又治卒不得小便方，車前子一把，桑白皮半兩。右㕮咀，水三升，煎一升，頓服。

瞿麥湯，治卒淋，通利小腸。

瞿麥去梗用穗子，一兩一分 木通 赤茯苓 陳皮各二兩二分 滑石碎，三兩三分 冬葵子炒，無子用根，三兩 甘草炙 桑白皮各一兩一分

右麤末，每服一兩，水一盞半，蔥白五莖，煎一盞，去滓，溫服，不拘時，日夜二三服。

鬱金散，治卒小便，淋澀不通。

鬱金五兩 滑石二兩二分 甘草不炙，一兩一分

右細末，每服三錢匕，熱湯調下，不拘時候，日夜三四服。

石葦湯，治卒淋。

石葦去毛 瞿麥穗子 冬葵子炒，無子用根 車前子各三兩

右麤末，每服一兩，水一盞半，煎一盞，去滓，溫服，不拘時，日三五服。

木通飲，治卒淋。

木通剉 茅根 瞿麥穗 芍藥各二兩 滑石碎，三兩 亂髪燒灰，二分

右麤末，每服一兩，水一盞半，煎一盞，去滓，溫服，不拘時，日三五服。

冷淋

論曰，腎與膀胱爲表裏，流通於胞，宣行水道。腎臟虛弱，冷氣客於下焦，邪正交爭，滿於胞內，水道

不宣，故其狀先寒顫，然後便溺成淋，謂之冷淋也。

菝葜散，治冷淋寒顫澀痛。

菝葜　土瓜根　黄耆　地骨皮　五味子各二兩　人参　牡蠣各一兩　石膏碎，四兩

右麤末，每服一兩一分，水一盞半，煎一盞，去滓，溫服，日二三服，不拘時候。

○菝葜イヒツイハラカウツイハラ常ニハサリノ根云云。如本草説，則モカキ也。

○檳榔散《可用方》，治冷淋，腹脇脹滿，小便急痛。檳榔、木香、當歸各半兩，豬苓一兩，母丁香、桂心各一分。右細末，以生薑、葱白煎湯調下一二錢，不拘時。葵子散同方，治冷淋小便數，恒不利。葵子、赤茯苓、白朮、當歸、木香、澤瀉各一兩。右㕮咀，每服四錢，水一中盞，煎六分，溫服，食前。

菟絲石脂散，治冷淋。

菟絲子酒浸，別擣　白石脂　牡蠣煅研，各二兩　桂心去麤　土瓜根各一兩

右細末，每服三四錢匕，煮大麥粥飲調下，空心，食前。

生附散，治冷淋小便秘澀，數起不通，竅中疼痛，增寒凜凜，多因飲水過度，或爲寒泣，心虚志耗，皆有此證。

附子不炮，去皮臍　滑石各一兩一分　瞿麥　木通各二兩　半夏湯洗，二兩

右爲末，每服四錢，水二盞，薑七片，燈心三十莖，蜜一匙，煎至一盞二分，空腹頓服，日二三服。

○泣，音澀。《素問注》音義如此。

○治卒小便淋瀝不通《可用方》，葱白十四莖，連鬚　滑石末三分。右用葱白煎湯服滑石末，分二服。

熱淋

論曰，三焦者，水穀之道路也。三焦壅盛，移熱於膀胱，流傳胞內，熱氣併結，故水道不利，而成淋也。其狀溲便赤澀，或如血汁，故謂之熱淋。

滑石散，治熱淋小便赤澀疼痛。

滑石研，二兩　栝樓根剉，三兩　石韋去毛，二分

右細末，每服三四錢匕，煎小麥湯調下，不拘時，日夜四五服。

五淋散《局方》，治諸般淋瀝，腎氣不足，膀胱有熱，水道不通，淋瀝不宣，出少起多，臍腹急痛，蓄作有時，勞倦即發，或水如豆汁，或如砂石，或冷淋如膏，或熱淋便血，並皆治之。

赤茯苓六兩　當歸　甘草生用，各五兩　赤芍藥　山梔子仁各二十兩

右麤末，每服四五錢，水一盞半，煎一盞，空心食前服。

五淋散又方，《局方》，治證與前方全同。

木通　滑石　甘草各六兩　山梔子仁炒，十四兩　赤芍藥　茯苓四兩　山茵陳去根，日乾，二兩

右末，每服三四錢，水一盞半，煎一盞，空心服。

《養生必用方》云，淋閉之病，不可一向作熱治，亦有胞囊有寒，而便溺不通者。亦有胞系了戾，而不小便者，宜審別之。

木通散《必用方》，治下焦有熱，淋閉不通，少腹妨悶方。

石韋　瞿麥穗　木通各一兩　赤芍藥　陳皮　茯苓　桑白皮焙，各三分

右㕮咀，每服四五錢，水一盞半，煎至一盞，去滓，食前溫服，日二三次，以利爲度。治血淋痛不可忍方。

白茅根焙　滑石　冬葵子各二兩，亦用根　白芍藥　通草　車前子各一兩二分　亂髮焙，二分

右細末，每服三四錢匕，水一盞，煎至七分，去滓，溫服，空心食前，三服。

建安林回甫秘校，熙寧中與子同客龍門李氏家，林一日小便下血，李兄弟煎八正散與服，既服不勝苦，少腹前陰痛益甚。余教林服菟絲山藥丸，林病去，氣血亦小充實。蓋不可專以血得熱則掉溢爲說。

治砂石淋，每發不可忍方《養生必要方》。

石鷰子燒令通赤，水中淬一兩次，搗研，水飛，焙乾　滑石　石韋去毛　瞿麥穗各三兩

右末，煮糊丸桐子大，煎瞿麥燈心湯下三十丸，或五十丸，空心食前服，日二三服。甚即以後石韋湯服下此丸子。

石韋湯

石韋去毛　瞿麥　木通各二兩，徑二三寸，大者佳　陳皮　白茯苓各一兩二分

右末，每服三四錢，水一盞半，煎至一盞，去滓，服下前丸子。

除下焦留熱飲子方，熱在下焦則爲溲不通。

檳榔　木通即鷰覆也　陳皮　白芍藥　車前子　茯苓各三兩

右麤末，每服四五錢重，水一盞半，煎至一盞，去滓，空心食前服，日三五服。

衛關散《養生必用》，治心膈不通，上焦有熱，胸中痞悶，小便澀少，或不通者。

赤茯苓　人參切去頂　陳皮各二兩　青皮二分　甘草炙　木通炙　檳榔各一兩

右末，每服三五錢，水一盞半，煎至一盞，去滓，溫服，以膈寬小便利爲度。

火府丹《大全良方》，治心經熱，小便澀，及治五淋。加甘草㕮咀，名導赤散。《本事方》

生乾地黄四兩　木通　黄芩各二兩

右細末，煉蜜丸如梧子大，木通煎湯下三十丸，或五十丸。此藥治淋瀝，臍下滿痛。

許學士云，壬戌年，一卒病渴，日飲水一斗不食者，三月心中煩悶，時已十月。予謂心經有伏熱，與此藥服，越二日，不覺，來謝。當日三服，渴止。又三服，飲食如故也。此藥本治淋，用以治渴，可謂通變也。

車前子散，治熱淋結澀不通。

車前子炒　牛膝各二兩　桑白皮六兩　蒲黄二兩

右細末，每服四五錢匕，葱白煎湯，調下不拘時，日三五服。

石韋散，治熱淋小便熱澀。

石韋去毛，炙　冬葵子炒，各二兩　瞿麥穗一兩　車前子炒　滑石各三兩

右細末，每服四錢匕，米飲服，不拘時。

木通散，治熱淋小便赤澀疼痛。

木通　白茯苓各四兩　葶藶子炒，二兩

右細末，每服三四錢匕，溫湯服，不拘時，以利爲度，日二三服。

朴消散，治熱淋，小便赤澀熱痛。

朴消五兩

右一味，細研，每服二錢匕，蜜水服下，不拘時，以利滑爲度。

葱白湯，治熱淋，小便澀痛。

葱白一束，細切

右一味，用淡漿水煎，去滓，溫服一盞，不拘時，日二三服。

滑石散，治熱淋，小便赤澀熱痛。

滑石十兩

右細末，每服三四錢匕，煎木通湯服，不拘時，日三四服。

麻根湯，治熱淋，小便赤澀。

麻根五十莖

右一味，麤剉，每服五錢重，水一盞半，煎一盞，去滓，溫服，不拘時，日二三服。

〇麥門冬散《可用方》治小腸熱氣，壅滯成淋，臍下妨悶。麥門冬、木通、赤芍藥、葵子各一兩，芒硝一兩半，滑石二兩。

右㕮咀，每服四錢，水一盞，葱白二莖，薑半分，煎六分，食前溫服。

〇《究原方》七治小便不通。葵子、赤茯苓，右等分末，每服四錢，水一盞，燈心數十莖，萱草根少許，同煎，頻頻服之。

車前子湯，治熱淋。

車前子十兩

右麤末，每服一兩，水一盞半，煎至一盞，去滓，溫服，不拘時。

車前子湯，治熱淋，小便赤澀疼痛。

車前子　葵根各五兩　木通三兩

右麤剉，每服一兩二分，水二盞，煎一盞二分，去滓，入芒消末一分，溫服，如人行六七里再進一服，微利爲度。

○忘憂散《可用方》，治心經蓄熱，小便赤澀不通，淋瀝作痛。琥珀不以多少，爲細末，每服半錢或一錢，濃煎萱草根湯，調下，食前。

○治小便不通《蘇沈翰良方》八，琥珀研成粉，每服二錢，濃煎萱草根汁調下，空心服。予友人曾小腸秘甚，久遂成淋，每旋只一兩滴，痛楚至甚，用惡藥逐之，皆不通。王鄰公與此藥，一服遂通。人有病痔腸腫，因不能尿，候如淋疾，他藥不能通，唯此法可治。

瞿麥湯，治心經壅熱，小便淋澀赤痛。

瞿麥穗二兩　茅根　冬瓜子各一兩一分　葵子一兩　木通三分　黃芩一兩一分　滑石三分　竹葉五十莖

右剉散，滑石別抹，每服五錢重，水一盞半，煎至一盞，入滑石末，去滓，溫服，日二三服，食前。

石韋散，治熱淋多因腎氣不足，膀胱有熱，水道不通，淋瀝不宣，出少起數，臍腹急痛，畜作有時，勞倦即發，或尿如豆汁，或便出沙石。葉伯材處此數方，大有神效。

木通　石韋去毛，各二兩　甘草　王不留行　當歸各一兩　滑石　白朮　瞿麥　芍藥　葵子各三兩，或用根

右細末，每服四錢匕，煎小麥湯調服，日三四服。兼治大病餘熱不解，後爲淋者。

氣淋

論曰，腎虛則不能制小便，膀胱挾熱則水道澀。腎虛膀胱熱，則胞內氣脹，小腹堅滿，而生淋澀之病也。其候出少喜數尿，有餘瀝是也，亦曰氣癃。診其脈，少陰脈數者，則爲氣淋。

大黃丸，治氣淋小便不快。

大黃剉炒，五兩　赤芍藥　黃芩　杏人　芒消各三兩三分

右末，蜜丸如梧子大，每服五十丸，以溫熟水送下，食前，日夜一二服。

○《可用方》治小便不通，心腹妨悶，上氣喘急。木通、豬苓、桑白皮，右等分，㕮咀，每服四錢，水一中盞，煎六分，食前溫服。治小便不利，莖中疼痛，心腹急痛。通草、茯苓各三兩，葶藶二兩，右細末，水服方寸匙，日三服。

○木通散《可用方》治小便不通，淋瀝疼痛。木通、琥珀各二兩，赤芍藥、枳實、茅根、甘草各一兩，右㕮咀，每服四錢，水一盞，煎六分，不拘時服。

○木香散《可用方》治氣淋小腸疼痛。木香、雞蘇、檳榔各一兩，細辛、赤茯苓、木通各三分，人參、當歸、桃人各半兩，右㕮咀，每服三錢，水一盞，煎六分，食前溫服。雞蘇者，薄荷葉也。又方，治氣壅不通，小便淋結，臍下疼痛妨悶。葵子一合，生茅根二兩，青皮一兩，右㕮咀，水二大盞，入葱白五莖，煎一盞三分，分二服，食前。又治氣淋，臍下切痛，右用鹽和豉，搗作餅子，填在臍中，餅子灸二七壯。

○紫蘇飲子《可用方》治虛勞下焦氣滯，臍腹妨悶，小便不利。紫蘇莖葉四兩，赤茯苓、冬葵子、檳榔各一兩，青皮、石韋、木通各三分，木香半兩，右㕮咀，每服四錢，水一盞，煎六分，溫服，食前。

木通湯，治氣淋，結澀不通。

木通一兩一分　木香二兩二分　細辛一兩一分　草豆蔻十個，去皮　人參二兩二分　赤茯苓四兩　桃人去皮尖，二兩二分　肉豆蔻六個

右麤末，每服四錢重，水一盞半，煎一盞，去滓，溫服，不拘時，日三度。

石韋湯，治氣淋小便不利，脹滿。

石韋去毛，二兩二分　鷄腸草乾，七兩二分

右麤剉，每服五七錢，水一盞半，煎一盞，去滓，溫服，不拘時，日三服。

桑白皮湯，治氣淋結澀，溲便下利。

桑白皮三兩三分　茅根六兩一分　木通　百合乾，各五兩

右麤末，每服五錢，水一盞半，煎一盞，去滓，溫服，不拘時日，二三服。

白芷散，治氣淋結澀，小便不通。

香白芷醋浸，焙乾，十兩

右細末，每服四五錢，煎木通湯服，日夜四五服。

石韋飲子，治氣淋，小遺澀痛。

石韋去毛，二兩二分　瞿麥二兩三分　木通　陳皮二兩　茯苓　芍藥　桑白皮各一兩三分二朱

右細末，每服四錢，生薑三片，水一盞，煎七分，溫服，食前，日三服夜一服，忌諸冷物。

血淋

論曰，心主血，氣通小腸與膀胱，俱行水道。下焦受熱，則氣不宣通，故溲便癃閉，而成淋也。熱甚則搏於血脈，血得熱則流行，入於胞中，與溲便俱下，故爲血淋也。

瞿麥湯，治血淋熱結，不得通利。

瞿麥穗　生乾地黃焙，各三兩　鬱金二兩　車前葉切，焙，三兩　滑石五兩　芒消一兩

右麤末，每服五錢，水一盞，煎七分，去滓，溫服，日三五服，不拘時。

黃芩湯，治血淋熱澀疼痛。

黃芩　甘草　阿膠炒，各二兩　栢葉焙　生乾地黃焙，各三兩

右麤末，每服五錢，水一盞半，煎一盞，去滓，溫服，日夜五服，不拘時。

大黃散，治血淋熱痛不可忍。

大黄蒸切，焙，五兩　亂髮燒灰，二兩二分

右細末，每服三四錢匕，溫熟水服下，日三服，夜二服。

立效散，治血淋，因下焦結熱，小便黄赤，淋閉疼痛，所出如血，或外挾風冷風熱，或內傷志勞神，或房室過度，丹石發動，便鮮赤者，爲風熱傷心。瘀血者，爲風冷傷腎，及小便俱出血者。

瞿麥穗二兩二分　甘草炙，二兩　山梔子一兩一分

右麤末，每服五錢至七錢，水一盞半，入葱白根連鬚十莖，燈心七十莖，生薑七片，同煎一盞，去滓，溫服，不拘時，日二三服。

○治小便不通，淋瀝如血《可用方》，滑石、石燕子各一兩，右研，極細，每服一二錢，以葱白湯服，無時。

子芩散，治血淋。

甘草　川芎　伏龍肝各一兩　黄芩　赤芍藥各二兩

右麤末，每服五錢，水一盞半，煎一盞，去滓，溫服，日二三服，夜一二服。

膏淋

論曰，膀胱爲滲泄之府，腎氣均平，則溲便清，腎氣既虚，不能制其肥液，故與小便俱出，色如脂膏，故謂之膏淋，又曰肉淋。

滑石湯，治膏淋小便肥濁。

滑石碎　白茯苓　白朮　木通　赤芍藥　熟地黄　五味子各三兩

右麤末，每服五錢，水一盞半，煎一盞，去滓，溫服，不拘時。

○鹿角湯《可用方》，治虚勞風冷，諸虚不足，乏力，小便如膏。鹿角一具，芍藥、防風、人參、茯苓、陳皮、

龍骨、黄耆、當歸各一兩，桂心、厚朴、乾薑、羌活、甘草各二兩，右㕮咀，水三斗，先煮鹿角，取汁一斗，澄清，内藥，煮取三升三合，分四服，日再服。

葎草飲，治膏淋。

葎草

右搗絞葉汁，每服半盞，酢少許，和勻服之，連三服，不拘時。

石淋

○《可用方》，《病源》石淋者，淋而出石也，水結則化爲石云云。

論曰，石淋者，淋病而有沙石從小便道出也。蓋由腎氣虚損，則飲液停聚，不得宣通。膀胱客熱，則水道澀痛，胞内壅精，故令結成沙石，隨小便而下。其大者，留礙水道之間，痛引少腹，令人悶絶。

勝金散，治沙石淋。

甘草　滑石　鬱金各三兩

右細末，每服三錢匕，溫水調服，日三四服。

○神效琥珀散《可用方》，治石淋，水道澀痛，頻下砂石。琥珀、磁石煆，醋浸七返，研如粉細、桂心、滑石、葵子、胡粉、木通、木香、川大黄各一兩。右細末，每服二錢，食前用葱白、燈心湯調服。又治石淋方，石韋一兩、滑石二兩，右細末，每服二錢，米粥調服，食前。又方，五月五日葵子微炒爲末，食前，溫酒一二錢，當石出。

○《本事方》十云，苦杖根，俗呼爲杜牛膝，多取淨洗碎之，以一合用水五盞，煎一盞，去滓，用麝香、乳香少許，研調下。鄞縣尉耿夢得，其内人患砂石淋者十三年矣。每旋痛楚不可忍，溺器中小便下砂石，剝剝有聲，百方不效。偶得此方啜之，一夕而愈。目所見也。《醫説》中載之

○《大全良方》引耿夢得事云，《本草》云牛膝治莖中痛云云。杜苑牛膝，云杜牛膝也。如杜蒺藜、杜茴香、杜烏藥、杜牛膝方，雖可婦人淋方，可通治於男子淋。此方並耿夢得傳在於此《萬安》第三十一卷婦人淋疾中，可見彼卷。

車前子散，治沙石淋。

車前子　檳榔子各三兩

右細末，每服三四錢匕，煎木瓜湯，服下，日三五服。

二拗散，治小腸淋，沙石難出，疼痛。

胡椒　朴消各二兩

右細末，每服三四錢匕，溫湯服下，日三五服。

菝葜散，治沙石淋重者，取出根木。

菝葜五兩モカキノ子

右細末，每服三錢匕，米飲服下，二三服畢，以湯浸腰洗浴，須臾即通。

木通湯，治沙石淋。

木通　滑石各二兩二分　葵根五兩

右麤末，每服五七錢，水二盞，煎一盞半，去滓，溫服，日三五服。

鱉甲散，治沙石淋。

鱉甲去裙，燒灰存性，十兩

右細末，每服四五錢匕，溫酒調下，空心，食前，日夜五服。

勞淋

論曰，人因勞傷腎經，腎虛膀胱有熱，氣不傳化，小便淋瀝，水道澀痛，勞倦即發，故謂之勞淋。少腹引痛者，是其候也。

菟絲子丸，治腎勞虛損，溲便不利，淋瀝不已。

菟絲子（浸酒） 人參 黄耆 滑石 芍藥 木通 車前子（各二兩二分） 黄芩（二兩） 葵根（三兩）

右細末，蜜丸，梧子大，每服五十丸，或七八十丸，溫酒或鹽湯，食前服下，日夜五服。

○《可用方》治勞淋方，葵子（五兩），白茯苓、白朮、當歸（各半兩），右㕮咀，水七升，煮取二升，分三服，日三。

○初虞世《信效方》治五淋，赤芍藥（三兩），檳榔（一兩二分），右㕮咀，每服三四錢重，水一盞半，燈心五六莖，同煎七分，去滓，空心服。（《究原》七）

滑石散，治勞淋，陰中澀痛。

滑石 冬葵子（或用根） 鍾乳粉（各二兩二分） 桂心 木通 王不留行（各一兩一分）

右六味，爲細末，每服三四錢匕，食前溫酒服下，日夜四五服。

石韋散，治勞淋，日夜數起，小便不利，引陰中痛。

石韋（去毛） 滑石 瞿麥穗 王不留行 冬葵子（各五兩）

右細末，每服四五錢匕，蔥白湯調下，食前，日三五服。

○《可用方》通治五淋檳榔散，赤芍藥（一兩），檳榔（一大個），右細末，每服一二錢，水一盞，煎七分，臨睡，入麝香少許，溫服，立差。

《事證方》云，諸淋大率有五，曰冷、曰熱、曰膏、曰血、曰石，五種不同，皆以氣爲本，多因淫情交錯，內外兼並，清濁相干，陰陽不順，結在下焦，遂爲淋閉。

私按云，諸淋皆以滑利藥爲治，若大便結，則可雜用瀉藥，皂角、阿膠、葱白、黑豆、牵牛子之類，尤可加用也。

膀胱門

膀胱虛冷

論曰，膀胱者，津液之府也，氣化則能出矣。其氣不足則虛，虛則寒氣乘之，致津液滑利而不能制約。故其證小便利多，小腹痛甚，項背腰尻膕腨痛。《內經》曰膀胱不約爲遺溺者，以此。

〇奇特神方也。《究原方》六醉仙圓，治因勞心，腎經寒，小便多，白茯苓去皮，不計多少，用黑豆同水煮半日，去豆，出焙，爲細末，用薏苡仁炒，碾爲細末，煮糊爲丸如桐子大，每服五七十丸，以棗湯服下，空腹臨睡服。

五味子丸，治膀胱虛冷，小便頻數。

五味子　磁石燒，醋浸七返　杜仲去麤皮，炙　附子炮，各二兩二分　木香一兩一分　青皮　茴香炒，各二兩二分　龍骨燒，一兩一分

右細末，酒麵糊丸梧子大，每服五十丸，或七十丸，溫酒服，空心，食前。

蓽澄茄散，治膀胱經虛，小便不禁，少腹冷痛。

蓽澄茄　木香　沈香　桂心去麤皮，各一兩一分　茴香炒，二兩　菟絲子　白茯苓各二兩二分

右細末，每服三四錢匕，溫酒或鹽湯服，空心食前，日三五服。

補骨脂散，治膀胱久虛，便溲不禁，腹脇虛滿，少腹疞痛。

補骨脂炒　茴香炒　葫蘆巴炒，各二兩二分　檳榔　沈香各一兩一分　青皮二兩

右細末，每服三四錢匕，鹽酒鹽湯，食前，日三四服。

膀胱實熱

論曰，膀胱者，州都之官，津液藏也，氣化則能出矣。其氣有餘則實，實則熱氣留之，故壅閉而不通。其內證，胞閉不得小便，煩滿而燥。外證，體熱腰中痛，頭眩是也。《內經》曰膀胱不利爲癃以此。（癃，淋也。）

石膏湯，治膀胱實熱，小便癃閉，舌燥引飲，煩悶。

石膏（生）　山梔子（去皮）　赤茯苓　甘草（炙）　木通（各三兩）

右麤末，每服五錢，水一盞半，煎一盞，去滓，溫服，日二三服。

瞿麥飲，治膀胱實熱，小便不通。

瞿麥穗　黃芩　甘草（生）　木通（各二兩二分）　葵根　車前子（各一兩一分）

右麤末，每服四錢重，水一盞半，煎一盞，去滓，溫服，日二三服。

檳榔飲，治胞囊實熱，溲便癃閉，日夜不通。

檳榔（生）　羚羊角　大黃（各一兩一分）　甘草（炙）　赤茯苓　防己（各二兩二分）

右麤末，每服五錢，水一盞半，煎一盞，去滓，溫服，日三五服。

豬苓散，治膀胱實熱，小便不通，腰腹重痛，煩燥。

豬苓　防己　梔子人（各二兩二分）　滑石　車前子　檳榔（生）　大黃（生，各五兩）

右細末，每服三四錢匕，溫熟水服。又煎服亦得，日三五服。

胞痺（イハリフクロフクレタル也）

論曰，《內經》謂胞痹者，少腹膀胱按之內痛，若沃以湯，澀於小便，上爲清涕。夫膀胱爲州都之官，津液藏焉，氣化則能出矣。今風寒濕邪氣，客於胞中，則氣閉不能化出，故胞滿而水道不通，其證少腹膀胱按之內痛，若沃以湯，澀於小便，以足太陽經氣閼，故熱而痛也。上爲清涕。

腎著湯，治胞痹，小便不利。

赤茯苓　白朮各四兩　乾薑二兩　甘草炙，三兩

右㕮咀，每服五錢匕，水二盞，煎一盞，去滓，溫服，空心一服。

溫腎湯，治胞痹小便不利，腰脊痛疼，腹背拘急絞痛。

赤茯苓　白朮　澤瀉　乾薑各四兩

右㕮咀，每服五錢匕，水二盞，煎一盞，去滓，溫服，空心食前一服。

胞轉イハリ袋ノロサカサマニカヘリテ小便不通也。

論曰，胞受水液，氣未傳行，則少腹滿脹，或飽食用力，或因合陰陽，令胞屈辟，小便不下，遂致胞轉。其候水道不通，少腹急痛，煩悶汗出，氣道奔迫，甚者乃至於死，宜速治之。

琥珀湯，治胞轉，臍下急滿，或因霍亂而得。〇日本熏陸全琥珀也。

琥珀二兩二分，研　阿膠一兩一分，炙炒　車前草焙，七兩二分　蔥白切，三十莖

右剉切，每服先蔥五莖，車前草三分，水二盞半，煎至一盞半，去滓，次入阿膠一分，候消。次又入琥珀末二分，微煎服之，不拘時，日二三服，夜一二服。

芍藥湯，治胞轉，小便不利。

赤芍藥　車前葉　木通

右細剉，每服五錢，水一盞半，煎一盞，去滓，溫服，日二三服，夜一二服。

琥珀湯，治胞轉，小便不利，煩悶。

琥珀　大黃炒　滑石　車前子　車前葉各三兩

右麤末，每服三四錢，水一盞半，葱白五莖打碎，煎七分，去滓，溫服，不拘時，日夜四五服。

車前草飲，治胞轉，不得小便。

車前草去根取葉

右一味，每用一握，水一盞半，煎一盞，去滓，溫服，日夜三四服，不定時。

又方，治小便不利，莖中痛欲死。兼治婦人血結，腹堅痛。《肘後方》

牛膝根莖葉

右不以多少，酒煮去滓，飲之，以小便利爲度，立愈。

又方《外臺》，治小便不通及胞轉。

右取梁上塵三寸，以水服之。

白花散《濟衆方》，治小便不通，膀胱熱。

朴消三兩

右研爲末，每服二三錢匕，溫茴香酒服，不定時，日夜二三服。

治卒小便不通。

覆載萬安方卷第二十一

炒鹽，内臍中，冷即替之，立下。

又入鹽於臍孔中，其上灸之，至二三十壯，以通利爲度，立驗。

覆載萬安方卷第二十一

嘉曆元年十月二十三日朱點了

性全

同二十四日夜半墨點了

性全　六十一歲

朱墨之紙數六十八丁

一癰疽總論
二療病所向吉凶方
三占病色候上面法
四論五發
五將護忌慎法
六辨瘡疽淺深法
七瘡出未辨津潤墨圍方
八辨瘡疽善惡法
九灼艾當識痛癢二證論
十辨癰疽有膿無膿並瘡口
十一貼熁之法
十二既灸之後宜服藥
十三癰疽發寒熱多汗誤用藥
十四調節飲食兼平胃氣
十五溻洗淋漬法
十六視生白痂切護勿觸
十七癰疽及諸瘡雜療異治諸法
十八出《太素經》第十六卷中並諸疽

覆載萬安方卷第二十二　上

性全　集

癰疽總論一

論曰，周官瘍醫與疾醫，分職而異治。凡有瘍者，受其藥焉。蓋非專門之學，不足以深究博識故也。人之氣血與天地同流，經絡常數與晝夜同度。一或壅而不通，沮而不行，則血老不作汗，肉陳不脫垢，烝氣不達，癰疽內熱，甚於焚溺之患，治之不可緩。是以喜怒憂樂之不時，飲食居處之不節，芳草石藥之發動。內使陰陽不平而蘊結，外使榮衛凝澀而腐化。輕者起於六府，浮達而爲癰，外潰膚肉，經所謂榮衛稽留於經脈之中，血澀不行，衛氣壅遏不通，熱盛則肉腐爲膿。然不陷肌膚於骨髓，不爲燋枯，五藏不爲傷損，其皮薄以澤是也。重者發於五藏，蘊蓄而爲疽，內消骨髓，經所謂熱毒熾盛，下陷肌膚，骨髓燋枯，五臟涸竭，當其病下。良肉無餘，其皮夭以堅，如牛領然是也。夫瘡腫之患，莫大於癰疽，明乎二者，則凡腫毒丹疹可以類推矣。故證有淺深，治有輕重。若瘡發之初，湯液疏其內，鍼石疏其外，內外之治不同也。五藏內虛則平補，內實則駃利，補瀉之法不同也。瘡發於虛處則難瘥，發於實處則易愈。則其生有虛實之辨，富貴體逸，危殆者多。貧賤形苦，困篤者少。則其形有苦樂之辨，淺瘡欲在厚處，攻之易平。深瘡欲在薄處，達之易及。則肌肉膚有厚薄之辨，脈見洪滑麤散，其病難治。脈見微澀遲緩，其病易治，則脈之與病有應否之辨。凡癰之類，其氣浮達，宜灸焫而不宜鍼烙。凡疽之類，其氣深沈，宜鍼烙而不宜灸焫，此灸焫與鍼烙之異也。淋射熁貼，以消腫毒，膏潤溫養，以生肌肉。此先後終始之序也。昔人論癰疽病者，惑於人神所在，不可妄行鍼刺見血，不知神之與形，同爲休戚，體既不平，神焉能定。《內經》謂癰疽不得頃時回，恐內爛筋骨，穿通臟腑，豈有人神之忌耶。

○《周禮》云，天官、地官、春官、夏官、秋官、冬官，是名六官。醫在天官中，其中治諸病與治瘍瘡，即醫者，異治也。

○血道曰榮，氣道曰衛。

○癰即六府表病，故輕也。疽即五藏裏病，重也。輕重淺深尤可知之。

療病所向吉凶方二

三月七月十一月，不得向西方治病。

四月八月十二月，不得向南方治病。

正月五月九月，不得向東方治病。

二月六月十月，不得向北方治病。

凡治病，將患人行年本命，筭與生氣天德福德，合者往之必瘥，仍須與生氣人看侍，患者吉。○看侍者，看病也。

占病色候上面法三

凡患人目中赤脈，從上下貫瞳子者，一脈一年死，二脈二年死。若脈下者，療之必瘥。又曰，患人面忽有赤色之多，貫上下如脂，有赤色從額上下至鼻。又黑色出額上，大如指及連鼻，上至眉。又有赤色垂者，並爲死候，不可療。

論五發四（《瘡腫科精義方》五卷，汝南齊本作。）

《瘡腫科精義方》第三云，夫五發者，謂癰疽生於腦背髭鬢眉者是也。大概論之，分爲三等。一者疽也，二者癰也，三者癤也。夫疽初生，頭如米粟粒大，痛癢有異，誤觸破之，即焮展四畔，赤腫沈悶，牽引脇肋疼痛，數日之後，漸覺肌體壯熱，惡寒煩渴，腫暈侵展，漂漿汁出，積日不潰，抑之則流血者，謂之發背疽也。其發於腦者，發腦疽也。其鬢眉髭者，以類呼也。又有初生，其狀無頭，腫闊三四寸，妨悶疼痛，因循遂經十數日，皮光微軟。甚者亦令人發熱惡寒，頭痛煩渴者，謂之發背癰也。又有初生一頭，色浮赤而無根，腫見於皮膚之中，小大約一二寸者，癤也。三者之候，惟疽最重，此疾所生，皆由滋味而與厚衣，衣服厚緩則表易招寒，滋味過多則臟腑生熱，臟腑積熱則血脈不流，而毒氣凝滯。邪氣伏留，熱搏於血，血聚敗肉，肉潰成膿，淺則爲癤，實則爲癰，深則爲疽矣。亦有因服乳石發動而患此疾者，亦有平生不服石藥而亦患此疾者，蓋上代有服之者，毒氣流傳於子孫之故也。此疾初生，認是疽則宜速療之。若氣實之人，急服五香連翹湯。無內熱及大便秘結，則不可服五香連翹湯。伍氏論曰（《外科精要》），癰疽之疾有二十餘證，謂瘭發、痼發、石發、岩發、蜂窠發、蓮子發、椒眼發、連珠發、竟體發、內發（腸癰也）、腦發、背發、眉發、顋發、頷發、肺癰、腎癰、妳癰、臍癰、臀發、腿發，此外亦有手發、足發、穿當發、鬚癰、瓜瓠發，大率隨病淺深，證分內外，便行施治，不可遲緩。凡癰疽始作，便有發熱惡寒，或有痛處，脈浮而腎（緊），是欲爲癰疽，非傷寒之候也。（已上《外科精要方》，又有百餘證，不可限於五發矣。）

○伍起予也，人名。○顋，息來反。○妳，乳房也。

又論云，癤者，節也。癰者，壅也。疽者，沮也。陰陽不平，有所壅節，皆成癰疽。又曰，陰滯於陽則發府（癰），陽滯於陰則發疽，而此二毒，發無定處，當以脈別之。浮洪滑數則爲陽，微沈緩濇則爲陰。陰則熱治，陽則冷治，治之要雖有四節八事，所謂初覺則宣熱拔毒，已潰則排膿止痛，膿盡則消腫内補，惡肉盡則長肌傅痂，次序固明。若不別其所因，施治亦昧，又須觀病淺深，與證候吉凶，寒則溫之，熱則清之，虚則補之，實則瀉之，導之以鍼石，灼之以艾炷，破毒潰堅，以平爲期，各有成法。《千金》云，癰疽始作，或如小癤，或復大痛，或小痛，或發白米粒，就中便出膿，宜謹防察，見有少異，即須大驚，宜急療之，及斷口味，速須利去惡毒，即用騎竹馬灸法灸之，或只就上灼艾。重者，四面中央總灸一二百壯，更貼冷藥，其效速焉《伍氏方》。史氏穎昌曰，但防作瘡，才覺瘡，便著艾於上，勢盛則五花灸之。謂中及四旁，隨赤到處矣，非方停也。

將護忌慎法五

○以下一段，於諸病人及問病之輩，尤可爲至要。又此《萬安方》第二十七脚氣卷有此類説，可照見之。

《瘡腫科精義方》第一云，夫凡有瘡疽初生，皆只如黍粟粒許大，其狀至微，人多不以爲急。此蘊大患，宜速辨之，不可自忽。若能防之未形，理之於未成，或朝覺而夕理，求治於良醫，則必無危困矣。若因循侮慢，詢於凡流，致令膿血結聚，委之於命，束手待斃，不亦去道遠乎，以至筋骨敗潰，穿通藏府，死者十有八九矣。可不愼歟。蓋瘡疽之人，託命在醫，任庸愚則危殆立至，遇良能則必保十全。用醫之際，不可不擇，辨之何難。若能飽讀經書，久諳證候，湯藥熟閑，洞明色脈，性情仁善，孝義忠信，臨事不惑，處治有決，方謂良醫，委用勿疑。然後，要在病人自克，不可恚怒悲憂，叫呼忿恨，驕恣性情，信任口腹，馳騁勞役，清淨恬憺，奈煩爲宜。於患人左右，止息煩雜，切忌打觸器物，諸惡音聲，諍辨是非，咒罵鬬毆，及產婦濫男，體氣不潔，帶酒腥羶，雞犬乳兒，孽畜禽獸，並須遠離。設或親友重意問疾者，可以預囑徐行低音，欸曲問候，禮畢躬退，勿令嗟訝驚怪，話舊引期，遊賞宴樂，遠别親戚，牽惹情懷，但恐病人心緒愴悽。尤不可亂舉方藥，妄論虚實，惑亂患人，疑貳不決。秖合方便省問，不可久坐，多言勞倦病人，深不長便。若夫侍患之者，直須壽近中年，性情沈穩，勤謹奈煩，仁慈智慧，全在詮次，粥藥無令失節。勿令於患者左右筍指嗟孜，揮淚竊言，惑激病人，甚不利便。飲食之間，忌慎非細，不可不載畜獸之中，勿食驢馬駞騾豬狗牛等，雜魚黿鼉鰕蟹及淹浥民臭陳，自死病倒之類，慎勿嘗啖。飛禽之中，忌食鵝鴨鴻鴈鶴鸛鴛鷺鸞鳩鴿鴉鵲雉，及學人言者，慎勿食之。野獸之中，忌食麞鹿狐兔虎豹熊豺，及牙爪害人有毒蟲獸。並父母自身本命生屬，慎勿嘗啖。菜蔬之中，忌食黄瓜、茄子、蘭香、芸薹、胡荽、生菜、蓼芥、菌瓠、韭蒜、蔥薤，慎勿食之。果食之内，忌食桃杏棗栗、李柰梨梅、軟棗紅柿、櫻桃胡桃、榛松林檎，及諸蟲蚛未熟之果，慎勿食之。○淹，於炎反，漬也。浥，於立反，濕潤也。

若其瘡疽膿潰腫消，氣血虚弱，則可食鵪鶉、蔓菁、薑醬、瓜薤、蘿蔔及黄白粱米細粟投粥軟飯。

若肌肉漸生，思想氣味，則宜食漿粥羹湯，熟軟溫和，稀稠得中，製造如法，無令大飽，此時猶忌饅頭、蒸餅、䬪飥、餛飩、豉饠、煎餅，及炙煿鹹酸、油膩脂肥、臠膈魚肉。若至肌膚欲平，惡肉退盡，瘡口收斂之際，尚忌久立行步，揖待賓客，房酒宴會，嗔怒沐浴，登樓臺，運動肢體，寒暑勞倦。正宜調節飲食，保攝起居，以待瘡瘢平復，精神如故，氣力完全，方無所忌。百日之内，慎無觸焉。已上《科精義方》

辨瘡疽淺深法六《科精義方》一

夫瘡疽癤腫，證候多端，欲辨深淺，直須得法。若素不知方論，而妄生穿鑿者，如匠人捨其繩墨，以意度量，安能中於規矩哉。嘗聞古人有言曰，多則惑，少則得。簡而論之，則瘡疽概舉有三等。腫高而軟者，發於血脈。腫下而堅者，發於筋骨。皮肉色不相辨者，發於骨髓。又曰，凡療瘡疽，以手按摇，瘡腫根牢而大者深也，根小而浮者淺也。又驗其人初生瘡之時，便覺壯熱惡寒，拘急頭痛，精神不寧，煩燥飲冷者，其患瘡疽必深也。若其人雖患瘡疽，起居平和，飲食如故，其疾浮淺也。若夫惡瘡初生，頭如米粟，微似有痛癢，誤觸破之，即焮展覺有深意，速服犀角湯丸及漏蘆湯、通氣丸等，取通利疎暢，兼用浴毒湯淋潟之。若夫浮淺者，任貼膏求瘥。以此推之，淺深之辨，始治之敘也。

曾氏云（曾，字先），癰疽初發至微者，切不欺。若初發腫脊便高者，勢雖急而毒氣卻淺，蓋散越於表，此乃六腑不和爲癰，其證屬陽，雖急而易療。若初發至微如粟粒，甚則如豆許，與肉俱平，或作赤色，時覺癢痛，癢時慎勿抓破，其證乃五臟不調，爲疽屬陰。蓋毒氣內蓄已深，勢雖緩而難治，故人初不以爲事，至於禍至而不自覺，況感此疾者，神守不定，安能自察。其受病有陰陽淺深緩急之别，全藉醫者精察，隨證治之，毫釐不差，則疾無不愈。凡癰疽之候，先須明辨陰陽之證，更當診其脈與外證，以爲權衡。若加精審，治療對病，則舉獲萬全之效。診其脈浮數而洪緊者，其瘡腫臖作，常身熱煩渴，飲食知味，此乃六腑不和。大則爲癰，小則爲癤，其勢雖急，投以涼劑，亦多全治者。若診其脈沈細而伏，或沈緊而數。初發之瘡甚微，或無瘡頭，身不發熱而內躁，體重煩疼，情緒不樂，胸膈痞悶，食不知味，或惡聞食氣，此五臟不調，爲疽屬陰。蓋癰癤則屬府，故發之浮而淺，其勢雖急而緩。疽則屬臟，毒氣內蓄之深，勢雖緩而反急。二證皆榮血不調，逆於內理，肉腐爲膿，非謂陽證，治之以冷，陰證治之以熱，但别其癰癤，則屬六腑，發於外而爲陽。疽則屬五臟，蓄於裏發之深而爲陰也（非陽熱陰冷之義也）。陽則淺，陰則深，故淺者易愈，深者難療，辨之早，治之遲，則不全耳。

《精義方》一云，熱發於皮膚之間，是以浮腫，根小至大，不過三二寸者，癤也。六府積熱，騰出外肌肉之間，其發暴甚，腫皮光軟，侵展廣大者，癰也。五藏風，積熱攻焮於肌骨，風毒猛暴，初生一頭如㾦瘭，頭白燋枯，觸之應心者，疽也。

瘡出未辨津潤墨圍方七

《伍氏方》論曰，夫覺背上兩胛間赤癢腫痛，或有白粒，且以津唾時潤令濕，切勿抓破而作，或因入浴揩破，犯水脈而作，或因飲酒膾炙而作。初未辨證，且以津潤墨圍，漸覺勢盛，以墨重圍，圍了又腫赤，便就圍處中央著灸，不可詳緩。人多以火熱過疑，臨急用尊崇此說。

辨瘡疽善惡法八《聖濟錄》云辨癰疽美惡。附鍼刺並火鍼法。

《精義方》云，夫瘡疽證候善惡逆從，不可不辨。從來瘡醫概舉五善七惡，殊不知此特謂腸胃之內，藏府瘡疽所論之證也。發背腦疽，別有善惡之證，載之於後。蓋七惡者，煩燥時嗽，腹痛渴甚，或泄痢無度，或小便如淋者，一惡也。膿血大洩，腫焮尤甚，膿色敗臭，痛不可近，二惡也。喘麤氣短，恍惚嗜睡，三惡也。目視不正，黑睛緊小，白睛青赤，瞳子上看，四惡也。肩項不便，四肢沈重，五惡也。不能下食，服藥而嘔，食不知味，六惡也。聲嘶色脫，唇鼻青赤，面目四肢浮腫者，七惡也。五善者，動息自寧，飲食知味，一善也。便利調勻，二善也。膿潰腫消，色鮮不臭，三善也。神彩精明，語聲清亮，四善也。體氣和平，五善也。病有證合七惡，皮急緊而如善者，病有證合五善，皮緩虛而如惡者，夫如是者，非淺識之所知哉。只知五善併至，則善無以加也。七惡併至，則惡之極矣。愚意裁之，則大凡患瘡疽之時，五善之中，乍見一二善證，瘡亦回也。七惡之內，忽見一二惡證，宜深懼之。大抵證候瘡疽之發，虛中見惡證者，不可救也。實證無惡候者，自愈。大凡膿潰之後而煩疼，尚未痊者，診其脈洪滑麤散者，難療。微濇遲緩者，易痊。此善惡之證，於診候之中亦可知也。又發背腦疽及諸惡瘡，別有五逆之證者，白睛青黑而眼小，服藥而嘔，傷痛渴甚，膊項中不便，音嘶色敗者，是爲五逆。其餘熱渴，利嘔，蓋毒氣入裏，藏府之傷也。惟當以隨證治之。《外科精要》有九惡，加膿血大瀉，是一。瘡未清，先黑久陷，面青脣黑，是一。又《外科精要》云，有疽發所在，有不可治者，何。腦上諸陽所會，穴則髓出頸項，上近咽喉，藥餌飲食之所通。一有所礙，兩不能進，腎俞上與腎相抵命之繫穴，即透空，又不可著艾。三處有疽，並爲難治。（此論見李氏、伍氏方中。）又伍氏曰，夫癰發背者，皮薄腫高，多有椒眼數十粒。疽發背者，皮膚頑硬，狀如牛頸之皮，二證皆宜灼艾。癰成膿則宜鍼，其鐵宜用馬銜鐵爲之，形如薤葉樣，兩面皆利，可以横裂開五六分許，取去毒血。

《聖濟錄》云，癰則皮薄宜鍼，疽則皮厚宜烙，古法無烙，唯有鍼刺。烙即火也。亦謂之熥鍼劫刺，以其劫病之功也。今用烙鍼法，鍼法多瘥，殊穩妙於鈹鍼法，本用鈹鍼烙法，當用火鍼，如似火筯，磨頭令尖如棗核團滑，用燈焰燒須臾，火作炬數，蘸油燒令赤，皆須近下面烙之，一烙不透，即再烙之令透。若其攻稍廣，即須散烙數處並令透，則氣踈達，濃水易出，不假按抑，實者撚髮爲紝，虛者以紙爲紝，塗引膿膏藥紝之，兼以膏藥貼之，常令開潤，勿令急燥。若其人羸瘠，勿頓出膿，徐徐令出。（《精義方》云，烙鍼或只用木炭猛燒通赤，油蘸烙之，尤神妙也。燈焰火太微而烙力弱。）

○紝，（カヘ鍼也。今以車前草等撚作之指，入瘡烙口中而引膿者，謂之紝歟。）

灼艾當識痛癢二證論九

《伍氏方》論曰，夫灸癰疽發背，其灸法，正在不痛者灸至痛，在痛者灸至不痛，灸已須塗消腫藥，服退毒卻熱劑。又曰，凡癰疽初作，不論腫赤闊狹，可依前論墨圍津潤，一二日覺毒勢盛，便以獨頭蒜（《本草》名葫）切作薄片如錢樣，安置瘡毒上，以艾炷不論壯數灸之，爲多爲妙。《素問》云，有寒化爲熱，熱化爲膿。人皆感此說，以謂熱極不可復灸，殊不知本寒邪所傷，艾火攻散迺善。本因血化熱盛，分肉之間，不能外泄，皮膚頑厚，漸逼入內，譬如強盜入室，迫近於主，主力且弱，以兵鬭之，於主如何。不若開門與出乃順，所以灼艾火攻，特破其肌，則邪毒無所客留，而真氣不耗。如此向安之理備矣。（私云，邪毒如強盜，真氣如主人。）豈謂火熱爲疑耶。又曰，著艾之法，極是良便，或處於僻鄉，無藥可贖。或居於貧乏，無力可得。不問貧富貴賤，抅可施治。但頭上有瘡及項已上見瘡，不可就瘡項上輕易灸之，反生大禍。但可以騎竹馬取穴法，及足三里穴，灸之多獲奇效。所有《史氏序論》併論錄於後，以解世人之疑惑耳。又曰，若得疾已過七日，則不須用蒜灸，無益矣。只用騎竹馬法灸之，仍服五香連翹湯。

〇史氏者，潁昌史源也。

辨癰疽有膿無膿並瘡口十

陳無擇云（《三因方》作者，陳元無擇也），其癰疽欲知有膿無膿，以手掩腫上，若熱者爲膿，不熱者爲無膿，此亦大略說也。若脈不數不熱而疼者，蓋發於陰也，不疼尤是惡證也，不可不知。凡熱盛脈盛，即用漏蘆湯單煮大黄湯。不甚熱，脈緩弱，只投五香連翹湯。《精義方》辨膿法云，凡療瘡疽腫大，按之乃痛者，膿深也。小按之便痛，膿淺也。按之不甚痛者，未成膿也。是以《精義方》鍼烙法云，此疾鍼烙取瘥，實爲從容，然忌太早，亦忌稍遲。嘗見麤工不審其證候淺深，妄施其鍼烙之法，或瘡深鍼淺，毒氣不泄，以致內潰。或瘡淺烙深，誤傷良肉，此不遇良醫故也。

李氏云，凡覺背上腫硬，用濕紙貼腫上，看先乾處，便是癰頂也。（火灸及鍼烙，可當於瘡頂上。）

貼熁之法十一（雖有溫涼二治，不可專冷治事。）

《精義方》云，又有粗工不審逆從，便用涼藥敷貼，逐展毒氣復入於內，歸於肝心，十死八九矣。切忌用寒涼之藥水調貼之。夫血脈者，喜溫而惡寒涼。若著冷氣，過理迫之，血滯難瘥矣。

既灸之後宜服藥十二

李氏曰，背疽之方，所傳百餘，可取者極少。其間又有用藥偏重，或大冷，或熱，或藥性有毒者，今皆不錄，獨擇當用而經驗者錄之。庶幾不至有誤，活人治病之意。

內托散，又名乳香萬金散，又名托裏散，又名乳香散，又名護心散。凡有疽疾，一日至三日之內，宜連進十數服，方免變證，便毒氣出外。服之稍遲，毒氣攻衝藏府，漸作嘔吐，後來多致咽喉口舌生瘡，黑爛生菌，名曰心氣絕，飲食藥餌無由而進，證亦危矣。首宜服此。若瘡發及四五日之後，此藥但宜間服，當別用藥以治療之。

真綠豆粉一兩　明乳香細研，十兩

右研令勻，濃煎生甘草湯調下，少許時時細呷，要藥常在胸膈之間。若毒氣衝心，有嘔逆之證，大宜服此。嘔逆證中甚詳

李氏五香連翹湯

木香　沈香各七錢　丁香不見火，五錢，去枝　連翹去蒂　射干　升麻　黃耆生切　木通　桑寄生若無真者，倍外麻代用　獨活各七錢半重　今所賣者則或宿前胡，或土當歸，不堪用，只用羌活尤妙也

右為麤末，每服三錢重，水一盞，煎至七分，去滓，溫服。銀器煎藥尤妙。若無銀銚，入銀薄一片同煎。此是李氏所擇，其中無大黃，疑似之間，多服無妨，二日後與漏蘆湯相間服。

○無銀器則以銅器、石器煎，此之時可入銀薄一枚，可通諸煎藥也。

漏蘆湯，疽作後二日服此，退毒下膿，可與五香連翹湯相間連日服之。

生黃耆去叉蘆　連翹　沈香　漏蘆有白茸者，各二兩二分　生粉草一兩一分　大黃二兩二分，微炒

右細末，每服二錢，煎薑棗湯調下。二方連日相間服，乃宜毒之藥。覺毒盡住服。雖有大黃，用之少，無妨。又注云，此一方是宜熱拔毒之藥，覺有熱毒之證，便宜服之，熱退住服。其中雖有大黃，所用極少，服之無妨。

孫真人單煮大黃湯，宣熱拔毒，大便秘者，方可用此。《外科精要》

綿紋大黃（酒洗去皮，不以多少）

右一味，剉如麻豆大，水煮服即快利，此要法也。

神仙截法，治癰疽發背，一切惡瘡等。預服此，毒氣不内攻，可保無虞。

真麻油（一斤，銀器内，煎數十沸傾出，候冷。）

右用無灰酒兩椀，浸油内約五大盞許，重湯溫稍熱通口急服，一日盡之爲妙。感疾數日者，亦宜急服之佳。此法傳授之於吳安世，云五家三世用之無不驗。又聞獵者云，凡誤中藥箭，急飲麻油，則藥毒不行。後果於西山親睹人被虎箭穿股者，號叫不忍聞，急以麻油灌之，良久遂定。又聞鄭學諭德甫云，渠尊人曾用之有驗，故備録之。

○《局方》第八云，無桑寄生則以升麻代之云云。升麻可重倍之。五香連翹湯方甚多，當以《三因方》爲正，《李氏方》今併存之。《李氏方》用乳香、甘草、木香、沈香、連翹、射干、升麻、木通、桑寄生、獨活各三分，丁香半兩，黃芪生剉三分。品味與《三因方》同，但分兩異。《三因》用青木香，李氏只用木香，又加黃芪三分，多用丁香。大便秘者，加大黃三分。李氏所以不用大黃者，蓋恐虛人老人不宜服，故臨時加減之。又一方，青木香三分，桑寄生二分，沈香、木通、生黃耆、大黃各一兩，酒浸煨，麝香二錢，乳香、藿香、升麻、連翹各半兩，雞舌香三分。此方與《三因》《李氏方》同，但外加雞舌香、香藿耳。（已上小字《和劑局方》第八卷）

祕傳連翹湯（私云，以十錢重爲一兩）

連翹　升麻　朴硝（別研，各一兩）　玄參　芍藥　白歛　防己　射干（各二分）　大黃（一兩三錢）　甘草　杏人（大，十個，去皮尖，麩炒黃，別研）

右除杏人、朴硝外，爲麤末，卻入杏人、朴硝末，令勻，每服三錢，水一盞二分，煎至八分，去滓，空心服，利下惡物爲效。

五香連翹湯，治一切惡核瘰癧，癰疽惡腫等病。《三因方》

舶上青木香　沈香　乳香　丁香　麝香　升麻　獨活　桑寄生　連翹　射干カラス扇也　木通各二兩　大黄蒸，三兩　從於閩國來，曰舶上南木香。之中，皮下青白，謂之青木香也。可見《養生必用方》，非土青木香也。

右㕮咀，每服四大錢，水二盞，煮取一盞以上，去滓，取八分清汁，空心熱服。半日以上未利，再喫一服，以利下惡物爲度。未生肉前服，不妨以折去毒熱之氣。本方有竹瀝、芒硝，恐泥者不能斟酌故飲之，知者自當量入一方，有黄耆、藿香，無獨活、射干，一名五香大黄湯。

五香連翹湯，凡一切惡核、瘰癧、癰疽、惡瘡、腦背等，或灸後更服亦妙。

青木香三分　雞舌香去項，一分　桑寄生二分　沈香　木通　生黄耆　大黄各一兩，酒浸，煨，老人虛人加減　麝香二錢　乳香　藿香　升麻　連翹各半兩　私云，以十錢爲兩。

右細末，每服四錢，水一大盞，煎至七分，任性服。略疎通，或即取下惡物，然後服內托散之類，則毒勢易散，不爲深害。

化毒排膿內補散，治一切癰疽瘡癤未成者，速散已成者，速潰敗膿自出，無用手擠，惡肉自去。不犯刀仗，服藥後疼痛頓減，此其嘗試之效也。初得方於都下異人時，有苦背瘍者，七十餘頭，諸藥遍試不效，因出此方示之，衆醫環立，相目而笑曰，是豈癰疽所用藥耶。因謂之曰，古人處方，自有意義，觀其所用藥性平和，縱未能已疾，必不至壞，病人服之何害。迺治藥與服，以熱酒半升許，藥五六錢，少頃痛減七分，數服之後，瘡大潰，膿血流迸，若有物自內托之。服之經月，瘡口遂合。若未嘗有所苦者，又有苦腹疾者，其痛異常，醫者莫曉，時意此藥頗能止痛，試以餌之。當日下膿二三椀許，痛亦隨止，乃腸癰也。又一老人，忽胸間發腫，根腳甚大，毒氣上攻如一瓠然，斜插項右，不能轉動，服藥明日，毒腫既散，餘一小瘤如粟許大。又明日，怡然如故。又一人發腦，疑此方不服，既殞於庸醫之手。明年其子復苦此，與父之狀不異，因懲父之失，縱酒飲藥，遂至大醉，竟日衮臥地上，酒醒病已去矣。又一婦人發乳，焮腫疼痛不可忍，自謂無復生理。又二婦人，股間發腫，大如杯椀，服此皆脫然如失。蒙濟者不可悉數，姑敘大略，以示未知此方者。大抵癰疽之作，皆血氣凝滯，風毒壅結所致，治之不早，則外壞肥肉，內攻藏府，去生遠矣。詳味此方，其所用者皆發散風毒，流行血氣，排膿止痛，生肌長肉等藥。

人參新羅者爲上，擇團結重實滋潤者，淨洗去蘆頭，薄切，焙

當歸取川中來者，擇大片如馬尾狀，滋潤甜辣芬香者，溫水洗淨，薄切，焙乾

黃耆以綿上來者爲勝，狀如箭幹，長二三尺，頭不叉者，洗淨截破，以鹽湯洗透，用蓋蓋湯瓶上，久焙則燥，隨衆成末秤

芎藭以川中來者爲上，今多用蕪芎木塊，洗淨，切，焙

厚朴宜用梓州來者，肉厚而色紫，掐之油出，去麤皮，薑汁淹一宿，爁熟，焙燥切。勿用杜朴

桔梗以有唖苦者爲真，無心味甘者，薺苨也。切勿誤用。洗淨，去頭尾，薄切，焙燥

桂去麤皮，用味濃處也。以三兩而取一兩

防風擇新香者，洗淨，焙乾

甘草生用

白芷不見火**私謂，十錢一兩。**

右十味，選藥貴精，皆取淨曬焙極燥方秤，人參、當歸、黃耆各二兩，餘各一兩，除桂外，一處爲細末，入桂，令勻，每服自三錢加至五六錢，熱酒調下，日夜各數服，以多爲妙。服至瘡口合，更服爲佳。所以補前損，杜後患也。不飲酒人，濃煎木香湯下，然不若酒力之勝也。或飲酒不多，能勉強間用酒調，並以木香

湯解酒，功效當不減於酒。

○《外科精要》癰疽用藥大綱云，疽破後多服洪氏排膿内補散，若無嘔逆之證，用酒調下，有嘔逆之證，只用木香湯調。此一藥，若癰疽破後，當終始服餌，不可輟。

○此跋在《選奇方》後集中。

洪丞相内補散跋曰，疽發背，三尺童子亦知爲膏肓之疾，庸醫既拱手無措。或者又爲高論，以自神其術。世傳《劉涓子方》以爲得之神仙家，而湯劑不一，用者惑之。今所藏方，簡要而有大功。郡酒官蕭世京病此數日，瘡大已如椀，用其方而愈。覽者勿以無奇藥而忽之也。鄱陽洪适書於新安郡齋。

神仙靈寶膏《事證方》名夢授呂真人方

瓜蔞五顆，取子細研　乳香五塊，如棗子大，亦細研

右以白砂蜜一斤，同熬成膏，每服二三錢，溫酒化下，大治發背諸惡瘡等，日進二服，無不立效。昔嚴州上人一通判，忘其名，每病發背，祈禱備至，夜夢呂真人服青衣，告之云，爲公極孝，故來相告。更遲一日，不可療矣。通判公急市藥治服之，即愈。楊和玉得此方，家中使令凡百瘡腫等患，服之皆效。遂合以施人，無不驗者，漏瘡惡核，並皆治之。

癰疽發寒熱多汗誤用藥十三

○寒熱如十三瘧

李氏云，近時有數人病背疽，服前方藥，未安之間，遍身寒熱，或先寒後熱，或先熱後寒，或連日作，或間作，必先嘔痰，然後寒熱，寒熱解，大汗出，然後止。時醫多欲用柴胡、牡蠣止汗之藥。又有以爲瘧疾，欲示恒山飲子。愚謂背疽之疾，所以寒熱發歇者，先感寒邪，脾氣不正，痰盛而有此證。若下柴胡必瀉肝，

母既虛而又瀉其子。牡蠣澀氣，血已不榮運，又服澀氣藥。恆山飲子吐痰，大損脾胃，用藥如此，可謂誤謬。愚但令服家傳不換金正氣散，袪寒邪，正胃氣，痰飲自消，寒熱不作。兼服排膿内補散，以木香湯易酒，不欲引嘔吐故也。服此藥三日，寒熱自退，嘔吐不作，汗亦自止。

家傳不換金正氣散，治四時感風寒冷熱之氣，或傷冷物。傷寒瘴瘧之疾，痰盛頭痛，常服能辟山嵐瘴氣，四時疫癘。

○是養胃湯也《局》

蒼朮用米泔浸，春冬一日，夏秋半日，再用新汲水浸一宿，揀好者，削去黑皮，切，焙，用麩炒令黃色，去麩，秤四兩

大厚朴紫色者，去麤皮，四兩，細切，用生薑四兩，擣爛，淹一宿，次日入銚，用文武火炒乾用

粉草炙，剉，一兩

真橘紅水浣淨，焙，取三兩。右四味一處，再入鍋內，以文武火微炒，略色變，卻以紙乘於白木版上，出火毒

半夏湯泡七次，焙，爲細末，以生薑自然汁和作薄餅子，安文武火上，炙黃爲度，乾秤二兩

藿香葉二兩　人參去蘆　木香濕紙裹，煨，剉　白茯苓去皮已上各一兩

右九味，修製外爲細末，每服二錢，水一盞，生薑三片，棗子一枚，煎至八分，入鹽少許，溫服，無時候。

神效托裏散，治癰疽發背、腸癰、㛹癰、無名腫毒，焮作疼痛，增寒壯熱，類若傷寒。

黃耆切，鹽水炙　忍冬葉各五兩　當歸酒洗，一兩八錢　粉草炙，八錢

右細末，每服二錢，以酒一盞半，煎至一盞。若病在上部食後，病在下部空心服。少頃再進，留滓外傅。不問老少虛人，皆可服之。此藥以十錢重爲一兩，不足於一兩，故云一兩八錢，甘草云八錢。

私云，瘡腫發熱之時，今古日本醫者，以寒水及冷石、大黄等作冷治。未愈之前，多爲中風，作寒戟而死者多矣。以如是藥，速可退熱氣，但有水角法，可載於後。

○發背冷治方，《千金要方》第二十二卷云，諸發背未作大膿，可以冷水射之。浸石令冷熨之，日夜莫住，差乃止。（私謂，中風虛損之人，不可用冷治者。）

調節飲食兼平胃氣十四（少食而不飽曰節也。）

李氏云，如病人氣弱不進飲食，合服嘉禾散。如贖到局中見成散子，每五兩宜加人參、丁香、沈香、白豆蔻仁各二錢重。昨有一貴人苦疽疾，醫者用藥失序，久而不痊，因致虛弱，全不飲食。愚欲進嘉禾散，而諸醫爭言，內有丁香，發熱不可用。殊不知治疽之藥，丁香預其一，況有因怒氣而發疽。今嘉禾散中所用之藥，盡是平和益脾胃降氣之藥。辨論不勝，遲遲數日，服他藥無效，卒於用之，而病人方能進食。自此已後，遇早晨住服他藥，必進於嘉禾散一服。疾安而後已。

又李氏癰疽用藥大綱云，若是氣虛而嘔，其證心不煩熱，遇早便嘔，或聞穢氣而嘔，早晨宜服嘉禾散。如有寒熱，宜服家傳不換金正氣散，仍五更初，兼服無比山藥丸以補腎。又李氏論服補腎藥捷徑云，腎脈虛盛，當用補藥，而有抵牾處，如用鹿茸、附子之藥，是抱薪救火。如用平補之藥，腎氣猝難平復。若侯河之清，向來有一貴人，苦疽疾，正生此一證，諸醫無策。愚昔嘗聞一名醫講論，凡人遇五更初，腎氣必開，若一語言，咳嗽口唾，即腎氣復合，遇腎開時，進一服平補藥，其功效勝尋常服峻補之藥十數服。愚以此策獻之，遂選用山藥丸，所用皆平補腎氣，全無僭燥偏重之藥。依此而進詳以告病者，與其侍旁之子弟，如法而服藥三日，之醫者診脈已平復矣。凡有疽疾之人，腎脈虛弱，未可便如古人之論，以爲不可治。若人有痼冷虛弱危困之疾，如其法而用藥，可謂用力寡而以功倍矣。無比山藥圓出《局方》，不復重錄。（《外科精要》下卷）

湯洗淋潰法十五

《精義方》第一云，夫湯潰瘡腫者，所以宣通形表，發散邪氣，使瘡腫內消也，蓋湯水有蕩滌之功。古人有論瘡腫，初生經一兩日不退，即須用湯淋射之。其在四肢者湯潰之，在腰腹背者淋射之，其在下部委曲者浴潰之。此所謂踈導腠理，通調血脈，使無凝滯也。且如藥用一兩，水用二升爲則，取一升半，以淨帛或新綿蘸藥水，稍熱湯其患上，漸漸喜湯淋浴之，稍涼則急令再煖，慎勿冷用。夫氣血得寒則凝澀，得熱則淖澤，日用五七次，病甚者，日夜不住，或十數次，腫消痛止爲驗。化治瘡腫神良之法也。

《外科精要》中云，治癰久而瘡口不合，其肉白而膿血少，此爲瘡口冷滯，乃病人氣血枯竭，不潮於瘡，遂致如是。合用艾葉一把，入瓦器內，濃煎湯，避風處乘熱用艾湯澆洗瘡口四圍，淨肉，以帛綿兜艾葉乘熱澆沃，一日一次，洗了須避風，仍燒松香，以煙熏瘡口，良久貼神異膏等，其瘡不可與厭穢之人見，若不能禁忌，熗口難安，藥亦無效。

覆載萬安方卷二十二　下

視生白痂切護勿觸十六

《伍氏方》論曰，夫癰疽破潰之後，敗肉漸去，新肉漸生，日見堆阜，方成白膜，新血滋養，平復無疑。大率瘡口未可速合，日用豬蹄湯洗去惡濁，外傅生肌膏、神異膏藥，封令毒膿出盡。然瘡已向安，更加調護，切勿輕觸。或有便恃向安，恣情觸犯，喜怒不測，飲食倍傷，强房勞，瘡能復作，尤難治療。諸證蜂起，多有不救，更宜謹護爲妙。

已上初中後療法如斯，今日本外境治輩，用冷寒治，並謬鍼亂灸，不辨由來，太可悲夫。

癰疽及諸瘡雜療異治諸法十七

李氏云，凡病疽疾之人，多有既安之後，忽發渴疾，而不救者十有八九。疽疾將安，而渴疾已作，則便合服加減八味圓。既安之後，而渴疾之證未見，亦合先服此藥，以預防其未然。若疾形已見，卒難救療，癰疽之後，合服補藥。若用峻補之藥則發熱，又況癰疾之人，安樂之後，多傳作渴疾，不可治療，當預服加減八味丸。如能久服，永不生渴疾。氣血加壯，未發疽人，或先有渴證，亦合服此藥，渴疾既安，疽亦不作。

加減八味丸方

大地黄洗，焙乾，御用酒灑飯上，蒸七次，焙乾，秤二兩　山藥炒　山茱萸去核取肉，焙，秤各一兩　肉桂去麤，不見火，末，半兩　澤瀉切作塊，酒濕蒸五次，切，焙　牡丹去心　白茯苓去皮，焙，各八錢重　真五味子去校梗，略炒令透，別爲末，一兩半

以十錢爲兩称之。

右細末，煉蜜圓如梧桐子大，每日五更初，未言語前，用溫酒或鹽湯呑下三四十丸。有一貴人病疽，未安而渴作，一日飲水數升。愚遂獻此方，諸醫失笑云，此藥若能止渴，我輩當不復業醫矣。諸醫盡用木瓜、紫蘇、烏梅、人參、茯苓、百藥煎等生津液止渴之藥，服多而渴愈甚，數日之後，茫無功效。不得已而用此藥，服之三日，渴止。因此相信，遂久服之，不特渴疾不作，氣血益壯，飲食加倍，强健過於少壯之年。蓋用此藥，非愚敢自執鄙見，實有源流。自爲兒時，聞先君知縣言，有一士大夫病渴疾，諸醫遍用渴藥治療，累載不安。有一名醫誨之，使服加減八味圓，不半載而疾痊。因疏其病源云，今醫多用醒脾生津止渴之藥，誤矣。其疾本起於腎水枯竭，不能上潤，是以心火上炎，不能既濟，煎熬而生渴。今服八味圓，降其心火，生其腎水，則渴自止矣。復疏其藥性云，內真五味子最爲得力，此一味獨能生腎水，平補降心氣，大有功效。家藏此方，親用有驗。故敢詳著之，使有渴疾者，信其言，專志服餌取效，無爲庸醫所惑。庶廣前人篤志，收方濟惠之意。

忍冬丸，療渴疾既愈之後，須預防發癰疽，大宜服此。

忍冬草，不拘以多少，根莖花葉皆可用。右入瓶內，以無灰酒浸，以糠火煨一宿，取出曬乾，入甘草少許，碾爲細末，以所浸酒打麪糊爲丸如梧桐子大，每服五十丸至百丸，無時候，溫酒米飲任意下。此藥不特治癰疽大渴，治五痔諸瘺等。

忍冬酒方在《備急灸法》並《外科精要方》，事繁則畧之。

忍冬草一名左纏藤，一名金銀花，一名鷺鷥藤，一名金釵股，一名老翁鬚，治癰疽並諸腫瘡痔瘻等。神藥，可見《本草》。

五香湯《千金要方》，治熱毒氣卒腫痛，結作核，或似癰癧而非，使人頭痛寒熱。氣急者，數日不除，殺人。

青木香　藿香　熏陸香　沈香　丁香各一兩

右五味㕮咀，以水五升，煮取二升，分三服，不差，更服。並以滓傅腫上。《千金翼》以麝香代藿香。

《外科精要方》名曰小五香湯，藥種分兩，全與《千金方》同。右㕮咀，每服五錢，水一盞，煎至七分，去滓，溫服，不差，兩三劑更服。

《精義方》云，五香湯，四味各一兩，麝香三分。嘔逆者去麝香，加藿香葉一兩。渴者加人參一兩。右細末，每服三錢，水一盞，煎至六分，去滓，空心熱服。《聖濟總錄》《聖惠》《千金》《外臺》治諸瘡腫方，皆載此方，大同小異。大抵此藥專治毒氣入腹，煩悶氣不通者。其餘熱渴昏冒，口燥咽乾，大便硬，小便澀者，未可與服。

沈香散《可用方》八，治腫毒入腹，心煩腹脹，飲食不欲。

沈香　木香　丁香　熏陸香　川大黃各一兩　麝香一分

右麤末，每服四錢，水一盞，煎六分，不計時，溫服。五香湯中加大黃，即名沈香散。加大黃，故不憚燥熱歟。私

崔氏療惡腫犀角湯《可用方》八

熏陸香　青木香　雞舌香　藿香　犀角　沈香各二分　升麻七分

右爲一劑，用水六升，煮二升半，分三服云云。**私云，是亦五香湯加減方也。**

乳香散《可用方》八，治發背內潰，及毒氣攻衝，嘔逆惡心，內攻危證。凡惡瘡癤，宜日進一二服。使毒氣出外，不攻臟腑。

真綠豆粉四兩，若無真者，只以綠豆去皮細研　乳香一兩，別研

右再同研極細，每服一錢，新汲水少許，調細呷之，要留藥在胸膈間。有因鼻衄初愈，不曾表汗，餘毒

在經絡，背發大疽，自肩下連腰脇腫盛，其堅如石，色極紫黑。醫以涼藥傅之，中夜嘔，乃連進此藥三四服，嘔遂止。既而瘡潰，出赤水淋漓，四十日而愈。又有患瘰癧者，痛過輒嘔，服此嘔止。

《外科精要》上卷云，內耗托散，綠豆粉一兩，乳香十兩。有多異名，已前載，於此畢。

《精義方》云，香粉散，真綠豆粉三兩，乳香一兩。右細末和勻，每服三錢，新汲水調下，托裏止痛，解煩渴，退虛熱。

《大觀本草》云，綠豆味甘寒，無毒，主用毒煩熱風疹，藥石發動，熱氣奔豘。生研絞汁服，亦煮食。消腫下氣壓熱，解石用之，勿去皮。今人小壅，當是皮寒，均平圓小綠者佳。又有稙涉音豆苗子相似，主霍亂吐下，取葉擣絞汁和少醋，溫服。子亦下氣。今附臣禹錫謹按，孟詵云，綠豆平。日華子云，冷。益氣除熱毒，風厚腸胃。

菰蔞散《良劑方，續集》治一切癰疽發背，瘡腫便毒，婦人乳疽。

大菰蔞一個，去皮，切　甘草爲麤末　當歸各半兩　乳香一錢，別研　沒藥一分，別研

右用無灰酒三升，熬至一升，放溫頓服，如一服不盡，分三服，速進，累有神效。病在上食後服，在下食前服。

歛瘡口方《良劑方》

白及　赤石脂各一錢　當歸三錢　龍骨一錢

右細研，和勻，乾糝吹入瘡孔，速差。

《外科精要》下云，凡癰疽皆緣氣滯血凝而致，服諸香，蓋香能行氣通血也。曾氏曰，余病中服近六兩，候瘡潰了則加減，又服四兩許，乃香附子一味，名獨勝散。若瘡之初作，便服此代茶，每食後半盞許。

香附子去毛，令淨，以生薑汁淹一宿，焙乾，抹，令極細

右無時以白湯調二錢服，瘡潰後，只以《局方》中小烏沈湯，内甘草但用五分之一，瘡愈後常半年服，尤妙也。常器之云，凡氣血聞香即行，聞臭即逆。瘡瘍皆由氣澀而血聚，須待正氣勝而膿化，使君行而不逆。瘡瘍不喜臭穢，若不潔之氣，觸之毒必引蔓，已潰者必復發，以逆故也。昔人方法，無不用香，蓋知所治也。飲食必香則氣順，衣著居處亦務鮮潔，接物語言更防腋臭，聞他人口氣之類皆預防。孝子僧尼寡婦悲愴之聲，並宜避之。婦人月事行者，毋令入房，尤當忌謹。臨汝陳正節公云，大凡疽疾，多因怒氣而得之。若有此疾，必多怒，但服香附子之藥，進食寬氣云。得之王大丞傳，服之有效。

清涼膏《外科精要方》，治發背，候取下毒氣，次用清涼膏貼之。

川當歸二兩　香白芷　白及　木鱉子去殼　黄蘗　白蘞各一兩　乳香　白膠各半兩，香也　胡粉一斤　黄丹五兩

右用清油十兩，煎前六味，候紫色去之，入槐枝、柳枝各七寸，再煎少頃，又去之，入黄用五兩，熬成入乳香等，重綿濾過，入瓿内貯之，用如常貼使。

碧油膏同，止痛排膿，未潰用之則消腫散毒，已潰破則排膿生肌。若灸後，便用此膏貼，始終貼則尤佳。

桃枝　柳枝　槐枝　皂角枝已上焙乾爲末，取八兩，麻油十兩同煎，去滓，令淨再入　黄丹　乳香　血竭末各十兩

右藥再熬成膏，約七兩，已下用甆器盛，埋地中一宿，去火毒氣，使時以無灰紙攤貼。

○火鍼曰烙也。火鍼大小可見《聖濟録》第百二十八卷。

陳日華點烙癰癤法云，世人於瘡癤始發，輒用鍼灸，十死八九。蓋毒方殷，以火助之，宜其危也。聞烙之功卻大方。其已熟未潰之時，用鐵筋一烙，極是快意方。扇火欲著時，誠是恐人。予久聞之，已深知其功，於臨時猶且顫悸，況於未曾經得效之人乎。烙後膿水流通，百無所忌，名曰熟瘡。只忌雞肉，致恐瘡突開，穴口宜向下，要膿水流通，仰則倒貯，然須是熟於用烙者，識淺深，知穴道，審生熟。非其時則所出者，皆

是生血，當其時則出黃膿瘀肉。予見人烙瘡者甚多，用尖鋮烙者不得法，用平員頭者爲妙，蓋要孔穴通透，尖鋮頭細，其口易合，徒耳嚇出復合，未必爲功。惟用平圓如鎖衡緯鋌之類乃妙，既烙得通，不得法者，便用法傅之，不能保養瘡口，必再合口，合則不能必其效。妙哉之爲牛膝根也。用細牛膝根，如瘡口之大小，略刮去麤皮，頓入口中，留半寸以下，壓瘡口外，即以嫩橘樹葉及地錦草，各用一握許，研成膏傅之其上，牛膝能去惡血，得惡血常流，而二草溫涼止疼，隨乾隨換，此十全之功也。

○嚇出，瘡口小則膿汁出少，故曰嚇出之。火鋮不可尖細，可須口平大也。

○《聖濟錄》百二十八云，火鋮如火筋磨頭，令尖如棗核團（云云），大小可依瘡大小也。

○蜞，蛭也。蛭能咬血，如鋮血走，故云蜞鋮歟。

洪丞相方，用蜞鋮法云，僕常治癰癤，不問老幼少壯，初發癰腫釁作，便用蜞鋮，亦是開門放出毒氣之一端也。

此法載《洪內翰方》中甚詳，而僕用之，每獲奇效，因而錄之。

凡用癰疽，覺見稍大，便以井邊淨泥傅瘡頂上，看其瘡上有一點先乾處，即是正頂。先以大筆管一個，安於正頂上，卻用大馬蜞一條（《本草》名水蛭）安其中，頻以冷水灌之。馬蜞（又名黃蜞）當吮其正穴，膿血出，毒散，是效。如毒大蜞小者，須三四條，方見功。腹傍黃者力大，若吮著正穴，蜞必死矣。其瘡即愈。僕累試之，奇驗。若血不止，以藕節土泥止之，白茅花亦妙。

劉涓子曰，凡人言若干歲，人神在某處，不可鋮刺，見血者死。切以愚見，亦恐此理未精。夫身者，神之室也。有病且須及時鋮烙救療，不推筭年命，避忌人神。況人與神同體，體既有病，神何以安。凡癰疽癤瘇，纔萌之時，並須以湯水注射之，欲治此疾，先須辨識，定其淺深，究其根源，療之必愈。熱發於皮膚之間，是以浮腫，根小至大，不過二三寸者，爲癤也。六府積熱，騰出於外肉之間，其發盛腫，皮光軟，侵展廣大，爲癰也。五藏風毒積熱，攻焮於肌骨，風毒猛暴，初出一頭如痦瘟，形白焦枯，觸之應心者，疽也。《外臺方》云，腫一寸至二寸，癤也。三寸至五寸，癰也。五寸至一尺，疽也。一尺至三尺，名竟體。又論曰，一寸以下名癤，一寸以上名小癰，如豆粒大名皰子，皆可服五香連翹湯。又論曰，少小有渴，年盛必作黃疽，年衰必發癰也。范汪說同。

凡療癰疽，當上灸三百壯，四邊間又灸二百壯。

出《太素經》第十六卷中並諸疽第十八

一爲腦戶　二爲舌本　爲三玄癰　四爲喉節　五爲胡脈　六爲五藏俞　七爲五藏繫　八爲兩乳　九爲心鳩尾　十爲兩手魚際　十一爲腸屈之間　十二爲小道之後　十三爲九孔　十四爲兩腨腸　十五爲神主之舍（一本云主客之舍）

〇《聖濟錄》百二十八卷，出十七個處，可見合之。

凡十五處不可傷，況於癰乎。若癰發此地，遇良醫，能不及大膿者可救，至大膿害及矣。（《范汪》同）

又發於腋下堅赤者，名曰木疽。療之用砭石，欲細而長，踈起之。塗以豕膏，六日勿裹。其癰堅而不潰者，爲馬刀夾癭，急宜療之。《太素經》曰，頸前曰纓。又發於股陰者，名曰赤弛。不急療，六日死，在兩股之內，不可療。一云六十日死。

又發於膝者，名曰疵疽。其狀大癰，色不變，寒熱而堅，勿石，石之死。須其柔色異，乃石之者生。（冷石熨之，石柔乃破之，準例砭之也。）

〇石，即砭也。砭音鍼也。黃帝遊高岷山，取石作鍼，謂之砭也。

又諸癰腫之發於節而相應者，不可療。

《太素經》云，膿入節門，故不可療也。

又發於陽者，百日死（丈夫陰器曰陽，女人陰器曰陰）。發於陰者，三十日死（女人也）。

又發於踝者，名曰走緩疽。其狀肉色不變。數石其輸而止其寒熱，不死。

又發於足傍者，名曰癘疽。其狀不大，初從小指發，急療之，去其黑者不消，輒益不療，百日死（傍，一云足外側也）。

又發於胸者，名曰井疽。狀如大豆，三四日起，不早療，下入腹。入腹不療，十日死（《太素經》云，寒熱不去，十日死）。

又發於足指者，名曰脫疽。其狀赤黑死不療，不赤黑可療，療不衰急斬，去之得活，不去者死。

又發於膺者，名曰甘疽。其狀如穀實瓜蔞，常苦寒熱，急療之，去其寒熱不療十歲死，死後出膿。

又發於頸者，名曰夭疽。其狀大而赤黑，不急療則熱氣下入淵腋前，傷任脈，內熏肝肺，十餘日死。一云發頸（《太素經》曰，項前曰頸）。

《衛濟寶書》云，耳後一寸三分，至命之處，發之必死。故銳毒不治，銳毒者堅，銳其毒也。名發頤，乃熱氣上蒸，連額而口者死，穿喉亡死。

又發腦者，熱氣上攻於腦，出皮膚作頭，初如黍米，四畔焮赤，腫硬連於耳項，寒熱疼痛。若不急療，毒氣傷於血肉，血肉腐壞，化爲膿水，水從腦中而出，血氣內竭，必致危殆矣。

《外臺》諸發於嗌中，名曰猛疽。不急治，則血化爲膿，膿不瀉，塞咽而死。半日其化爲膿者，膿瀉已，則含豕膏，無食，三日已。

陽氣大發，消腦流項，名曰腦爍疽。其色不樂，項痛如刺以鍼。心煩者死，不可治。

發於肩及臑，名曰疵疽。其狀赤黑，不急治，令人汗出至足，不害五藏。發四五日，逆焫之。

發於脇，名曰改訾。改訾者，女子之病也。久之，其狀大癰膿，其中乃有生肉，大如赤小豆，治之方（連翹濃煎服）。

發於股胻，名曰股脫疽。其狀不甚變色，癰膿内搏於骨，不急治，三十日死。

發於尻者，名曰兑疽。其狀赤堅大，急療之。不療，三十日死。

發於脛，名曰兔齧。其狀如赤豆，至骨，不急治，殺。

發於足上下，名曰四淫。其狀大癰，不急治，百日死。已上《可用方》第一了

神異膏方《外科精要方》，治發背癰疽，諸般惡毒瘡癤，其效如神。

露蜂房十錢重　黄耆七錢半重　黄丹五十錢重，研羅後入之　玄參五錢重，去蘆，切　杏人十錢重，去皮尖，切片　男子亂髮淨洗，焙乾，雞卵子大　真好麻油百十六錢重　蛇蜕全一條，以鹽水洗，焙乾，五錢重，細切

右先用麻油入銀石器中，先入亂髮，於風爐上慢慢文武火熬，候髮焦鎔盡，以杏人投入之，候杏人變黑色，用好綿濾去滓，再將所熬清麻油入鐵銚内，然後入黄耆、玄參二味，慢火熬一二時，久取出銚子，安一冷爐上，候半時久，火力稍息，旋旋入露蜂房、蛇蜕二味，準備柳枝杖子，纔入二味，便要急攪下了，卻移銚子於火上，不住手攪，慢火熬至黄紫色。又再用綿濾過，復入清油在銚内，乘冷投黄丹，急攪片時。又移銚子於火上，以文武火慢慢熬，不住手用柳杖攪千餘轉，候藥油變黑色，滴一二滴於淨水中，見得凝結成珠子，則是膏成就。若珠子稀，再熬小時，必候得所，然後甆器内封收用，或恐偶然熬得火太過，稍硬，難於用，卻量度，將少蠟熬麻油，添在内，用甆器盛，封蓋於甑上蒸，乘熱攪匀收而用之，膏熬成了，須用連所盛甆器置淨水盆中，出火毒一晝夜，歇三日，方可用熬。此膏藥極難於火候，須奈煩看火緊慢，火猛即藥中火發，不特失藥性。又傷人面目，救助不及，千萬謹戒。膏藥方不下數十種，特治癰疽之神效，無出於此。

石癰並石疽第十九

論曰，人之氣血，得熱則淖澤，得寒則凝結。石癰者，寒氣凝結，致熱氣不得散，故其腫毒鞕實如石之狀，而謂之石癰。治宜溫調榮衛，散其寒邪，使氣得陽而外發，則膿血出而腫鞕自消。治石癰久不差，黄耆

當歸散。○鞕，堅也。又作硬，下同。

黃耆（十兩，剉，）　當歸（八兩，切，焙，）

右二味，爲散，每服五六錢匕，溫酒調下，不計時候。

木香丸，治石癰結聚，腫鞕熱痛，藏府秘澀。

木香（一兩）　檳榔子（三兩）　芎藭　羌活（各半兩）　大黃（一兩，切，炒，）　附子（炮）　人參（各半兩）　枳殼（三分，去穰，麩炒，）　牽牛子（一兩半，炒令香，末，）　陳皮（半兩，湯浸，焙，）

右細末，煉蜜丸如梧子大，貯以甆合子，每服七八十丸，空心粥飲下，通利爲度。若未利，加至百餘丸。

又有石疽與石癰之證，同此石癰爲深，寒氣散隱於皮膚之內，重按如石，故謂之石疽。

沈香湯，治石疽腫毒結鞕，口乾煩熱，四肢拘急，不得臥。

沈香　防風　南木香（各三兩）　地骨皮　麥門冬　當歸　升麻　玄參　枳殼（麩炒）　羚羊角　獨活　甘草（不焙）　赤芍藥（各一兩）　大黃（二兩，炒，）

右麤末，每服四錢，水一盞半，煎取七分，去滓，溫服，不計時。

木香散貼方，治石疽堅鞕，皮色紫赤，惡寒壯熱，一二日未成膿者，下之後，宜用貼之。

南木香　大黃（生）　升麻　白薟　芒硝　赤小豆

右細末，以車前草汁調和如糊，貼之，日二三度即差。

鹿角泥方，塗石癰。

鹿角（カノツノ）

右於石上用水磨，令如泥，塗腫上，日三五度。

又方　半夏，治石癰。

半夏不以多少

右爲細末，以新汲水調如糊，塗患處，日三五次。

又方　蛇蛻ヘヒノヌケカラ

右燒灰細研，以醋塗腫上，乾即易，亦可只以蛻皮貼之，經宿即差。

附骨癰並附骨疽第二十

論曰，凡身體盛熱，不可當風，蓋風冷之氣入於肌肉，則熱氣搏伏不得出，故附著於骨而成癰也。其狀無頭，但腫而闊。皮膚薄澤者，以毒氣伏留於內故也。法宜外散其寒，內達蘊熱，乃得本標之治。

虵皮散，治附骨癰腫，根在藏府。

蛇皮　露蜂房　亂髮各半兩

右三味，並燒灰存性，研細，可服五錢匕，溫酒調下，日三服，或夜一二服。

牛膠散，治附骨癰。

牛皮膠黃明者，慢火炙，令燥　甘草用水一盞，蘸炙水盡，剉，各半兩

右二味，擣羅爲散，每服四五錢匕，濃煎木賊湯調下，空心服。復取藥末，以井水調膏，看瘡大小，攤紙貼之。

甘草湯方，治附骨癰。

甘草炙，二兩　露蜂房一兩

右二味，剉，以水五升，煎三升，去滓，以故帛二片，浸湯中，更互洗瘡上，日三兩度即差。

治附骨癰方

萞麻子（去穀，不拘多少モロコシアフラ カラエノミ）

右研細，塗癰上，日兩度即差。

附骨疽

論曰，又有附骨疽，由風入骨解，與熱搏，復爲冷溫所折，風熱伏結，不得發散，蘊積成毒，故附骨而爲疽。喜發於大節解間，按之應骨，皮肉微急，洪洪如肥而不外見是也。急宜治之，緩則膿不得潰，而肢體變青黯者不可治。

連翹湯，治附骨疽。

連翹　射干　升麻　防己　黃芩　大黃（炒）　甘草（炙）　芍藥　杏人（炒，去皮尖，各二兩二分）　柴胡（十兩）

右麤末，每服五錢匕，水一盞半，煎至七分，入芒硝一錢匕，去滓，空心溫服，日三服，夜一服。

內消小豆散，治附骨肉消。

赤小豆（一合）　糯米（炒黑，五合）

右細末，水調如糊，攤故帛，塗貼，乾即易。

秦艽散（傳方），治附骨疽久不差，或差，經年歲再三發。

秦艽（去苗）

右細末，塗上，以帛傅定，日二三度，宜溫調，忌冷治也。

私云，今世外境，治以石水冷治，大謬也。水角法之外，更諸方中不作冷治。思之思之。

癰內虛第二十一

論曰，癰內虛者，榮衛腐爲膿血，經絡不足，則五藏之氣虛乏也。其證多生虛熱，而心神爲之驚悸。以癰熱不散，乘虛而入。又心獨惡熱，故驚悸不定也。

黄耆湯，治癰疽内虚。

黄耆　人參　甘草炙　芍藥　當歸焙，各一兩　熟地黄焙　白茯苓　桂去麤，各三分　白朮　遠志生，各半兩

右麤末，每服五錢匕，水一盞半，生薑二片，棗二個破打，同煎至八分，去滓，空心溫服，日晚再服。

茯苓湯，治癰潰膿太多，裹虛熱。

白茯苓三分　黄耆一兩半　川芎一兩　桂心　麥門冬去心，焙　五味子各一兩

右麤末，每服五錢匕，水一盞半，入生薑二片，棗二枚破打，同煎至八分，去滓，空心溫服，晚再服。

生地黄湯，治癰内虚熱。

生乾地黄焙，二兩　人參　甘草炙　芍藥　白茯苓　川芎　黄耆　黄芩各一兩　木通　當歸切焙，各三分

右麤末，每服五錢匕，水一盞半，竹葉七片，棗二枚破打，同煎至八分，去滓，空心，溫服，日晚再服。

久癰第二十二

論曰，人之肌肉皮膚，待氣血以溫養，癰久不差，熱毒未盡，風冷乘之，客於瘡孔，肌不得溫，故腫結不消。乍差乍發，名曰久癰。不治則變成瘻。

麥門冬湯，治癰疽潰後，膿水不絶。

麥門冬　黄芪炙　五味子炒　白茯苓各一兩　川芎　桂心去麤，各半兩　當歸切，焙　人參　甘草炙，各三分　遠志去心，一兩

右麤末，每服五錢匕，水一盞半，生薑二片，棗二枚破打，同煎至一盞，去滓，空心溫服，晚再服。生肌膏取差爲度。

黄連散，治一切癰疽久不差。

黄連　滑石碎，各一兩

右細末，先濃煎甘草湯，溫洗瘡了，拭乾，爛嚼胡麻子傅之，後乾貼此散子，日三度易良。秦艽塗傅方，治久癧疽。

秦艽一兩半

右細末，塗傅瘡上，以帛裹縛之，日二三次。

又方　飴糖一分

右一味，取火鎔灌瘡中，日三度差。

又方　鶴骨半兩，剉

右細末，以豬脂調如糊，塗傅瘡上，以故帛裹之，須臾癢發，當有蟲出，即差。

治久癧不差方

右以馬齒菜擣傅之差。

治癧後瘡不合方

右燒鼠一枚作灰，傅瘡孔中。

又嚼大豆傅之。

又以牛屎傅之，乾即差。

緩疽近世俗人常患之，人不知之，尤可詳也 **第二十三**

論曰，緩疽者，以寒氣客於經絡，榮衛凝澀，其寒氣盛，則腫痛深伏。其狀無頭尾，大如拳，小如桃李，與皮肉相附著，其腫與肉色相似，亦不甚赤，積日不潰，久乃變紫黯色，皮肉俱爛，如牛領瘡。以其初勢緩慢，故名緩疽。以其腫色與肉色相似，故亦名肉色疽。

芍藥湯，治緩疽。

芍藥　當歸各二兩二分　黃耆　生乾地黃焙　赤茯苓各三兩三分　人參　甘草炙，各一兩三分三銖

右麤末，每服五錢匕，水一盞半，入生薑五片，棗三個打破，同煎至一盞，去滓，空心溫服，日晚再服。

黃耆湯，治緩疽及諸壅腫膿血結聚，皮肉堅厚，日久不潰，疼痛。

黃耆　沈香　熏陸香　連翹各二兩　羚羊角二兩二分　雞舌香　漏蘆　黃芩　梔子人　甘草生剉　防風　栝蔞根各一兩二分

右麤末，每服五錢匕，水一盞半，煎至一盞，去滓，不計時候，溫服。

排膿散，治緩疽日久穿潰，出膿水不盡。

貝齒二兩二分　黃耆　當歸炒　赤芍藥　生乾地黃　黃連　升麻　桂心　白斂　犀角各二兩　甘草一兩一分　麝香一錢

右細末，每服二三錢，用溫酒調服，日二三服，不計時候。

黃耆散，治緩疽。

黃耆五兩

右一味，細末，傅瘡上，日一度。

腸癰又云內癰，今世稱內瘡是也第二十四

論云，腸癰由恚怒不節，憂思過甚，腸胃虛弱，寒溫不調，邪熱交攻，故榮衛相干，血爲敗濁，流滲入腸，不能傳導，蓄結成癰，津液腐化，變爲膿汁。其候少腹鞕滿，按之內痛，小便淋數，汗出惡寒，身皮甲錯，腹滿若腫。動搖轉側，聲如裹水，或遶臍生瘡，膿從瘡出。或膿出臍中，或大便下膿血，宜急治之。不爾則邪毒內攻，腐爛腸胃，不可救矣。診其脈洪數者，膿已成。設脈遲緊，雖膿未就，已有瘀血也。

大黃湯，治腸癰，少腹堅腫，大如掌而熱，按之則痛，其上色或赤或白，小便稠數，汗出增寒，其脈遲緊者未成膿，如脈數則膿已成。

大黃炒　牡丹皮　硝石研　桃仁炒　芥子各一兩一分，白色者佳

右五味，麤擣，每服五錢匕，水二盞，煎至一盞，去滓，空心溫服，以利下膿血爲度，未利再服。

梅人湯，治腸癰，裏急隱痛，大便秘澀。

梅核人四十九個　大黃三兩　牡丹皮一兩三分　冬瓜人四兩　犀角一兩二分　芒消二兩二分

右㕮咀，每服五錢匕，水二盞，煎至一盞，去滓，溫服，以下膿血爲度，日夜三五服，膿血下後痊。

大黃牡丹湯，治腸癰。

大黃炒　牡丹皮各二兩　桃人炒，二分　芒消一兩　冬瓜人二兩

右㕮咀，每服五錢匕，水一盞半，煎至八分，去滓，空心溫服，以利下膿血爲度。

乳癰又號吹妳第二十五

○衝脈、任脈者，男子雖有此二血脈，非大血道。婦人即此二脈，大血道也。故此二脈月水之源，而妊時則於胎中養，産兒以後，此血上而成乳汁，故云爲本也。

論曰，蓋婦人以衝任爲本，若失於將理，衝任不和，陽明經熱，或爲風邪所客，則氣壅不散，結聚乳間，或鞕或腫，疼痛有核，皮膚焮赤，寒熱往來，謂之乳癰。然風多則腫鞕色白，熱多則腫焮色赤。若不即治，血不流通，氣爲留滯，與乳内津液相搏，腐化爲膿。然此病産後多有者，以衝任之經，上爲乳汁，下爲月水。新産之人，乳脈正行，若不自乳兒，乳汁蓄結，氣血蘊積，即爲乳癰。又有因乳子，汗出露風，邪氣外客，入於乳内，氣留不行，傳而爲熱，則乳脈壅滯，氣不踈通，蓄造成膿，疼痛不可忍，世謂之吹妳。速宜下其

乳汁，導其壅塞，散其風熱，則病可愈。

大黃散，治乳癰大堅硬，赤紫色，衣不得近，痛不可忍。

大黃炒　芍藥炒　川楝子　馬蹄炙令黃焦，各一兩

右細末，每服二三錢匕，以溫酒調下，衣蓋出汗。若睡若覺，後腫散不痛，經宿乃消，百無一失，次日早晨再服，無不差者。

蔓荊實散，治乳癰疼痛。

蔓荊實微炒，一兩　甘草一寸，半生半熟

右細末，每服二三錢匕，以溫酒調下，日三服。又可服內補散。

癰疽發背瘡癤諸腫大小便不利二十六

《聖濟總錄》論曰（闕）

山梔子湯，治表裏俱熱，三焦不通，發背疽瘡及癰癤，大小便不利。

山梔子人十五個　大黃炒，二兩　黃芩一兩二分　知母焙　甘草炙，各一兩

右㕮咀，每服五錢匕，用水一盞半，煎至一盞，去滓，入芒硝一錢匕，空心溫服，日二三服。

瞿麥散，治發背癰疽，排膿止痛，利小便。

瞿麥穗　芍藥　桂心　赤小豆　川芎　白蘞　黃耆　當歸各一兩二分　麥門冬三分

右細末，每服二三錢，以溫酒調服，空心，日中晚夕各一服。

諸癰疽托裏法差後補養方並諸膏藥、秘藥等第二十七

論曰，癰疽諸瘡，氣血虛微，肌寒內冷，膿汁清稀。毒氣不出，瘡久不合，或聚腫不赤，結硬無膿。外

證不見者，並宜托裏。邪氣外散，膿汁早成，毒有所泄，而不內攻也。

托裏黃耆湯，治癰疽諸瘡，潰後膿出，多內虛。

黃耆　白茯苓　桂心　麥門冬　當歸切，焙　人參　甘草炙　遠志去心苗，各二兩二分　五味子三兩一分

右㕮咀，每服四錢，水一盞半，煎至一盞，去滓，溫服，不計時候，日二三服。

托裏生肌芎藭散，治發背癰疽，久冷不差。

川芎五兩　黃耆二兩二分　白芷一兩一分　赤芍藥二兩二分　桂心二兩　人參　丁香　當歸切，焙，各一兩一分

右細末，每服二三錢匕，以粥飲服之，空心，日晚，以差爲期。

當歸湯，治癰疽發背，膿血穿潰，疼痛。

當歸　黃耆　人參各二兩三分　桂心　赤芍藥　甘草炙　生乾地黃焙，各二兩

右麤末，每服五錢匕，以水一盞半，煎取一盞，去滓，溫服，不拘時候，日二服，夜一服。

黃耆茯苓湯，治癰疽潰後，膿血太多，托裏除虛熱。

黃耆　麥門冬各三兩　川芎　白茯苓　桂心各二兩　五味子二兩二分

右麤末，每服四五錢匕，水一盞，生薑二片，棗二枚，煎至七分，去滓，溫服，日二三服，不拘時。

托裏六倍散，治癰疽。初中後，可服之，尤有神驗。

黃耆細剉，一兩二分，膿多倍之　赤小豆三分，口乾倍之　川芎半兩，若肉未生倍之　白斂三分，若瘡口未合倍之　栝蔞子去麤皮，三分，小便不利倍之　當歸切，焙，一兩，若疼倍之

右細末，每服方寸匕，用溫酒調，日二三服，夜二服。

凡癰疽大堅者，未有膿也。半堅半軟有膿，當上薄皮，都有膿，便可破之。所破之法，宜下逆上破之，令膿易出。膿深難見，上肉厚，宜火鍼之。若外不別有膿，可當上按之，內便隱痛。中央堅者，未有膿。按

之更疼於前者，已熟也。（先有此說）

排毒托裏五香散，治癰疽内攻五藏，煩悶不安。（先雖載五香散湯，服用次第有異說，故重引之。）

沈香　乳香　丁香　南木香　藿香（各三兩，皆不見火，並忌鐵器）

右細末，和勻，先以清酒五盞，黄耆五兩（一寸切之），瓶内封閉，浸一宿，每服以一盞，若半盞，溫入一二錢匕，日三夜二服。若利結，加大黄末少許。

踈轉枳殻丸，治癰疽發背，一切熱毒氣結腫疼痛，府藏壅滯。

枳殻（去瓤，麩炒）　青皮（去白，焙，各一兩一分）　牽牛（半生半熟，末，二兩）　南木香（三分）　甘草（炙）　大黄（剉炒，各二兩二分）

右細末，先以皂莢五枚（不蛀者），搥碎酒二盞，浸一宿，按取汁，以絹濾去滓，於火上煎成膏，即入藥末，和勻爲丸如梧桐子大，空心服二十丸，或三五十丸，以葱茶服之，利爲度，未利再三服之。常快利爲佳。

内消升麻湯，治癰疽。

升麻　大黄　黄芩　當歸（切，焙）　枳殻（麩炒，各二兩二分）　甘草（炙，一兩一分）　芍藥（三兩三分）

右麤末，每服五錢匕，以水二盞，煎至一盞，去滓，空心溫服，日晚再服。

牽牛子散，治一切癰疽瘡癤，焮腫未穴，先踈通藏府。

牽牛子（二兩末，半生半炒）　木香　青皮　神麯（各半兩）

右細末，每服三四錢匕，五更初，以生薑茶煎湯服之，至天明通利三兩行自止，利下之後，以薤白粥補之。

長生藥，治一切腫瘡，從最初至平安，傅腫處，消腫結，排毒氣，調冷熱，神效無比。（此方即宋人秘說，人人雖知此方，不辨由來，日本僧道生上人，在唐九年相傳之。）

海忍草　海帶（各別燒灰存性）

右灰等分，和匀，以酢飯粘攤帛若紙，傅腫處，乾則以水潤紙上，以腫消散而爲期，未膿速散，已膿即消，寒熱共治之。若苦痛甚者，加金銀箔少許傅之，痛立止。又一方加車熬殼灰，又加人手貝灰，尤神妙。今以此一方治諸腫，皆有驗。

○大靈寶膏在別卷，仍不載於此。

靈寶膏最秘，有口傳，以百餘種藥材合之。

此外用太一膏、雲母膏、保安膏、拔毒膏、神異膏等，咸有神效。

《聖濟總錄》一百三十卷中有三十五種膏藥方。

○預服之，不生諸腫瘡也。

衛生湯《三因方，後集》，補虛勞，強五臟，除煩養真，退邪熱順血脈，緩中安和神志，潤澤容色。常服通暢血脈，不生癰瘍，養胃益津。

當歸　白芍藥各四兩　甘草炙，一兩　黄耆八兩

右爲剉散，每服四錢，水一盞半，煎至七分，去滓，不以時候，年老加酒半盞煎服尤良。

覆載萬安方卷第二十二

嘉曆二年正月六日朱點

性全

同十五日墨點了

冬景秘之，雖兄弟不可令見之，恐散失此書故也。深藏云云。

性全年六十二歲

肺癰 咽喉中有癰瘡，胸脇痛，咳唾有血是也，

桔梗湯（《可用方》第八），治欬胸中滿而振寒，脈數，咽乾而不渴，時時出濁唾腥臭，久久吐膿如粳米粥，是爲肺癰。

桔梗（三兩，《集驗方》二兩，《古今錄驗方》一兩） 甘草（二兩）

右㕮咀，水三盞，煎取二盞，去滓，分二服，服必吐膿血也。（一方有款冬花一兩半。）若膿血未吐出，二三劑服之。

一丁瘡

二諸疥

三灸瘡

四瘻瘡

五熱腫

六丹毒

七癮疹

八瘰癧

九惡核

覆載萬安方卷第二十三

性全　集

○攝養者，養生也。

丁瘡又云丁腫，亦云丁毒。附諸瘡疥、癰疹、瘰癧、惡核。

論曰，夫稟形之類，須存攝養，將息失度，百病萌生，故四時代謝，陰陽遞興，此二氣更相擊怒。當是時也，必有暴氣。夫暴氣者，每月之中必有卒然大風、大霧、大寒、大熱。若不時避，人忽遇之，此皆入人四體，頓折皮膚，流注經脈，脈遂使腠理壅隔，榮衛結滯，陰陽之氣不得宣泄，變成癰疽、丁毒、惡瘡諸腫。至於丁瘡，若不預識，令人死不逮辰。若著訖，乃欲求方，其人已入棺矣。所以養生之士，須早識此方，凡是瘡痍無所逃矣。

凡療丁腫，皆刺中心至痛，又刺四邊十餘下，令血出，去血傅藥，藥氣得入，鍼孔中住，若不達瘡內，療不得力。

又丁腫好著口中頰邊舌上，見赤黑如珠子，磣痛應心是也。是秋冬寒毒，久結皮中，變作此疾，不即療之，日夜根長，流入諸脈數道，如箭入身，捉人不得動搖。若不慎口味房室，死不旋踵。經五六日不瘥，眼中見火光，神惽口乾，心煩即死也。

又十三種丁瘡

一曰麻子丁，其狀肉上起頭，大如黍米，色稍黑，四邊微赤，多癢。忌食麻子，乃衣布並入麻田中行。

二曰石丁，其狀皮肉相連，色黑如黑豆，甚硬，刺之不入肉內，陰陰微寒。忌瓦礫磚石之屬。

三曰雄丁，其狀皰頭黑黶，四畔仰瘡胞漿起，有水出，色黃，大如錢孔，形高。忌房事。

四曰雌丁，其狀瘡頭稍黃，向裏黶亦似灸瘡，四畔皰漿起，心凹色赤，大如錢孔。忌房事。

五曰大丁，其狀如湯火燒灼，瘡頭黑黶，四邊有皰漿起，如赤粟米。忌火灸爍。

六曰爛丁，其狀色稍黑，有白斑，瘡中潰，潰則有膿水流出，瘡形大小如匙面。忌沸熱食爛帛物。

七曰三十六丁，其狀頭黑浮起，形如黑豆，四畔起大赤色，今日生一，明日二，後日三，及至十。若滿三十六，藥所不能治，如未滿三十六者可治。俗名黑胞。忌嗔怒及蓄積愁恨。

八曰蛇眼丁，其狀瘡頭黑皮上浮生，形如小豆，狀似蛇眼。大體硬。忌惡眼看，並嫉妬人見之，及毒藥。

九曰監膚丁，其狀大如匙面，四畔皆赤，有黑粟粒起。忌食鹹物。

十曰水洗丁，其狀大如錢形，或如錢孔大，瘡頭白裏黑黶，汁出中硬。忌飲漿水，水洗渡河。

十一曰刀鐮丁，其狀瘡闊狹如薤葉大，長一寸，左側肉黑如燒爍。忌刺及刀鐮切割，鐵刃所傷，可以藥治。

十二曰浮漚丁，其狀瘡體曲圓，少許不合，長而狹如薤葉大，內黃外黑，黑處刺不痛，內黃處刺之則痛。

十三曰牛拘丁，其狀肉皰起，掐不破。

右十三種疔瘡，初起必先癢後痛，先寒後熱，定則寒多，四肢沈重，頭痛心驚眼花。若大重者則嘔逆，嘔逆者難治。其麻子丁一種，始末惟癢，所錄忌者，不得犯觸，犯觸者即難療。其浮漚丁、牛拘丁兩種，無所禁忌。縱不療，亦能殺人，其狀寒熱，與諸丁同，皆以此方療之，萬不失一。欲知犯觸狀，但脊強瘡痛極甚，不可忍者是也。（《千金》等諸方同）

《聖濟錄》論曰，丁腫者，由風邪毒入於肌肉所生也。凡有十種：一者瘡頭烏而強凹，二者瘡頭白而腫實，三者瘡頭如豆垽色，四者瘡似葩紅色，五者瘡頭内有黑脈，六者瘡頭赤紅而浮虛，七者瘡頭葩而黄，八者瘡頭如金箔，九者瘡頭如茱萸，十者瘡頭如石榴子，亦有初如風瘮，搔破青黄汁出，裏有赤黑脈而小腫。亦有不令人知，忽衣觸手，摸著則痛。若故取，便不知處，亦有肉突起如魚眼之狀，赤黑磣痛徹骨，久結皆變至爛瘡，瘡下深孔如大鍼穿之狀，初作時，突起如丁，蓋故謂之丁瘡。令人惡寒，四肢強痛，兼切切然牽疼。一二日瘡便變焦黑，腫大光起，根鞕不可近，犯之則痠痛，其發於手足頭面骨節間，爲氣血所會，尤宜速治。不然毒氣入腹，煩悶恍惚如醉人，則治法無所施矣。

〇垽コツミ，五斤反。滓澱也。

〇丁蓋者，一說釘蓋也，一說丁子花蓋也。

〇麻花，謂之麻勃也。

治丁腫病，忌見麻勃，見之即死者方。

胡麻、燭燼、鍼沙（各等分）　〇蠟燭燼也。

右三種爲末，以醋和傅之。

右細末，溫酒服。

以鍼刺四邊及中心，塗雄黄末，立愈神驗。（一云塗黄土）

又方　鐵衣末，以人乳汁和傅之。

又方　小豆花爲末，傅之立瘥。

治一切丁腫方

蒼耳根莖苗子，但取一色燒爲灰，醋泔淀和如泥塗上，乾即易，不過十度，根即拔，神良。余以正觀四年，忽口角上生丁腫，造甘子振家，母爲怗藥，經十日不瘥，余以此藥塗之得愈。已後常作此藥以救人，無有不瘥者，故特論之，以傳後嗣。丁腫方，殆有千首，皆不及此。雖齊州榮老方，亦不能勝此物造次易得也。

又方　麪和臘月豬脂，封上瘥。

又方　疾梨子一升，燒灰，和釅醋，封上，經宿便瘥。或鍼破頭封上，更佳。

又方　皂莢子仁作末傅之，五日內瘥。

玉山韓光方，韓光治丁腫人也。唐貞觀初，衢州徐使君訪得此方。艾蒿一擔，燒作灰，於竹筒中淋取汁，以一二合和石灰如麪漿，以鍼刺瘡中，至痛即點之。點三遍，其根自拔，亦大神驗。貞觀中用治三十餘人得瘥，故録之。《聖濟録》及《可用方》載於此傳。

魚臍丁瘡，似新火鍼瘡，四邊赤中央黑，可鍼刺之。若不大痛即殺人。

治之方　以臘月魚頭燒灰和髮灰等分，以鷄屎和傅上。

治赤根丁方

馬牙齒擣末，臘月豬脂和傅之，根即拔，燒灰用亦可。

又方　刺瘡頭及四畔，令汁極出，擣生栗黃傅上，以麪圍之，勿令黃出，從旦至午，根即拔矣。

又方　取蒼耳苗葉，擣取汁一二升，飲之，滓傅瘡上，立瘥。

灸法　灸掌後横文後五指，男左女右，七壯三七壯俞，良即瘥。已用得效。

丁腫灸法雖多，然此一法甚驗，出於意表也。

○《備急灸法》中專出此穴，手頸橫文，手一束灸也。小瘡人，人灸之穴也。掌後三寸，兩筋間穴名曰間使。《養生必用方》治中風氣塞涎上，不語，極危者，下火立效。

白石脂散，治紫靨丁瘡，不疼硬腫，掖下有根如雞卵。

白石脂（燒）　赤石脂（各五錢）　雄黃（二錢半）　乳香（二錢）

右四味，研爲末，瘡若已破，有膿者，乾貼。瘡未破者，用朴消水調貼。

白馬牙灰塗（傳方），治丁腫毒氣。

白馬牙（燒末）　附子（擣末）　雄黃（研）　半夏（末，各五錢）　豬脂（四兩，去滓）

右四種藥爲末，以豬脂調和如糊，先以鋮刺瘡頭，即塗傳，日三五度。瘡根爛再塗，以瘥爲度。

大黃散（傳方），治丁腫。

大黃（剉炒）　秦艽（去蘆土）　藜蘆（去蘆）　硫黃（研）　硇砂（研，各一兩）

右爲末和勻，水調塗傳，日三五度，以瘥爲度。

又方

雄黃（研，一兩）

右一味，爲細末，每服日三五度，傳腫上，如未膿者，用醋塗，以瘥爲度。

治丁腫方

乾薑（炮）　胡椒（炒）　龍骨（研碎）　班貓　皂莢（去皮，炙，各二兩）

右細末，以酒和貼封，日一二度，更可服藥。

地骨皮散，治諸丁瘡。

地骨皮五錢，末　小麥二十五粒　麻子二十五粒，燒灰　緋帛方五寸，燒灰　棘刺三十二枚，燒灰　半夏十四個，炒黃色，爲末　亂髮如雞卵大，二個，燒灰

右七味，細末和調，每服二三錢匙，空心，以溫酒服之，晚再服。

蛇蛻散，治諸丁腫。

蛇蛻皮白者，一兩二分　露蜂房二分　亂髮如雞卵大，童子髮妙也

右三種，剉碎，於熨斗內燒灰，細研爲末，每服二三錢匕，空心以米飲服之。蓋覆衣被出汗，更服。

露蜂坊散，治丁腫。

露蜂房　亂髮　蛇蛻　棘刺各三兩

右以緋帛裹於熨斗內，燒灰細末，空心，以溫酒服一二錢匕，晚再服，瘡根出痓。

已上丁瘡病證治療如斯，皆須急治之。是等藥者常兼蓄，遇疾速致療方，見病到，始尋藥，太遲。

諸疥ハタケカサカユカリ小瘡也。

論云，字書以疥有介守之義，言雖微小，介然守形體而難治也。是以疥者有五名，皆因風熱邪氣客於肌膚之間，久則化而爲蟲，時作痛癢，故作爲瘡膿。焮赤痛癢者，謂之大疥。皮肉隱起，結根，搔之不痛，謂之馬疥。瘙癢皮起，謂之乾疥。此三者爲重，以風熱深在肌肉故也。若水疥痦瘟如瘭漿。濕疥瘡小而汁出，時風熱淫於皮膚之間，故淺而輕也。然皆風熱之客，故皆有蟲，治宜踈風滌熱，嘗以熏浴傅塗之法，與湯液並行則善矣。〇介者，守義也。〇《大全良方》治疥瘡，久服四物湯，有神驗。諸疥則血氣不調故也，四物湯亦調理血氣之神藥故也，甚有效。

[治風毒瘡疥，一切風瘙等。檳郎煎丸方。]（原闕，據《聖濟總錄》補）

檳榔剉　羌活　獨活　枳殼去瓤，麩炒　白牽牛略炒　黑牽牛略炒，各半兩

右六味，同杵羅爲末，用大皂莢一尺已上者一二挺，按汁煎膏和丸梧桐子大，臨卧以溫酒或熟水下三十丸或五十丸、七八十丸，量人虛實加減。久患瘡疥，服之瀉除熱風，立愈。

牽牛子丸，治一切風熱疥瘡攻注。

牽牛子一半生，一半炒　蘹香微炒，各二兩二分　陳皮二兩，去白，焙

右三味爲細末，用生薑汁煮麪糊爲丸如綠豆大，每服空心，臨卧用炒鹽湯服之，或十丸、二十丸，或三十丸，以熱去疥痊爲期。

烏龍丸，治瘡疥歲久不愈。

牽牛子不拘多少，瓦上鋪，下慢火炒，不焦，待其香即時取下，半生半熟，放冷作細末

右以皂莢三挺，或五七挺，水一大椀，揉取汁，濾過，石器內熬成膏，入牽牛末，同和丸如梧桐子大，每服二十丸，或三十、五十至百丸，食後，臨卧以溫服之，不過三五服，疥瘡立愈。

洗濯方，治脾肺風毒攻衝，生疥癬。

升麻　桃白皮　苦參各三十兩

右細剉，用水二三斗，煎取一二斗，去滓，溫熱洗之，二三日一度，不過三五度必愈。

傅塗方，治癬疥。

白礬燒枯，爲末　石硫黃

右二味，等分爲末，和生麻油調塗之。《大全良方》云，婦人四物湯，久服治諸疥瘡，調血氣故也。

○服四物湯，則男女老幼皆血氣調和，膚皮安全，故疥瘡平愈。是最秘。又羊蹄膏尤佳。有口傳。

又方，治一切惡疥瘡方。

黄蘗皮末　石灰研

右等分，研令極細，以生胡麻油和，先洗疥瘡四五遍，傅之。

灸瘡ヤケトウノ成瘡也。

論云，火艾焮毒，有不可忍者，爲穴腧内通藏府也。陶隱居云，灸艾不依俞穴，或犯年神日時禁忌，天地不和之氣，及灸後食毒物，不慎房室，飲酒，或灸數過多，皆令火毒發瘡，洪腫痛楚，經久不瘥。《易簡方》云，若前後加灸，火氣交攻，熱毒煩衝，謂之火邪。是膏肓背脊並巨闕三脘臍腹，即不可同日灸之，隔日灸之。若已謬灸，即煎黑大豆服之，散去火氣也。

甘草膏，治灸瘡痛不可忍。

甘草爲末，半兩　乳香二錢　蠟一兩，鎔

右以火鎔蠟，入甘草、乳香末，成稀膏，貼之。

又治灸瘡久不差，癢痛出黄水方。

楸葉不以多少

右細末，傅瘡上，即差。或和豬脂傅之。

又治灸瘡不差，鼠膏塗傅方。

死鼠燒灰

右細研爲末，以豬脂調如糊，日三五度，塗傅瘡上，即差。

治灸瘡未著痂，及出膿久不合者，四時貼護方。

春以柳絮，夏以竹膜，秋以新綿，冬以兔毛。

右依四時貼護灸所，無灸瘡不差之患，甚妙。

治灸瘡血出不止，葱白塗傅方。

葱白

右研絞取汁塗傅瘡上，日三五度。

已上見《聖濟總錄》百三十五卷。

瘻瘡諸瘻破成瘡不差也。

論云，久瘡膿潰不止，故謂之瘻。《内經》陷脈爲瘻，留連肉腠，即此病也。得之諸瘡不差，毒氣流注經絡，及鍼艾妄施，或用刀傷折，皆能傷脈，故脈陷而氣漏，是以頸頷四肢，及腰脊背膂，脈有所傷，皆致此病。惟肌肉實處，治之易愈，生於虛處則難平也。若遲留歲月，或爲漏骨疽，及偏枯之病，蓋榮衛環周不息，脈有所陷不行，必内侵於骨髓而爲疽，血氣漏於一偏，久而虧凋，亦或偏枯也。

黄耆丸，治瘻瘡連年不差，出膿水不止。

黄耆剉　牡丹皮各七錢半　犀角　甘草炙，各十錢　玄參　惡實炒　木通剉，各十五錢

右擣羅爲末，鍊蜜和丸如梧子大，每服二三十丸，或五七十丸，以溫酒空心食前，日晚三服。附子塗傅方，治瘻瘡晝開出膿，夜復合。

附子最大二個，細末　鯽魚一個，開去肚腸

右將附子末内鯽魚肚中，滿以泥固濟，於炭火上燒，令通赤，取出去泥，研細爲末，塗傅瘡口，日用三五度，以差爲度。

又方

栝樓根カラスウリノ根

右細末，塗傅瘡上，日三五度，夜二三度。

殭蠶傅方，治遠年瘻瘡不差。

白殭蠶炒是多　唐物

右擣羅爲末，塗傅瘡口内，以熟艾作炷灸之，癢痛。初惡膿出後，清血出，更用蠶末塞瘡内，以帛裹定。

又方

臘月豬脂

右塗傅瘡口内，日三五度，次用紙貼定，以差爲度。

又方

右取新產兒屎，生百日已來者，收置密器中，取塗傅瘡口内，日三五度，即差。

熱腫一名流腫。

《聖濟總録》原闕

［升麻犀角丸］（闕）

十丸，十五、二十丸，以溫水服之，去食一時，以利爲度，不拘時候。

三黄丸，治熱腫。

黄連　大黄剉炒　黄芩去黑心，各二兩

右細羅爲末，煉蜜丸如梧子大，每服十、二十或三五十丸，以溫水服之，不拘時候，日二夜一，或七八十粒，以快利爲度。

秦皮湯，治熱腫懼向暖處，周身毒熱蒸人者。

秦皮（剉，十五錢）　防風（三十錢）　車前子（炒，二十錢）　黃連（七錢）

右麤散，每服五錢，水二盞半，煎至一盞半，去滓，溫服，食後臨卧各一服，亦日中一服。

惡實丸，治熱毒腫。

惡實（炒，二兩）　山梔子（去皮，五兩）

右細末，煉蜜丸如梧子大，每服二十丸，或三五十丸，以溫湯食後，日二服，夜一服。

楸葉膏，治熱毒腫。

楸葉（立秋日取尤妙，三斤）　馬齒莧（新者，半斤）

右淨洗，乾切，瓷盆內爛研，取自然汁，重絹濾過，以慢火熬成膏，瓷器收之。凡有熱腫，先以楸湯洗腫處，次以攤膏於紙或絹，隨腫大小貼之，日再換之。

金花散，治熱毒。

黃蘗（四兩）　黑大豆（二兩，緊小者謂之雄黑豆，尤佳）　大黃（一兩）

右擣羅爲散，浸甘草水調如膏，量腫處大小攤貼，以紙蓋，日再夜一度換之。

五倍子散，治一切熱腫毒。

五倍子　大黃　黃蘗（各二兩）

右擣羅爲散，以新汲水調如糊，日三五度，夜二三度，塗傅腫處。

治兩腿或遍身生熱毒瘡，爬著清水出，腫爛癢痛不可忍。

右取水楊枝葉，不限多少，以水煎減一半斛，終日浸洗。

又方

豉クロマメ炒焦盡煙　黄連各三兩

右爲末，以臘月豬脂和傅之。若濕瘡即乾傅。

私云，諸瘡不問冷熱，唯有溫療方，全無冷治術。今日本醫者不看方書，只率胸臆，以水石極寒，恣施冷治，因茲多即成中寒、中風大疾而致暴亡卒死。病家亦不知治方誤人，而謂病患天命。熱毒瘡腫，尚無冷治之説，何況於冷癰寒疽乎。尤可慎思之。凡此外有毒腫、風腫、氣腫，其形相類，其治不同，須看《聖濟錄》第百三十五卷，及《可用方》第七卷、《精義方》下卷。自餘瘡腫等，不可載盡於此矣。

丹毒又和語云火云モエ草。又

《千金》論曰，丹毒，一名天火。肉中忽有赤如丹塗之色，大者如手掌，甚者遍身有癢有腫，無有定色。有血丹者，肉中腫起，癢而復痛，微虛腫如吹狀，癮疹起也。有雞冠丹者，赤色而起，大者如連錢，小者如麻豆粒狀，肉上粟粟如雞冠，亦名茱萸丹。有水丹者，遍體熱起，過水濕搏之。結丹，晃晃黄赤色，如有水在皮中，喜著股及陰處，此雖小疾，不治令人至死。治之皆用升麻湯。《可用方》第七卷

麻黄湯《千金方》，治丹腫、風疹、風毒腫等。

麻黄一兩半　甘草　獨活　射干　桂心　南木香　石膏打碎，綿裹入煎　黄芩各一兩

右㕮咀，以水四大盞，煎取二大盞，分作三服，服盡未差，可合與三五劑。又可服升麻葛根湯。

《吉氏家傳》治丹毒癮疹方。

右天麻細末，每服二三錢，溫酒服。

嬰孺方，治丹入腹及下至卵不治者方。

麻黄　升麻各三兩　硝石四兩

右細末，每服方寸匕，用井花水服。一方入大黄二兩。

金花散《三因方》，治一切丹毒瘡。〇尤神妙

鬱金　黄芩　甘草　山梔子　大黄　黄連　糯米各等分

右細末，蜜與冷水和調，以鵝毛塗丹上。

《幼幼新書》第三十五卷丹毒，有三十六條，或有四十七條，有内外良藥，與大人不異。抄載於此《萬安方》第四十五卷小兒篇中，或可服五香散、小柴胡湯等，諸方中雖有奇方異術，而不出此《萬安方》之右耳。

又方，用地龍糞水調塗之。

又方，用生地黄汁。

癮疹又云風疹。

《外臺》《病源》曰，風邪客於皮膚，爲癮疹。赤疹風熱，故得冷則差。白疹風冷，故得溫則差。厚者煖衣亦差也。風氣相搏，則成癮疹，致身體癢也。

《千金》論曰，赤疹者，忽起如蚊蚋叮，搔之逐手起，白疹者亦如此。赤疹，熱時即發，冷即止。白疹，天陰冷即發。又白疹者，煮蒴藋和少酒以浴之良。姚氏治赤疹，煮枳實汁拭之良。餘一切如治丹毒方法，赤亦名丹疹，俗呼名風屎，亦名風尸。

治風泛癮疹者，癢甚，三五服去根本，永不發。《可用方》

皂角刺燒灰存性　香白芷各等分

右研匀，每服二三錢，溫酒調服，三服必愈。

牛膝散《可用方》，治白疹，遇天氣寒即甚，心熱煩悶痛，搔之隨手起。

牛膝酒浸一宿，焙

右細末，每服二三錢，溫酒服，日三服。

治風疹癢不止。

枳殼三兩

右㕮咀，每服三四錢，水一中盞，煎六分，去滓，溫服，不拘時。

又方

苦參

右細末，煉蜜丸桐子大，食前溫水服三五十丸。

烏荊圓　苦參圓　何首烏散　升麻和氣散等，共治癮疹。在《和劑局方》。

瘰癧

《聖惠方》曰，瘰癧者，風熱毒氣壅滯於胸膈之間，不得宣通，而搏於肝。肝主筋，故令筋蓄結而腫，多生於頸腋之間，浮於筋皮之中，有結核累累相連，大小無定，其初發之時，熱毒腫結，故令寒熱也。

《外臺》引《甲乙經》寒熱瘰癧論，黄帝問曰，寒熱瘰癧，在於脛腋者，皆何氣所生。岐伯對曰，此皆鼠瘻，寒熱之氣也，稽留於脈而不去。鼠瘻之本，皆在於藏，其末上出於頸腋之間，浮於脈中，未著於肌肉，而外爲膿血者去易。鼠屢傳在《醫說》中玄參散，治瘰癧初生結腫，寒熱發歇。

玄參　枳殼　木通　獨活　川大黃各二兩　犀角一兩　杏人二分

右㕮咀，每服四錢，水一盞，煎至六分，去滓，溫服，日三五服。

皂莢丸，治肝肺風毒，項生結核，癢痛，遍身頑痹。

皂莢十兩　防風三兩　獨活　天麻　乾薄荷各五兩

右細末，煉蜜和杵五七百下，丸梧子大，每服二三十丸，食後，煎槐白皮湯服，日夜三服。

治瘰癧結核疼痛，堅硬如石。

麝香一錢　鯽魚二十枚，長一寸者，去腹肚了，每一枚入和皮巴豆一粒

右入瓶中，以泥封，漸漸燒，令通赤，候冷取出，入麝香同研爲末，每服空心，溫酒調下半錢，良久以熱酒投之，逐下惡物，每日服之，下盡惡物，其病內消。

檳榔散，治氣毒瘰癧，心膈壅悶，不下飲食。

檳榔　前胡　赤茯苓　牛蒡子各二兩　枳殼　沈香　人參　防風各一兩　甘草二分

右㕮咀，每服四錢，水一盞，生薑二片，煎至六分，食前溫服。

惡核如桃李核，而生於頸腋也。瘰癧之類也。是即出沒不定。

《千金》曰，惡核病者，肉中或有核累累如梅李，小者如豆粒，皮肉瘮痛，壯熱惡寒是也。與諸瘡根瘰癧結筋相似，其瘡根瘰癧，因瘡而生，彼緩無毒。惡核病卒然而起，有毒，若不治，入腹煩悶殺人。皆由冬月受溫風，至春夏有暴寒，相搏氣結，成此毒也，但服五香主之。

羌活散，治血熱生風，皮膚腫癢生核不散。

羌活　生地黄　獨活　甘草　枳殼各一兩二分　防風　當歸各二兩

右㕮咀，每服四錢，水一盞半，煎至七分，溫服，日午及夜臥。

五香湯，主熱毒氣卒腫痛，結作核，或似癰癤而非，使人寒熱，氣急頭痛，數日不除，殺人。

木香　藿香　沈香　丁香　熏陸香各二兩二分

右㕮咀，每服四錢，水一盞半，煎至一盞，去滓，溫服。不差，可三五劑合服，並以滓傅腫上。《千金翼方》以麝香代藿香。

覆載萬安方卷第二十三

嘉曆二年正月十八日朱點了，於時雲凝雪降，拭眼蘸筆，呵手點字。

冬景勿倦、勿倦。

性全　六十二才

同十九日辰刻墨點了

朱墨之紙數二十六丁

金瘡門又云疵

一金瘡血不止
二金刃傷中筋骨
三金瘡煩悶及發渴
四金瘡中風水及痓
五金刃腸出
六毒箭所傷
七箭鏃金刃入肉
八竹木刺傷肌肉不出
九治金瘡大散方
十傷折墜墮高處車馬
十一湯火瘡

覆載萬安方卷第二十四

性全　集

金瘡門又云瘊。並竹木箭鏃、車馬落傷折等。

金瘡血不止

論云，若血出不斷，其脈大而止者，爲脈止也難治。若血出不止，前赤後黑，或黄或白，肌肉腐臭，寒冷鞕急者，亦爲難活，不可不察也。

〇鞕，午唐反，舄履也。

麻黄散，治金瘡止血悶及疼痛。

麻黄去根節，一兩二分　甘草炙　白芷　附子炮　乾薑炮　當歸切，焙　續斷　黄芩　芍藥　川芎　桂心去麤皮，各二分

右細末，每服三四錢匕，溫酒服，空心，日午夜臥各一服。

南星散，治刀刃所傷，血出不止。

天南星大者，三個，切，焙　丹半錢

右細末，乾貼立定。

檳榔散，治金瘡血出痛甚。

右細末，傅之血止痛休。

黃連散，治金刃所傷，血出不止。

黃連　檳榔剉，不見火　南木香不見火　白芷不見火，各一兩

右細末，摻所傷處，血即止。若婦人血運疾，以童子小便調服一二錢匕。若藏毒血痢，以水煎服。〇產後血暈也。血マクレ

白芷膏，治金瘡，止血生肌肉。

香白芷　熟乾地黃焙　當歸焙，各一兩半　白歛一兩　川芎一兩一分　山椒去目閉口，炒，二兩　附子炮，三分　甘草炙，半兩

右細剉，以豬脂五斤合和煎，三上三下成膏，去滓，每日塗疵上，頻塗即效。

石榴花散，治金瘡。

石榴花暴乾，半兩　石灰炒，十兩

右細末，傅疵上，少時血止，便差。

五倍散，治金瘡血不止。

五倍子生

右細末，乾貼，血立止。

石灰膏，治金瘡，定血止痛，生肌。

石灰炒　杏人去皮，炒，各二兩　豬脂半斤

右合煎，令杏人黃色，絞去滓，塗疵上，日夜五七度。

蒲黃散，治金瘡血出，腹脹欲死。

蒲黃　生乾地黃焙，各一兩二分　甘草炙，三分　黃耆　當歸焙　川芎　香白芷　繼斷各一兩

右細末，每服四五錢匕，空心食前，以溫酒服之，日三五服，血化爲水下也。若口噤，斡開口與之，仍加大黃一兩二分，快利愈佳。

石杏膏，治金瘡血不止，休疼痛，生好肉，速差。

石灰　杏人去皮，各二兩

右二味，細研，合用豬脂煎，赤滓爲膏調塗。

葵根傅方，治刀斧傷疵，或至筋斷。

葵根アフヒノ子不以多少

右擣細傅塗之。

金刃傷中筋骨

論云，金刃所中，至於筋骨，所傷深矣。然折骨絕筋，亦可接續，要在乘血氣未寒，急施治法。若不乘熱，則風冷易入，瘡縱暫愈，後必不仁，亦致痛煩而終身不完。至於小碎之骨，即當出之，不爾則膿血不絕，肌亦不斂矣。

敗弩筋散，治金刃弓弩所中，筋急不得屈伸。

敗弩筋燒作灰　秦艽去蘆　熟乾地黃焙，各半兩　附子炮，去皮臍，一兩　杜仲去麤，炙，各半兩　當歸切，焙，一兩

右細末，每服二三錢匕，以溫酒服之，空心，午時夜臥各一服。

地菘苗散，治金刃傷筋骨，止血。

地菘苗イヌノシリ　石灰イシハイ　旋覆花イキク　葛葉クスイハ　青蒿苗カラヨモキ　麥門冬苗ヤマスケノハ各十兩

右石灰外，擣絞取汁，和石灰末作餅子，暴乾。再擣羅爲散，傅諸疵上。五月五日合和最佳。

葛葉散，治金瘡續筋骨，斂血止痛。

葛葉　地菘苗　續斷ヲニアサミ　石灰　旋復花　地黄生用　益母草メハシキ　麥門冬去心，各十兩

右擣絞其汁，和石灰調作餅子，暴乾，再擣爲散，傅諸疵痛傷處。五月五日合和尤佳。

檳榔散，治金瘡接筋補骨。

檳榔剉　黄連並不見火

右各等分細末，乾傅諸疵上。

又方

右以石灰細篩，以麻油和之，作團子如栝樓子大，以炭火燒赤，取出，冷，擣羅爲末。又以油和作團子，燒赤放冷，擣羅。如斯十遍，燒末爲散，傅諸瘡疵。有神效。

又方

右取葵根爛擣，傅之立效。

金瘡煩悶及發渴

論云，金瘡煩悶者，以血出太甚，經絡空虚，而發熱燥也。經所謂陰虚生内熱，陽虚生外寒者，如其有發渴者，亦經絡乏竭，津液枯燥，故欲引飲。

消石散，治金瘡煩悶欲死，大小便不通。

消石　寒水石　栝樓根　澤瀉　白蘞　芍藥各一兩

右擣羅爲散，每服二三錢匕，以溫水調服，空心，日午臨臥半夜各一服。

白芷散，治金瘡煩悶。內熱云煩，外熱去燥

白芷　甘草　川芎各二兩

右細剉，炒令變色，擣羅爲散，每服一二錢匕，溫水調服，空心，日午臨臥半夜各一服。

石膏散，治金瘡煩悶。

石膏研　甘草炙，各三兩

右細散，每服二三錢匕，溫熟水調服，空心日午夜臥半夜各一服。

大黃丸，治金瘡煩悶，疼痛，大便結。

大黃剉碎，微炒　黃芩去黑心，各二兩

右細羅煉蜜和丸如梧子大，每服十五丸，加至二十、三十、五十丸，熟水服之，空心日午臨臥各一服。

苦酒煮豆方，治金瘡煩滿。

赤小豆二盞

右以苦酒二盞，煎至一盞，去滓，候色黑始服之，分三服，空心，日午夜臥各一服。

磁石散，治金瘡煩痛。

磁石五兩

右一種細研，頻傅疵上，痛止血斷。

治金瘡出血，必渴，當忍啾燥食，不飲粥。若犯房室，即死也。○渴，口咽渴欲水也。

雄黃

右研細末，傅疵上，惡汁出，即愈。

金瘡中風水及痓名破傷風，又云破傷中風也。

論曰，金瘡中風水者，以封裹不密所致也。中風之候，其瘡卒無汁也。中水之候，則出青黃汁，又疼痛發作，肌肉腫鞕，將爲痓狀，可急治之。凡痓狀口急背直，搖頭馬鳴，腰爲反折，須臾十發，氣急如絶，汗出如雨。治不可緩，緩則不救。

八仙散，治金瘡辟風水，續筋骨，止血。

石灰　地菘葉　細辛根　旋復根　新葛葉　青蒿　麥門冬葉各三兩　豬脂八兩

右草葉草根，擣絞取汁後，和石灰豬脂，搜研作餠子，暴乾後擣羅爲散，再三研如粉，以傅疵口上，止血定痛，生肌肉。五月五日合之。一切疵，始中終付之尤佳。

熟地黃丸，治遠年傷折，忽因風氣不和，於舊傷處疼痛不可忍者。

熟乾地黃焙乾，四兩　杏人去皮去雙人者，引研　牛膝根酒浸，焙，各一兩二分　苦參剉炒　菟絲子酒浸，焙末　肉蓯蓉酒浸，切，焙　黃耆炙　草薢炒，各一兩　桂心去皮　南木香不見火，各一兩　訶梨勒皮半兩　升麻三分

右除杏人外，細末，別杏人研之，和擣煉蜜，擣三千杵，如梧桐子大，每服二十丸，或三十、五十丸，以溫酒空心服之。

杏人酒摩方，治金瘡中風，角弓反張。

杏人不去皮，碎研，三斤

右一食間，蒸更研，令極細，入酒三五盞，絞取汁，每服一盞，或半盞，溫服，日二服夜一服。汗出愼風即愈。以杏人滓入酒，研摩傅疵上。

蘇木酒，治被打傷損，因疵中風。

蘇木切碎，五兩

右用酒五盞，煎取三盞，分三服，空心，午時夜臥各一服。

麻根飲，治金瘡中風，骨痛不可忍。

大麻根葉

右擣絞取汁，飲一盞。生青者無，以乾者煎取汁服之。此藥亦主墮墜折損，有瘀血在心腹，令人脹滿短氣。《可用方》云，生麻根尤佳。若無則用乾麻云云。

胡粉　炭灰各二兩

右細研，合以豬膏，調和塗疵上，水出便差。

葛根湯，治金瘡中風，水痙欲死，兼治一切金刃箭鏃等疵。

生葛根一斤

右剉，以水五升，煮取二升半，去滓，每服一盞，空腹，日午夜臥各一服。無生葛，即用乾者，爲散，每服二三錢，以溫酒服之。若口噤，強開口灌之。

鹽韮傅方，治金瘡因風水腫。

右取韮併鹽各等分，擣置於疵腫上，以火炙藥上，熱徹即愈。

又方

右取鹿角，不限多少，燒末細研，以臘月豬脂和塗之。久不差者，不過五七上差。

又方

右取牛膝末，不限多少，水調塗之，立效。

覆載萬安方卷第二十四

金刃腸出

論曰，金刃所傷，有腸出者，有腸出已斷者，視其輕重之證，可決死生。腸有一頭見者，不可續也。若腹痛不可忍，短氣不能食，近則一日，遠則三日，治無及已。腸有兩頭見者，可速以桑白皮挼爲線，或以麻縷續之，仍取鷄血塗隙，勿令氣泄。推內之，更以前線縷綴縫瘡口，亦以鷄血塗之，腸有出而不斷者，當以大麥粥取其汁，洗腸而內之，綴縫瘡口如前法。然後作研米粥飲，二十飲（餘）日，稍作強糜，百日後，始得飲食，不可飽，飽則腸痛，宜常以湯散助之。

花蘂石散，治一切金刃箭鏃傷中，及打撲傷損，貓犬咬傷，或至死者，急於傷處摻藥，其血化爲黃水，再摻藥便活，更不疼痛。如內損血入府藏，熱煎童子小便，入酒少許，調一大錢匕，服之立效。若牛觝腸出不損者，急內入，取桑白皮尖茸，挼爲線，縫合腹皮，縫上摻藥，血止立活。如無桑白皮，用生麻縷亦得，並不得封裹瘡口，恐作膿血。如瘡乾以津潤之，然後摻藥。婦人產後敗血不盡，［血］迷血運，惡血奔心，胎死腹中，胎衣不下。至死者，但心頭暖，急以童子小便，調一錢匕，取下惡物如豬肝片，終身不患血風血氣。若膈上有血化爲黃水，即時吐出，或隨小便出，立效。

花蘂石（擣爲麤末，一斤）　硫黃（上色者好，擣爲麤末，四兩）

右二味，拌和令勻，先用紙筋和膠泥，固濟瓦罐子一枚，候泥乾，入藥在內，密封口暴乾，安在四方塼上，塼上書八卦五行字。用炭一秤籠匝，自巳午時，從下生火，令漸向上，經宿炭消盡，放冷，細研，羅過瓷合盛，依法用。（圖在《局方》）

磁石散，治金瘡腸出宜入之。

磁石（煆研）　滑石（研）

右等分，同研極細，每服一二錢匕，以溫酒調下，空腹，日午晚間哺時也，各一服，夜卧二服，及以鍼砂塗腸上，其腸自收入。

鐵精散，治金瘡腸出。

鐵精末研　磁石研　滑石研

右等分，同研極細，粉腸上後，以溫酒調服一二錢匕，空腹，日午夜卧各一服，夜半又一服。小麥飲噀瘡方，治金瘡中腸出不能入。

右以小麥三升，用水九升，煮取五升，綿濾過候冷，含噴瘡上，漸入，以冷水噴其背，不宜多，令人見，亦不欲令傍人語。又不可令病人［知。或尚未入，取病人］卧蓆四角，令病人舉身搖，須臾腸自入。十日內食，不可飽，頻食而少。勿使病人驚，驚則殺人。

治金瘡腸胃脫出，令卻入方。

右取人乾屎末，不以多少，摻腸乾取濃麵漿濕腸上，即入腸，以冷水噀面，令吸氣即易入。

毒箭所傷日本附子箭，同療之。

論云，箭鏃毒藥入皮膚肌肉間，令人短氣悶絕，口噤唇乾，血雖止而腹滿，不能言。其人如醉者，爲難治。若瘀血應時出，其瘡溫而熱，開口能言，則可治也。

解毒藍子散，治中毒箭。

板藍子五合，生用　升麻　甘草炙　王不留行各四兩

右擣羅爲散，每服三四錢匕，溫湯服之，不拘時，日三服，更以水調塗於瘡上。

半夏散，治箭鏃毒藥在內不出。

半夏三兩，以生薑汁浸三日　白蘞三兩

右炒，擣羅爲散，每服一錢匕，以溫酒調服之，日三服，夜一二服，不拘時。淺疵十日出，深疵二十日出。

牡丹散，治箭鏃毒藥，入身内不出。

牡丹皮爲末，二兩　白鹽二兩

右同研勻爲散，每服二三錢匕，溫酒調服，日三服，其箭鏃漸漸自出。

石灰傅方，治金刃箭鏃瘡，辟風，續筋骨，止血。

石灰細研，三兩　地菘葉苗生　葛葉　旋復花花生　青蒿苗　麥門苗ヤマスケイ八各半兩

右先研，絞草苗取汁，和石灰作餅子，暴乾，擣羅爲散用，傅疵口，兼止血止痛，辟風水。五月五日合尤佳。

貝子散，治毒箭，服之。

貝子

右擣羅爲末，每服二錢匕，溫酒調服，不拘時候，日三五服。此藥治中一切毒，亦神妙。

乾薑散，治毒箭。

乾薑末　鹽

右等分，同研勻，傅疵上，毒自出。

麻子汁，治毒箭所傷，煩亂欲絕。

大麻子アサイミ三升

右擣，取自然汁，每服半盞，日二服夜一服。

雄黃傅瘡方，治毒箭。

雄黃

右擣研爲細末，傅疵上，日四五度，汁出便愈。又治毒蛇咬疵，亦妙。

又方

右取蘆根自然汁，每服半盞，或一盞，日二夜一服。又飲藕汁，唯以多爲妙。又飲生薑自然汁尤佳。

箭鏃金刃入肉

論曰，凡箭鏃金刃入肉，速治宜出之，或有碎骨，亦須去盡。然後塗傅諸藥，不然其疵必不合，縱復少愈，亦常作疼痛。若心驚血亂，氣奪則死也，不可治。

牡丹散，治金瘡箭頭在骨，遠年不出。

牡丹皮去心　白歛各一兩　桑白皮剉，二兩　藿香葉　丁香　麝香研，各一分

右細羅，每服二三錢匕，溫酒服之，日三夜一服。淺者十日，深者二十日，箭頭自出。

治箭頭不出。

磁石　雄黃

右用研令勻，每服二三錢，以綠豆汁調服，空心，十日後輕撥便出，手足上用此藥貼之，自出。

白蘞散，治箭頭不出。

白蘞五錢　牡丹皮去心，七錢半

右細末，每服三四錢匕，溫酒調服，空心，日午夜臥各一服。

又生葛根自然汁，絞取之，每服一盞，不拘時，日二三服，必出也。

又方　治一切金瘡，無不效者也。

赤小豆斤半

右以水五升煮，令爛，絞取汁，每服一盞二盞，空心，日中夜臥各一服。

又方　拔箭鏃並竹木刺。

牛膝根不以多少

右爲細末，以溫湯調傅疵，即出。若火爛，湯燒，灸瘡不差者，塗之立效。

又象牙屑，以水和貼，竹木鍼鏃皆拔出。又嚼杏人，塗之及數遍，出也。又擣烏梅爲散，和水塗之，立出。

竹木刺傷肌肉不出

論曰，竹木刺所傷，若爲患淺，然入人肌肉，久不得出，則損動榮衛而作瘡。或中風水則腫痛成膿，淹留歲月，未易治也。刺傷之初，宜速去之，加以塗傅，無致風水之孽。

雪花粉，治金瘡水毒，及竹簽刺，及一切癰疽熱毒等腫痛。

糯米モチイヨ子三升

右入瓷盆內，於端午日之前四十九日，以冷水浸之，每日兩度換水，換時輕淘勿碎，去水勿令攪碎。至五月五日取出，日暴乾，生絹袋入盛，掛通風處。

右一味，每用取少許，炒焦爲細末，以冷水調如膏藥，隨疵口大小及瘡腫廣狹塗定之，外以絹包縛，候疵瘡愈，解去之。若疵誤犯生水，疵口作膿，漸甚者急以此藥膏傅裹，良久，其腫即消，更不作膿，直至疵合。若癰疽毒瘡初發，纔覺炊腫赤熱，急貼此藥膏，一夜便消。喉閉及咽喉腫痛吒腮，並用此藥膏貼項下及腫處。

若竹木簽刺入肉者，臨臥貼之，明日揭看，其刺出在藥內。若貼腫毒，乾即換之，常令濕爲妙。但疵及水毒不可換，傷動疵口。

又薔薇（根莖枝葉花實隨有用之）

右燒灰細研爲散，每服一二錢，以溫酒調服，空腹，日午夜臥各一服，其刺立拔出。

又鑒柄（用故物。カカミイトリエ也。唐鏡有柄也，日本鏡裏山形，同可用歟。）

右燒灰細研爲散，每服一二錢，以溫酒調服。

王不留行散，治竹木刺久在肉中不出。

王不留行（五兩）

右擣羅爲散，每服一二錢，以溫酒調服，空心，晝夜四五服。

又方

瞿麥（ナテシコイ穗也。穗花根莖）

右擣羅爲散，每服一二錢，溫酒調服，日夜三五服，其刺立出。

蒜豆膏，治竹木鍼刺入肉不出，及惡瘡腫物。

大蒜（一顆）　巴豆（七粒，去皮）

右同研成膏，傅之，日一易。

梔子套，治簽刺在爪甲中不出，腫痛。

覆載萬安方卷第二十四

梔子殼殼中入滿麻油

右套在指上，稍癢刺自然出，以鑷子拔取之。趾指亦依此法。

〇套，蓋義也。又作茸也，如筆笠也。

又方　治一切金木竹所傷。

牛蒡葉

右風乾爲散，每用量疵口大小貼之，不得犯別藥。

又方　鹿角燒灰，以豬膏和傅之。

又方　治竹木刺入肉，疼悶，百治不差者。

松脂

右以火消流傅疵口，以絹裹數日，當自拔出。

治金瘡大散方《可用方》**腸出**

右五月五日平旦，使四人出四方，各於五里內，取一方草木莖葉，每種各半把，勿令漏脫，候日正午時，入碓擣，用石灰一斗擣令極爛，仍先揀大實桑樹三兩株，鑿作孔，令可安藥。然後安藥於孔中，實築令堅，後以桑樹皮蔽之，用麻擣石灰密泥，不洩氣。更以桑皮纏之令牢，至九月九日午時取出，陰乾暴乾擣，絹羅貯之。凡有金瘡傷折出血，用藥對裹，勿令轉動，不過十日差，不膿不腫不畏風。若傷後數日，始得用藥，須煖水洗，令血出，即傅之。此藥大驗，預宜多合。金瘡要藥，無出於此。雖突厥質汗、黃丹，未能及也。

法錬石灰散《可用方》，治金瘡止血，除痛辟風，續筋骨，生肌肉。

石灰二升　青蒿　艾葉各一斤，切

右先擣蒿艾，絞取汁，拌石灰令盡，曝乾研，入黄丹、突厥白末各三兩，令封金瘡，血止大效。
治金瘡或筋肉斷裂同
右剝取新桑皮作線縫之，以新桑皮裹之，以桑白汁塗之，極驗。小疵，但以桑皮裹之，便差。
金瘡血出不止方同
右取車前葉，爛擣傅，血立止。連根同，亦效。
又按青蒿傅之，大止血，並止痛。
治金瘡内漏，血在腹不出方同。
右用牡丹末，溫酒服，每二三錢，無時候。
治頭破腦出，中風口噤方。
大豆一斗，熬去腥，勿使大熟，擣末熟蒸之，氣遍下，下甑入盆中，以酒一斗淋之，溫服一升，覆取汁，以杏仁去皮尖，爛擣成膏傅之。
《必效方》療金瘡，中風角弓反張者方。
大蒜一大升，破去心，以無灰酒四升煮蒜，令極爛，並滓服一大盞以來，須臾汗出如雨，即差。
治金瘡中風，不腫痛方。
擣薤白傅瘡上，以火炙，熱透瘡中，即差。
治金瘡中風，水刺痛方。
葱一握，鹽一合，水三升煮數沸，漬之。
治金瘡腹滿心悶方。

赤小豆一升，以生地黃汁漬之，熬燥復漬滿，如滿三日，候乾末之，每服二三錢，溫酒服，日四五服。

治金瘡弓弩所中，煩悶欲絕。

琥珀三兩，末之，不時用童子小便服二三錢匕。

生肌膏，治金瘡灸瘡火燒等。

檳榔一枚　熏陸香二分　杏人二七枚，去皮尖，研膏

右末，以煉了豬脂二合，黃蠟如故桃大，入杏膏同煎，合膏成，以甆器盛，每攤於帛上貼之。

金瘡生肌三白膏

白及　白蘞　甘草各一兩一分　熟乾地黃各一兩三分　豬脂半斤，煉了者

右末，入豬脂熬成膏，候冷，日三四度塗之。

治被傷，腸出不斷者。

作大麥粥取汁，洗腸推內之。常研米粥飲之二十日，稍稍作強糜，百日後及可差。

地榆絹方《可用方》《聖濟方》，治刀刃傷，內損大腸，及中脇肋，腹肚腸破，大便從瘡孔中出。並中大箭，迸箭傷損腸胃，及治產後傷損小腸，並尿囊破，小便出無節。此方神驗，其藥宜補定傷痕。隔日開瘡口看之，只有宿舊物出，即無新惡物出，瘡口漸長肉，作紝子引散藥入瘡候，長肉出外，其痕肉合。

地榆八兩，淨洗，曒乾，細末，八十錢重也　絹一疋，小薄者

右絹用清水洗淨，去糊炭灰，淋清汁二斗，煮絹，以灰汁盡爲度，絹爛熟，擘得成片，段三寸至二寸，即取出，厭盡灰汁，清水洗三五度，令去盡灰汁，重以清水一斗，入地榆末煮絹爛熟，以手指撚看，不作絹片，即入砂釜，研之如麪糊，得所分作兩服，用白粳米粥飲調，空心服之，服了仰臥，不得驚動，轉側言語，

忌一切毒食，只得食熟爛黃雌雞白米軟飯，餘不可食。其餘一服，亦用粥飲服，將息一月內，切須慎護。如是產婦侵傷，取此藥絹一疋，分作四服，每服用粥飲中盞調服，日二。

《千金》論曰，治金瘡者，無冬夏大小，及初傷血出，便以石灰厚傅之，既止痛，又速愈。無石灰，它灰亦可。若瘡甚深，未宜速合者，內少滑石，令瘡不時合。凡金瘡出血，其人必渴，當忍之。噉燥食肥甘之物以止渴，慎勿鹹食。若多飲粥漿，犯之即血動溢出殺人。又忌嗔怒大言，思想陰陽，行動作勞，多食鹹酸飲酒熱羹臛輩。瘡差後尤爾，出百日半年，乃可復常。

又曰，凡金瘡傷，天窗、眉角、腦戶、臂裏、跳脈、髀內、陰股、兩乳上下、心鳩尾、小陽，及五藏六府，此皆死處，不可療。又破腦出血，不能言，戴眼上視，咽中沸聲，口急唾出，兩手妄舉，亦是死候，不可療。若腦出而無諸候者，可療。又瘡卒無汁出，中風也。瘡邊自出黃水，中水也。並欲作痓，可急療之。又痛不在瘡處者，傷經也。亦死之兆。又血出不可止，前赤後黑或白，肌肉臭腐，寒冷堅急者，其瘡難愈，即死也。

半夏散《司用》，治金瘡箭頭在肉中不出。

半夏　白薟　牡丹皮各一兩　桑白皮三兩

右末之，每服二三錢，溫酒服，日三。

傷折墜墮高處車馬

補損當歸散《局方》，療墜馬落車，被打傷腕折臂，呼叫不絕，服此藥，呼吸之間，不復大痛。服三日，筋骨即相連，神效。

澤蘭炒　附子炮，各一兩　當歸炒　山椒炒出汗　甘草炙　桂心各三兩　芎藭炒，六兩

右細末，每服三四錢，溫酒服，日三服，夜一二服。忌海藻菘菜生葱豬肉冷水。

導滯散《局方》，治重物壓迮，或從高墜下，作熱五内，吐血下血出不禁止，或瘀血在内，胸腹脹滿，喘麤氣短。

當歸　大黄

右等分，炒爲末，每服三四錢，溫酒調下，不計時候。

沒藥降聖丹《局方》，治打撲閃朒，筋斷骨折，攣急疼痛，不能屈伸，及榮衛虚弱，外受遊風，内傷經絡，筋骨緩瘲，皮肉刺痛，肩背拘急，身體倦怠，四肢少力。

自然銅火煆，醋淬十二度，研爲末，水飛過，焙　川烏頭生，去皮尖臍　骨碎補煆，去毛　白芍藥　沒藥別研　乳香別研　當歸焙，各二兩　生乾地黄　川芎各三兩

右並生用，細末，以生薑自然汁與蜜等分，煉熟和圓，每一兩作四圓，每服一圓，打碎，水酒各半盞，入蘇枋木少許二分，計斂，同煎至八分，去蘇木，熱服，空心食前。

玄胡索散《可用方》，治折傷疼痛，筋骨未合，肌肉未生。

延胡索　桂心去麤，各五兩

右等分，細末，每服三四錢，溫酒服，日夜四五服。

治傷折法煉黑豆

生黑豆三升，以醋二升，浸一宿　葱二十莖，根莖並用

右用青布裹作兩處，入湯内煮，乘熱替換熨處。

勝金散《可用方》，治打撲傷損，筋斷骨折疼痛。

乾薑　川烏頭　蒼朮　當歸各五兩

右爲末，用米醋打稀稠糊，調成膏，厚紙攤上，乘熱裹貼傷處。如冷即用火四邊熁令熱，如乾以醋潤，

三用效。

鷄鳴散《簡易方》六，從高墜下，木石壓損，打撲所傷，氣絶欲死，久積瘀血，煩燥疼痛，叫呼不得，並以此藥利之。

大黄（三兩二分，酒蒸） 杏仁（五十枚，去皮尖）

右同研細，用酒二椀，煎取一椀二分，去滓，分爲兩服，鷄鳴時（寅）服之，次日取下瘀血即愈。若不快利，則空心亦一服盡之。

沒藥乳香散《御藥院方》第八，治打撲傷損，疼痛不可忍。

白朮（炒，五兩） 當歸（焙） 甘草（炒） 白芷 沒藥（別研，各二兩） 桂心（去麤） 乳香（別研，各一兩）

右細末研勻，每服二三錢匕，溫酒一盞調下，不拘時候，日進三五服。

蒲黄散（同方），治因墜墮內損，血結不行。

蒲黄 當歸（焙） 赤芍藥 桂心（去麤，各二兩）

右細末，每服四五錢，溫酒調下，不拘時候。

接骨丹，治從高墜墮，傷損疼痛。

當歸（切，焙，二兩） 甘草（焙，三兩） 沒藥（別研，半兩） 桂心（去麤，一兩半） 乳香（別研，半兩） 澤蘭 自然銅（燒，醋焠七反，研，水飛研，各一兩）

右細末，研勻，用水麵糊和丸如梧子大，每服三十，或五六十丸，溫酒送下，不拘時候，日進三服。

當歸血竭散（同方），治傷損筋骨，疼痛不可忍，宜服止痛。

麒麟竭（別研） 沒藥（別研） 當歸 赤芍藥 桂心（各二兩） 白芷（四兩）

右細末，研勻，每服三錢，溫酒調下，不拘時候。

桃人散（同），治被壓笮損，瘀血在腹中，疞痛不散，心胸短氣，大小便不通。

荊芥（一兩）　大黃（生用）　蒲黃（各四兩）　川芎　桂（去麤）　木通　當歸（各二兩）　桃人（八十個，去皮尖，麸炒）

右細末，每三四錢，用溫酒調下，不拘時候，微利爲度。

湯火瘡（灸瘡不差附。）

《可用方》森立夫曰，愚謂凡火燒損，慎勿以冷水洗，火瘡得冷氣，更深轉入骨，壞人筋骨，難差。初被火燒，急向火炙，雖大痛，強忍一食頃，即不痛，神驗。

《事證方後集》第十八云，張德俊曰，頃年，和倅餘杭人，將赴官，因蒸降真木犀香，自開甑，面撲甑上，爲熱氣所熏，面即浮腫，口眼皆爲之閉，更數醫不能治。最後一醫云，古無此證，請以意療之。於是取僧寺久用炊布，燒灰存性，隨傅隨消，不半日愈。蓋以炊布受湯上氣多，返用以出湯毒，亦猶以鹽水取鹹味耳。醫者之智，亦可善。

○魚鳥肉類，味久鹽浸，入鹽水暫經時，鹹味皆去，如無鹽味也。

冰肌散（《可用方》），療湯盪火燒，肌肉焦爛，痛徹心骨。

鷺鷥藤（亦名忍冬草，又名金銀藤，又名鴛鴦草スイカツラ）

右不拘多少，爲末，新汲水調搽之。若皮破，用真麻油入少輕粉調搽，大定痛拔，出熱氣。予（森立夫）家施人秘方，用廣傳之。

《聖惠方》治湯火傷瘡方

浮萍草爲末，鹽水調塗。

《必用方》治湯火傷燒。

紫蛤蜊殼，火燒令通赤，放冷，研細，用生麻油調塗，藥至如冰，不作瘢。一方云，無蛤殼用蚌殼粉。

豆豉膏治灸瘡火焮，及臭惡所傷腫痛者。

右生黑豆抹以水或麻油調塗。

治灸瘡膿壞不差方

臘月豬脂一升　薤白ニライシロミ少許　胡粉三兩二分

右先煎薤白令黃，去之。石灰二兩，綿裹煎，去之。次入胡粉勻調，塗故帛上，貼，日三換以豬脂煎也。

治灸瘡腫急痛方

柏白皮ムロイ木カハイアマハタ三兩　當歸　薤白ニラ各一兩

右剉，以豬脂一斤同煎，薤白令黃，絞去滓，候冷塗，亦治風水中瘡及湯火瘡。已上《可用方》

紫雪治湯盪火燒，痛不可忍，或潰爛成惡瘡。

右松樹皮剝下陰乾，爲細末，入輕粉少許，生油調稀傅之。若傅不住，用紗絹帛縛定，即生痂，神效不可言。然宜預先合下，以備急。自剝落而薄者尤妙。

治湯火瘡，雖膿水出，皮肉潰爛者，不過傅三兩度即安。

右以蛇苺爛搗傅之，以差爲度。錢文子佃客，因遺漏燒灼，遍身皆潰，偶一道人傳此，用之既安，更無瘢痕。《本草》不言治湯火傷。

又方

右以大黃用米醋調傅之。

已上《活人事證方後集》第十八

私云，蔓菁葉與甘醴酒合磨傅之，止痛立差。又以蔓菁葉覆傅之。

覆載萬安方卷第二十四

朱墨之紙數四十四丁

嘉曆二年正月十九日朱點了　性全

同日晡時墨點了，可秘之、可秘之。　性全

六十二才

疵ノ一藥ニハ，鹿茸第一也。或說に雀髪垢水血。三種ウツミヲキノ灰。

《本草序例》下云，有男子年六十一，脚氣腫生瘡，忽食豬肉，不安。醫以藥利之，稍愈。時出外中風，汗出後，頭面暴腫起，紫黑色，多睡。耳輪上有浮胞小瘡，黃汁出，乃與小續命湯中加羌活一倍服之，遂愈。仲景小續命湯加薏苡仁一兩，以治筋急。減黃芩、人參、芍藥各半，以避中寒。杏人只用一百五枚。後云，尚覺大冷，因冷，盡去人參、芍藥、黃芩三物，卻加當歸一兩半，遂安。今人用小續命湯者比比皆是，既不能遂證加減，遂至危殆，人亦不知。今小續命湯世所須也，故舉以爲例，可不謹哉。

覆載萬安方卷第二十五

覆載萬安方卷第二十五

性全　集

腳氣門

論曰，風毒中人，隨處悉能爲病，偏著於腳，何耶。蓋五藏經絡，心肺起於手十指，肝腎脾起於足十指，地之蒸濕毒氣，足先受之，久而不差，漸及四肢腹背頭項，古人所謂微時不覺，痼滯乃知，所以謂之腳氣也。其證不一，或見食嘔吐，憎聞食臭，或腹痛下利，或大小便秘澀不通，或胸中衝悸，不欲見明，或精神惛憒，或喜忘語錯，或壯熱頭疼，身體冷痛，或時覺轉筋，或小腹不仁，或髀腿頑痺，或緩縱不隨，或腫或不腫，或百節攣急，凡是之類，皆腳氣之候也。巢元方止論緩弱上氣等八證（八證者，《病源論》十三卷云，一緩弱，二上氣，三痺弱，四，疼不仁，五痺攣，六心腹脹急，七腫滿，八風經，五藏驚悸），今詳考之方籍，有陰陽乾濕之異證，江東嶺南之異地，以至痰壅語澀，變成水氣，與夫膏藥漬浴等，方法匪一，故兼明而具載之，治法固多矣。唯孫思邈云，不得大補，亦不可大瀉，終不得畏虛，故預止湯劑。此當爲治法之最，學者宜加意焉。（隋大業年中作《病源》五十卷，巢姓，元方名也。）

風毒腳氣

論曰，《內經》謂暑勝則地熱，風勝則地動，濕勝則地泥，寒勝則地裂，寒暑風濕之氣，皆本乎地。人或履之，所以毒易中於足也。因病從腳起，故謂之腳氣。又況五藏流注，脾與腎肝之經絡，皆起足指，故有風毒腳氣之病。其證或見食嘔吐，或腹痛下利，或便溲不通，或胸中驚悸，不欲見明，或語言錯忘，或頭痛壯熱，或身體冷疼，轉筋脛腫，痹痺緩縱，其狀不一，治療不可緩也。凡小覺病候有異，即須大怖畏，決意急治之，傷（稍）緩氣上入腹，或腫或不腫，胸膈滿，上氣肩息者，死不旋踵。寬者數日必死，不可不急治也。但看心下急，氣喘不停，或自汗數出，或乍寒乍熱，其脈促短而數，嘔吐不止者死，故不可緩也。

《醫說》五云，病有不可補者四，一曰瘧病，二曰狂病，三曰水氣，四曰腳氣，此四疾治得稍愈，切不可服煖藥以峻補之，如平平補藥，亦須於本病上有益，乃可。

同《醫說》第六云，腳氣無補法，腳氣乃風毒在內，不可不攻，故先當瀉之。

風引湯《聖濟》《千金》，治腳氣痺攣，風毒攻注，腰腳疼痛。

獨活　防風　赤茯苓　人參　附子炮，去皮臍　石斛去根，各一兩　當歸三分　大豆三兩，炒黑

右麤剉，每服四五錢重，以水半盞，酒半盞，煎至六分，去滓，不計時，溫服，日二三服。木瓜丸，治風濕腳氣，上攻胸腹，壅悶痰逆。

木瓜　陳皮　人參各一兩　桂心去麤皮　丁香去花，各半兩　檳榔二兩

右細末，煉蜜爲丸如梧子大，每服三十丸，或五十丸，煎橘皮湯服之，空心，午後日晚，日三服夜一服。

木香散，治腳氣緩弱，皮肉頑痺，肢節疼痛。

木香三分　萆薢　牛膝　羚羊角　陳皮　杏人　獨活　牡丹皮　桂心去麤　杜仲去麤皮，焦　秦艽去苗，各一兩　車前子半兩

右麤末，每服四錢，水一盞半，生薑五片，煎至一盞，去滓溫服，空心，日午日晚，晝三服夜一服。

檳榔湯，治風毒腳氣，無力痹痺，四肢不仁，失音不語，毒風衝心。

檳榔一兩　防風　桂心去麤　當歸焙　赤茯苓各二兩　犀角屑二分

右細末，先麻黃五兩，麤末，每服取三錢匕，入水一盞半，煎至十餘沸，掠去麻黃沫，後入藥末五七錢匕，加大棗三五個（打破），同煎至七分，去滓，空心溫服，空心日中日晚三服。毒氣不散，日夜五七服。

蘆根湯，治風毒腳氣，昏煩壯熱，頭痛嘔吐，口乾。

生蘆根（切，三兩）　赤茯苓　葛根　知母（焙）　麥門冬（去心，焙）　竹葉（炙，各一兩二分）　甘草（炙，一兩）

右麤剉，每服五錢或七錢重，水一盞半，煎至八分，去滓，食後溫服，日二三服。

丁香湯，治風毒腳氣上衝，散在四肢，虛腫無力。

丁香　陳神麯（炒黃）　沈香　木香（各二兩）　紫蘇子（炒，三兩）　木瓜（焙，五兩）　吳茱萸（洗，炒黃，一兩）

右麤末，每服一兩，水二盞，煎一盞二分，去滓，空心，日中日晚溫服。

芍藥丸，治風毒腳氣，心胸妨悶，多痰咳嗽，背膊痛，大便結澀。

芍藥　木香　枳殼（去瓤，麸炒，各三兩）　檳榔　大黃（炒，各三兩）

右細末，煉蜜爲丸如桐子大，食後，每服五十丸，或七十丸，或百丸，溫湯服之。大便不通，即加牽牛子抹二三兩，爲丸尤佳。

順氣丸，治風毒流注，腳膝腫滿不消。

木香　青皮（去白，焙）　檳榔（各一兩）　黑牽牛子（炒末，三兩）　郁李人（二分）　麻人（一兩二分）

右前五種爲細末，別研麻人，和蜜，入藥末和丸如梧子大，每服二三十丸，或五七十丸，以麻人煎湯服之。或橘皮湯，或紫蘇葉湯服之，每日二服，漸漸快利得安穩。

枳實散，治腳氣緩弱，上氣㾓痺脹滿，不能食。

枳實（去白，麸炒，二兩）　桂心（去麤，四兩）　白朮　赤茯苓（各一兩二分）

右細末，每服三四錢匕，空心溫酒服之，日晚亦服。

獨活酒，治腳氣久虛，脈沈細，手足緩弱。

獨活　附子炮，去皮臍，各五兩

右剉散，如麻豆大，以生絹袋入瓶瓷中，以好酒二十盞浸之，密封三日以後，取酒服之，或一盞，或半盞，溫飲之，常令體中酒氣相接，以病差爲度，盡亦合服矣。

豉椒湯洗方，治腳氣緩弱，疼腫滿。

黑豆三升　山椒一升，生用　生薑切片，二斤

右以水一斗五升，煮一沸，貯在一小甕子中，著二小木橫下，腳踏木上，湯不得過三里穴，以故衣塞甕口，勿令通氣，甕下微著糠火燒甕，使湯常熱，如甕中大熱，歇令片時，浸腳了，急將綿衣蓋兩腳令暖，勿令觸冷見風，臨臥浸之佳。

羌活湯，治腳弱及中風緩弱。

羌活　葛根　桂心去麤　半夏湯泡，各四兩　乾薑三兩　防風一兩　甘草炙，二兩

右麤剉，每服五錢，水二盞，煎至一盞半，去滓，溫服，空心，日午日晚日三服。

蒴藋熏蒸方，治腳氣筋攣不能行，及乾痛不腫，日漸枯瘁。或腫滿緩弱。

右取蒴藋三五斤，和根葉，剉長二三寸，穿地作一坑，面闊一尺，以柴截置於坑中，燒令微赤，出灰火淨，以蒴藋布坑四傍，側布一行，正布一行，次以故氈蓋坑口，候蒴藋萎，更著新者一二斤，坑邊鋪薦席坐，以杉木板置於坑地，以腳踏板上，熏之，以綿覆腳，遣周遍勿令氣出，如射久熱甚，開歇片時，還內腳於坑中，其四邊或有熱處，即隨熱處著蒴藋布之。如病人困即止，安穩暖臥，以綿衣蓋，勿令露風，飽食以補之。

三五日一熏，重者不過三五熏即差。〇側，左右也。正，正面也。

論曰，腳氣痺弱者，榮衛俱虛也。《內經》云，榮氣虛則不仁，衛氣虛則不用，榮衛俱虛，故不仁不用。其狀令人痺不知痛，弱不能舉。本由腎虛而得，故蘇氏云，腳氣之爲病，本因腎虛。《千金》云，腎受陰濕即寒痺。

麻黃湯，治惡風毒，腳氣痺弱。

麻黃（去根節，一兩） 防風 當歸 赤茯苓（各三兩） 升麻 川芎 白朮 芍藥 麥門冬 黃芩 桂心 甘草（炙，各二兩） 杏人（去皮尖，炒，三分）

右麤剉，每服一兩，水二盞，酒半盞，棗三個（打破），煎至二盞，去滓溫服，日三服夜一服，不定時。

獨活湯，治腳氣痺弱。

獨活（四兩） 附子（炮去皮，一兩） 大豆（炒） 當歸（焙） 赤茯苓（各三兩） 黃耆 乾薑 人參 甘草（炙） 桂心（去麤皮） 防風（各二兩） 芍藥（三兩）

右剉散，每服一兩，水一盞，酒半盞，煎至一盞，去滓，溫服，日三夜一服。

防己湯，治腳氣痺弱。

防己 秦艽（去苗） 葛根（各二兩） 桂心（去麤，一兩二分） 陳皮 麻黃（去根節，各三兩） 甘草（炙，一兩二分） 杏人（去皮尖，炒，一兩三分）

右麤末，每服一兩，水二盞，生薑五片，煎至一盞二分，去滓，溫服，日三服夜一服，衣覆出汗。

小鱉甲湯，治身體微腫，心胸痞滿，壯熱，小腹重，兩腳痺弱。

鱉甲（酢炙，去裙） 升麻 黃芩（去黑心） 麻黃（去根節，焙） 羚羊角 前胡 桂心（去麤，各三兩） 烏梅（十五個，打破） 杏人（去皮尖，炒，二兩）

右麤末，每服一兩，水二盞，薤白十莖，同煎至一盞半，去滓，溫服，日三服夜一服。

枳實湯，治風毒心腹虛脹，腳氣痺弱，不能行步。

枳實(去白，麩炒)　草豆蔻(去皮)　杉木節　大腹子　青皮　白朮(各二兩)

右麤剉，每服四錢重，水二盞，煎至一盞二分，去滓，食前溫服，日三服夜一服。又食生栗尤佳，每朝二三十顆食之。

論云，腳氣痺攣者，寒氣多也。寒搏筋脈，細而爲病，則筋急不能轉側，行步艱難，甚則不可屈伸也。

防己湯，治腳氣攣痺，或四肢攣腫，不可屈伸。

防己　桂心(去麤)　麻黃(去根節，湯炮，焙，各三兩)　甘草(炙，一兩二分)

右麤剉，每服五錢重，水二盞，棗三個同煎，至一盞半，分爲二服，去滓，空心，日午日晚夜臥各一服。

大腹湯，治腳氣痺攣，寒搏筋脈，不能轉側。

大腹子(連皮，四兩)　防己　青皮　紫蘇(莖葉)　木通　羌活　萆薢　川芎　地骨皮(枸杞根也)　五加皮(酒炙，各一兩)　木香(二分)　訶子皮(焙，五兩)

右麤末，每服五錢重，水二盞半，薑七片，煎至一盞半，去滓，食前溫服，日三服夜一服。

論曰，腳氣疼痛，皮膚不仁者，蓋人之氣血，得溫則流通，遇寒濕則凝澀。今腳氣之疾，緣風寒濕毒客於氣血，榮衛虛弱，不能宣通，故有腳氣疼痛麻痺之候也。

麻黃湯，治腳氣兩腳疼痛，麻痺不仁。

麻黃(去根節)　白茯苓(各二兩)　吳茱萸(湯洗，焙)　秦艽(去蘆)　細辛　桂心(去麤)　人參　乾薑　防風　防己　川芎　甘草(炙，各一兩)　杏人(去皮尖，研，二分)　獨活(二兩)　白朮(三兩)

右麤末，每服一兩，水二盞半，煎一盞八分，去滓，空心，日午日晚夜臥溫服。

麻黃湯，治風毒腳氣，屈伸無力，痹痺不仁。

麻黃(去根節)　防風　黃芩　升麻　犀角　赤茯苓(各一兩二分)　桂心(去麤，三分)　當歸　檳榔(各一兩)

右麤末，每服一兩，水二盞半，棗三個（打破），煎至一盞八分，去滓，空心，日中日晚夜臥各一服。

防風湯，治風毒腳氣無力，痹痺疼痛，四肢不仁，失音不語，及風毒衝心。

防風　桂心　大棗（除核，十五個）　麻黃　當歸　赤茯苓（各半兩）　犀角（一分）

右麤末，每服三分，水二盞，煎至一盞，去滓，後入檳榔末三錢匕，或二錢匕，再煎一二沸，溫服，不拘時，日二三服。

〇腳氣上衝心，凡上氣者，在腳氣，亦在虛損，亦在喘息。

論曰，風濕毒氣之中人，多從下起，足先受之，故名腳氣。毒氣循經上入於肺，則氣道奔迫，升降不順，故令上氣喘滿。

半夏湯，治腳氣衝上入腹，急氣上胸膈，真氣欲絶。

半夏（四兩，洗炒）　桂心（去麤，六兩）　乾薑（二兩）　蜀漆（三兩）　甘草（炙）　人參　附子（炮，各一兩）

右麤剉，每服三錢重，水二盞半，煎至一盞八分，去滓，溫服，空心，日午日晚各一服，夜一服亦佳。

茯苓湯，治腳氣上喘，心下妨悶，不能飲食。

赤茯苓　桑白皮（炙）　白朮（各二兩二分）　陳皮　防已（各一兩二分）　旋覆花（三分）　檳榔　大黃（炒）　杏人（去皮尖，炒，八十粒）

右剉散，每服三錢重，先別用麻黃一分，水一盞半，煎五七沸，掠去沫，入藥，並生薑一分，同煎至六分，去滓，空腹，日二三服。

桂苓湯，治腳氣上喘，心下妨悶。

桂心（去麤，三兩）　澤瀉　赤茯苓　乾薑（炮，各二兩）

右麤末，每服三四錢，水一二盞，煎一盞半，去滓，分二服，空腹，日中日晚各一服。

桑白皮湯，治腳氣面目腫，上氣不得眠臥，氣欲絕。

桑白皮（炙黃，三兩） 陳皮（焙，一兩） 葶藶子（焙，一兩）

右先葶藶爲細末，次餘麤末，再擣合，每服三四錢。先用棗五個（打破），水一盞半，煎至一盞，去滓，入前藥，再煎至七分，去滓，溫服。如人行五里久再服，服後，當利一二行，腫氣下即差，三五日服一劑，利不快，腫不消，加藥服之。或一二劑、三四劑，以快利腫消爲度。

紫蘇湯，治腳氣、肺氣，不問冷熱，治一切氣。

紫蘇葉（三兩） 白茯苓（二兩） 陳皮（一兩）

右麤末，每服六錢重，水三盞，入生薑十片，煎至二盞半，去滓，分二服，空心，日午日晚二三服。若四肢熱者，加麥門冬二兩（去心，焙）。四體冷者，加厚朴二兩（薑製）。小便澀者，加桑白皮、赤茯苓各二兩。大便秘結者，加檳榔子二兩。霍亂腹脹，加甘草二兩（炙）。腳氣瘧病者，加黃連、人參、草果、藿香各二兩，尤佳。

枳實散，治腳氣上氣。

枳實（去白，麩炒，四兩） 桂心（去麤，八兩） 赤茯苓 白朮（各二兩二分）

右細末，每服二三錢匕，食前以溫酒調服，晨午晚各一服（或四五錢匕服）。

薑汁飲方，治腳氣上氣悶絕者，開胃口，令人能食。

生薑（五兩）

右一味，和皮擣取自然汁，早辰取半盞，以溫湯半合和服之。如人行十里久，又一服，日三服。

烏豆湯渫腳方，治腳氣，上氣擡肩，喘衝心痛。

黑大豆（三升）

右以水五斗，入大黑豆三升，煮取二斗五升，分二入二桶，左右足浸洗淋渫，從膝向下，冷即亦煮溫，淋渫百遍以來，連日而必平愈。淋渫之間，可服木香丸。

木香丸方

南木香　白芍藥　枳實去白，麩炒，各一兩　檳榔　桂心去麤，各一兩　大黃炒，四兩

右細末，以煉蜜丸如梧子大，每服二十、三十，或五十丸，溫酒服，以大便通利爲度。

橘皮防己湯，治腳氣腫滿，上氣。

陳皮　防己　桑白皮各二兩　吳茱萸　檳榔各一兩　大腹皮併子，七枚　生薑剉炒，三兩　甘草炙，二分

右麤末，每服五錢，水二盞半，入蔥白五莖，煎至一盞八分，去滓，溫服，空心，食前，日三服，夜一服。

腳氣腫滿左右或隻足腫，謂之腫滿。

論曰，腳氣風濕毒氣，客搏腎經。腎者，胃之關也。關閉不利，則小便不利。濕寒之氣，下注足脛，腫脹不消，故謂之腳氣腫滿。腹脹滿，云腳氣腫滿者，謬也。入腹腫滿，即變成水腫者也。在四肢，云腫滿也。

木瓜丸，治久患腳氣，心腹煩滿。

木瓜六兩　人參二兩　桂心去麤，一兩二分　木香　沈香各一兩　厚朴薑製　陳皮　柴胡各一兩二分　高良薑　吳茱萸洗，焙，各一兩　赤芍藥二兩　檳榔三兩　大黃二兩

右細末，以煉蜜丸如梧子大，每服三十丸，或五十丸、百丸，以溫酒或紫蘇湯服之，不拘時候，日二三服，以快利爲佳。

○《究原方》二云，治腳氣發腫，大便澀氣滿。《局方》三和散加大黃煎，服下神保圓極妙。又云，治氣

虛人患腳氣，腳板疼，行步無力，或足腫，至晚則覺憎寒，渾身痛。《局方》十華散入麝香同煎服。

芍藥湯，治腳氣腫滿，胸膈否塞，吐逆，不進食。

赤芍藥　防己　枳殼去瓤，麩炒，各二兩　獨活　防風　桂心去麤　葛根各一兩二分　半夏薑製，一兩

右麤末，每服四錢，水二盞半，薑五片，煎至一盞半，去滓，空心，日午日晚溫服，大便秘結者，加大黃、檳榔各二兩。

檳榔湯，治濕毒腳氣腫滿，小便少。

檳榔二兩　桑白皮三兩　黑大豆十兩

右麤末，每服五錢，水三盞，煎至二盞，去滓，分爲二服，日三夜一服。

茯苓湯，治腳氣腰脊膝浮腫。

赤茯苓　乾薑炮　澤瀉各四兩　桂心去麤，一兩二分

右麤末，每服五錢，水三盞，煎至二盞，分爲二服，去滓，空心，日午日晚溫服，夜一服。

黑豆湯，治腳氣脾腎俱虛，皮膚腫滿。

黑豆五兩，炒　桑白皮炙，三兩　大腹子連皮，三兩　木通　陳皮各二兩二分　紫蘇莖葉，三兩

右麤末，每服一兩，水三盞，生薑五片，煎至二盞，去滓，分爲二服，朝午晚夜各一服。

腳氣心腹脹滿

論曰，風毒之中人也，必先中腳，久而不差，遍及四肢。其氣深入，則腹脇脹滿，小便不利。氣喘息高者，其病爲重。

訶梨勒湯，治腳氣疼痛，發熱腫悶，上攻心腹，脹滿吐逆。

訶梨勒去核　大腹子和皮　木香　防己　紫蘇　沈香　羌活　芍藥　木瓜去子　杉木節各二兩

右麤末，每服三分，水二盞半，煎至一盞八分，去滓，分爲二服，不拘時，日二三服，夜一二服。

木瓜丸，治久患腳氣，心腹脹滿，腳膝浮腫。

木瓜　檳榔煨，各三兩　人參一兩　高良薑　厚朴薑製　桂心去麤　陳皮各三分　沈香　木香　芍藥　柴胡各一兩二分　吳茱萸炒，二分

右細末，以煉蜜丸如梧子大，每服二三十丸，或五十丸，朝午晚以溫酒，日三服。利結加大黃二兩。

肉豆蔻丸，治久患腳氣，腹脹膝腫。

肉豆蔻炮　人參　陳皮各一兩　木香　檳榔　赤芍藥　柴胡　枳殼去白，麩炒，各一兩半　厚朴薑汁製　桂心去麤　高良薑各三分　吳茱萸炒，半兩

右細末，煉蜜和丸如梧子大，每日空心，日晚二三十丸，或五十丸，以溫酒服，大便秘結者，加大黃二兩，牽牛子末一二兩，快利尤良。

復元通氣散《局方》《衛生》，治男子婦人寒濕氣痛，或因醉酒當風，坐臥濕地，因飲食過度，飲冷過多，寒濕之氣，客搏經絡，血脈凝滯，手足冷麻，筋寒骨痛，百節痠疼，上攻下疰，腿腳生瘡，腰腳頑痺，筋脈急攣，膝弱緩縱，腳氣隱痛，行步艱難，不能踏地。或因房室過多，大便不利，小便赤澀。或因恚怒，耳內氣閉疼痛。或胸膈內氣滯，流轉不散，因而氣血閉塞，遍身瘡疥赤腫。或腎癰便僻大小便不調云僻也，小腸氣，腎餘氣，奔豚氣，腳氣，併遍身走疰疼痛，或腰疼氣［刺］，或因打撲閃肭，凝滯氣血，臂膊疼痛，及治婦人吹妳，藥到立散。如肚癰初發，藥到便散。若結作膿血，服藥隨時便破，膿血即隨大便出，如痔病初發，藥到立散。若諸般癰腫瘡癤，初發日，夜可用津唾時時潤之，每日服藥三五服，三日內消，復舊如初。常服復元養正。諸病不生，通行一切滯氣。

川山甲（剉，蛤粉同炒，後去粉）　茴香（炒）　玄胡索（擦皮）　牽牛子（淨末）　甘草（炙）　陳皮（各二兩）　木香（不見火，一兩二分）

右細末，每服二錢，或三四錢，用溫酒服之。若病在腰下，空心服之。若病在腰上，食後服之。藥畢隨時喫酒三兩盞，如不能飲酒者，用濃煎南木香湯服之，亦佳。

又方，功能全如前

川山甲（二兩，如前）　木香　陳皮　青皮　甘草（炙）　天花粉（各一兩，栝蔞粉也）

右服同前。

脚氣衝心（是頓死之大病也。尤急可治之。）

論曰，脚氣衝心之狀，令人胸膈滿悶，上氣喘急，甚者嘔吐是也。蓋風濕毒氣，初從足起，縱而不治。至於入腹，𤸷痺不仁，毒氣上衝，是謂腎水尅心火，故名脚氣衝心。孫思邈曰，凡小覺病候有異，即須大怖畏，決意急治之，不可概以腫爲候，亦有不腫者。正謂此也。○痛癢不覺，如隔衣抓身，謂之不仁也。

半夏湯，治脚氣衝心，煩悶氣急，坐臥不安。

半夏（四兩）　桂心（去麤，三兩）　檳榔（一兩二分）

右麤末，每服一兩，水三盞，薑五片，煎至二盞，去滓，溫服，日三服夜一服。利結，加大黄，增檳榔，以微利爲良。加木瓜二兩，尤有神驗。

吳茱萸湯，治脚氣衝心，煩悶腹脹，氣急欲死者。

吳茱萸（洗炒，五兩）　木瓜（炒，二兩）　檳榔（三兩）

右麤末，每服一兩，水三盞，入竹葉三十片，同煎至二盞，分爲二服，去滓，溫服，空心，日中晚夕，以快利爲度。

○《醫學全書》除檳榔而二種也。

獨活湯，治脚氣衝心。

獨活　犀角　石斛各二兩　丹參三兩　側子炮，去皮臍，亦用川烏頭良　川芎　當歸各二兩　芍藥三兩　赤茯苓四兩　桂心去麤，一兩半　甘草炙　防己

防風

右麤末，每服一兩，水三盞，薑五片，煎至二盞，分為二服，去滓，朝午晚三服。凡喫二三劑後，隔三五日一服，或二服。若覺腹內氣散，兩脚有力，行動無妨，常宜服香豉酒。

香豉酒，治脚氣衝心，服諸藥得平愈後，終身常服之，無再發之患。

豉二十兩，除蟲損。香豉者，黑大豆一斗，以甑蒸取出日乾，乾訖亦蒸，蒸已亦乾，如此九度

右以酒十盞，浸三日，隨性多少而溫服，覺利多，即少服，日一服。

木瓜飲，治脚氣衝心，藏府虛憊，煩悶欲死者。

木瓜　紫蘇　甘草炙　木香　羌活各二兩二分　大腹子十枚

右麤末，每服一兩，水三盞，煎至二盞，分爲二服，去滓，溫服，日三夜一。

四聖散，治脚氣上攻，心胸痞悶，定喘行氣。

檳榔切，半生半炒，二兩　木香一兩　青皮二兩　桑白皮炒，一兩二分

右細末，每服三錢匕，熱酒調服，不拘時候，日二三服。

木香丸，治脚氣衝心。常服補瀉相兼，預服防發動。

木香　檳榔　大黃剉炒，各一兩　桂去麤，三分　麻子人一兩　乾薑一分　呵子皮　枳殼去白，麩炒　山茱萸　牛膝酒焙　附子炮，去皮　萆薢炒

川芎　獨活　羚羊角　前胡　牽牛子炒，取末，各三分

右細末，蜜丸如梧子大，每服三十，或五十，或七八十丸，空心溫酒服，快利爲度。若大小便秘結，增加牽牛子末二三兩，此藥尤神妙也。

性全謂，今古所用之十三種呵梨勒丸方，則丹家康賴朝臣所集《醫心方》中載之，彼云《古今錄驗方》曰，帝釋六時服之云云。性全披見於《古今錄驗方》及二百餘部書，更無此十三種方，是知康賴爲令病家信服，讓其說於古方歟。就中彼方牽牛子末十三分，凡牽牛子不可多服。《本草》云，牽牛子駈水。出於野老云云。唯專驅瀉水氣津液，老人、虛人、風人、小兒之潤澤少之類，不可多服之。故今服十三種者，只瀉水液而彌燥結，水腫腹脹之人，肌肉皆消而成水，則雖多服之，無燥渴失，自外諸病輩須愼畏之。是以今此木香丸穩當而有補瀉藥材，牽牛子分兩亦不多矣。於腳氣一病，尤可謂神方。

〇十三種訶梨勒丸是非

〇枳殼圓，左《楊氏家藏方》

〇推氣圓，《全書》尤良。

〇吳茱萸湯《全書》，治腳氣衝心，尤勝於諸藥。吳茱萸十兩，木瓜三兩二分，右㕮咀，每服四錢重，水二盞半，煎至一盞半，去滓，溫服，如十里行久，又重服。常服散滯氣連治衝心云云。

〇十三種訶梨勒丸功能略之，訶子肉八分，檳榔八分，人參三分，橘皮六分，茯苓四分，芒硝四分，乾薑十二分，狗脊三分，豉四分，大黃八分，桃仁八分，桂心八分，牽牛子十三分。右細末，煉蜜丸如梧子大，每服二十丸，薄米飲下，食後溫酒亦得。若欲早利，倍牽牛子，忌酢物。

〇丹波康賴所作《醫心方》三十卷中有此方，帝釋六時服之，通治腳氣水腫等積聚、痃癖、血癥、血瘕云云。今世以不快利加巴豆霜，醫者稱有神效。

九味木香丸，治腳氣衝心，胸膈煩滿，喘急嘔吐。

木香　訶子皮　桂心去麤　枳殼麩炒，各二兩　芍藥　柴胡各一兩三分　檳榔　厚朴薑製，各二兩半　大黄剉炒，三兩

右細末，蜜丸如梧子大，每服三十，或五十，或百丸，食前溫服之。大小便秘結，加牽牛子末二兩，赤茯苓一兩二分，尤神妙。

四物湯，治腳氣衝心，服諸瀉藥後，宜服之。永無秘澀之患，亦無虛弱之失。

甘草炙　陳皮各五兩　赤小豆十兩

右麤末，每服一兩，水三盞，葱白五莖，煎至二盞，分爲二服，空心，日中日晚，日二三服。加葱白，故曰四物歟。出《總錄》及《三因方》。

腳氣語言謇澀無快辯流言，謂之謇澀。

論曰，風毒腳氣，語言謇澀者，脾腎氣虛，風濕中其經絡也。腎之經循喉嚨，俠舌本。脾之經俠咽，連舌本，散舌下。二經爲風濕所中，故令舌本強鞕，語言謇澀也。中風有此證，或通治之，或各別治之歟。

大八風湯，治腳氣上攻心脾，語言謇澀。中風通用

當歸焙　黑大豆各三兩　川烏頭炮　黄芩　芍藥　遠志去苗心　獨活　五味子　防風　川芎　麻黄去根節　乾薑炮　秦艽去苗

桂心去麤　石斛去根　甘草炙　杏人去皮尖，炒　人參　白茯苓　黄耆　紫菀　升麻各二兩

右㕮咀，每服一兩，水二盞，酒一盞，同煎至二盞，分爲二服，去滓，溫服，不拘時，日夜三四服，以差爲期。

桂心湯，治風毒腳氣，⿸疒帚痺不仁，語言謇澀。

桂心去麤　麻黄去根節　當歸切焙，各二兩　防風　檳榔各四兩　黄芩　升麻　犀角　赤茯苓各三兩

右㕮咀，每服一兩，水三盞，棗三個，煎至二盞，分爲二服，去滓，溫服，不拘時，日二三服，夜一服。

腳氣驚悸

論曰，心者生之本，神之舍，所以主治五藏者。腳氣之疾，感於風多而濕證少，則風行陽化，其應在心。令人神思不寧，心多驚悸也。〇《仁齋直指方》四云，腳氣服妙香散。

木香丸，治腳氣風經五藏，夜臥不安，心中驚悸，志意不定，小便頻數。

木香　升麻　白朮　芍藥　枳殼麩炒，各一兩　白茯苓　大黃剉炒，各三兩　檳榔二兩

右細末，煉蜜和丸如梧子大，每服三十丸，或二十丸，空心，以溫酒服之，日晚夜半再服之，以利爲度。驚悸，絕脈中止甚者，加遠志根皮二兩，茯神三兩，尤神妙也。尚不差者，以辰砂末二兩，爲衣。逾妙逾神也。

木香湯，治腳氣風經五藏，心下堅滿，驚悸不寧。

木香　羚羊角　赤茯苓　陳皮各二兩　犀角一兩　半夏薑製　獨活三兩　龍骨　吳茱萸酒炒，各二兩　烏梅去核，十個

右麤末，每服一兩，水三盞，生薑五片，煎至二盞，分爲二服，去滓，溫服，朝午晚各一服，或夜一服，加遠志、茯神尤良。

紫蘇湯，治腳氣痰壅頭痛。

紫蘇　防風　麥門冬去心，炒，各三兩　桑白皮二兩　大腹子四個

右麤末，每服一兩，水三盞，入茶葉一分，煎至二盞，去滓，分爲二服，日三服，夜一服。以痰消頭痛休爲期。

乾濕腳氣

論曰，腳氣有乾濕之異者，蓋陰陽所自分也。在藏爲陰，在府爲陽，然皆由風濕毒氣，乘虛而入。其證

大同小異，故腳氣之狀，血脈否澀，皮膚麻痺，脛細疲疼，食減體瘦，藏府秘滯，上衝悶煩，濕腳氣之狀也。腳先腫滿，或下注生瘡，肌汁流下，兩腳熱疼，上攻心腹，欬嗽喘息，面浮膝腫，見食嘔吐，手足肉消細瘦，皆此證也。

○《可用方》第十乾腳氣論云，乾腳氣由腎虛，每事不節，當風取涼，臥不覆足，或夏月冷水漬腳，腠理開疎，風冷濕氣外入，而腳膝枯細，或痛攣，或冷或熱，煩渴吐逆喘燥，而無瘡破者，是此候也。

○補瀉丸（《可用方》），治乾腳氣及腿膝無力，行步艱難。余少年患此腳軟，不能行止，遇道人授一方，服半料，便覺腳有力，藥盡疾瘳，大有效。南木香、川芎、檳榔、大黃、大麻仁、牛膝、枳殼（各三兩）、官桂、附子、萆薢、續斷、杜仲、五加皮、防風、山茱萸、生薑、羚羊角、訶子皮（各一兩）。右細末，次將大麻仁研如泥，拌勻，煉蜜丸如桐子大，每服三十丸，或五十丸，酒服，空心食前。忌魚麪生菜果子等物。又以增愛丸常可快瀉。增愛丸在於此《萬安方》第五十二卷。

○《可用方》濕腳氣。《聖惠》論曰，濕腳氣由體虛當風臥坐，醉後取涼，風毒氣搏於腳膝而致。此皆腎膀胱宿有停水，經絡否澀，不得宣通，即腳先腫滿，漸攻心腹，毒氣不散，偏入四肢，兩腳熱疼，心胸燥悶，上氣喘息，欬唾稠粘，面目虛浮，腹脇脹滿，見食嘔吐，壯熱頭痛，二便秘澀，風毒凝滯，皮膚生瘡，其候腳膝浮腫，故名濕腳氣。治方多在《可用方》第十卷，可見彼中。

立應湯，治乾濕腳氣，衝注四肢。

大腹子（皮和）　木香　訶梨勒皮　防己　紫蘇　羌活　芍藥　木瓜　杉木節　沈香（各三兩）

右麤末，每服一兩，水三盞，煎至二盞，分爲二服，去滓，空心，日午夜臥各溫服，久服有效。

杉節湯，治乾腳氣，頭痛腰腳疼痛，心燥渴悶，汗出氣喘。

杉木節剉，十兩　橘葉剉，六兩，無葉用橘皮代之　大腹子十個，和皮剉　童子小便五盞

右以童子小便十歲以前入藥，並至小便半分，作二服，服之以快利爲度。不過二三服，必有神驗。昔唐柳宗元，得乾腳氣疾，每夜半痞絕，左脇有僻塊如大石且死。因大寒不知人三日，家人皆號哭。滎陽鄭洵美傳此方，服之，半食間，氣通立愈。

獨活散，治乾腳氣兩脛漸細疼痛，時發寒熱，或藏府不利，毒氣上攻。

獨活　附子炮，去皮，各二兩　牽牛子末，四兩

右細末，每服三錢匕，葱白，以酒一盞煎，次入蜜一分，點服之，得利即止，未快利，再三服，隔二三日服之，以病差爲期。

腳氣變成水腫

論曰，昔人論腳氣，謂脾受陽毒即熱痹，腎受陰濕即寒痺。是知腳氣之病，脾腎得之爲多也。今變成水腫者，亦由脾腎俱虛乏，故蓋腎虛則不能行水，脾虛則不能制水，故水氣散溢，滲於皮膚，流遍四肢，所以通身腫也。

葶藶子丸，治腳氣成水腫，兼上氣，氣急咳嗽，大小便苦澀，所服利水藥，反利大便，唯小便轉澀者。

葶藶子焙，三兩　防己　甘草炙，各一兩　杏人炒，研　貝母各二兩二分

右細末，以乾棗肉和丸如梧子大，每服三十丸，或五十丸、七十丸，煎棗、桑白皮、粳米，服之。空腹，必須利小便，夜半一服，常利小便，腫消也。

麻人湯，治腳氣，氣急，大小便澀，通身浮腫，漸成水腫候。

麻子人五兩，炒熟，研成青　大黑豆五兩，炒　桑白皮切，炒，三兩

右麻人與桑皮合和，而大豆一兩，以水一盞半煎豆熟，次入麻人、桑皮一兩二分，亦煎至七分，去滓，溫服，空腹，午晚臨臥各一服，大小便利，腫消爲期。

赤小豆湯，治腳氣氣急，大小便澀，通身腫，兩腳氣脹，變成水腫者。

赤小豆　桑白皮（切）　紫蘇（莖葉）

右先以小豆三兩，入水五盞，煮熟，去小豆取汁二盞半，入桑白皮二分，紫蘇一分，加生薑五片，而亦煎至二盞，分作二服，空心臨臥各一服，然後小豆食之，至腫消病差，日夜服之。雖服諸藥，勿怠止，無妨餘藥。

腳氣大小便不通

論曰，腳氣大小便不通者，由風濕之氣，搏於腳膝，上攻胸腹，脇肋填滿，榮衛否隔，三焦氣昇而不降，所以傳導變化，皆不能出，而大小便不通。蓋腎氣化，則二陰通，而腳膝者，腎之候。今腳氣上攻，則腎氣不得化，腎氣不化，則大小便不通故也。

桑白皮湯，治男子婦人，風毒腳氣及遍身拘急，刺痛，大小便赤澀，不思飲食，嘔逆或寒熱。

桑白皮　紫蘇　木通　青皮（各二兩）　荊芥穗　羌活　茴香根（クレノヲモノ子剉）　木瓜　獨活（各半兩）　枳殼（麩炒，二兩）　大腹子（和皮，二十個）

右麤末，每服一兩，水三盞，薑三片，棗三個，葱白三莖（大者，二寸），煎至二盞，去滓，朝午夕臨臥各一服，以快利爲佳，宜久服之。

青皮丸，治腳氣兩脛疼痛腫滿，時發寒熱，或大小便不利，毒氣上攻。

青皮（去白，焙）　南木香（各二兩）　牽牛子（末，生，八兩）

右細末，以煉蜜和丸如梧子大，每服二三十丸，或五十丸、七八十丸，若百丸、百二三十丸，以鹽湯服，不拘時，夜半服尤良，以快利數度良。

麻人丸，治腳氣大便堅鞕結澀而不渴。

麻子人焙　芍藥各二兩　枳實麸炒　杏人去皮，炒，各二兩　大黃剉，炒，三兩　厚朴薑製，一兩半

右細末，煉蜜丸如梧子大，每服十五丸，或二三十丸，空心以米飲服，日夜二三服。若欲駃利，加牽牛子末三兩，夜半多服之，每夜或隔夜，或隔三四夜，連服之，常利爲良。虛損人、老年皆服之，潤澤腸胃，無燥澀之患。

麻人大黃丸，治腳氣大便秘澀。

麻仁四兩，炒　大黃十兩，剉，炒

右先大黃爲細末，次入研藥麻人和勻，用煉蜜丸如梧子大，每服二十丸，食前溫酒服，薑湯亦得，日二服。以大便快滑爲佳，未利加至三五十丸，兼消腫下氣，破宿癖，踈風壅氣塊。

牽牛子丸，治腳氣，大小便秘澀不通。

黑牽牛半生半炒，末，三兩　青皮去白，焙　陳皮　木通　桑白皮炒　芍藥各一兩　栝樓根末，二兩

右細末，以煉蜜和丸如梧子大，每服二三十丸，或茶或溫酒服之，夜半服尤良，以快利爲度。漸加丸數至數十丸，兼治渴病。飲水，曰渴病也。

江東嶺南瘴毒腳氣

論曰，《內經》謂南方者，其地下，水土弱，霧露之所聚也，江東嶺南大率如此。春夏之交，山水蒸欝，風[濕]毒氣爲甚，足若感之，遂成瘴毒腳氣。其候則腳先屈弱，漸至痺疼，膝脛微腫，小腹不仁，頭痛煩心，痰壅吐逆，時作寒熱，便溲不通。甚者攻心而勢迫，治之誠不可緩。支法存所以留意經方，偏善斯術者，

豈非江左嶺表，此疾得之爲多歟。

性全謂，本朝霧露雲雨，嵐氣濕地，即與彼江南嶺表不異歟。亦今往往腳膝屈弱，脛足腫痛，小腹不仁，頭痛寒熱，大小便不通，寒熱往來之疾狀全相似，則用此篇治方，更不可違失者也。

○腳氣四肢百節疼痛，相兼中風，與中風卷並照，可治之。

犀角湯，治江東腳氣，小欲動作，漸覺心悶，腳脛疫疼，煩熱不止。

犀角　木香　前胡各一兩　竹茹三分　麥門冬去心，焙，一兩二分　大腹子二兩

右麤末，每服一兩，水三盞，煎至二盞，去滓，分爲二服，不拘時，日夜三四服。

○腳氣之由來

《嚴氏濟生方》云，《千金》言腳氣皆由感風毒所致。又經云，地之寒暑風濕皆作蒸氣，足常履之，遂成腳氣。然古來無腳氣之說，黃帝時名爲厥，兩漢之間名曰緩風，宋齊之後謂之腳氣。其名雖不同，其實一也。以此觀之，寒暑風濕，皆能致此，非毒而已矣。腳氣之病，初得不覺，因他病乃始發動，或奄然大悶，經三兩日方乃覺之。先從腳起，或緩弱疼痺，或行起忽倒，或兩脛腫滿，或足膝枯細，或心中忪悸，或小腹不仁，或舉體轉筋，或見食吐逆，惡聞食氣，或胸滿氣急，或遍體疫痛，此其候之不同也。大抵寒中三陽，所患必冷。暑中三陰，所患必熱。誠哉斯言。若論其脈浮而弦者，起於風。濡而弱者，起於濕。洪而數者，起於熱。遲而濇者，起於寒。風者汗而愈，濕者溫而愈，熱者下而愈，寒者熨而愈。凡得腳氣，速宜鍼灸之，唯用湯淋洗者，醫之大禁也。觀夫腳氣，皆由腎虛而生。然婦人亦有病腳氣者，必因血海虛，乘宿塊，嗔恚哀感悲傷，遂成斯疾。兼今婦人病此者衆，則知婦人以血海虛而得之，與男子腎虛類歟。治婦人之法，與男子用藥固無異，但兼以治憂恚，藥無不效也。且補瀉之法當順四時，春秋二時宜急補瀉，夏月疾盛專雖汗利，入冬

已後須量人之盛衰，微加滋補。不然則氣血日衰，必使年年遇蒸熱而作，理之必然也。治法大概無越於斯。又當於四時之中，謹加調攝，不得久坐久立冷濕之地，暑月亦不當露坐濕處，能慎於此，依法隨證治之，無不瘥矣。

獨活寄生湯《嚴氏方》，治肝腎虛弱，或久履濕冷之地，或足汗脫履，或洗足當風，爲濕毒內攻，兩脛緩縱，攣痛痺弱，或皮肉紫破有瘡，足膝攣重。

獨活三兩　桑寄生若無以續斷代用，又《西華外科精要方》代用升麻　杜仲炒　牛膝酒，焙　細辛　官桂不見火，去麤　白茯苓　防風　川芎　當歸　人參　熟地黃　芍藥　秦艽各二兩　甘草炙，二分

右㕮咀，每服四錢，水一盞半，薑五片，煎七分，去滓，溫服，不拘時候。氣虛下利，中脘不快者，除地黃，倍加生薑。婦人新產，患腹痛不可轉動，及腰腳痛，攣痺弱，不可屈伸者，亦宜服之，大能除風消血。

檳榔湯同方，治一切腳痛，順氣防壅。

檳榔子　香附子　陳皮　紫蘇　木香　木瓜　五加皮　甘草炙，各二兩二分，一方無木香

右㕮咀，每服四錢，水一盞半，薑五片，煎至八分，去滓，溫服。婦人腳氣，多由血虛，加當歸半兩或一兩。又室女腳氣，多由血實，加赤芍藥一兩半。若大便秘結，虛弱者，加枳實二兩。氣壯實者，加大黃一兩半，並不拘時候。

大腹皮散，治諸證腳氣腫滿，小便結。

大腹皮三兩　木瓜二兩二分　紫蘇子炒　檳榔　荊芥穗　烏藥　橘紅　紫蘇葉各一兩　蘿蔔子炒，半兩　沈香　桑白皮炙　枳殼麩炒，各一兩半

右㕮咀，每服四錢，水一盞半，薑五片，煎至一盞，去滓，溫服，不拘時候。

〇《事證方》云，余少年患此腳弱軟風，不能行止，忽遇道士，授之一方，服半料，便覺腳有力，服一料，厥疾遂瘳，大有神效。

補瀉圓《選奇方》，治乾腳氣及腿膝無力，行步艱難。

南木香　川芎　檳榔不見火　大黄　大麻人去皮，研如泥　牛膝酒，焙　枳殼麸炒，各三兩　卷桂去麤　附子炮　萆薢トコロ　續斷　杜仲薑汁浸，焙　五加皮　防風　山茱萸各二兩　生薑切，焙　羚羊角　訶子皮各一兩半

右細末，以煉蜜爲丸如梧子大，空心食前，溫酒服三十丸，或加五十丸、七八十丸，以快利爲度。忌生魚麪生菓熱物，如常服無忌。此藥其效神矣。

皂角膏，治腳氣膝腫痛不可忍。《總錄》《可用方》

皂角三條大，不蛀，灰火中煨，去皮核，爲細末　四味平胃散三兩

右和勻，以醋調傅腫疼處，立效。若或甚者，先以鐵秤鎚煆紅淬醋中，以熱氣熏痛處，少定，以萆麻數粒研細，貼腳心，然後傅藥。累傳諸人，皆驗。《衛生良劑》

甘遂散《衛生良劑》，治腳氣上攻，注流四肢，結成腫核不散，赤熱焮痛，及一切腫毒。

甘遂爲細末，以水調傅腫痛處

右膿煎，甘草一味，服之，其腫即散。甘遂、甘草二物本相反，一處不可合置，各別處可求買。嘗有人苦，此一服，病去七八分，再服而愈。此方得之一牛馬牙人。醫者之意，正取其相反，故以甘遂傅其外，而以甘草引之於內，所以作效，如磁石引鍼之義也。

〇賣買牛馬之時，別人口達者，謂之牙人。如今牙點牙錢歟。

薑附湯，治腳氣流注四肢，手足腫痛，不可屈伸。《聖濟方》可見

加減四物湯，治脚氣腫滿，手足腫痛。

川芎　芍藥　當歸　附子（炮，各五合）

右㕮咀，每服四錢，水一盞半，生薑四片，煎至一盞，去滓，溫服，遇疾作時，服之必愈。（《衛生良劑》）

治乾脚氣腫痛，行履不得。（同方）

木鱉子

右去殼，砂石盆內研，以醋磨調成膏，貼腫處。

又方（同方）

右用香白芷湯洗去塵土，㬠乾，研爲末，每服二三錢，空心溫酒調服，仍用藥末，水調塗腫處，勿塗脚指。

又方（同方）

右用蒼耳葉九蒸九曝，爲細末，以酒麪糊爲丸如梧子大，每服五十丸，或七十丸、百丸，空心以溫酒服之莃薟丸也。日二服。（蒼耳雄也，莃薟雌也，俱靈草也。）

○《究原方》云，治乾濕脚氣疼痛，行步艱辛，先用大鱉子肉擦脚心，覺熱，次用半夏細末，井花水調塗，神驗。

腎著湯，治腰痛常冷，仍重若腰五千錢，如坐水中形狀，不渴。此由腎虛，內有積水，復爲風冷所乘，久而不已，令人水病。謂之腎著，宜服之。

茯苓　白朮（各四兩）　乾薑　甘草（炙，各二兩）

右爲麤末，每服五錢重，水二盞，煎至一盞，去滓，溫服，不定時。

蘇子湯，治腳氣痰壅嘔逆，心胸滿悶，不下飲食，宜服之。

紫蘇莖葉　訶子皮各二兩　陳皮二兩　人參　半夏各一兩二分　桂心去麤，半兩

右麤末，每服四錢，水三盞，薑五片，煎至二盞，去滓，溫服，不計時，日三夜一服。

〇小字本降氣下《易簡方》云，此藥專治腳氣上攻，中滿氣急，更有下元虛冷，並年尊下虛之人，素有上壅之患，服補藥不得者，用之立效。大便秘者，仍用此藥下黑錫丹、養生丹等藥。少年氣虛盛，大便秘，上壅脾胃，素壯者，用此藥下神功丸。神功丸，大黃炮，訶子皮各四兩，人參、大麻仁別研作膏，各二兩，細末蜜丸梧子大，每服二五十丸云云。

〇又用此降氣湯下三黃圓。又咽疼腫者，此藥與如聖湯並服。《衛生良劑方》云，虛冷人更加肉桂一兩，黃耆二兩。《簡易方》亦同。但黃耆有冷溫，在《本草序例》中云，虛而冷，用隴西黃耆。虛而熱，用白水黃耆云云。白水即地名也。大便秘澀者，加大黃三兩，檳榔二兩，尤佳。又加甘松、黃耆、升麻、沈香，尤能降氣也。

蘇子降氣湯，治虛陽上攻，氣滯不快，上實下虛，膈壅痰實，咽乾不利，咳嗽中滿，喘急氣麤，臍腹膨脹，滿悶虛煩，微渴引飲，頭目昏眩，腰痛腳弱，四肢倦怠。此藥專治腳氣上攻，中滿喘急，下元虛冷，服補藥不差者，飲之立效。此藥大能降氣。《百一選方》《事證方》《選奇方》《大全良方》《良劑方》《三因方》等皆云，昔京師俞山人專賣此藥，有名四方。然人多不得真方，故服之無效，唯此八味者最真也。《千金方》名紫蘇子湯者是也。今《局方》所載，入五加皮、黃耆、附子、羌活、桔梗，以號俞山人降氣湯，即偽方，服之全無驗。

半夏薑汁製　紫蘇子各五兩　前胡泔水浸，焙　甘草炙　厚朴薑製，各二兩　當歸一兩　陳皮　肉桂去麤，各三兩

右㕮咀，虛冷人更加肉桂一兩，黃耆二兩，每服三錢重，水一盞半，薑三片，棗二個同煎，取一盞，食

後，去滓溫服。兩服滓併煎一服，飲之。此藥大能降氣。《易簡方》云，治中風、中氣、痰飲、腫滿，及腳氣等疾，多是虛氣上攻，胸膈不快，不進飲食，及素無腳氣，只是上氣喘急，不得臥者，亦宜服之。《究原方》第九云，腳氣走注作腫痛，或大便秘，並腳氣入腹，心胸滿悶，寒熱往來，狀類傷寒，更氣寶圓與蘇子降氣湯，兼服尤妙。兼治癰疽瘡癤便毒，尤宜矣。氣寶圓在於脹滿水腫卷中。

○蘇子降氣湯與氣寶圓兼服，治腳氣腫滿，入心腹，兼治癰疽瘡癤便毒，尤宜。《御藥院方》流氣圓治五積六聚，癥瘕癖塊，留飲。已上諸疾皆系寒氣客搏於腸胃之間，久而停留不去，變成諸疾。此藥能消導滯氣，和陰湯消痞飲，雖年高氣弱，皆可服之。南木香、茴香炒、菖蒲、青皮、蓬莪朮、橘紅、檳郎、蘿蔔子、補骨脂炒、蓽澄茄、縮砂、神麯炒、麥蘖炒、枳殼去白，麩炒，各二兩二分，牽牛子末微，炒，五兩三分。右細末，麵糊和丸梧子大，每服五十丸，食後細嚼白豆蔻仁一枚，以白湯服送此丸藥，日夜二三服。**私云，腳氣之人有積聚痃氣，尤可服之。故引於此。又《御藥院方》有流氣飲子，可見於此《萬安方》十三氣卷。**

○《局方》二十四味流氣飲，與木香流氣飲同，但無石菖蒲、藿香，有沈香六兩，枳殼去白，麩炒，四兩，大黃麪煨，二兩。出《集驗方》，尤神效也。木香流氣飲在此《萬安方》第十三卷氣部。《究原方》名三脘散。《養生必用方》云老孫太保三脘散云云。

木香流氣飲，調順榮衛，通流血脈，快利三焦，安和五藏，治諸氣痞滯不通，胸膈膨脹，口苦咽乾，嘔吐少食，肩背腹脇走注刺痛，及喘急痰嗽，面目虛浮，四肢腫滿，大便閉結，小便赤少。又治憂思太過，怔忪欝積，腳氣風濕聚結腫痛，喘滿脹急，升降陰陽，汗出立愈。若藏府自利，入粳米煎，婦人血氣癥瘕，入艾醋煎。《局方》並《良劑方》

陳皮五兩　青皮去白　紫蘇葉　厚朴薑製　香附子　甘草炙，各二兩二分　木通二分　大腹皮　丁皮　檳榔　肉桂去麤　藿香葉　蓬

莪茂煨　草果仁　南木香各三分一銖　麥門冬去心　人參　白朮　木瓜　赤茯苓　石菖蒲根　香白芷各二分二銖　半夏薑製，一分一銖

右㕮咀，每服四錢重，水一盞半，薑三片，棗三個，煎至七分，去滓，熱服。若傷寒頭痛，纔覺得疾，入蔥白五莖連鬚煎服。因怒或食熱物，或飲酒，而致目赤眼胞，皆內生赤脈，加大黃煎服。

三和散，治五藏不調，三焦不和，心腹痞悶，脇肋䐜脹，風氣壅滯，肢節煩疼，頭面浮虛，手足微腫，腸胃燥澀，大便秘結，雖年高氣弱，並可服之。又治背痛脇痛，有妨飲食，及腳氣上攻，胸腹滿悶，大便不通。

大腹皮炙　紫蘇葉　沈香　木瓜　羌活各二兩二分　白朮　川芎　木香　甘草炙　陳皮　檳榔麪炮，各三分三銖

右㕮咀，每服三四錢，水二盞，煎至一盞半，去滓，分二服，不計時候。

《究原方》治腳氣發腫，大便澀，氣滿，加大黃煎服。

〇《本草》云，木瓜忌鐵器。

檳茱湯《衛生良劑方》，治風濕毒氣中於足經，遂爲腳氣，下注兩腳，腫脹疼痛，履地不得，及內攻心腹，手足脈絕，悶亂煩喘，氣不得息，並皆治之。

檳榔大七個　吳茱萸湯洗　陳皮　紫蘇莖葉　木瓜去實，各二兩二分

右㕮咀，每服四錢，水一盞半，薑五片，煎至八分，去滓，溫服，極有神效。《秘傳》此藥大能散腫下氣。

乳菊木瓜圓同方，治風濕腳氣，兩足緩弱，轉筋疼痛，久服行步如飛。

木瓜大者一個，切下頂，去穰，二個亦得　乳香二兩二分　青鹽二分　菊花五兩，焙，爲末

右以乳香、鹽，入木瓜內，以線繫定，入蒸飯之甑內蒸熟，取出，研爲膏，和菊花末爲丸如梧子大。每服三五十丸，或七八十丸，空心，溫酒服之。

乳香木瓜圓(同方)，治一切腳氣疼痛，腳膝緩弱，行步艱難，不能屈伸。

木瓜(二個，切下頂，如甕，子相似取去穰)　乳香　熟艾　茴香(各一兩一分)　鹽(三分)

右除木瓜外，其餘四種細末，入在木瓜內，蓋定，使竹釘釘合，入飯甑中，令熟，取出，不用麪皮，以乳鉢研，或杵抹，以酒麪糊爲圓如梧子大，每服五十、七十、八十丸，以溫酒入鹽，空心，日午晚夜臨臥各一服。以鹽湯服，亦良，其效如神。《秘傳》

石南圓，治風毒腳氣，腳弱少力，腳重疼痛，腳痺腳腫生瘡，腳下隱痛，不能踏地，腳膝筋攣，不能屈伸，項背腰脊拘急不快，風毒上攻，頭面浮腫。或生細瘡，出黃赤汁，手擘少力。或口舌生瘡，牙齦宣爛，齒搖髮落，耳中蟬聲，頭眩氣促，心腹脹滿，小便時澀，大便結。

石南葉(焙)　薏苡仁　杏人(去皮尖，炒)　牽牛子(炒末)　大腹子(和皮用)　川芎　芍藥　赤小豆　陳皮　當歸　麻黃(去根節，各二兩)　五加皮　牛膝(各三兩)　木瓜　獨活　杜仲(炒)　萆薢(各四兩)

右細末，以酒麪糊爲丸如大豆大，每服二三十丸，或五十、七十丸，以木瓜湯服，朝午晚臥各一服。常服補益元氣，令人筋骨壯健，耳目聰明。婦人血風亦可服之，不拘時候。

○素有風疾人，月水前後，寒熱頭眩，腰腹陣痛，謂之血風。

大防風湯，治諸風寒濕，足履瘓弱，及鶴膝風，兩膝大腫，髀脛枯蠟，拘攣踡臥，不能屈伸。

防風　白朮　白芍藥　川當歸　熟地黃　杜仲(炒)　黃耆(焙，各二兩)　羌活　牛膝　甘草(炒)　人參(各一兩)　附子(炮)　川芎(各一兩半)

右㕮咀，每服五錢，水三盞，生薑七片，棗三個，煎至二盞，分爲二服，去滓，溫服，食前空心，午晚夜臥服之。此藥祛風順氣，活血脈，壯筋骨，除寒濕，逐風冷，極有功效。《百一選》並《局方》

活血丹，治寒濕腳氣，筋骨手足，一切疼痛疾。鄂渚林總郎元禮，同官數人，服之皆效。

白朮一兩二分　牛膝一兩一分　杜仲一兩二分三銖　附子炮，一兩一分　甘草炙，二分三銖　人參二分三銖　官桂去麤，二分三銖　乾薑一兩三分三銖　當歸三兩三銖

右麤末，每服五錢重，水二盞，煎至一盞半，去滓，溫熱服。病在上者食後服，病在下者食前服。

鐵脚圓，治久新脚氣，膝脛腫痛，脚心隱疼，行步艱難，或作攻衝，或作瘡膿，血不止。江陵吳道人傳，嘗試效。

威靈仙鐵脚者佳，用醋煮，焙乾。若無則甘草與梔子等分，合和代用之，全功同　黑牽牛子半生半炒，取末　金鈴子一名川楝子，去外皮並核，取肉，入粟米同炒熟，米黃熟之時，去粟米不用　陳皮去白　已上各五兩。

右等分，爲細末，煮醋麵糊爲丸如梧子大，每服十五丸，或五十丸，或七八十丸，空心或夜半，以白湯服之，以快利爲良。又以水化調，時時傅脚心及痛處。忌麵及茶。

薏苡人《本事方》，治腰脚走注疼痛，此是脚氣。

薏苡人　茵芋炒　白芍藥　牛膝剉焙，酒浸一宿，再焙　川芎　丹參　防風　獨活焙，各一兩一分　熟乾地黃　側子一枚，是小附子也　桂心　橘紅各二兩二分

右細末，煉蜜圓如梧子大，每服三四十丸，或五十丸，溫酒服，食前，日三四服，木瓜湯下亦得。

今人謂之脚氣者，黃帝所謂緩風、濕痺也。《千金》云，頑弱名緩風，疼痛爲濕痺。大抵此疾不可以三五服便效，須久服得力。唐張文仲云，風有一百二十四種，氣有八十種，唯脚氣、頭風、上氣，嘗須服藥不絕，自餘則隨其發動，臨時消息。但有風氣之人，春末夏初及秋暮，得通泄則不困劇。所謂通泄者，如麻黃、牽牛、郁李人之類是已，不必苦駃利藥也。

治腿腰痛氣滯，藥碁子。

牽牛子不拘多少，用新瓦入火煿得通赤，便以牽牛子頓在瓦上，自然一半生一半熟，不得撥動，取末一兩，入細研硫黃一分，同研勻，分三分，每用白麵一匙，水和，捍開，切作碁子。五更初，以水一盞煮熟，

是以痛。

連湯溫送下，住即已，未住隔日再作。予嘗有此疾，每發止一服，痛止。《病源》曰，腿腰痛者，或墮傷腰，

虎骨酒《楊氏家藏方》《可用方》，通治腎腰及腳氣疼痛。在此《萬安方》第五十一卷諸痛門。可見彼中。

十全飲又號十全大補湯，又名十全補湯，治諸虛百損，腳氣腰背倦痛，腳膝酸痛。

人參　當歸　黃耆　川芎　熟地黃　白茯苓　桂心　白芍藥　白朮　甘草各等分《百一方》加黃連、檳榔、青蒿，以治虛勞溫熱，尤有效。

右㕮咀，每服三四錢重，水一盞半，生薑三片，棗三個，煎至七分，去滓，溫服，日二三服。

○《楊士仁齋直指方》第四卷腳氣中云，四斤圓治腳氣緩弱，隱疼及腎虛，感受風寒濕痺，腳氣緩弱，悉在風濕風證，用烏藥順氣散，加麻黃、白芷主之。濕證用不換金正氣散，加茯苓、生乾薑主之，一匕收功，容易事也。若夫腎虛爲病，腳弱而痛，又當何如。曰，腎主骨故爾。唯安腎圓最良，以不換金正氣散送下，仍夾加白圓子佐之。余每見腳氣緩弱人，多服四斤圓，亦安腎圓輩也。然則腎氣充，則骨氣強。骨氣強，則無緩弱之患。治法要當究其原。

○《局方》總論腳氣緩弱，黃耆圓、茴香圓、十全飲、八味圓主之云云。

十華散，治丈夫五勞七傷，渾身疼痛，四肢拘急，腰膝無力，脾元氣虛，不思飲食，霍亂吐瀉，四肢冷麻，兼解二毒傷寒，療腳氣流注腫痛，行步不得，及虛勞等患，並皆治之。

附子炮，一兩三分三銖　川烏頭炮，一兩　蒼朮　羌活　黃耆蜜炙　肉桂去皮　桔梗各二兩三分　乾薑　陳皮　甘草炙　五加皮各五兩

右細末，每服二三錢，水一盞，薑三片，棗二個，煎六分，不拘時候，熱服，亦以鹽湯或溫酒服。《良劑榮生方》

《百一選方》云，腳氣用此藥，先刮大木瓜中，內藥於木瓜中，十餘個，封木瓜口，以紙或布裹，安置甑中，蒸一伏時，取出，藥與木瓜一處焙乾，細末，以酒米糊丸梧子大，每服五十、七八十丸，以溫酒或鹽

湯頻服之。《究原方》治氣虛人之患腳氣，腳板行步無力，或足腫，至晚則覺憎寒，渾身痛，入麝香煎服。

○治衝心《事證方》

八味圓，治腳氣上入，小腹不仁，凡久患腳氣，入心則難治，以腎水剋心火故也。《三因方》八味圓，治腎經腳氣云云。

山茱萸去核　山藥各四兩　白茯苓　牡丹皮　澤瀉各三兩　熟地黃八兩　附子炮　肉桂去麤，各二兩

右細末，煉蜜爲圓如梧子大，每服二三十丸，以溫酒服，空心食前，日二三服。

私云，今不辨病源，未知藥性之輩，見不可補腳氣之說，恐於附子、桂心，尤爲拙。凡四種大病腳氣、水腫、癲狂、瘧病不可妄補者，謂不可服酸補丹石藥也，全非禁平補草木藥等也。古今醫方更不忌草藥，審之察之。但以鹿茸、附子兩種爲僭燥偏重。

○《魏氏家藏方》三云，增益八味圓，本方外加五味子、鹿茸各四兩，牛膝二兩。用鹿角膠與蜜成劑爲丸梧子大，每服五十丸，空心溫酒鹽湯下，滋養男子肝腎，益心血，利足膝，充實肌膚，悅澤顏色，甚有功效，真男子衛生之良藥。此藥專養肝心腎三經之血，如男子血旺，則筋脈骨肉溫潤，手足輕健，瞻視光明。若專事丹藥，則消爍精氣，伐下僭上，蓋腎惡燥也。用澤瀉者，蓋引諸藥以歸腎，又使通流而不積，如流水不腐，戶樞不蠹。人多以澤瀉病之，萬無是理。附子、鹿茸爲酸補，事見於第二十二卷中。

烏藥降氣湯，治腳氣上攻，喘滿及諸氣喘欬，悉主之。

烏藥　人參　白朮　川芎　茯神　香白芷　甘草炙　木瓜　當歸　五味子　紫蘇子

右麤末，每服四錢重，水三盞，薑錢五片，棗三個，煎至二盞，去滓，溫服。或作細末，以湯點服亦佳，日三服。

舒筋散，治血脈凝滯，筋絡拘攣，肢節疼痛，行步艱辛。此藥活血化氣第一品藥也。

玄胡索　當歸　官桂去麤，各三兩

右各等分，細末，每服二三錢，溫酒服，食前空心，夜臥各一服。一方加陳皮。《葛丞相傳》

論腳氣冷熱不同

《千金方》第七卷云，問曰，何故得者，有冷有熱。答曰，足有三陰三陽，寒中三陽，所患必冷。暑中三陰，所患必熱，故有表裏冷熱。冷熱不同，熱者以冷藥治之，冷者以熱療之，以意消息之。脾受陽毒即熱頑，腎受陰濕即寒痺。

論因腳氣續生諸病

○因腳氣續生諸病，又腳氣不妨服丹石酸補之藥事。

《千金方》同卷云，雖患腳氣，不妨乳石補藥，發動皆須服壓丹石藥療之。夫因患腳氣續生諸病者，則以諸藥治之。或小便不利，則以豬苓、茯苓及諸利小便藥治之。大便秘堅者，則以五柔麻仁丸等瀉藥治之。遍體腫滿成水病者，則取治水腫方中諸水藥治之。餘皆倣此，更無拘忌。

五柔圓、大五柔圓者，在《千金方》第十五卷，有肉蓯蓉用之。麻子仁圓，同在彼十五卷中。

麻子人圓，趺陽脈浮而澀，浮則胃氣強，澀則小便數，浮澀相搏，大便則堅，其脾爲約。脾約者，其人大便堅，小便利而不渴。

麻子人一兩　枳實麩炒　芍藥各四兩　杏人一兩　大黃　厚朴薑製，各八兩

右爲細末，蜜丸如梧子大，每服三十丸，或五十、七十丸，以紫蘇湯，或溫酒，或橘皮湯服，以利爲度。

又云，凡腳氣之疾，皆由氣實而死，終無一人以服藥致虛而殂。故腳氣之人，皆不得大補，亦不可大瀉，終不得畏虛，故預止瀉湯，不服皆死不治也。○須畏實，不可畏虛。

同第八云，世間大有病人親朋、故舊、交遊，來問疾，其人曾不經一事，未讀一方，自馳了了，詐作明能，談說異端，或言是虛，或道是實，或云是風，或言是蠱，或云是水，或云是痰，紛紜謬說，種種不同，破壞病人心意，不知孰是，遷延未定，時不待人，忽然致禍，各自散走。是故大須好人及好明醫，識病深淺，探賾方書，博覽古今，明解是事者看病。不爾，大誤人事。竊悲其如此者衆，故一一顯析具述病之由狀，令來世病者讀之，以自防備也。但有一病相應，則須依方急治，勿取外人言議，自貽憂悔。但詳方意。人死不難，莫信他言以自誤也。孫真人說

又云，凡腳氣，雖復診候多途，而三部之脈，要須不違四時者爲吉，其逆四時者勿治。春弦夏洪，秋浮冬沈是順四時脈也。春浮夏沈，秋洪冬濇是逆四時也。是四時五行相生，吉相尅凶可知。

又云，凡病人色黑瘦者易治，肥大肉厚赤白者難愈。黑人耐風濕，赤白不耐風。瘦人肉硬，肥人肉軟，肉軟則受病至深，難愈也。

又云，凡腳氣之病，極須慎房室、魚、蒜、蕺菜、菘菜、蔓青、瓠子、酒、麵、油、豬雞鵝鴨。或方用鯉魚頭，此等並切禁，不得犯之，並忌大怒。又不得食諸生菓子、酸酢之食，犯之者皆可難愈也。

腳氣之人，惟得食粳粱粟米、醬豉、葱韭薤椒薑、橘皮、生栗子。

○論看病問疾人之過。又此《萬安方》二十二卷癰疽章中有此誡，尤深切也。又《易簡方》縮脾飲下云，多有病家，無主病之人親，故問疾各立一說，各傳一方，皆謂屢經作效。來者既衆，議論紛然，不知孰是，猶豫之間，遂致困篤，莫若參以外證，確意服藥，無信浮言以貽後悔。

《本事方》八味圓論云，其腳氣始發於二三月，盛於五六月，衰於七八月衰者，疾則減衰也。消渴始發於七八月，盛於十一月十二月，衰於二三月，其何故乎。夫腳氣，壅疾也。消渴，宣疾也宣者，瀉也。春夏陽氣上，故壅疾發則宣

疾愈。秋冬陽氣下，故宣疾發則壅疾愈也。審此二者，疾可理也。（理者，治也。）

《千金方》第七云，若人但灸而不能服散，但服散而不灸，如此者半瘥半死。雖得瘥者，或至一二年復更發動，覺得便依此法速灸之，及服散治十十愈。此病輕者，登時雖不即惡，治之不當，根源不除，久久期於殺人，不可不精以爲意。

腳氣八處灸，初灸風市，次灸伏兔，次灸犢鼻，次灸膝兩眼（又云膝目，但《銅人經》禁灸），次灸三里，次灸上廉，次灸下廉，次灸絕骨，凡灸八處。第一風市穴，可令病人起，正身平立，垂兩臂直下，舒十指（左右）掩著兩臂，便點當手中央指頭髀大筋上是，灸之百壯，多少任人。輕者不可減百壯，重者乃至一處五六百壯。勿令頓灸，三報之佳。

第二伏兔穴，令病人累趺端坐，以病人手夫掩橫膝上，趺下傍與曲膝頭齊上，傍側趺際當中央是。灸百壯，亦可灸五十壯。《資生經》云，伏兔二穴，在膝上六寸起肉，正坐取之。一云膝蓋上七寸（云云）。

第三犢鼻穴，在膝頭蓋骨下大筋中，動腳，以手按之，得窟解是。灸之五十壯，可至百壯。第四膝眼穴，在膝頭骨下兩傍陷者宛宛中是。《資生經》云，禁灸。有人膝腫甚，人爲灸此穴，遂致不救，蓋犯其所禁也。《銅人》無此四穴，《明堂》有之，故附入於此。

第五三里二穴，在膝下三寸外廉兩筋間。秦承祖云，此穴治諸病，食氣水氣，蠱毒痃癖，四肢腫滿，膝胻痠痛，目不明，治之。華佗云，療五勞羸瘦，七傷虛乏，胸中瘀血，乳癰。《外臺》及《明堂》云，人年三十已上，若不灸三里，令氣上衝目，所以三里下氣也。注云，按之太衝脈不動。《千金》云，灸至五百壯，少一二百壯。

第六上廉穴，在三里下一夫（夫，手四指）。一云，附脛骨外是，灸之百壯。《資生經》在三里下三寸。

第七下廉穴，在上廉下一夫，灸之百壯。《資生》云，在上廉下三寸。

第八絶骨穴，在腳外踝上一夫，亦云四寸是。《資生》云，一名懸鍾，在足外踝上三寸。

凡此八處十八穴，灸不必一頓灸盡，數壯可日日報灸之，三日之中灸令盡壯數爲佳。凡病一腳則灸一腳，病兩腳則灸兩腳。又一方云，如覺腳惡，便灸三里及絶骨各一處，兩腳惡者，合四處灸之，多少隨病輕重。大要雖輕，不可減百壯，不差速以次灸之，多多益佳。一說灸絶骨最要，人有患此腳弱，不即治，及入腹，腹腫大，上氣，於是乃須大法灸。凡此十八穴中，風市、三里、絶骨最要也。次上廉、下廉，尤可灸其心腧、脾腧、腎腧，及膻中、巨闕、胃脘、水分、關元，隨病人氣上下而可灸之。可見《千金方》第十九卷，並《資生經》也。凡言一夫者，覆手併舒四指，對度四指上中節上橫過，爲一夫。夫有兩種，或三指爲一夫，今以四指爲本也。《醫說》云，多灸腳脛者，失肉瘦細云云。腳氣脈浮大者，病在外。沈細者，病在內，治方不異。若脈浮大而緊駃則凶也。尤可恐慎也。灸藥膏酒，可見《千金要方》第七卷。

覆載萬安方卷第二十五

嘉曆元年十月二十七日丑刻清書了。冬景等見倣之，至老勿倦。

性全　六十一歲

同二年正月二十二日辰刻朱點了

性全

同二十八日墨點了

冬景不可忽之

推氣圓《醫學全書》，通治腳氣腫滿，水氣膨脹。

大黃　陳皮　檳榔　黃芩各二兩　枳實三兩，去穰，麸炒　牽牛子末，十兩

覆載萬安方卷第二十五

右白蜜和丸，每服五十丸，或七八十百餘丸，以熟溫水服。

枳殼圓《楊氏家藏方》，治脚氣腫滿，大腹水氣。

枳殼三兩　檳榔　大黃各三兩　訶子皮肉二兩二分　牽牛末五兩

右白蜜爲丸，每服七十丸，或八十丸，以溫湯服，以快利爲度。

朱墨之紙數八十一丁

覆載萬安方卷第二十六

性全　集

陰疝膀胱陰癩疝氣有七疝，通男女。癩有四種，唯在男。

〇此《萬安方》第五十一卷諸痛門中，亦有小腸痛治方等，與此卷可照用。

論曰，疝者，痛也。邪氣聚於陰，致陰器腫大而痛者，陰疝也。一名癩疝，其類有四，即腸癩、卵脹、氣癩、水癩是也。世俗云疝氣，亦云小腸氣，或曰膀胱氣，原其病本緣腎氣通於陰，與膀胱爲表裏。胞囊者，膀胱之候。此二經不足，下焦受寒，皆能致陰卵腫大，或發疝，故通稱曰陰疝。若寒濕之氣，有連於小腸者，即少腹控睪而痛，陰丸上下，謂之腸癩。寒氣客於經筋，足厥陰脈受邪，脈脹不通，邪結於睪卵，謂之卵脹。腎虛之人，因飲食不節，喜怒不時，津液內溢，下流於睪，寒氣結聚不散，謂之氣癩。水氣盛則津液內結，謂之水癩。氣癩病生於標，故鍼灸可治，其疾易愈。腸癩卵脹，病在於本，邪氣入深，其治難差。《黄帝鍼經》曰，足厥陰之脈，環陰器，抵小腹，是動則病丈夫癩疝，即陰疝也。嗜慾勞傷，腎水涸竭，無以滋榮肝氣，故留滯內結，發爲陰疝之病。世俗論陰疝者，爲腎餘氣，殊不知邪實，又本於肝經也。治方宜瀉邪氣之實，補肝經之虚。〇睪，音亦。《素問注》云，睪陰器之導小便之路也。陰莖中也。

桃人湯，治陰疝牽引少腹痛。

桃人去皮尖，炒　吳茱萸湯洗，炒　陳皮　桂心去麤　海藻湯洗去鹹，炙，各二兩二分，一名神馬藻也　白茯苓　羌活　蒺藜子炒，去角，各三兩三分　檳榔子五兩

右㕮咀，每服一兩重四錢，水一盞半，生薑五片，煎至一盞，去滓，溫服，不拘時，日夜二三服。

昆布丸，治陰疝腫大偏墜。

昆布洗去鹹，炙　海藻同上　蒺藜炒，去角　蕪荑炒，無用川楝子　檳榔各一兩半　枳殼去穰，麩炒　大麻人研，各二兩　木香　黃耆　訶子皮各三分　陳皮

桃人　兔絲子酒浸一宿，焙，各一兩

右細末，和蜜丸如梧子大，每服五十丸，空心食前，或鹽湯服之，或加至七十丸。

二氣丸，治陰疝上而不下，臍腹疼痛。

硫黃研　黑鉛クロナマリ各三兩

右先以鉛入於銚子內，鎔成汁，次入硫黃，炒煙焰透，移入別銚，候冷取出，研爲細末，以糯米糊和丸如梧桐子，每服二十丸，或三十、五十丸，溫酒服之，空心食前。爲持病者常服之，補心腎，溫冷寒。老人、虛損人，尤可服之。

楝實散，治小腸疝氣。

楝實金鈴子也。取肉，炒　茴香炒　京三稜煨　蓬莪茂煨

右各三兩，爲細末，每服三四錢，以葱入酒煎，空心服之。

應痛丸，治陰疝撮痛。

韮子炒　川芎各五兩

右爲末，煉蜜丸如梧桐子大，每服三十丸，空心溫酒服，或五十丸。常服之尤佳。

論曰，陰疝腫縮者，寒邪客於厥陰之經，而陽氣不能自溫，故令諸筋拘急，陰器緊縮而腫痛也。肝者，

筋之合也。筋者，聚於陰器而絡於舌本，脈不營即筋縮急，筋縮急則引卵與舌，故舌卷卵縮者，皆厥陰爲病也。

黄連丸，治陰疝腫縮。

黄連　熟艾炙　杏人各三兩

右研末，蜜丸如梧子大，每服三十丸，或五十丸，鹽湯服，空心，日中夜臥。加茴香末、香附子末三兩，尤佳。

槐子エンスノミ丸，治同上。

［槐子］

右細末，蜜丸梧子大，每服三十丸，或五十丸，溫酒，空心服。

車前子

右細末，以湯調塗腫處。又蔓菁根焙，細末，以溫水調塗腫處。

《嚴氏濟生方》云，夫陰癩四證腸癩、氣癩、卵癩、水癩。《聖惠方》云，腎氣虚，風冷所侵，流入於腎，不能宣散而然也。《三因方》云，陰癩屬肝經，宗筋，胃陽明養之。考之衆論，俱爲至當。多由房室過度，久蓄憂思恐怒之氣，或坐臥冷濕處，或勞役無節，皆能致之。病則卵核腫脹，偏有大小，或堅硬如石，或臍腹絞痛，甚則膚囊腫脹，多成瘡毒。輕則時出黄水，甚者成癰潰爛。大抵卵脹腸癩，皆不易治。氣癩水癩，灸之易愈也。又有小兒有生以來，便如此者，乃宿疾也。四癩之治方，橘核圓用之屢驗。

橘核圓，治四種癩病，卵核腫脹，偏有大小，或堅硬如石，或引臍腹絞痛，甚則膚囊腫脹，或成瘡毒。輕則時出黄水，甚則成癰潰爛。

橘核（湯浸去皮後炒，以磁鉢研和糊）　海藻（洗，焙為末）　昆布（洗，焙）　海帶（洗，焙）　川練子（取肉，焙）　桃人（炒去皮，各二兩）　厚朴（薑汁製，焙）　木通　枳實（去穰，麩炒）　玄胡索（炒）　桂心（去麤皮，各一兩）　木香（不見火，三分）

右細末，酒糊爲圓，如梧子大，每服七十丸，空心，鹽酒鹽湯服之。虛寒甚者，加炮川烏頭一兩。堅脹久不消者，加硇砂二錢，醋煮入之。

牡丹散，治小兒㿗卵偏墜。

防風　牡丹皮（去木，各三兩）

右等分，細末，每服二錢，溫酒調服，如不飲酒，鹽湯服亦佳。

三增茴香圓，治腎與膀胱俱虛，爲邪氣搏結，遂成寒疝，伏留不散，臍腹撮痛，陰核偏大，膚囊腫重墜滋長，有妨行步。腎經閉結，陰陽不通，外腎腫脹，冷硬如石，漸漸醜大，及小腸氣、寒疝之疾，並皆治之。

唐仲舉方

第一料

茴香（十文重，以鹽五文重，同交炒，焦熟時，與鹽同細末）　川楝子（湯浸，去核取肉）　沙參（洗，焙，代地骨皮）　木香（各十錢重）

右細末，以水米糊爲丸如梧子大，每服二十丸（今無驗，三十丸或五十丸尤良），溫酒或鹽湯服之，空心，日三服。輕病此一料可安愈。服盡便可服第二料。

第二料　前項藥再調合，加入下項藥。

蓽撥（十錢重）　檳榔（五錢重）

右入第一料藥，共六味，同細末如前，以水米糊爲丸，丸數如前，服之若病未愈，便可服第三料。

第三料　又更調和前六味，入加下項二味。

白茯苓（四十文重，去黑皮）　附子（五錢重，炮去皮，或十文重）

右通前六味，共成八味，並如前法和丸服之，或加服三十、五十丸，至七八十丸，尤佳。新病久病，不過此三料可愈。小腸氣發頻，及三十年者，寒疝漸大至栲栳大者，皆可消散，神效。

〇助老，亦云栲老也。

私云，三料重服之，可至數十遍，只以病平安爲度，丸數分兩同可加增。

《事證方》云，香苓散，治小腸疝氣偏墜等疾。太學生朱端方屢服取效，後傳之人，無不神驗。此四藥皆《局方》。

香苓散者，青木香圓、五苓散同時服，謂之香苓散。（先服五苓散五錢，次用酒一盞，入燈心十莖，棗三個煎，可服青木香圓二三十丸，如此日二三服，常服之。）

五苓散，《無倦齋良驗方》云，治疝氣小腸偏癩，加酒半盞，燈心、棗同煎，服青木香圓（三十丸、五十丸）。次五積散，入煨薑五片，煎服。平愈之後，再服沈香蓽澄茄散。

豬苓（去皮）　白朮　赤茯苓（各一兩二分）　桂心（去麤，一兩）　澤瀉（二兩二分）

右細末，此藥每服三錢或五錢。膀胱疝氣，常可服之。若傷寒利病，飲水內消之刻，令發動，則彌可服之。

〇《本事方》三云，頃在徽城日，歙尉宋荀甫膀胱氣作，疼不可忍。醫者以剛劑與之，疼愈甚，小便不通三日矣。臍下虛脹心悶。予因候之，見其面赤黑，脈洪大。予曰，投熱藥太過，陰陽痞塞，氣不得通，爲之奈何。宋尉尚手持四神丹數粒，云醫者謂痛不止，更服此。予曰，若服此，定斃後無悔。渠懇求治。予適有五苓散一兩許，分三服，易其名，用蓮鬚葱一莖，茴香一撮，鹽一錢，水一盞半，煎七分，令接續三服，中夜下小便如墨汁者一二升，臍下寬，得睡。翌日診之，脈已平矣。續用硇砂圓與之，數日差。大抵此疾因虛得之，不可以虛而驟補藥。經云，邪之所湊，［其氣］必虛。留而不去，其病則實，故必先滌所蓄之邪，然後補之。是以諸方多借巴豆氣者，謂此也。硇砂丸在《本事方》第三卷。茴香散《本事方》，治膀胱氣痛。茴香炒、金鈴子肉、蓬莪朮、荊三稜各二兩二分，甘草一兩一分，炙。右細末，每服二三錢，熱酒調服。強幼安云，每發痛甚，連日只一二服，立定。

青木香圓，《百一選方》云，治疝氣小腸偏墜。用酒半盞，燈心十莖，棗二個，煎五苓散三四錢，服青木香圓二三十丸，或五十丸，快利爲度。常服之。

南木香二兩　蓽澄茄四兩　牽牛子炒令香熟，取末，十二兩　補骨脂炒　檳郎子以粟米飯，抱檳郎子，其上亦以濕帋裹，煨灰火中，令紙焦，去飯，各四兩

右爲細末，以清水和，杵丸如綠豆大。此藥寬中利膈，行滯氣，消飲食，治腹脇脹痛，心下堅痞，腸中水聲，嘔噦痰逆，不思飲食。小兒一歲可服一丸，姙婦不可服。

五積散，功用見《和劑局方》。

蒼朮米泔浸三宿，去皮，焙，六兩　桔梗根三兩　枳殼去穰，麩炒　陳皮　麻黃去根節，一兩二分　當歸酒浸一宿，焙　白茯苓　白芷　白芍藥　甘草　半夏湯洗十返

桂心去麤皮　川芎各三分　厚朴薑汁浸，炒　乾薑各一兩

右㕮咀，痃癖癥瘕，膀胱小腸氣痛，即每服三錢重，入煨生薑三片，鹽一捻，水一盞半，煎至一盞，去滓，熱服，日二三服夜一二服。

沈香蓽澄茄散，見《局方》等，略之。

蟠蔥散《局方》，治膀胱氣刺，小腸及外腎腫痛。治諸病功效見《局方》。

蒼朮　甘草各二兩　蓬莪朮　京三稜　青皮　白茯苓各一兩一分　縮砂　丁皮　檳榔各一兩　延胡索三分　肉桂去麤　乾薑各二分

右麤末，每服三錢，水一盞半，蔥白連鬚三莖，煎至一盞，去滓熱服。加茴香二兩，尤佳。《究原方》

治腎氣疝痛，五苓散與蟠蔥散等分，合和煎，入鹽少許服，甚有神驗。

星斗圓，治小腸疝氣，偏墜撮痛，及外腎腫硬，日漸滋大，一切疝氣等疾，並皆治之。馮仲柔，紹興壬子冬，親患此疝氣，攻衝小腹，刺痛垂死。進此藥一服，藏府微動，其痛即愈。

吳茱萸一斤，去枝分作四分，各四兩，以四兩醋浸，以四兩酒浸，以四兩湯浸，以四兩童子小便浸，各一宿，焙乾

右細末，以酒麵糊爲丸如梧子大，每服五十丸或七十丸，空心，鹽湯或溫酒服之，日二服夜一服，常服之。○《可用方》名奪命丹。

茴香圓本方無名，作名也，郭廷圭知縣云，舊苦此疾，每歲不下五七次發，服此藥一料，病根遂除，今已十五六年不作。

茴香一斤　生薑四兩　鹽二兩

右用生薑先碎，研汁，與滓拌和茴香，過一宿，曒焙乾，爲細末。次入鹽和勻，以酒米糊爲丸如梧子大，每服三十、五十、七八十丸至百丸，任意鹽湯服之，溫酒尤佳。空心，日二三服。

荊芥散，治陰腎腫大如斗。

荊芥穗不拘多少，甆器炒乾

右細末，每服二三錢，或三四錢，以熱酒服之，空服食前，即散去。胡偉節方。

導利散，治小腸氣。陳氏方。余一僕，素有此疾，每作必服此，立愈。

右五苓散五錢，用燈心三十莖，入酒一盞半，煎至一盞。食後服訖，用被蓋覆臥，小便快利，立效。二三服頻進之。

防風散元無名，今作名，治疝氣腫硬。徐都承叔至傳錢參政方。

防風　牡丹皮去心

右等分，爲細末，食前以溫酒服方寸匕，日日進三服。《太平聖惠方》云，治癩卵偏墜。又一方加黄蘗、桂心各等分，治氣上下腫脹。

香楂湯作名，治寒濕氣，小腹疼，外腎偏大腫痛。軍頭司何押番傳與陳端，遇發時，只一兩，服立定。何云，等子輩常服此藥，故無下部之疾。〇陰小腸疾，謂之下部疾也。

茴香　柿楂子《本草》名糖毬

右等分，細末，每服三四錢，以鹽酒湯服之。小腸發動痛甚，則鹽湯服，空心。或每夜夜半服之。

香橘散，治小腸氣發作攻築疼痛，及諸般冷氣刺痛。

茴香炒　青皮　京三稜　檳榔各二兩　南木香一兩

右細末，每服二三錢，鹽一捻，沸湯點服，不拘時候。

香殼散，治小腸疝氣。

黑牽牛子末一兩二分　茴香炒，二兩　延胡索炒，一兩　枳殼去穰，麩炒，一兩

右細末，每服三錢，熱酒服之，食前服。或以蜜丸，服三五十丸。

灸治疝氣偏墜等疾灸法。郭享老親曾得效。

以草一條，茅及麥桿尤佳。度患人口兩角爲一則，摺斷，如此三則，摺成三角如△字樣，以一角安臍中心，兩角在臍之下兩傍尖盡處是穴。若患在左即灸右，患在右即灸左，兩邊俱患，即兩穴皆灸。艾炷如麥粒，灸十四壯或二十一壯，或五十一壯即安也。《百一選方》

又郭察院名德麟，傳與葛丞相，云十餘年前，嘗苦疝氣，灸之而愈，其法於左右足第二指下中節横文中，

各灸七壯至二十一壯，艾炷如麥粒而緊實爲佳，不可大，太大恐灸瘡，難將息。灸後半月間，不可多步履，仍不妨自服化藥。渠灸後，至今不發。葛甥子綱嘗依此灸之，驗。三陰交，卵偏大，上入腹，以年壯，灸之穴。

在足內踝上八寸。

肩井，大癩病，隨年壯灸之，或百壯。

關元穴，百壯灸之，治陰卵偏大，癩病。

在臍下三寸灸至三百壯。歧伯云，但是積冷虛乏，皆宜灸之。

《資生經》云，關元乃丹田也。《八十一難經疏》云，丹田在臍下三寸，多千餘壯，少亦三二百壯。若要安穩，丹田、三里不可曾乾。關元，一名大中極。

執中云，舍弟少戲舉重，得偏墜之疾。有客人爲當關元兩旁，相去各三寸青脈上灸七壯，即愈。主彥賓患小腸氣，亦如此灸之愈。○執中者，《資生經》作者也。

大敦在足大指三毛中。《千金》云，在足大指聚毛中。治卒疝，小便數。氣遊行五藏，疝繞臍衝胸，不得息，灸臍中。○臍中，名神闕也。

天樞一名長谿，一名穀門，在臍旁各二寸，灸五壯，或二三十壯。治功神驗。同上。

氣海一名脖胦，一名下肓，在臍下一寸五分，灸百壯，治疝氣膀胱癩病。氣海者，是男子生氣之海也。治藏氣虛憊，真氣不足，一切氣疾久不差，皆灸之。執中云，此《經》以氣海爲生氣之海，《難經疏》以元氣之海，則氣海者，蓋人之元氣所在也。故柳公度曰，吾養生無佗術，但不使元氣佐喜怒，使氣海常溫爾。若時灸氣海使溫，亦次也。予舊多病，常苦氣短。醫者教灸氣海，氣遂不足，自是每歲須一二次灸之，則以氣怯故也。又云，人身有四海，謂氣海、血海、照海、髓海是也。而氣海爲第一。氣海者，元氣之海也。人以元氣爲本，元氣不傷，雖疾不害。一傷元氣，無病而死矣。宜頻灸此穴，以壯元陽。若必待疾作而後灸，恐失之晚也。膻中，亦謂之諸氣之海矣。

氣衝一名氣衝，在天樞下九寸，鼠谿上。治癩陰腫痛，陰痿莖中痛，卵丸騫痛，不可仰臥。七壯灸之，或二三十壯、五十一壯。

○不發喜怒，但安穩下心，念於氣海穴處，護之。謂之愛護丹田之法，養生第一之術也。

《資生經》云，《必用方》云治水癩偏大，上下不定，疼不可忍，俗呼爲膀胱氣。用煆過牡蠣二兩，炮乾薑一兩，爲抹塗腫處即愈，則是水癩，即是膀胱氣也。《千金》云，氣衝主癩。《明堂下經》云，治㿗疝，則是癩，即㿗疝也。恐人惑其名而誤治之，故爲之辨。○㿗，杜回反。癩同。

凡此外灸藥散在諸方，具可勘治。今人多如治瘻之法，以爛藥砒霜、汞灰、班貓、巴豆之類，而膭爛之治，適雖得安痊，若遇内消腳氣，氣虛之人，以療可致死。深可慎之，諸方不載之。思之思之。

覆載萬安方卷第二十六

嘉曆二年正月二十八日朱點了

性全　六十二才

同二月一日墨點了

冬景專著眼於此一部，天必降幸人自成感，勿嗜他伎藝。

性全

朱墨之紙數二十四丁

覆載萬安方卷第二十七

性全　集

諸痔門

《內經》謂，因而飽食，筋脈橫解，腸澼爲痔。夫痔病之候亦多矣。此獨舉飽食一端者，蓋飲食人之大慾存焉，推此則它可觸類而知也。巢元方拾其諸說而備論之，故曰諸痔皆由傷風，房室不慎，醉飢合陰陽，故勞擾血氣，而經脈流溢，滲漏腸間，衝發下部所致也。治方禁忌，唯孫思邈之論爲詳。

孫思邈《千金要方》曰，夫五痔者，一牡痔、二牝痔、三脈痔、四腸痔、五血痔。

牡痔者，肛邊如鼠乳，時時潰膿血出。鱉甲主之。生肉如鼠乳在孔中，頗出見外，妨於更衣。此一卷痔中言更衣者，皆大便之時發廁即著別衣，謂之更衣歟。

牝痔，肛邊腫痛生瘡，從孔中起，外邊腫，五六日而自潰出膿血。《集驗方》謂之酒痔，猬皮主之。

脈痔，肛邊有瘡癢痛，更衣出清血，肛內有細孔，血出如線鍼者也。露蜂房主之。〇更衣者，肛之名歟。

腸痔，更衣挺出，久乃縮收，是脫肛痔也。豬左足懸蹄主之。

血痔，清血隨大便而出，糞前出血，謂之外痔。糞後血出，謂之內痔。故知內痔、外痔之號，獨在血痔歟。

枳殼丸，治牡痔，肛邊生鼠乳，膿血出。

枳殼去穰，麸炒　防風酒浸一宿，去叉，焙　槐花麸炒　荊芥穗　薄荷葉　甘草炙，各三兩

右細末，煉蜜丸如梧桐子大，每服三十丸，或五十、七十、八十丸，米飲服之，不拘時候，或食前，日午日晚。久服必效。

荊槐散，治鼠乳牡痔，便血疼痛，不可忍者。

荊芥穗　槐花焙，若無花者，槐木皮去麤皮，用白皮，作抹　枳殼去穰，麸炒　黃耆剉，各五兩

右細末，每服二三錢匕，以米飲服之，空心，日夜三五服，常服之。

鱉甲散，治牡痔肛邊生鼠乳，氣壅疼痛。

鱉甲去裙，酢浸，炙，三兩　檳榔二兩

右細末，每服二三錢匕，食前，日中晚景各一服，頻服之。

治牡痔，熏洗蔥桃湯方。

蔥根　桃葉各等分

右切擣，以水三五升，煎數十沸而去滓，入盂，乘熱熏洗，日三兩度，疼減鼠乳消。

豬蹄灰丸，治牡痔生鼠乳，肛門癢痛，觸著有膿血出不絕。

豬懸蹄殼焰火中燒成灰，研，一兩　水銀三大豆許

右先取水銀，用蒸棗肉二三個，研和，次入豬蹄殼灰，拌和，爲丸如鷄頭實大，先以鹽湯洗肛門內外，然後取藥一丸，內肛門中，臥時再內，用以差爲度。

馬蹄灰，治牡痔䘌蟲。䘌，ムシ也。

馬蹄燒灰，研

右以豬脂調和，塗綿，內肛門下部中，日三五度易，即差。

牝痔是酒色飲食過度，毒氣攻注所爲，故又謂之酒痔。

黃連散，治牝痔下血。

黃連二兩　陳神麴一兩

右細末，每服二錢，入蜜少許，溫水調服，日三服。

地榆湯，治牝痔肛邊生瘡，下血不止。

地榆　黃耆　枳殼去穰，麸炒　檳榔　當歸焙　黃芩　赤芍藥各三兩

右麤末，每服一兩，水二盞半，煎至一盞八分，去滓，食前分爲二服，日二三服，夜一服。

酒連圓，治酒痔牝痔下血，伏暑久治不差。

黃連三十兩，炒，去鬚，酒浸石器中，以重湯煮，漉出曝乾。又如先，酒煮七次止

右七返以後，焙乾細末，以彼浸酒，餘殘煮米糊和丸如梧子大，每服五十丸或七八十丸，以米湯服之，日二三服，空心服之，可服數劑，大有神驗。

論曰，脈痔者，藏府蘊積風熱，不得宣通也。風熱之氣，乘虛流注下部，故肛邊生瘡，癢痛血出也。蓋實爲痛，虛爲癢。今實熱乘虛，下攻肛腸，故癢且痛。又脈者血之府，得熱則妄行，故血出不止也。《三因方》云，脈痔者無頭，脈中小竅迸注下清血。

薑附湯，治脈痔有蟲，時或癢痛，血不止。

生薑　艾葉各二兩二分　附子炮，去臍皮　枳殼麸炒，三兩二分　生乾地黃七兩二分

右麤剉，每服一兩，水二盞半，煎至一盞八分，分爲二服，去滓，早旦日中及晚食前服，日二三服。

樗根散，治脈痔癢痛，下血不止。

樗根白皮（去麤根皮）　枳殼（麩炒，各三兩）　皂莢子（取人，炒，二兩）

右細末，每服三錢匕，以溫米飲調服，朝午晚各一服。

殺蟲散，治脈痔肛邊生瘡，癢痛。

獺皮（カワヲソ）

右燒灰細研，空心，以米飲調二三錢匕服，朝午晚各一服。

槐白皮湯，治脈痔有蟲，或下膿血。熏痔方。

槐白皮（二三斤）

右細剉，以水一㪷五升，煎至半㪷，去滓，傾盆中，坐熏洗痔，湯冷，再三煖洗之，蟲隨大便自出。又別以槐白皮末一二錢，綿裹內肛門中。

傅痔蝟皮散，治脈痔下部如蟲齧。

蝟皮（燒灰，研）

右每用少許，以生麻油調傅痔上，及以指點藥塗孔門中。

血痔者，肺熱流毒也。肺與大腸爲表裏，令肺藏蘊熱，毒氣流滲，入於大腸。血性得熱則流散，故因便而肛腸重痛，清血隨出也。

黄耆湯，治諸痔下血虛損甚者。

黄耆　附子（炮）　甘草（各一兩）　當歸（焙）　川芎（各一兩半）　龍骨（半兩）　芍藥　桂心（去麤皮，各二兩）

右㕮咀，每服一兩，水三盞，沙糖一分，煎至二盞，去滓，空心，日午晚食前分爲二服，服之。

蒲黃湯，治諸痔下血。

蒲黃　當歸焙　白芷　白石脂　黃連　川芎　生乾地黃焙　甘草炙，各三兩

右麤末，每服一兩，水三盞，煎至二盞，分爲二服，去滓，空心溫服，日二三服。

比金丸，治血痔出膿血，及腸風痔瘻。

蜜陀僧　白礬　槐實炒，爲末　皂莢燒灰，研，各二兩

右先以蜜陀僧、白礬打碎，入瓦器，覆蓋，以炭火急燒，令通赤，取出放冷，取出細末，次入槐實末、皂莢灰，和勻，用糯米飲爲丸如梧子大，每服十五丸，或二三十丸，以米飲，食前日二服，朝夕。

黃耆散，治血痔下血。

黃耆　枳殼麸炒，各三兩　防風一兩二分

右細末，每服二三錢匕，空心米飲服，朝暮空腹，日再服，或夜又一服。

荊芥散，治痔疾下血。

荊芥穗　狗脊去毛，各五兩

右細末，每服三錢匕，濃煎木賊湯服之。若瀉血甚而度數多，則加醋石榴皮，等分爲末，加和之，以醋湯服之，不拘時候，日二三服。

凡五痔者，《經》云，腸澼爲痔，如澤中有小山突出爲峙。人於九竅中，凡有小肉而突出者，皆曰痔，不特於肛門邊生。亦有鼻痔、眼痔、牙痔等。肛門中證狀非一，方中出五種，曰牡痔，謂肛邊腫痛突出一枚，五六日後，潰出膿血自愈。曰牡痔，謂肛邊發瘰數個，如鼠乳狀。曰脈痔，謂無頭脈中迸小竅，注下清血。

曰腸痔，謂生在腸內，更衣時非挼搦不入。曰氣痔，謂遇憂怒則發肛門腫疼，氣散則愈，治之法切勿用生砒霜，毒氣入腹，反至奄忽。近見貴人遭此，痛不忍言，因書以戒後學。又云，夫有五痔人，奏圊則下血，或點滴或洴箭，或清或濁，面黃唇白，心忪腳弱，頭目眩暈，此因飽食坐久，腸澼所爲。亦有飲酒房室，過度所致。世醫多指此爲腸風臟毒，然腸風臟毒，自屬滯下門（赤白痢云滯下也），藏毒即是藏中積毒也。腸風即是邪入藏，純下清血，謂之風痢。今五痔中下血，乃是酒痔、脈痔，其血自肛門邊別有一竅，如鍼孔大，滴淋而下，與糞物不共道，不可不知。

加味四君子湯（《三因方》），治五痔下血，面色痿黃，心忪耳鳴，腳弱氣乏，口淡（無味也）不知食味。

人參　茯苓　白朮　甘草（炙）　黃耆　白扁豆（蒸，各二兩）

右細末，每服三四錢匕，以湯點服，日夜三五服。此方人未信之，服者頗知效。

荊芥散（同），治脈痔下血。

荊芥穗　槐花（炒，各二兩）　石菖蒲根（三兩）

右細末，每服三錢匕，以米飲服，食前，日夜三五服。

白玉丹，治久年腸痔下血，服百藥不效。

凝水石（一名寒水石，不限多少，入炭火，裹燒令紅赤，放冷，研，水飛再研細）

右以糯米糊丸如梧桐子大，每服五十丸，或七八十丸，以陳米飲服，一二服必愈爲度。

又單服白梅亦效。白梅者，梅乾也。亦曰鹽梅，梅上有白鹽，曰白梅也。常可食用之。

《活人事證方》曰，諸痔方論共二十一般。

翻花痔　脫肛痔　內腸痔　熱痔　蓮子痔　鼠妳痔　鷄冠痔　外腸痔　櫻桃痔　風痔　氣痔　食痔　雀

舌痔　盤蛇痔　蜂窠痔　山桃痔　穿腸痔

又痔變成漏，有三種，曰冷漏、曰瘀膿漏、曰血漏。

已上痔漏病源，並治方藥療，可見《事證方》第十四卷前集，有六段服藥，並四種傅藥等。

諸痔總療雜方《聖濟錄》

能消丸，治五痔腫痛，下血不止，或榮衛滯澀，身體疼痛，大便風秘不通。

威靈仙十兩　南木香　防風各二兩

右細末，蜜丸如梧子大，每服五十丸，或七八十至百丸，以荊芥湯服，不拘時，日二三服，夜一服。

抵聖枳殼丸，治五種腸風瀉血、痔瘻。

枳殼麩炒，去穰　威靈仙　陳皮　續斷各二兩　生乾地黃焙　連翹　槐實炒　附子炮裂　當歸焙　乾薑炒　白礬煅枯　人參　羌活

地骨皮　何首烏用米泔浸一宿，忌鐵，焙，二兩

右細末，煉蜜和丸如梧子大，每服三十丸，或五七十丸，空心，以溫米飲服。疼痛者，當日見效。

地膚子散，治痔疾下血。

地膚子十五兩

右新瓦上炒乾，細末，每服三四錢匕，用陳粟米飲服，空心，日三服夜一服。下血甚者，以冷糯米水服之。

黃蘗散，塗痔腫痛。

黃蘗　黃丹　黃連　胡粉　礬石煅

右等分，細末，研和，先以煎蔥湯洗痔上，而後用藥塗之。雖久年痔，不過三五度，痛止腫消。

木香散，同前。

木香　檳榔大者　黃連各三兩　莽草葉六兩

右細末，每用三兩，以水十盞，煎三五沸，而乘熱熏洗痔腫，而後以溫水調藥，以鳥羽塗痔腫上。

四妙散，治蓮花痔瘻，及鷄冠痔等諸痔，甚妙。

白及　白蘞　木鱉子　桑螵蛸各一兩

右細末，先以湯磨乳香入和此藥末，調勻，稀稠令得所，故帛上貼之，攤傅痔腫上，次日痔皮與帛拆下，更無瘡瘢，甚神妙。

淋渫方，治諸痔腫。

惡實一名牛蒡子

右一種，不拘多少，入水淘去浮者，每用二三兩，擣碎，以水四五椀，濃煎，乘熱熏淋痔腫，而後貼諸藥。

神白散，治痔疾下部發腫如梅李，大痛礙不能行者，即時取效。

半夏唐物尤佳　龍腦

右先每用以半夏一個大者，研細，後入龍腦一大豆許，同研和，手心吐置於津唾，以指研和，令稀稠得所，攤紙上，貼痔腫上，即冷如水，良久有清水出，漸消矣。如未全愈，再三貼之，去根本，尤妙。

如聖丸，治五種痔疾，腸痔脈痔下血。

柏葉ムロノ木ノハ焙　烏梅肉焙，末，各三兩

右二味，細末，皂莢五挺，去黑麤皮，並子水浸，擣研，取汁一盞許，和丸如梧子大，每服十五丸，或

二三十丸，以溫水服之，食前，日二服夜一服。

白朮丸，治久積虛冷，腸風痔瘻，面色萎黃，日漸羸瘦，虛勞等疾。〇此方亦可入於虛勞卷中。

白朮　厚朴薑汁製，各三兩　陳皮　乾薑炮　黃耆各一兩二分　人參　甘草炙　當歸焙，各一兩

右細末，煉蜜和丸如梧子大，空心米飲服十五丸，或二三十、五十丸，日二三服。若痢秘結，加大黃一二兩。

必效丸，治氣痔脫肛不收，或生鼠乳，時復血出，久不差者。

枳殼去穰，麩炒　黃耆各三兩

右細末，以陳米飲和丸梧子大，每服三五十、七八十至百丸，以米飲，食前服之，日二三服，夜一服。已上腸痔並諸痔

氣痔者，因便下血，或肛頭腫凸，良久乃收，風也。此由邪毒氣蘊積腸間，及恚怒不節，酒食過傷，令下部氣澀壅結而成。一名脫肛痔，前必效丸主之。〇別治氣痔，又名脫肛。

黃耆湯，治大腸風壅，積滯不通，變成氣痔，疼痛脫肛。

黃耆一兩一分　當歸焙　大黃焙　檳榔煨，各二兩二分　枳實炒　防己　木香　黃芩各一兩三分

右麤末，每服三錢重，水二盞半，煎一盞八分，去滓，分爲二服，日二三服，夜一服。

摻藥方，治氣痔脫肛良久收。

海螵蛸研　染燕脂へ二研，各三分

右同研，和先，以溫湯淋洗肛門而後拭乾，時時摻付此藥，以練絹押入，更衣如此，一兩月之間，便利之時，則不可登廁，仰臥而便利，出力發氣則亦脫出，不得差收。凡脫肛病，是雖服藥傅藥，晝夜大便之次，不暇差得，故無其驗，是以至能愈。每大便別搆秘處，仰臥而可利，不可如例蹲居。

又方 治脱肛

木賊燒灰

右以槐木煎湯淋渫肛門，塗木賊灰，押入肛腸，勿發氣，仰臥而便利如上。大人小兒赤痢秘澀之時，依發氣必致脱肛患，令收入，更衣而後，二三十日仰臥之，可便利，是第一要心也。

香朮丸，治腸風痔瘻，脱肛瀉血，面色萎黄，積年不差。

白朮一斤，糯米泔浸三日三夜

右取出，細剉，以慢火炒焦，爲末，次取乾地黄半斤，淨洗以椀盛於甑上，蒸爛，杵研，入白朮末，亦和擣一二千杵。若鞕，入好酒少許相和，亦再熟擣，衆手集爲丸如梧子大，焙乾，每服二三十丸，或五十丸，空心，以米粥飲服之，日二三服。

蛇黄散，治腸風下血不止及脱肛。

蛇黄一名蚍含石也。二三顆炭火燒，醋淬，亦燒淬七返。

右細末，研飛如麪，每服三四錢匕，以陳米飲調服。下血脱肛甚者，不過兩三服，有神驗。食前服之。

又方 功能同蛇黄散

牡蠣大者，一二枚，燒淬醋七返

右細研，每服三錢匕，陳米飲調服，日二三服。

白蘞散，治十年痔，如鼠乳膿出，下血劇者。久痔者，以藏府夙有風冷，加之肌飽不常，將搆乖宜。或緣憂思恚怒，致陰陽不和，氣血凝滯，故風毒乘虚，時作時歇，攻注肛腸，痔孔有膿與血間下，腫癢疼悶，故謂之久痔。

白蘞二兩　赤小豆一兩　黄耆二兩　芍藥三兩　黄芩一兩　桂心去麤，二兩　附子炮　牡蠣煅，各半兩

右擣羅爲細散，每服三四錢匕，空心溫酒服，日中日晚亦服，以差爲期。

比金散，治久痔。

蜀葵葉小アフヒ，夏月收者，焙乾

右細末，每服三四錢匕，以溫酒調服，五七服見效。

石鷰散，治腸風痔瘻，一二十年不差，面色萎黄，飲食無味，及患藏府傷積泄瀉，暑月常瀉不止，及諸般淋瀝，久患消渴。婦人月水不調，赤白帶下，多年不差，應是藏府諸疾，皆主之。

石鷰不拘多少，淨洗土。似鷰石也

右一味，擣研爲細末，水飛，每服一錢，或二錢匕，以飯飲清調服，溫水服亦佳。久年腸風下血等疾，須常服一月，勿歇，必愈。或以水入磁器而磨盡，鷰石一顆，溫之，爲二服，服之亦得。

二礬丸，治痔瘻傍穿數穴，膿血不止，並腸風下血脱肛等疾。痔瘻者，五痔之疾，或出鼠乳，或發寒熱，或生瘡，或癢痛，或下血，其證非一，治之不早，勞傷過度，則毒氣浸漬，肌肉穿穴，瘡口不合，時有膿血，故成痔瘻。《經》曰，痔久不差，變爲瘻是也。《良驗方》名鈞腸圓

白礬燒枯　綠礬燒枯　栝樓子燒存性　蝟皮燒存性　訶梨勒炒，去核　枳殼去穰，麩炒　白附子炮　天南星薑汁切浸一宿，焙　半夏薑汁浸，焙　附子炮，各二兩

雞冠花亦雞頭花，五兩　胡桃肉燒灰，三十個

右細末，以醋麪糊丸梧子大，每服三十丸或五十丸，以溫酒，空心，臨臥服。二礬並蝟皮，雖難得，自餘合藥猶因難尋之。且書此方，得藥種太神妙。

○紫紅散《必用方》，治痔已瘺，歲久不愈，此法千治千愈，必勝必平，無有不對。砒霜、白礬各一兩，黄丹三兩。右三物，用土器，先入砒在內，次攤礬末，後入丹，蓋之，用鹽泥周濟四邊，用炭火煅之，候煙盡，至紫色取

出，用紙襯於濕地上，數少時，出火毒，研細。先用溫水淨洗漏瘡，挹乾，取藥少許，用生蜜調塗瘡上，日夜五七次，至七日瘡口漸漸歛紫墨色，即用次方桃紅散，血竭（騏驎竭也），若無真物者，即用深色柸子烔脂代之。右細末，用自津唾調塗，日夜頻用，候瘡成靨（クロフタ），用次浴毒湯。黄蘗、黄連、甘草、黄芩（各一兩，剉），栢枝（一把，截如台木筭子長），黑豆（一合）。右每用一升，水三升，煎至一升半。乘熱淋洗，日三四次，候洗下靨子，即用次平肌散。黄狗頭骨（燒灰，用），男子亂髮灰，川山甲燒（灰），各三錢，右同研勻。如瘡口已乾，用自津唾調塗。濕即乾傅，日三五次，瘡即平愈。以上四藥，太易得，治痔漏尤神方也。（見初虞世《古今錄驗養生必用方》）

當歸湯，治痔瘺消腫止痛。

當歸（焙） 大黃（煨） 赤芍藥 甘草（炙，各三兩）

右麤末，每服三錢，水一盞半，煎至一盞，去滓熱服，少利爲效。

又《癰疽篇》十種內補散，尤宜。

丹粉散，治痔瘻有瘡成竅，膿血不止。

黃丹 鹽豉（各一兩） 胡粉（半兩） 大蒜（大二顆，去皮，切）

右先擣蒜令爛，後入餘藥同杵，作薄餅，焙乾，爲細散，每用少許，貼痔瘻瘡上，日二三度，四五次貼之。

螺皮丸，治五痔連年不差，漸成痔瘻。

螺皮（田中螺，自然拾得彼殼皮，焙焦） 龍骨（各二兩） 黃耆 當歸 枳殼（數炒） 乾薑（炮，各二兩二分） 艾葉（三分） 附子（炮，二兩）

右細末，煉蜜丸梧子大，每服三十丸、五十丸，食前，煎黃耆湯，日二服。

威靈仙丸，治腸風痔瘻，肛邊鼠乳，疼痛不可忍。

威靈仙焙乾，二兩，若無者，梔子、甘草代用　木香一兩

右細末，煉蜜丸梧子大，每服二三十丸，加至五十丸，不拘時候，煎荊芥湯服。服藥後，忌茶半日，恐冷即腹痛。男子婦人皆可服。

槐角丸《局方》，治五種腸風瀉血，糞前有血，名外痔。糞後有血，名內痔。大腸不收，名脫肛。穀道四面弩肉如妳，名鼠痔。頭上有孔，名痔瘻。並皆治之。

槐角炒，一兩　地榆　當歸酒浸，焙　防風去蘆，各八兩　黃芩　枳殼麩炒，各八兩

右爲細末，酒糊丸梧子大，每服三五十、七八十至百丸，米飲服，不拘時。此藥治腸風，瘡內小蟲，裏急下膿血，止痛癢，消腫聚，驅濕毒，久服，永除病根。

又治鷄冠痔、鼠乳痔等，消腫，除肉凸。

熊膽

右以火鎔，頻塗痔腫上。

止血散，治腸風下血，或在便前，或在便後。在便前者，其血近，腎肝藏血也。在便後者，其血遠，自心肺下也。此藥皆主之。《御藥院方》

皂角刺煨灰，二兩　胡桃肉去核皮　破故紙炒　槐花各一兩半

右細末，每服二三錢，以米飲清服，亦溫酒服佳。下血甚多者，以冷糯米泔數服，立血收止。

貼痔藥，治鼠痔、鷄冠痔等。

蜀葵子半兩　蟬蛻七個　檳榔二個

右並細末，和研，與棗肉研細搜和。若覺硬，滴入少蜜如膏，頻貼痔上，以指入塗肛門中邊。諸痔療方，

散在諸方，取其要如斯，須勿泥略捨廣矣。

覆載萬安方卷第二十七

嘉曆二年二月四日朱點了，爲冬景不恥謬亂而已。

性全

同七日墨點了

性全

朱墨之紙數二十七丁

覆載萬安方卷第二十八

性全　集

眼目門

論曰，《内經》云，肝主目，在藏爲肝，在竅爲目。《難經》云，肝氣通於目，目和則知五色矣。《内經》又云，心者，五藏專精也。目者，其竅矣。夫目既爲肝之竅矣，又爲心之竅，何也。曰，目者，五藏之精華，固不專於肝也。所謂骨之精爲瞳人，筋之精爲黑睛，血之精爲絡脈，氣之精爲白睛，肉之精爲鉤束是也。析而言之，則通乎五藏，合而言之則主於肝。夫惟通乎五藏，故曰精明。《千金方》云，目赤色者，病在心。白者，病在肺。青色者，病在肝。黄色者，病在脾。黑色者，病在腎。其色不可名者，病在胸中。又云，目者五藏之精華，一身之重寶也。又云，目者，五藏六府之精也，榮衛魂魄之所營也，神氣之所生也。故神勞，魂魄散，志意亂，是故黑眼瞳子法於陰，白眼赤脈法於陽，故陰陽合揣而有睛明也。目者，心使也，神舍也。故神散精亂，則卒然見非常之處，精散氣亂則忽爾見兩物之異也。陽氣實則瞋眼，陰氣絶則昏睡。〇揣，丁果反，又初委反。度也。

又眼以三藏一府而成，此謂白眼，是肺藏也。白色爲肺正色，故黑眼是肝藏、腎藏也。肝者自腎生，故青黑色爲肝腎正色，故瞳珠子是膽府也。通則三藏一府，別則肝藏膽府，總則五藏六府之合成也。不可不知矣。

論云《千金方》六上，凡人年四十五已後，漸覺眼暗，至六十已後，還漸目明。治之法，五十已前，可服瀉肝湯，五十已後不可服。若肝中有風熱，令人眼昏暗者，當灸肝腧百壯，及服除風湯圓散數十劑，當愈。

十六件禁物

生食五辛　接熱飲食　熱食麵食　飲酒不已　房室無節　極目遠視　數看日月　夜視星火　夜讀細書　月下看書　抄寫多年　雕鏤細作　博弈不休　久處煙火　泣淚過多　刺頭出血過多

右十六件，並是喪明之本。養性之士，宜熟慎焉。又有馳騁田獵，冒涉風霜，迎風追獸，日夜不息者，亦是傷目之媒也。恣一時之浮意，爲百年之痼疾，可不慎歟。凡人少時不自將護，年至四十即漸眼昏。若能依此慎護，可得白首無他。所以人年四十已去，常須瞑目，勿顧他視。非有要事，不宜輒開，此一術，護慎之極也。其讀書博弈等過度患目者，名曰肝勞。若欲治之，非三年閉目不視，不可得瘥，徒自瀉肝及作諸治，終是無效。人有風疹，必多眼暗，先攻其風，其暗自瘥。

論曰，肝虛眼，其證不一。巢元方《病源論》具析之，謂有忽然發腫者，亦有淚出不止者，亦有睛生瞖暈者，亦有視物漠漠，不能遠視者，亦有精彩昏濁，黑白不明而暈者，是皆肝藏虛之所致也。

菊花散，治肝虛風毒，氣眼目昏，多淚澀痛。

菊花　牛蒡子炒　甘草各三兩，炙

右細末，每服三錢匕，溫水服之，食後，日二三服，久服有效。

檳榔湯，治肝虛寒，眼目昏暗，脇下痛，脹滿氣急。

檳榔子剉，不見火　陳皮　桔梗各一兩　白茯苓一兩二分　附子炮　吳茱萸湯洗，焙，炒　桂心去麤皮，各二分　白朮二兩右爲末，每服三錢重，水一盞半，生薑三片，煎至八分，去滓，溫服，不拘時。若氣喘急，痰壅，加半夏半兩（薑製），川芎、甘草各一兩，尤佳。

石決明丸，治肝虛血弱，目久昏暗。

石決明（小アワヒツ貝也，用貝，兩方磨除，取貝心，打碎爲細末）　菟絲子（酒浸一宿，炒末）　五味子（各一兩）　細辛　熟地黃（焙）　知母（焙）　山藥

右細末，煉蜜和丸如梧子大，每服三十丸，或五十丸，空心，食前，米飲服之，日三服。

還睛丸，治肝藏虛，血弱不能上助，目力視物昏暗。

茺蔚子　附風（防歟）　人參　細辛　決明子　車前子　川芎（各二兩）

右細末，蜜丸如梧子大，空心二三十丸，以茶服之，日二三服，夜一服，或五十丸。

駐景圓，治肝腎俱虛，眼常昏暗，多見黑花，或生障瞖，視物物不明，迎風有淚，久服補肝腎，增目力。

車前子　熟地黃（各三兩）　菟絲子（酒浸，炒末，五兩）

右爲末，煉蜜爲丸如梧子大，每服三十丸或五七十丸，溫酒，空心，日中日晚可服。肝即腎子，補腎乃肝氣增盛，補虛則明利眼力也。

聖明散，治肝腎不足，眼目昏暗。論曰，目昏暗之疾，其候有二，肝氣不足則血弱，腎氣不足則精衰。血弱精衰，不能榮養於目，漸致昏暗。又《病源》云，夫眼者，五藏六府、陰陽之氣，皆上注於目，若血氣充實則瞻視分明，若血虛竭則風邪所侵，故令昏暗不明也。

羌活　鹽（各一兩）　山椒（去目及閉口，炒出汗）　惡實　蒼朮（米泔浸一宿，切，焙）　蔓荊子　木賊（各二兩）

右細末，每服二三錢，水一盞，煎至半盞，去滓，食後，溫服，日夜二三服。

牛犀飲子，治目昏暗。

犀角(不見火)　桔梗(各二兩)　羚羊角　人參　茯苓　黃芩　知母　防風(各一兩)

右細末，每服二三錢，水一盞，煎至半盞，空心，夜臥各一服。又食後服佳。

木賊散，治眼昏暗，及一切目疾。

木賊(小便浸七日七夜以後取出，曝乾)　甘草(炙，各二兩)　蒼朮(河水浸一日一夜，去皮，粟米泔水浸七日七夜，取出，切，曝乾，八兩)

右細末，每服三四錢匕，空心，臨臥，以茶服之，或溫酒服亦佳。

駐景丸，治目視䀮䀮(カスカナリ)，見物不精。

車前子　菟絲子(酒浸，炒)　決明子(炒)　羚羊角　防風(各三兩等分)

右細末，煉蜜爲丸如梧子大，每服三十、五十丸，食後，日三服夜一服，以溫酒或溫湯服之。

防風湯，治肝虛寒，目暗䀮䀮，視物不真，並生黑花。

防風(二兩二錢)　川芎　甘草(炙)　白茯苓　獨活　前胡(各二兩)　人參　細辛(各一兩二分)

右麤末，每服三錢，水二盞半，棗三個，煎至一盞六分，去滓，食後，日三夜一服。

羚羊角湯，治眼見黑花，或頭旋目暗，欲變青盲，眼暗微開。

羚羊角　決明子　人參　升麻　玄參　車前子(各二兩)　羌活　防風(各三兩)　細辛(一兩)

右麤末，每服三錢，水二盞半，煎至一盞七分，去滓，溫服，不拘時，日夜二三服。

通明丸，治肝腎氣虛，眼目昏暗，時見黑花飛蠅。

石決明(洗，剉)　芍藥　桔梗(炒)　車前子　茺蔚子　熟地黃(各四兩)　細辛(三兩)

右細末，煉蜜爲丸如梧子大，每服三十丸或五十丸，鹽湯服，食後，臨臥，日夜二三服。

論曰，天一生水，在藏爲腎。天三生木，在藏爲肝。腎藏精，肝藏血，人之精血充和，則腎肝氣實，上榮耳目，故耳目聰明，視聽不衰。若精血虧耗，二藏虚損，則神水不清，瞻視乏力，故令目黑暗。

金髓煎丸，治腎虚，眼目昏暗。

生地黄（二斤，内一斤生暴乾，一斤於甑中蒸一飯時，取出暴乾） 杏人（半斤，去皮尖，令黄黑，擣爲末，用紙三兩重裹，壓去油，又換紙，油盡，令如白粉） 石斛（去根） 牛膝（酒浸，焙） 防風 枳殼（去穰，麸炒，各四兩）

右細末，煉蜜和丸如梧桐子大，每服三十丸或五十丸，以豆淋酒服，日夜二三服。豆淋酒者，炒黑大豆，令黑焦，乘熱以一盞入酒三盞中，盛密器，封口，經半日或一宿，去豆，用時溫煖而服之。《御藥院方》號地黄丸，彼云補腎氣，治眼疾。昔李揆相公，患眼時生翳膜，或見黑花如蟲形翅羽之狀。僧智深請謁云，此乃腎毒風也。凡虚則補其母，實則瀉其子，緣腎是肝之母，今腎積風毒，故令肝虚。非但目疾，丈夫所患乾濕脚氣，消中消渴及諸風氣等，皆腎之虚憊。但服此補腎地黄丸，無不神效。此藥微寒，量人性服之。

青鹽散，治腎藏虚冷，肝膈浮熱，上衝兩目，生翳，視黑花。

鹽（研炒） 蒼朮（米泔浸三日三夜） 木賊（童子小便浸三日三夜，焙乾，各五兩）

右細末，空心，以溫水一二錢匙服之。若不見物者，不過十服，有效。

蜀椒丸，治肝腎虚風，攻眼目黑，時見虚花。

蜀椒（去目及閉口者，炒出汗） 熟乾地（黄焙，各三兩） 蒼朮（米泔浸一宿，切，焙乾，十五兩）

右細末，煉蜜爲丸如梧桐子大，每服二三十丸或四五十丸，溫酒或鹽湯服之。

徹視散，治虚勞眼暗。

蔓菁花（三月採，陰乾）

右一味，細末，每服二三錢匕，空心，以井花水服之，久服明利眼睛，可夜讀細書。

補肝湯，治肝虛兩脇滿痛，筋脈拘急，不得喘息，眼目昏暗，面多青色。

防風　細辛　白茯苓　栢子人　桃人炒　桂心去麤　甘草炙　山茱萸　蔓荊子各五兩

右麤末，每服三分，水三盞，棗三四個，煎至二盞，去滓，分爲二服，不拘時，日二三服。兔絲子丸，治腎肝虛，目昏暗，不能遠視。

菟絲子酒浸一宿，蒸，炒，末　白茯苓　山藥　人參　防風　車前子　熟乾地黃焙　黃耆　石決明各三兩

右細末，煉蜜和丸如梧子大，每服三十丸或五十丸，空心，溫酒服之，日夜二三服。已上肝腎二藏虛，睛昏暗，服如上藥，則二藏得力，非獨明目，益氣補血也。此外諸藥在正方中。

論曰，肝氣通於目，其氣和平，則諸疾不生。過實則生患，乃有肝實眼之證，令人目痛如刺，久不已則目赤，而生淫膚息肉，治宜瀉之。但當視其老壯，凡人五十以前可服瀉肝藥，過五十則不可。若有實熱疾，嘗不得已而瀉之，目中赤則實熱也。

苦參丸，治肝實熱多，食壅氣物，毒氣傷目，昏暗。

苦參　車前子　枳殼去穰，麩炒，各五兩

右細末，煉蜜爲丸如梧子大，每服三十丸或五十丸，空心，以米湯服之，日夜三四服。

羚羊角散，治肝藏實熱，眼目昏暗，時多熱淚。

羚羊角　羌活　玄參　車前子　黃芩　栝樓　山梔子去皮，各二兩　胡黃連　菊花各三兩　細辛一兩

右細末，每服二三錢匕，食後，以竹葉煎湯服之，或以蜜丸，服三五十丸。

石決明丸，治肝實，眼目生淫膚，息肉腫痛。

石決明二兩　黃連　車前子　細辛　梔子人　大黃炒　黃芩各一兩　菊花三兩

右細末，煉蜜和丸如梧子大，每服三十丸或五十丸，食後，以溫米湯臨臥重服，日夜二三服。

洗肝湯，治肝實眼赤熱。

人參　赤茯苓　山梔子　黃芩　菊花　地骨皮　川芎　柴胡　桔梗根（炒，各二兩）　黃連　甘草（炙，各一兩）

右麤末，每服三分，水三盞，入竹味十片，煎至一盞七分，去滓，分爲二服，食後，臨臥，日夜三服，溫服。

○《究原方》第十三云，若因怒或食物熱，或飲酒而致目赤，眼胞紫，內生赤脈，《局方》木香流氣飲，加大黃煎服。

黃連丸，治肝氣壅實，目痛如刺。

黃連　大黃（炒，各二兩）　防風　龍膽根　人參　黃芩（各一兩二分）　細辛（一兩）

右細末，煉蜜爲丸如梧子大，每服三十、五十丸，食後，臨臥，以溫水服，日夜三服。

菩薩散（《局方》），治男子婦人風氣攻注，兩眼昏暗，眵淚羞明，瞼眥腫癢，或時赤痛，耳鳴頭眩。○眵，充皮反。目傷眥。（マスミノイタタ也。）眥，靜計反。目際也。

荊芥穗（一兩二分）　蒼朮（米泔浸，炒）　白蒺藜（炒，去角，各二兩）　防風（剉，炒，二兩）　甘草（炙，一兩）

右細末，不拘時，以鹽沸湯服，或酒服二三錢匕，神妙。（龍樹菩薩所造《龍木論》中妙方也。故云菩薩散歟。）

撥雲散，治男女風毒上攻，眼目昏翳膜遮障，怕日羞明，多生熱淚，隱澀難開，眶癢赤痛，瞼眥紅爛，瘀肉侵睛，但是一切風毒眼疾並皆治之。

羌活　防風　柴胡　甘草（炒，各一斤）

右細末，每服二三錢匕，水一盞，煎至七分，食後，臨睡時服。又以菊花煎湯，或菊苗湯，或以薄荷茶服，尤佳。

洗肝湯，治風毒上攻暴作，赤目腫痛難開，隱澀眵淚，昏暗羞明或生翳膜，並皆治之。

川當歸　薄荷　羌活　防風　山梔子仁　甘草炙　大黄　川芎各二兩

右細末，每服三錢，以冷水或熟水服之，食後，日晩服之有神效。

明睛散，能治外障，退翳膜，療風毒上攻，眼疼赤痛，腫癢或瞼眥癢爛，時多熱淚昏澀。

赤芍藥　當歸　黄連　滑石別研，各五兩

右細末，和勻，每用二錢，以沸湯點攪，清澄去滓，熱洗目，日二三度，忌一切淹藏魚鮓酒麪等毒熱物。

明眼地黄圓，治男女肝藏積熱，肝虚目睛，膜入水輪，漏睛眵淚，眼見黑花，視物不明，混睛冷淚，翳膜遮障，及腎藏虚憊，肝受虚熱，及遠年日近，暴熱赤眼，風毒氣眼，並皆治之。兼治乾濕脚氣，消中消渴，及諸風氣等疾，由腎氣虚敗者，但服此，能補肝益腎，驅風明目，其效不可述盡。

生乾地黄　熟乾地黄焙，各八兩　牛膝酒浸，焙，一兩二分　石斛　枳殼去穰，炒　防風各二兩　杏人去皮尖，麩炒，研，去油，一兩

右細末，煉蜜爲丸如梧桐子大，每服三十、五十或六七十丸，空心，以溫酒服之，或以飯飲鹽湯服亦佳。忌一切動風毒物等。

草龍膽散，治眼暴赤腫痛，風氣熱上衝，睛疼連眶，瞼眥赤爛，瘀肉侵睛，時多熱淚，及因叫怒，逆損肝氣，久勞瞻視，役損眼力，風砂塵土入眼澀痛，致成内外障翳，及一切眼疾，悉皆治之。

蒺藜子炒，去刺　草龍膽各六兩　赤芍藥八兩　甘草炙　羌活　防風各三兩　菊花半兩　茯苓四兩

右細末，每服二三錢，食後，臨臥，溫酒服，日夜二三服。又以鹽湯或茶清服，尤佳。

○洗目方，《聖濟錄》百五卷名當歸散。《事證方》名黄連湯。《御藥方》名金蓮散。

湯泡散《局》，治肝經不足，受客熱風壅，上攻眼目，赤澀睛疼，瞼爛怕日羞明，夜臥多淚，時行暴赤，兩太陽穴眉尾疼，頭旋昏眩，視物不明，漸生翳膜，並皆治之。《事證方》名黃連湯。錢太師洗眼方云云。

赤芍藥　當歸　黃連等分

右麤剉，或細末，每用一兩，水四盞，煎至二盞半，去滓，乘熱以熟絹爲巾浸之，淋洗目內外，或以目臨於煎藥氣熏，溫冷則再煎熱，淋洗之。一日一夜三五度，以瘥爲期。忌諸淹藏物酒麪。謂凡眼目之疾，皆以血氣凝滯使然，故以行血藥治之，血得熱則行，得冷則凝，是以乘熱洗熏，無不效驗。此方今用之神妙，諸藥之所不及也。《御藥院方》名金蓮散。

○加荊芥穗等分，《御藥院方》名荊芥散。

還睛圓，治男女風毒上攻，眼目赤腫，怕日羞明，多饒眵淚，隱澀難開，眶癢赤腫疼痛，瞼眥紅爛，瘀肉侵睛，或患暴赤，眼睛疼不可忍者，併服立效。又治偏正頭痛，一切頭風目昏眩，皆治之。

白朮　菟絲子　青葙子　防風　甘草炙　羌活　白蒺藜　密蒙花　木賊各等分

右細末，煉蜜爲丸如彈子大，每服一二丸、二三丸，嚼以白湯吞下，空心，日三服夜一服。

治赤眼頭痛，暴翳膜生。

右以鵝不食草末，可吹入鼻孔中，淚出漸瘥，含水吹之。令患人含水而吹之，患人若不含水，藥自鼻入喉，而噎塞故也。

又治風熱赤眼腫痛。

右用麻油浸蠶砂二三宿，研蠶沙入目中，膜消熱散痛減也。

龍樹鎮肝圓，石大夫方。治肝腎俱虛，風邪內乘，眼目昏暗，或頭風偏牽，眼漸細小。或青盲雀目，諸風內外障者，不過十數，服立愈。須忌房室、酒麪、炙煿、魚、辛辣，發風動氣物。但於暗室中坐，不可使心，無不應驗。

草決明子二兩，炒　人參半兩　家菊二兩　川芎　黄芩　玄參　地骨皮　防風各一兩

右細末，以粟米粉爲糊和丸如梧子大，每服二三十丸或五六十丸，以温酒服之，食後，夜臥，日夜二三服。亦以薄荷湯服，尤佳。

洗眼珊瑚散，治氣眼風眼，内障外瘴，青盲雀目，赤眼，目視黑花，羞明，不能視物。不問久近，並皆治之。此方乃韓州李太尉遇一聖僧傳之。是台州人，後尋覓，不知所在。再三祝令不可容易傳之。徑山佛日，得此方，藏之甚秘。

鹽三斤，用淨白以沸湯泡，淘去不淨塵土，澄清入磁器，以炭火熬成霜，取一斤　辰砂一錢重，用水飛過　私云，二錢重好。　晉白礬一錢重　私云，二錢重。

右研細，後與鹽、辰砂拌匀，如珊瑚色之時，入磁器，置火邊，用時藥三錢，以不熱不冷湯一椀，入銅器中，先以温湯洗去眼上汗，然後以藥洗淋，目澀痛爲度。藥冷再三温煖洗之，藥洗以後，每度以温湯洗去鹽氣，每日若隔日常淋洗，則除疾增明。始終忌鐵器，可用銅石器盂。

捲簾膏，治内障外障，毒赤赤目，並一切翳膜。東倉司幹官龐維翰家傳，此方常用之，果有神效。〇入點眼中神方

密陀僧赤金色者良，二分，細研　白蜜如沙最上，八兩

右二物，和匀，用瓶磁入藥在内，用柳木作蓋塞瓶口，用油單紙五七重，封裹緊繫扎定，不得透水。又入黑豆五升於鍋中，入水還入置藥瓶，於豆鍋内煮之，水減亦徐添入水，煮至豆爛熟，即取出藥瓶，候冷，用繩扎繫藥瓶子，沈於井底，三日三夜後取出，用綿濾去塵滓，然後盛納別淨磁器中，不得令犯塵水。遇病目以銅筯，或竹筯點藥入眼角，日一兩點，點藥後少時，避忌風寒。頻用取效。

神妙驅風散，治風毒上攻，眼目澀癢疼，不可忍者，或上下瞼眥赤爛浮翳，瘀肉侵睛。出王氏《博濟方》。

五倍子（三兩，打碎，去泥土）　蔓荊子（四兩二分）

右麤末，每用一兩，水三盞半，入銅器，煎至二盞半，去滓，乘熱浸巾，淋洗目內外兩度。滓合再煎用之，日夜二三度。

防風羌活湯，治風毒上攻，眼睛疼痛。

防風　羌活　黃耆　家菊花（去蒂）　川芎　荊芥穗（不焙）　白蒺藜（熟炒，去刺）　甘草（炙，蜜塗，各等分）

右細末，二三錢，以麥門冬熟水調服。又以清茶水服，尤佳。日夜二三服。（林子啟傳）

○此段肝要也。

《事證方後集》云，有人患赤目，皆作肝經有熱，服洗肝散涼藥治之，久而目覺昏生翳膜，遂服《局方》黑錫丹、錦鳩圓，並駐景圓而痊，和菊睛圓，每服五七十丸，空心，鹽湯服。氣虛人，目昏瞻視不明，常見黑花，宜服《局方》安腎圓。

男子婦人，風毒攻注兩眼，赤腫而癢，《局方》消風散和菩薩散二三錢，以百沸湯服之，食後，臨臥。若因怒或食熱物，或飲酒過度，而致目赤眼胞紫，內生赤脈，《局方》木香流氣飲加大黃煎服之。

○目疾赤眼，瞼胞赤，可服木香流氣飲加大黃。

凡患眼疾，切須戒酒節慾。蓋酒引風，況熱而有毒。眼屬肝屬木，尤不可用藥頻點，緣病目自內起。俗諺云，眼不點不瞎，耳不斡不聾，此之謂也。○眼不點，藥之戒。

生犀丸（《御藥院方》），散赤腫痛，隱澀胎赤，眵淚生瘡。胎赤者，論曰因胎赤者，緣在胎之時，其母嗜五辛及餌熱藥，傳移胞藏，內稟邪熱，及至生長，兩目赤爛，至大不差，故曰胎赤。又人初生，洗目不淨，穢汁漬壞者亦有之。

荊芥穗　大黃各二兩二分　甘草　川芎各一兩一分　薄荷葉一兩三分

右爲細末，蜜丸，一兩爲十丸，每服二三丸，細嚼，以湯服，進食後，日二三服。

黃連湯同，治目胎赤腫痛，及散頭面熱。

黃連　秦皮　苦竹葉　薄荷葉各三兩

右麤剉，每用一兩二分，水五盞，煎至四盞，去滓，以綿濾熱而淋洗目，不計度數，日夜數個度，治一切風眼熱目，新久目疾。

當歸立效散，涼血，定眼睛疼痛。

當歸　大黃各三兩　乳香二分

右麤末，每服三錢，水三盞，煎至二盞，去滓，熱服，食後，臨臥。

通光丸，清神光，退翳膜，治昏暈赤澀莫開。

蒼朮　黃芩　朴消各二兩二分　甘草一兩

右細末，以乾柿肉湯浸，研爲丸，一兩爲五丸，每服二丸，細嚼，以冷水服下，食後，臨臥，或以湯服之。

還睛湯，治風赤暴赤眼，退浮翳眯，目胎赤眥爛澀癢腫痛。

山梔子　黃蘗　黃連各一兩　杜仲炒　細辛　薄荷各二兩，名龍腦草　秦皮四兩　甘草炙，半兩

右麤末，每服一兩一分，水三大盞，竹葉十片，燈草二十莖，煎至二盞半，以綿濾去滓，閉目淋洗了，避風少時，每日三四度，冷亦再三煖洗之。○眯，音米。物入目中。眥メノスミ，在詣反。目證也。

黃連湯，治功同上。

黃連　秦皮　苦竹葉切　薄荷葉各三兩

右麤剉，每用一兩二分，煎淋洗同上。

杞菊丸，治内外障，眼有翳暈，或雖無翳，視物不明。

甘菊花　枸杞去莖，各四兩　川芎　薄荷葉各二兩　蒼朮十二兩，米浸三日，每日每夜換泔水乾

右細末，煉蜜丸彈子大，每服一二丸，細嚼，以茶清服，食後，日二三服。

生明丸，治眼目暴赤，睛痛胎赤。

薄荷葉　川芎各三兩三分　縮砂人　菊花乾者，各二兩二分

右細末，蜜和丸，一兩爲五丸，每服一二丸若三丸，細嚼，以湯服送，食後，日二服夜一服。

九龍膏，治一切目疾，内障外障，赤眼、風眼、熱眼、寒眼。未見唐書，恐是日本古人作歟。有效驗，故載之。

黃連　艾葉　石决明　木賊各二兩　黃蘗一斤　古文錢十文　杏人一錢，去皮尖　麝香　龍腦各一字一錢四分之一也

右先以前七種並剉如碁子大，以水一石盞百杯也入鍋，煎至三分一，濾去滓，入鍋煎至一盞，後入磁合子，而納麝香、龍腦，以重湯煎煉成稀膏，畜置，遇眼疾，點入目中。堅硬之時，入乳汁少得稀稠，晝夜入之。

退風膏，治一切風熱赤眼，目中生瘆瘡，其痛不忍。

黃蘗十兩　木賊二兩　葱白連鬚，二十莖　菊花無，用莖葉根一兩　竹葉三十葉　莽草二十葉　石决明洗，去鹽氣，打碎，三兩

右麤末，入水二十盞，煎至三盞，濾去滓，入磁碗，以重湯再煎成稀膏，入眼中，晝夜四五度。加麝香、龍腦各一字，尤神妙也。

又方　功效如前。

覆載萬安方卷第二十八

黃蘗十兩　黃連五兩　竹葉二十葉大　莽草二十葉，切除葉上下

右麤剉，以水二十盞，煎至二盞，濾去滓，入磁椀，以重湯再煎，入目中。

性全常依書寫看文，頻患目疾。每患眼疾，以湯泡散淋洗而入點此藥，不過兩三日而得愈，其效如神。

一捻金散，治風赤障眼，四邊肉爛，冷淚常出不止。

朴消

右一種，細研，以調水點入目中。又黃丹一分，朴消二分，蜜五兩，三味細研，入銅器內，以慢火煎三十沸，不住手攪，乘熱以綿濾過，候冷，頻點入目中。治久患赤眼，皆爛癢痛，淚出不止，視物昏暗。

車前草湯，治目痛飛血赤脈。論曰，飛血者，謂赤脈散於白睛之上是也。由肝藏氣虛，爲風熱所乘，致血飄溢散絡，白睛勢如飛馳，故謂之飛血。治法宜鎮肝氣，平心火，則飛血自除。鎮心丸，明目鎮保心氣，寧養神志，宣暢氣血，解諸邪壅，黃疸鼻衄，小水淋痛，服之並效。治飛血。

黃芩　大黃炙，各二兩　荊芥穗　薄荷　甘草　芍藥　山梔子各四兩

右爲末，以麵糊爲丸如梧子大，每服三十丸或五十丸，溫水服，不拘時。

人參湯，治血灌瞳人，澀痛。論曰，目屬肝，肝受血而能視，則目之瞻視，必資血。若因物損傷，致血脈散亂，則敗血侵睛，灌注瞳人，害於瞻視。不早治，或致喪明，故謂之血灌，血灌瞳人故也。

人參　赤茯苓　細辛　桔梗炒　車前子各一兩　五味子　防風半兩

右麤末，每服五錢，水三盞半，煎取二盞，去滓，分爲二服，食後，臨臥，日夜二三服，以愈爲度，數劑服之。

決明湯，治血灌瞳人。

石決明　人參　川芎　細辛　五味子各二兩　赤茯苓四兩

右爲末，每服五錢重，水三盞，煎至二盞，去滓，溫服，食後，臨臥。數劑服痊。

逐翳散，治黑睛白點外障。

杏人十粒，湯浸去皮

右去皮尖，早朝嚼，吐入生絹巾，以線扎定，浸乳汁，晝夜三五度點入目中，每日棄，故易用新，白翳退散爲度。百日若半年、一年，多年用之，自然漸昏翳除去，真睛明朗。

朱砂煎，治墜睛眼，白睛腫起，赤澀疼痛。

辰砂研飛，一分　馬牙消細研，半兩　黃連末，半兩　杏人湯浸，去皮尖，一分　鹽一分

右細研，綿裹，用雪水半盞，浸一宿，濾去滓，入磁器中，以銅筯蘸少許，點入目中。日夜二三度。論曰，墜睛者，眼因賊風所吹，血脈受寒，貫衝瞳人，風寒氣隨眼帶牽拽睛瞳向下，名曰墜睛也。日久不治，瞳人損陷，遂致失明。

羚羊角散，治眼白睛腫脹，日夜寒痛，心胸多悶，洗肺利肝。名洗肺利肝羚羊角散

羚羊角　郁李人　桑白皮　防己　大黃各一兩　赤茯苓三兩　木通　防風　赤芍藥　黃芩　枳殼去穰，麸炒　杏人去皮尖，炒，各三分
甜葶藶　甘草各半兩

右爲末，每服四錢重，水三盞，煎至二盞，去滓，食後臨臥溫服。

槐實丸，治墜睛失明，眼睛牽陷。

槐實　羚羊角　獨活　天麻　地膚子　沙參　人參各三兩　防風　菊花　枳殼去穰，麸炒，各二兩　決明子四兩

右細末，蜜丸如梧子大，每服五十丸，空心，臨臥，日二三服，以薄米湯服之。

防風湯，治蟹目疼痛，寫肝補膽。

論曰，藏府壅滯，肝經積熱，上衝於目，令人目痛睛瘀。若毒氣結聚，甚則黑睛上生黑珠子，如蟹目狀，故以名之。或有如豆者，名曰損翳，或曰離睛，又曰蟹睛。病極難治，不可鍼割，及不可傅毒藥。唯宜服宣瀉之藥，使邪熱退即瘥。

防風（三兩）　遠志（去苗心）　黃芩　人參　桔梗（炒）　細辛　芍藥（各二兩）

右麤末，每服五錢重，水三盞，煎至二盞，去滓，食後，臨臥，日夜三四服。

黃芩羊角湯，治蟹目疼痛，瀉肝。

黃芩　羚羊角　赤芍藥　細辛　桔梗（炒）　人參　遠志（去苗心）　甘草（各一兩）　防風（各二兩）

右麤剉，每服五錢重，水三盞，煎至二盞，去滓，食後，臨臥，日夜三四服。

桔梗湯，治眼睛突出。論曰，人因風熱痰飲，攻漬府藏，陰陽不和，肝氣蘊積，熱毒之氣上衝於目，使目睛疼痛，甚者突出。治宜先服寒藥，以瀉肝氣，然後調治，勿求卒效。惟漸治之，仍須微鍼引出惡汁也。

桔梗（炒）　大黃（炒）　玄參　芍藥　防風　黃芩（各二兩）　茺蔚子（四兩）

右麤末，每服五錢重，水三盞，煎至二盞，去滓，入芒消一錢匕，分爲二服，食後，臨臥，溫服，日夜二三服。

門冬茺蔚飲，治風熱攻目赤痛，目睛欲凸出者。

麥門冬（去心，焙）　茺蔚子（メハシキノミ，各二兩）　桔梗（炒）　防風　玄參　知母（焙，各二兩）　黃芩　天門冬（去心，焙，各三兩）

右麤末，每服五錢，水三盞，煎至二盞，去滓，食後，臨臥，溫服，日夜二三服。

點眼丹砂膏，治目卒珠子脫出，並有青翳。

丹砂（辰砂也，研）　乾薑（炮，末）　鷹屎（研，各一分）

右合研如粉，以乳汁調，點入目中，日三五度，夜一二度。又方乾薑、鷹屎二種也，不用丹砂。

又方　治眼睛忽然突出一二寸者，右急取冷水灌入眼中，數數換水，可寒冷，須臾睛當自收入。（以冷水可打眼睛）

木通犀角散，治白睛腫起如水泡者。論曰，白睛腫脹者，肝肺之候也。目者肝之外候，白睛者肺氣之所主也。若肺氣壅滯，肝經不利，爲邪熱所乘，不得宣泄，則毒氣上攻於目，故白睛腫起，或疼痛也。治宜宣利藏府，外傅熁腫藥，及鎌去惡血，無不差也。

木通　犀角　桑白皮　黄芩　大黄（炒）　玄參　茯神　旋復花（各二兩）　菊花（一兩）　甘草（炙，二分）

右細末，每服三錢匕，若五錢匕，水一盞，煎至六分，不去滓，食後，臨臥服。

大黄散，治肝肺大熱，白睛腫脹，蓋覆瞳人疼痛。

川大黄（炒）　黄連　羚羊角（各三兩）

右麤末，每服五錢匕，水一盞，煎至六分，去滓，食後，溫服，日二三服。

地骨皮湯，治時行目暴腫，癢痛。

地骨皮（三斤）

右以水三十盞，煎取五盞，去滓，更入鹽二兩，煎取二盞，洗目，或加乾薑一兩，溫又洗，如每日一度，以差爲期。

蘆根湯，治目暴腫。

蘆根（五兩）　甘草（炙，一兩）　粟米（五兩）　竹茹（三兩）

右麤末，每服五錢匕，水二盞半，煎至一盞半，去滓，分爲二服，食後，溫服，日夜二三服。

二黄湯，治兩目暴熱痛。

大黄炒，四兩　芍藥五兩　細辛　甘草炙，各四兩　黄芩二兩

右麤末，每服三錢重，水三盞，煎至二盞，去滓，食後，溫服，日二三服。

論曰，時氣後，忽目赤腫痛，或生翳膜者，時氣之餘毒未盡，自藏府熏發於目。或因體虛未平，多食熱物，皆令目病。輕者赤痛，重者致翳暈。又輕者眼見黑花，治法尤在愼飲食，或戒房室，以就痊平。不然，湯劑交攻無益也。

黄耆湯，治時氣病目暗。

黄耆一兩二分　枳殼麩炒，一兩　人參一兩二分　當歸焙，二兩　黄蘗炙，二兩　黄連一兩二分

右麤末，每服三分，水三盞，煎至二盞，去滓，食後，分爲二服，溫服，日夜二三服。

大黄湯，治時氣病後，風毒眼熱痛。

大黄剉炒，二兩　枳殼麩炒　黄芩　菊花　梔子人各一兩

右麤末，每服三分，水三盞，煎二盞，去滓，食後，溫服，得利尤佳，分爲二服，日二三服。

黄連湯，治時氣病後，目赤痛。

黄連四兩　芍藥二兩　黄芩　秦艽各一兩

右麤末，每服三分，水三盞，煎二盞，去滓，分爲二服，食後，臨臥服，日夜二三服。

若無赤氣熱病，而昏暗不見物，目力虛弱，則是虛冷。經日月，漸復本，亦可服駐景圓。若久不差，愈昏暗者，須服生犀飲子。

生犀飲子，治目昏暗者，老眼昏尤佳。

犀角　桔梗各二兩　羚羊角　人參　茯苓　黄芩　知母　防風各一兩，或二三兩

右細末，每服三分，水三盞，煎至二盞，爲二服，食後，日夜二三服。

茯神湯，治班瘡入眼。論曰，傷寒熱毒氣盛，發於肌肉作班豆，不已，則上熏眼目，腫澀而痛，片見黄赤若玳瑁色，或碎如粟粒是也。點藥入目，必致損爛，惟宜服利脾肺、解熱毒之藥，亦可傅藥於眼瞼上下，稍削其勢。

茯神去木　赤芍藥　葛根各一兩　升麻　地骨皮　黄芩一兩二分　大黄炒

右麤末，每服三分，水三盞，煎二盞，去滓，分爲二服，食後，臨臥服，日二三服。

茈胡湯，治班豆瘡入眼，宜服去脾肺熱毒藥。

柴胡　黄芩　梔子人　赤芍藥　升麻　麥門冬　甘草炙，各三兩

右麤末，每服三分，水三盞，煎二盞，去滓，分爲二服，食後，臨臥，溫服。

黄蘗膏，治麩豆瘡入眼。

黄蘗　木香各一分　大黄三分

右細末，重入乳缽熟研，每用少分，以水調爲膏，瞼上下傅之，不可入目中，乾即易傅。

又乳汁入黄蘗末，頻頻入目中。

論曰，晝而明視，暮不覩物，名曰雀目。言如鳥雀不能有見於夜也。夫衛氣晝行於陽，夜行於陰，陰血受邪，肝氣不能上榮於目，肝受血而能視。今邪在於肝，陰血澀滯，至暮則甚，故遇夜目睛昏，不能睹物，世謂之雀目。〇雀目，又云鳥目。

車前子湯，治雀目。

大黄煨　車前子　玄參　黄芩　細辛　茺蔚子各二兩

右麤末，每服三分，水三盞，黑豆二十粒，煎至一盞七分，去滓，空心，臨臥，日二三服。小兒分爲四五服，頻頻服之。

《千金要方》云，治雀目咒術。

令雀目人至黄昏時看雀宿處，打令驚起，雀飛時乃咒曰，紫公紫公，我還汝盲，汝還我明。如此日日三過作之，眼即明。曾試有驗。

瀉肝湯，治雀目。

黄芩　防風各二兩　芍藥　桔梗剉，炒　大黄濕帋裹，煨剉，各一兩

右麤末，每服二錢重，水二盞，煎至一盞，去滓，後入芒消半錢匕，再煎令沸，食後服之，日二三服。小兒分作二三服。利法氣逆，尤良。虚寒人不可服。

補肝湯，治雀目。

人參　白茯苓　車前子　黄芩　大黄濕帋焙，各一兩　五味子　防風各一兩　玄參一兩二分

右麤末，每服三錢，水二盞，煎至一盞二分，去滓，食後溫服，日二三服。小兒分爲三服。

還睛丸，治雀目。

人參　細辛　白茯苓　木香　知母焙　川芎各一兩　石决明磨去麤皮，打碎　茺蔚子各二兩

右細末，以煉蜜和丸如梧桐子大，空心，以茶清服十丸或二十丸。小兒爲小丸服之。自餘小方等，可見《單方》王氏。

論曰，瞼生風粟者，上焦積熱，肝藏有風，傳於心肺，衝發目瞼眥肉之間，故令上下澀痛。如粟所隱，

赤脈侵睛，淚眵交下，視物羞明。不療則磨隱睛輪，久生翳暈，宜鎌洗與藥並行，可也。

防風湯，治眼瞼生風粟。

防風二兩 犀角 知母 黄芩 玄參各一兩 桔梗炒 羚羊角各一兩二分 大黄炒，二分

右麤末，每服二盞，水一盞，煎至一盞，去滓，食後溫服，日二三服。小兒分爲二服，又爲三服。

細辛湯，治眼生風粟疼痛，時時有淚。

細辛 玄參 五味子 人參 白茯苓 防風 車前子各二兩

右麤末，每服三錢重，水三盞，煎至二盞，去滓，食後，臨臥，日夜二三服。一煎分爲二服，小兒分爲二三服。

鎌洗方

右舊鎌一二片，以水四五盞，煎至三四盞，淋洗目瞼。

又以古鎌向火上焙熱，熨溫目瞼。

決明湯，治眼生膚翳，遮覆瞳人。〇目生膚翳，又曰浮翳

論曰，以府藏氣血虛實不調，加以風邪痰飲欝於膈上，熏蒸既久，衝發於目，乃生膚翳，其睛上及瞳人有物如蠅翅狀，是爲浮翳也。

決明子炒 地骨皮 玄參 黄連 桔梗炒 茈胡 茯神去木，各一兩三分 梔子人一兩二分 羚羊角二兩二分

右㕮咀，每服三分，水三盞，竹葉二十片，煎至二盞，去滓，分爲二服，冷溫得中，食後，臨臥，日夜兩三服。

貝齒散，治目風熱，赤生膚翳。

貝齒七個，燒爲末，細研，用最小者　真珠一分，細研末　龍腦半錢重，研

右合研如粉，每點如黍米大，點於翳膜上，日三度。

蘆根湯，治脾肺熱熏目，赤癢生翳。

蘆根　木通各一兩半　梔子人　桔梗炒　黄芩　甘草炙，各一兩

右㕮咀，每服三分，水三盞，煎至一盞半，去滓，分爲二服，食後，入生地黄汁三分一盞服之。又有丁翳，治雖少異，可用之，可見《聖濟總錄》百十一卷。又有花翳。

論曰，目花翳者，點點色白，狀如棗花魚鱗之類是也。此由肝肺實熱，衝發眼目，其始則目痛淚出，變生白翳，宜急治之。不爾則致障翳也。

［桑白皮湯，治目生花翳白點，狀如棗花。］

桑根白皮　木通各一兩二分　澤瀉　犀角　黄芩　旋復花　茯神　玄參　大黄剉炒，各一兩　菊花半兩　甘草一分，炙

右細末，每服四錢，水二盞半，煎至一盞，分爲二服，和滓溫服，日二三服，食後。

真珠散，治風熱上攻，眼生花翳，及有赤脈衝貫黑睛。○《聖濟錄》第百五，此藥尤有神效。

真珠末　琥珀末，各一分　辰砂末，三朱　硇砂兩大豆許，好者，研

右合研極細，每日三五度點目中。

水照丸，治眼生花翳。

烏賊魚骨取白心用　龍腦　丹砂辰砂也，各一錢

右合研細極末，用蠟和搜爲片子，如大麻子，每用以一片，安置眼中，以翳退爲度。

去障翳方，治上膈實熱衝發於目，漸生花翳。

青黛水上浮者佳，一分　瓜蒂ウリノホソ七個，先爲末　母丁香又云雞舌香，大丁子也。七個，爲末　麝香研　龍腦研，各一字，一錢之四分一也。一錢有四字故也。

右細研如粉，入磁器中，以蠟封，勿令泄氣，每用大麻子大，吹入鼻中，早晨兩度，臨臥一度，淚涕頻出，七日以後有神效。

二明散，治內外障眼。

蒼朮四兩，米泔浸七日，每日換泔，切片子，鹽一兩同炒，黄色時，去鹽用朮　木賊二兩，童子小便浸一兩日，洗，焙

右細末，每服二三錢匕，以米飲調服，日夜三服。

地黄丸，治眼一切內外障，翳膜遮蔽，時作疼痛。

熟乾地黄五兩　蜀椒去目並閉口，炒出汗，二兩二分

右細末，煉蜜和丸如梧桐子大，每服二三十丸，食後臨臥，以新米泔飲服。

洗眼方，治內外障，及翳膜赤脈昏澀。

桑條二三月間採嫩條，暴乾，淨器內燒過，令火自滅成白灰

右細研，每用三四錢匕，入瓷器或石器中，以沸湯泡攪，候澄清，取清者入別器內，更澄，以新綿濾過，極清者置重湯內令熱，開眼淋洗，每日一二度，但是諸眼疾不見物者大效。

海螵蛸丸，治外障眼，及赤翳貫瞳人攀睛等，惟翳厚者見效尤速。

海螵蛸以竹刀子刮取輭者，細研水飛過，日乾，一兩，烏賊骨也　辰砂細研，水飛，一分

右同極細研，鎔好蠟和丸如綠豆大，每用一丸，安在目眥上，立奔障翳，所如無翳，即在眼眥不動，神效。

落翳散，治眼生翳膜。

薺菜（和根莖葉，不拘多少，採之淨洗，焙乾）

右細末，細研，入乳鉢熟研如粉，每用先淨洗目了，挑米半粒許，安入兩眥頭，若雖澀痛，莫疑，不日翳膜消落。每夜點入之，以翳消散爲期。

杏人膏，治眼疾翳膜遮障，但瞳子不破者，即瘥。

杏人（湯浸，去皮尖雙人者，三十兩）

右每三兩，以麪裹於糖灰火中炮熟，去麪，研杏人，壓取油。又取銅綠一二錢（細研），與杏油同研細，以銅筯點眼膜，日夜一二度，即差。

貝齒散，治眼遠年翳障不差，尤佳。

貝齒（一分）　琥珀（一分）　辰砂（半兩，研飛）　龍腦（半分）　馬牙硝（三分）

右細研如粉，每用少許點之。

真珠煎，治肝虛寒，茫茫不見物。

真珠　鯉魚膽　白礬

右三種合和，入銅器中，微火煎取一半，以新綿濾過，納瓷器中，常以銅筯如黍米許，點入目中，淚出頻點取差。

蔓菁子散，治青盲瞳子不壞者，十得九差。

蔓菁子（ナタ子）

右入布袋，蒸透於甑中，以熱湯淋之。又蒸又淋，如此三度了，焙乾油，末，每服方寸匕，以溫酒服之，日二三服。青盲者，《龍木論》曰，初患之時，昏暗，不痛不癢，亦無翳膜，至於失明，與不患者相似，是知青盲者之狀，外無異證，瞳子分明而不見物。由肝腎氣虚，精血衰弱，不能上榮，故目盲而無所見也。《養生方》云，塞故井水瀆，故令人目盲云云。

一方 治眼忽不見物，如青盲狀。

右令人嚼爛老生薑，以舌舔其眼，日六七度即差。

五加皮湯，治青盲無所見。

五加皮 玄參 桑白皮 麥門冬去心，焙，各五兩 茯神去木，一兩二分

右麤末，每服三分，水三盞，煎至二盞，去滓，而入荊芥莖葉，自然汁一合，再煎兩三沸，放溫，食後，臨臥服之。

論謂之鉤割鍼鎌法，凡兩眥頭有赤脈及息肉者，宜鉤起，以鈹鍼割去令盡，未盡更割，以盡爲度。或以縫衣細鍼穿線，口銜線頭牽起膜脈，以鈹鍼向目中割之，割了以火鍼熨之，使斷其根，不爾，二三年間，恐能復發，復發則黏睛難療，其赤膜厚者，侵入水輪，宜以曲頭篦子拆起，勿使掣損瞳人。蓋瞳人甚薄，易損也。凡鉤割及用火鍼，不宜在旦，旦則腹空，五藏皆虚，令人頭運悶倒，又割，割不宜欲急速，惟緩緩爲之。礬石燒枯，爲末，令病人仰臥，以礬石末米粒許，點入目眥，片時，膜脈緩，即以鉤鍼挽起之，以平鍼徐切割，亦以綿拭血三兩度切之，一度不可割盡，切口聚腫，開合有患。若雖入礬石，膜脈不浮起，則以鳥羽翎切除兩頭，通中，當白睛上之赤膜，嗍之離根，浮起其時，懸引之，切之切割之後，以竹葉煎湯，或車前湯洗目，而後可點入薺末，永不再患也。或切目當煖銅鍼云云。〇羽莖如筆管，切兩頭，令通中理而當膜吸之，則膜起也。其時以鉤鍼懸引出，切之。

又取雄雀屎，和研乳汁，常點著目膜上，浮翳赤膜消爛也。雄雀屎者，兩頭直細也。雌雀屎者，一頭平太也，似丁子云云。故曰白丁香。

治眼暗翳膜

銅青アカカ子ノサビ如緑青也　杏人汁

右和合，常入目中。銅青者，銅器盛釅酢三四五六盞，以熳火，七八日煎，蓋覆置濕地，青衣生，削取，絞杏人汁一盞，和銅青，常點入目眥。《千金方》〇作銅青方樣

《千金》云，每朝含嚼黃蘗一爪甲許，吐出掌中，以指點目中，訖後以水洗目至百日，眼明。此法乃可終身行之，永除眼疾，神良。

凡目忽被物撞打，睛出，但帶筋未斷，令押入，四畔傅膏藥，及絞取生地黃汁，內外頻傅之。有惡血，以小鍼引之。

地黃膏，治目赤腫，貼熨。

生地黃　粟米飲澱アワノカユノコツミ

右等分，含熳傅目瞼上下而熨之，乾即易，以赤散腫消爲度。

治目爲物所傷，睛陷努肉。

生地膚ハハキキ幕目草也

右絞取汁，入瓷器，常以少許點入目中。冬天無生地膚，將乾者煎濃汁用，功同。

又方　杏人去皮尖

右爛研，以人乳浸化，日三度夜二度，入目中。

治熱病後目失明，或生白膜極厚者，燒鍼烙法。（火鍼也）

右取平頭鍼，可膜大小者，燒令赤，當膜翳中烙之，須輕下手。若烙後翳膜已破，即傅除翳藥。

治目昏暗，中指熨法。

右東向坐不息，再過以兩手中指點唾二七反，相摩拭熨目眥，終身無目疾。

掌心熨法，治目昏暗。

右鷄鳴時，以左右手掌相摩，極令熱，熨溫目上，三遍或七遍，有神妙，終身不失明。

湯熨器方，治目赤癢澀，及一切目疾。

右銅器盛熱湯，令滿器，用以熨淋，仍閉目淋熨，勿開目，湯冷即溫，再三熨，日二三次，或一日一度，或雖隔日，常用此法，無目疾者，亦間可用此法。

除熱飲，治丁翳毒熱。丁翳者，論曰，肝心二藏，久積毒熱，攻發於目，能生丁翳，狀如銀丁。蓋肝者木也，在竅爲目。心者火也，於肝爲子（木生火，故肝母心子也）。今心藏積熱，熱乘於肝，熏發結聚，故爲丁翳。○如丁字蓋而白歟，故云銀歟。

黃芩　玄參　桔梗　知母　芒消　防風　茺蔚子　大黃（各二兩）

右麤末，每服四錢匕，水二盞半，煎至一盞七分，去滓，分爲二服，食後，溫服，日二服夜一服。

點眼決明散，治丁翳根脚極厚，經久不差。

石決明（擣研極細，水飛）　琥珀（各一分）　烏賊骨（二字半）　龍腦（一字半）

右細研，極細，每用如大豆許，以銅筯取之，點入目丁翳上，日三度夜一度。

瞿麥散，治眯目不出，生膚翳。○眯，音米。物入目中也。

論曰，簸糠飛塵等物，入於目中也。治宜亟出之，久不出，著於瞼，生翳傷睛。古方初物入目時，令以綿裹筯撩去之。或以墨汁或鷄血入之於目中，浮出皆良。

瞿麥穗　乾薑炮，各半兩

右細末，食後以井花水調服二三錢匕，日二三服。

治雜物眯目不出。

蠶沙カイコノクソ揀令淨

右空心，用新汲井水呑下十粒，勿咬。

又方　新大麥

右煮麥粥，取濃汁，數入注目中，即出也。

又方　豬脂

右如大豆許，塞入鼻孔中，隨左右用之，即出也。

又方　白蘘荷根ミヤウカノ根

右擣絞而取汁，滴入眼中，立出。

右《聖濟總録》自第一百二至百十二十三箇卷，雖有計多篇數病證治方，取要所抄也。《龍目論》十卷，雖爲古方，不可過之。此外神方，臨時可見《聖濟録》中。

龍樹鎮肝圓《事證方》石大夫方，治肝腎俱虛，風邪内乘，眼目昏暗，或頭風偏牽，眼漸漸細小，或青盲雀目，諸風内外障者，不過十數服，立愈。須忌房室、酒麪、炙煿、魚、辛辣發風動氣物。但於暗室中坐，不可使心，無不應驗。每服二三十丸至五十丸，以薄荷葉湯，食後服，日三服夜一服。

草決明（二兩，炒） 人參（二分） 家菊花（二兩） 川芎 黃芩 玄參 地骨皮 防風（各一兩）

右爲細末，用粟米粉糊爲丸如梧桐子大，每服三五十丸。

洗眼珊瑚散，治氣眼、風眼、內障外障、青盲、雀盲、赤眼、黑花遮眼、羞明、不能視物，不問久近，並皆治之。此方乃韓州李太尉，遇一聖僧傳之云。是台川人，後尋覓不知所在。再三祝令，不可容易傳之。徑山佛日，得此方，藏之甚秘。○此方上已出之了

白淨鹽三斤（以沸湯泡，淘去塵土不淨物，澄清入磁器，炒乾，取鹽霜一斤，乳鉢內研細，不犯鐵器） 辰砂（水飛，一分） 礬石（燒枯，研細，一分）

右三種，合一處研細，拌勻，如珊瑚色，盛磁器，不離火邊，每用二三錢，以熱湯一二椀入銅器內，趁不熱不冷時，先以溫湯洗去眼上眵汁，然後以藥淋洗，目澀痛爲度。若冷再溫煖洗，兩三次溫用之，洗淋訖，卻以溫湯洗去鹽氣，如此每日或隔日常洗，乃得神驗。

一抹膏，治爛目眩眼，不問新舊，治之。盧少樊嘗患此疾，用之而愈，仍親筆錄。

以真麻油浸蠶沙三兩宿後，研細，以蓖子塗患處，隔宿立愈。（如膏稀稠得所）

○《資生》曰治白翳。

肝俞二穴，在第九椎，左右傍去各一寸五分（中間二寸）。《資生經》云，肝虛目不明，灸肝俞二百壯。小兒斟酌可灸一二十壯，或二三十壯。

努肉（目中惡肉生出也，謂之怒肉。努、怒同。）

《聖惠》云，風熱在藏腑，熏蒸於肝，攻衝於目，熱毒既盛，併於血脈，蘊積不散，結聚而生努肉也。

治眼生努肉翳膜，赤脈，風赤澀痛難開，真珠散方。

真珠 羚羊角屑 犀角屑 朱砂 甘菊 琥珀 地骨子（クコノミ） 車前子 甘草（各一兩） 細辛 黃連（各一兩） 菥蓂子（ナツナノミ）

茺蔚子メハシシノミ各二兩　川升麻一兩半

右擣爲末，食後，竹葉湯調下二錢。

治眼赤漠漠，不見物，息肉生，瀉肝湯。

竹葉　梔子仁　升麻　枳實各二兩　澤瀉　黃芩　決明子　杏人各三兩　柴胡　芍藥　大黃各四兩

右㕮咀，水九升，煮取二升七合，分三服。熱多體壯，加大黃一兩。羸老，去大黃加梔子仁五兩。

治眼生赤脈努肉，急痛難開，如芥子在眼方。

黃連一兩　澹竹葉ヨノツ子ノカラタチノハ五十片

右水三盞，棗五枚，煎一盞半，食後分四服。

治眼赤腫痛，有翳怒肉，多淚難開。

秦艽散

秦艽二兩　防風　黃連　甘草各一兩

右㕮咀，每服三錢，水一盞，入澹竹葉二七片，煎至六分，食後，溫服。

治積年瘀肉障翳，琥珀散。

琥珀　珊瑚　硇砂　朱砂　馬牙硝各半兩　真珠末一兩　烏賊魚骨

右都入乳鉢研三日，令極細，每日三五上點之。

七寶點眼方，治眼生努肉。

石決明三分　龍腦一錢　珊瑚一分　琥珀一兩　水晶　貝齒　真珠各半兩

右同碾如麵，瓷合內盛，以銅筯取以黍米大點之，日三夜一。

遍睛不退方，治眼生努肉赤瘀。

杏人百粒　硇砂一錢

右和研勻，每用少許點三五上，努肉自消。

上貫瞳人方，治眼中努肉出兼赤脈。

雄雀糞，細研，以乳汁調，頻點即消。

生努肉出方，治眼目觸損。

右杏人三七枚，去皮尖，生嚼，吐於掌中，承煖綿纏筯頭，點努肉上，不過三四度差。

大椎一穴在第一椎骨上陷中，治眼暗，灸二百。

又第十椎當背中，安灸二百壯，以多爲佳，最驗。

三里足，治目不明，日日灸七壯至百壯。《資生經》云，在膝下三寸，䯒外廉兩筋間。秦承祖云，諸病皆治，食氣、承氣、痃癖、四肢腫滿、䯒瘦痛、目不明，佳。《指迷方》云，按之足太衝脈不動也。太衝，亦名扶陽，足甲脈動處也。指按三里穴，此脈止不動，是其穴也。《明堂經》云，人年三十已前，若不灸三里，令氣上衝目。所以三里下氣也。《外臺方》同

崑崙穴，治目不明，目痛如脫。在足外踝後一寸陷中，灸三壯或七壯、十五壯。《明堂》有上崑崙、下崑崙。《下經》云，內崑崙、外崑崙云。執中云，內崑崙在內踝後五分，外崑崙在外踝後在大筋前。

風池穴，治目眩目痛，不能視。在腦後空處，髮際陷中，二十一壯、三十一壯，或灸至百壯，艾炷不

用大。

丘墟穴，治目翳膜，瞳子不見。在足外踝下，前陷中，灸三七壯。

至陰穴，治目翳。在足小指外側，去爪甲角如韮葉許，灸二七壯。

後谿穴，療眥爛有翳。又主目赤有翳。在手小指外側，本節後陷中，灸一壯或灸三壯。《明堂》云，在手外側腕前起骨下陷中。

小澤穴，治目上膚翳覆瞳子。在手小指端，去爪甲下一分陷中。灸一壯三壯，鍼一分。一名小吉。正在小指尖

前谷穴，治目生白翳。在手小指外側本節中前陷中。鍼一分，灸一壯。《明堂》云三壯。

大淵穴，治目生白翳，眼眥赤筋，缺盆中痛。在掌後橫文陷中，灸五壯。手甲後橫文中，穴名陽池。今太淵即手中掌後也。執中云，予按《千金方》注云，太泉即大淵也。避唐祖之名改之。於是書之，以示世醫。

解谿穴，治白膜覆瞳珠子，無所見。在足頸陷中和語謂之三年處。《明堂》云，在繫鞋紉處。灸三壯、五壯、七壯。目卒生翳膜，灸足大指本節橫紋中三壯、五壯灸之。病在左灸右，病在右灸左。手大指本節橫文，同灸之。

中渚穴，治小兒目澀怕明，狀如青盲，灸之。患左灸右，患右灸左，左右俱患，俱灸之。三壯。《明堂》二壯。穴在手小指表本節後間陷中，肝俞亦佳。雀目尤良。

凡《資生》《銅人》《明堂經》中，灸目疾之穴，八十餘穴，左右已及百九十處。今少少抄之，廣見本經，加了見可灸之。又肝俞、腎俞、心俞、期門、日月、百會、卒谷、風池、三里、上星，一切眼目總穴也。

臨於病，斟酌可灸之。今世適知得一方一術，而妄稱目醫，恣致盲療，病家亦不辨真僞，任邪醫妄說，招病失明之輩，愚甚矣。是故書出要方要灸，垂示後人，莫執略忘，廣庶見盡諸方，救天下迷暗耳。

覆載萬安方卷第二十八

嘉曆二年二月十日朱點了　　性全

同十三日辰刻墨點了

冬景等留意於此書，忘念於他事耳。

性全　六十二歲

朱墨之紙數七十六丁

覆載萬安方卷第二十九

一耳門鼻附

二鼻門鼻衄吐血等血疾在第五十三卷

覆載萬安方卷第二十九

性全　集

耳門（附鼻。）

論曰，腎氣通於耳，心寄竅於耳，氣竅相通若窗牖，然音聲之來，雖遠必聞。若心腎氣虛，精神失守，氣不宣通，内外窒塞，斯有聾聵之病。《經》所謂五藏不和，則九竅不通是也。

○聵，丑怪反。聾也。

又曰，耳聾之證有二，一者有腎虛精脱而聾者，其候面色黑。二者經脈氣厥而聾者，其候耳中煇煇焞焞，或耳中氣滿是也。審而論之。○煇，許歸反。光也。焞，徒門反。盛也。

山芋丸，治耳聾耳鳴。

山芋（薯蕷山，藥異名也）　熟地黃（焙）　磁石（燒，醋淬七返）　菊花（炒）　黃耆　茯神（去木）　木通（各二兩二分）　升麻　獨活（一兩三分）

磁石酒，治耳聾耳鳴，常如風水蟬啼。

磁石（打碎，半兩，綿裹）　木通　菖蒲根（米泔浸一二日，切，焙，各八兩）

右㕮咀，盛絹袋，用酒十五盞浸，寒冬七個日，暑月三日，春秋五日，以後每服一盞或半盞。温煖服之，補腎氣，益氣力，加防風、羌活各一兩，尤佳。

黄耆丸，治耳聾耳鳴，補腎虚。

黄耆　梔子人炒，去皮　犀角　木通炒　升麻　人參　玄參　木香　乾藍　黄芩　芍藥炒，各一兩

右細末，煉蜜和丸梧子大，每服二三十丸，煎枸杞根地骨皮也湯服，日二三服，空心，食前或食後，尤佳。

芎藭膏，治耳鳴、耳聾、塞耳。

川芎　當歸　細辛　白芷各二分

右細剉，以雄鯉魚腦細長而無子也，二三頭腦和入於石鍋中，煎成膏，去滓，納入甆器中澄凝，每用以棗核大，綿裹入塞耳中。

塞耳丹參膏，治耳聾。

丹參　蜀椒去目，炒出汗　大黄　白朮　川芎　附子去皮臍　乾薑　巴豆去皮心　細辛　桂心去麤，各半兩

右㕮咀，以醋浸漬一宿，入合豬脂三斤，同盛石鍋中，以微火煎成膏，去滓，納入瓷器中，澄凝，以綿裹，常入塞耳中。

塞耳乳香丸，治多年耳聾。

乳香　杏人去皮尖，炒　蓖麻子去皮　附子炮，去皮臍　磁石燒，醋淬七返　木通　桃人去皮尖，炒，各半兩　巴豆去皮心，炒，一分　菖蒲根　松脂各三兩

右細末，入研藥爲膏，同擣一二百杵，撚如棗核大，中心通一孔子，以綿裹塞耳中。一日三度換之，輕者三日，重者十日愈。

塞耳地黄丸，治耳聾。

生地黄　杏人去皮尖，炒　巴豆去皮心，炒　鹽　亂髪灰カミノヲチノハイ也，各半兩

右擣爛，合如膏，撚如棗核大，以薄綿裹，塞耳中，每日易之，當有黄水出，即去。藥歷日數，亦入耳，

以差爲度。

菖蒲丸，治耳聾。

菖蒲根三寸 巴豆七粒，去心，炒 蠟一分

右擣爛，撚作七丸，如棗核丸中，皆穿孔子，以綿裹塞耳中，每日易藥。

又方 附子炮，菖蒲各半兩。細末，以醋和丸如棗核大，綿裹，時時入塞耳中，夜一易，黄水出，差。

又方 巴豆十粒，去皮心，炒，松脂半兩。擣爛如棗核大，塞耳中，汁出即愈。

又方 雄黄、硫黄各一分，同研，綿裹。一字許，入耳中即差。一字者，一錢之四字之一也。

又方 椒目 巴豆等分，研，以飯丸，綿裹，入夜後塞在耳中。

又方 附子一箇，以醋煮一宿，削如棗核，綿裹，入耳中。

又方 真珠末如粉，綿裹，塞耳中。

又方 南木香細末，以胡麻油和，以微火煎三五沸，綿濾去滓，常滴入耳中，歷一時，以綿杖子拭取藥，如此常入常拭。綿杖子者，綿撚作耳指也。

又方 單入生麻油，亦良。

又方 入益母草汁，尤良。

又方 醋溫入耳中。

治卒耳聾

右取栝樓根，削如棗核大，以臘月豬脂煎三五沸，以塞耳中，七日一換，良。

黄耆湯，治風聾颼颼如風雨，或如鍾磬聲，或時出清水，或有膿汁出，耳中引痛，風邪乘虛，令氣不通。

覆載萬安方卷第二十九

耳中引痛，牽及頭腦，甚者聾閉不通，故謂之風聾。

黄耆一兩半　附子炮　菖蒲根米泔浸一宿，各一兩　木通二兩　磁石燒，醋淬七反，三兩　五味子　防風　玄參　人參　杜仲去麤皮，焙過　白茯苓

熟乾地黄焙，各一兩一分

右麤末，每服三四錢匕，水一盞半，生薑三片，棗二個，煎至七分，去滓，空心，溫服，日二三服。

獨活煮散，治風聾。

獨活以蘆三兩，焙

右細末，每服三錢匕，以酒水各半盞，煎至七分，去滓，空心服，日夜二三服，以差爲度。

塞耳硫黄散，治勞耳經久。勞耳者，腎藏虛損，骨節腰痛，耳聾也。

石硫黄　雌黄各二分

右研爲末，以少許綿裹，塞入耳中，數日則聞人語聲。

黄耆湯，治五聾鳴鬧，不聞人聲，出黄水。論曰，五聾不同，一風聾、二乾聾、三勞聾、四虛聾、五聤聾是也。腎氣通於耳，足少陰其經也。藏虛受風邪，及勞傷血氣，停滯津液，皆能致聾。唯所受不同，故其證各異。葛氏所謂風聾者痛掣，乾聾者生耵聤，勞聾者出黄汁，虛聾者肅肅作聲。聤聾者膿汁出。可不辨哉。

黄耆一兩半　附子炮，一兩　菖蒲米泔浸，焙，一兩　磁石燒，醋淬七反，三兩　木通　白茯苓　五味子　熟地黄　防風　玄參　人參各一兩一分

杜仲去麤，炒，一兩

右麤末，每服五錢匕，水一盞半，薑五片，棗三個破打，同煎至一盞，去滓，溫服，日夜四五服，不拘時候。塞耳藥如前

黄耆丸，治耳聾膿出。論曰，耳聾有膿者，蓋腎藏虛，勞傷血氣，與津液相搏，熱氣乘之，則結聚於耳

中，腐化膿汁，氣不開竅，則致耳聾。

黄耆　升麻　梔子人　犀角　玄參　木香　黄芩　芒硝各一兩半　乾薑炮　芍藥　人參各一兩　大黄炒，二兩

右末，丸梧子大，每服二三十丸，煎枸杞根湯服，食後，日二三服。

又方　礬石燒，一兩　丹炒，一錢重，

右同研和，以筆管輕息吹入耳中，半時後，以紙撚拭取藥與膿，再三如此，經日而差。

又方　地骨皮末，半兩　五味子末，一分

細末研和，入耳中，拭取法如向。

又方　香附子末如此　又方　百草霜末如此　又蒲黄如此　又百合末亦如此，是等治疼痛，除膿血良藥也。無爛膿而只鳴痛，以上藥等，以胡麻油和爲膏，入耳中，常入常拭，止疼，治聾也。

補腎黄耆湯，治腎虛耳數鳴而聾，或作蟬噪，或如風水聲。診其左手尺脈微而細，右手關上脈洪而大，是其候也。

黄耆　人參　紫苑　甘草炙　防風　當歸焙　麥門冬去心　五味子各一兩　乾薑炮　桂心去麤，各二兩　川芎一兩二分

右麤末，每服五錢匕，水一盞半，葱白三莖不去鬚，棗三個破打，煎至一盞，去滓，空心，溫服。

又《和劑方》中虛損部兔絲子圓、黄耆丸、無比山藥丸、沈香鹿茸圓、麝香鹿茸圓、八味圓等，服之皆佳。

百合散，治耳聋疼痛。

百合不拘多少

右一味，焙乾爲細末，每三四錢匕，以溫水服之，日夜三四服。

鬱金散，治耳内極痛不可忍。

右鬱金一味，研細，每用一字許，以淨水攪和，傾入耳中，卻急傾出。

塞耳散，治耳中卒疼，痛不可忍。

菖蒲　附子炮，去皮臍，各一分

右細研，以麻油調，以綿裹棗核大許，塞在耳中。

大黄散，治耳内有惡瘡。

大黄兩半　黄連　龍骨各一分

右細末，以綿裹，塞在耳中。

又方　黄連兩半　礬石枯末，和研塞之。

香脂膏，治米疽生耳中，連頭腫疼，不可忍。

鬱金　地骨皮各二分　礬石一錢　龍腦半錢重

右細研，用臘月豬膏調，入塗耳中瘡上。

豬脂膏，治耵聹塞耳聾，強不可挑。

生豬脂不經火，少許　釜下墨百草霜也

右研和成膏，捏如棗核大，綿裹塞在耳中。論曰，耵聹者，風熱搏於經絡，則耳中津液結聚如麩片之狀，久則丸結不消，或似蠶蛹，致氣不通，耵聹爲聾。〇耵聹，耵，都領反。聹，乃頂反。盯聹，是耳垢也。

黄連散，治耵聹強堅不得出。

黄連兩半　附子炮，一分

右細末，以少許和生麻油入耳中，而常入常拭取。

白蘞散，治聤耳出膿血。論曰，腎氣通於耳，耳者腎之候。若風邪乘之，毒氣藴結於耳中，以至膿汁俱出，妨悶疼痛，謂之聤耳。

白蘞　黄連　龍骨　赤石脂　烏賊魚骨各一兩

右細研，先以綿拭膿乾，用藥吹入耳内，常拭常入，以差爲期。又夜少分綿裹，塞在耳中。

龍腸膏，治聤耳出膿，久不差者，有蟲。

鯉魚腸一具，細切　醋少許

右擣合，撚如棗核大，布裹入塞耳中，經食頃，少痛，即有蟲出，則著布，拔出之，更易新者，蟲出盡即差。

紅花散，治聹耳膿水不止。

紅藍花一分，焙　礬石半兩，燒灰

右爲散，常吹入耳中，經食頃，拭取，如日夜再三，以差爲度。

塞耳桃人膏，治聤耳膿血不止。

桃人去皮尖，炒

右研如泥，撚如棗核大，緋帛裹，塞耳中，常易。生油　蒲黄　杏人　香附子末　麝香　釜墨　桂心末等，或和鯉腸、豬脂成膏，而入之，散而吹之、拭取等，皆有驗。

灌耳生油方，治蚰蜒百足等諸蟲入耳。

生麻油

右少少灌入耳中，即出。

灌耳水銀方，治諸蟲入耳，不出。

水銀一大豆許

右傾入耳中，欹ソハタツ耳，耳孔向下，臥於耳邊，擊銅器數個，令出數聲，其蟲即出。

又　胡麻一升，炒，令香

右擣碎，以葛袋盛作枕，側臥，其蟲必出。

桑葉掩耳方，治蜈蚣入耳。

桑葉一握　鹽一撮

右以桑葉裹鹽，炙令熱，掩耳上，冷即易。

又方　治蟻入耳。

小蒜

右研，絞取汁，灌入耳中。

又方　穿山甲燒灰，以水調，入耳中，即出。

塞耳黃耆丸，治諸蟲入耳，耳腫不聞語聲，有膿血。

黃耆一兩　芍藥　當歸各半兩，焙　乾薑半兩，炮　蜀椒一分

右細末，入生地黃三兩，切，和杵，令調如棗核大，綿薄裹塞入耳中，日夜易之，無生地黃者，生乾地黃亦佳。

又生薑汁灌入耳中，諸蟲即出。又以兩刀於耳上相擊作聲，蟲出。

藍實丸，治傷寒時心氣奪，耳聾。

藍實アサノミ　茯神　防風各一兩一分　黃連一兩半　人參半兩　菖蒲　遠志去心苗，三分

右末，蜜丸梧子大，每服二三十丸，空心，以溫水服之，日二三服。

灸穴

後谿木也，主耳鳴。在手小指外側本節中，灸一壯或三壯。

商陽穴金也，一名絕陽。在手大指次指內側，去爪甲角如韮葉許，去灸三壯，主耳中風瘇聾鳴。《資生》《明堂》同

百會亦名三陽五會穴，在前頂後一寸半，頂中央旋毛中可容豆，灸七壯，至七七壯而止。凡灸頭頂，不得過七壯，由頭頂皮薄，灸不宜多。治耳鳴耳聾。

浮白穴，在耳後入髮際一寸，灸七壯，或十五壯至二十一壯。主耳鳴嘈嘈無所聞。

上關二穴一名客主人，在耳前，起骨上廉，開口有空動脈宛中，灸七壯，臥張口取之。《明堂》曰，此穴不可鍼，灸七壯至二百壯不用大炷。治耳中如蟬聲，欲聾。

耳門二穴，在耳前，起肉當缺者，陷中，灸三壯、七壯、十一壯。治耳鳴如蟬聲，又主聤耳。人之耳鳴，醫者皆以爲腎虛所致，是可然矣。然亦有用氣而得者，用心而得者，不可一概論也。腎虛者，腰痛，小便滑數，或有白濁漏精，則服腎補藥可愈。若氣心使用而逆氣攻上，鳴聾則可服調氣補心之藥也。

風池，在風府左右腦空後，髮際陷中。灸七壯，或二三十壯，或五十一壯，治耳塞。

腎俞二穴，在第十四椎下兩旁，各一寸五分，灸或年數爲壯數，或各百壯、二百壯，灸之。

液門二穴，在手小指次指間陷中小指、次指、中間、歧中，灸三壯、五壯、七壯，或說曰握拳取此穴，治耳暴聾。

四瀆穴，在肘外廉前五寸陷中，灸三壯、七壯、十五壯，或二三十壯，治暴氣二聾。

《資生經》云，有二婦人，耳久膿出。予執中以晋礬石火燒枯，研細，少許入耳，覺耳漸重，而後愈。《本

事方》紅綿散，尤佳。《本事方》第五云，紅綿散治聤耳膿出，白礬煆成白灰，每用一錢，入臙脂一字，研和，以綿杖子纏去耳内膿汁及黄汁盡，即用別綿杖子引藥入耳中，令到底摻之即乾。若壯盛之人，積熱上攻，耳出膿水不差，以無憂散、雄黄丸，瀉下三五行，即愈。

無憂散（本名萬病散）　此藥治中風，瘡腫疥癬，藏府積冷，風勞，膀胱宿冷，癥瘕痃癖，積聚氣塊，疳蟲蚘蟲，腹痛，傷寒腦痛，時氣瘟疫，中風口喎，語滯舌強，睡後口中涎出，腰膝疼痛，喫食無味，小兒疳痢，脱肛。男子婦人久痢，目病，耳膿水不止，皆治之。不問冷熱，不論新久，悉無不差，故號萬病圓。〇此瀉藥可在於諸病段。又號木香散，諸瀉藥中之長也。

黄耆（蜜塗，炙）　大通（去麤皮）　桑白皮（蜜炙，令黄色）　陳皮　白朮（各一兩）　木香（半兩，不見火）　胡椒（半兩，已上七味同研爲細末，別作一貼）　牽牛子（五兩，微炒，以不通手即止，勿令過熱，杵羅取一兩頭末，別作一貼，餘滓棄之）

右每服，用前黄耆已下七種散三錢匕，牽牛子末二三錢匕，拌合令勻調，候天色晴明，三更初，以生薑一塊，拍碎，水一盞，煎湯，先用小盞子調藥，頓服，後更以生薑湯送下。藥至平明時，決宣轉三兩行，若有蟲膿下，多不妨，應藏府百病，諸風冷滯，悉皆出盡，瀉宣後一日内，喫白粥且補。解毒雄黄丸。

雄黄（水飛，二分）　欝金（二分）　巴豆（去皮心油，取霜，二錢重）

右細研，調和醋，煮麪糊爲丸如綠豆大，用二丸或三丸、五丸，隨氣力強弱，用熱茶清服之，或七丸。功能與無憂散同。

又灸足三里（百壯），又灸缺盆（五十壯）

鼻門

論曰，肺爲五藏華蓋，開竅於鼻，肺氣和則鼻亦和。肺感風冷則爲清涕，爲齆，爲息肉，爲不聞香臭。肺實則熱而爲瘡，爲痛。膽移熱於腦，則濁涕不已，謂之鼻淵。惟證候不同，故治療亦異。又曰，鼻塞氣息不通者，以肺感風寒，其氣搏結，不得宣快，窒塞既甚，而息不能出入也。巢氏謂，息肉生長，致氣窒塞不通。蓋有未嘗生息肉而氣息不通者，宜析而治。

蜀椒湯，治鼻塞氣息不通。

蜀椒（去目及閉口者，炒出汗，一兩）　乾薑（二分）　附子（炮，一兩）　桂（去麤皮，二分）　山芋（一兩二分）　細辛（一兩）　石斛（去根，二分）　山茱萸（一兩）　杏人（百五十粒，去皮，炒）　麻黃（去根節）　白附子（炮）　甘草（炙，各一兩）

右麤末，每服三四錢匕，水一盞半，煎至七分，去滓，空心，溫服，日二三服，數劑服差。

人參湯，治肺風上攻，鼻塞不通。

人參　白茯苓　黃芩　黃耆　沙參　木通　甘菊花（微炒，各三兩）

右細末，煉蜜丸如梧子大，每服二十丸，或三五十丸，溫水服，日二三服。

鐺墨散，治鼻窒塞，氣息不通。

鐺墨（ナヘノスミ　五兩　名百草霜）

右研羅爲散，每服二三錢匕，溫水調服，日再三服。

皂莢散，治鼻塞不通。

皂莢（炙，去黑皮並子）　細辛　辛夷　蜀椒（去目及閉口，炒出汗）　附子（炮，各一分）

右細末，每用以少許，吹入鼻中。（用筆管）

菖蒲散，治鼻窒不得喘息。

菖蒲　皂莢（炙，去黑皮並子，各一分）

右細末，每用一錢匕，以綿裹，時時塞鼻中，仰臥少頃。

覆載萬安方卷第二十九

瓜蒂散，治鼻窒塞，氣息不通。

瓜蒂取如丁子，故名瓜丁

右細末，以少許，用筆管時時吹入鼻中。

槐葉湯，治鼻窒塞，氣息不通。

槐葉

右每用一兩，水三盞，煎取二盞，去槐葉，次入葱白三莖，長二寸，黑大豆百粒，更煎五七沸而去滓，分爲二服，溫服，不拘時，日二三服，以差爲期。

天門冬丸，治鼻塞不聞香臭。

論曰，鼻有生息肉，不知香臭者，亦有無息肉而不知香臭者，一皆肺藏不和，氣不宣通故也。

天門冬去心，焙　白茯苓各五兩　人參　枳實數炒　甘草炙，各三兩　檳榔二兩

右細末，蜜丸梧子大，每服二三十丸，或五七十丸，以白湯、米湯服之，食後，日二三服。

細辛散，治鼻塞不聞香臭，又治齆鼻。

細辛　瓜蒂ウリノヘソニツル各一分

右細末，以筆管入少許，吹鼻中。

黄耆散，治齆鼻，順肺氣，四時服之。

論曰，若心經移熱於肺，致肺藏不和，則其鼻竅亦無以宣達，故爲齆鼻。此乃《內經》所謂心肺有病，則鼻爲之不利者也。

黄耆　人參　防風　防己　生乾地黄焙　桔梗炒　芍藥　黄芩　澤瀉　石南葉　紫菀　桂心　白朮米泔浸一宿　甘

草炙 牛膝酒浸一宿，切，焙 赤茯苓各三兩

右末，每服二錢匕，溫酒服。又蜜丸梧子大，每服三十、五十丸，溫酒服，日二三服。

灌鼻藥，治齆鼻，氣息不通，煩悶。

蒺藜苗

右每用一握，擣碎，以水濃煎，濾去滓，將汁灌入鼻中。或已有息肉者，因噴嚏出如赤蛹子而差。

又乾薑炮，一兩，細末吹入鼻中。

又皂莢去黑皮並子，炙，細末吹入鼻中。

又細辛、瓜蒂，細末，吹入或綿裹塞鼻。

又礬石燒枯，細研，以紙杖子點入鼻中，是等皆通鼻氣，消息肉。

礬石丸，治鼻生息肉。論曰，風寒客於肺經，則鼻氣不利，致津液壅遏，血氣搏結，附著鼻間，生若贅疣，有害於息，故曰息肉。《事證方》云，謂之鼻痔。

礬石丸，治鼻生息肉。

礬石燒，四兩 木通 細辛各半兩 丹砂研，一分，又名辰砂。辰州丹砂，云辰砂也

右細研，和勻，麪糊爲丸如小豆大，每用一丸，綿裹，指塞鼻中，一日一易，息肉消落則止。瓜丁散《事證方後集》

治齆鼻有息肉，不聞香臭。富次律曾患此，息肉已垂出鼻外，用此藥傅之，即化爲黃水，點滴至盡，不三四日遂愈，後不復作。《百一方》同

瓜丁即瓜蒂也 細辛

右等分，末之，以綿裹如豆許，塞鼻中，須臾即通。鼻中息肉，俗謂之鼻痔，治此疾方極多，但此取

效耳。

或方云，以鳥嘴礬常刺爛息肉上，出血而傅礬，抹於刺爛上，忽得差也。鳥嘴礬者，削礬石作鳥嘴形，以嘴尖刺息肉上，出血也。

羚羊角湯，治肺風面色乾白，鼻燥塞痛。論曰，九竅，氣所通也。或塞之斯痛矣。況鼻之爲竅，肺氣所恃出納。若肺受風邪，與正氣相搏，熱氣加之，不得宣通，則爲出納者窒矣。其竅既窒，而氣之皷作無已，所以乾燥而痛也。

羚羊角　桂心　白茯苓　細辛　杏人　麻黄　防風　防已　麥門冬各一兩

右麤末，每服一兩，水三盞，煎至二盞，分爲二服，去滓，食後服，日二三服。

又以生麻油蘸雞羽，常塗鼻中。

又治鼻塞疼痛，腦中悶昏。

苦葫蘆子ヒサコノミ瓠子人也ニフカホノミ也。去皮取仁，研。

右以酒研浸，夏一日，冬七日，以後以少少入塗鼻中。

防風散，治腦熱鼻淵，下濁涕不止。論曰，《内經》謂，膽府移熱於腦，則辛頞鼻淵。鼻淵者，濁涕下不止也。夫腦爲髓海，皆藏於陰，故藏而不瀉。膽移邪熱，上入於腦，則陰氣不固，而藏者寫矣，故腦液下滲於鼻，其證濁涕出不已，若水之有淵源。治或失時，傳爲衄衊瞑目之患。是肺熱病也。○頞，惡葛反。鼻莖也。鼻柱歟。辛，辛痛也。鼻痛，濁涕下流病也。

防風三兩　黄芩　人參　甘草炙　川芎　天門冬焙，各二兩

右細末，每服三錢匕，食後以沸湯服，日二三服，以濁涕止爲期。

雞蘇丸，治腦熱肺壅，鼻淵多涕。

雞蘇葉(乾，薄荷葉也) 麥門冬 桑白皮 川芎 黃耆(炙) 甘草(炙，各二兩) 生乾地黃(焙，四兩)

右細末，煉蜜丸梧子大，每服三十、五十丸，以人參湯服，食後，日二三服。

五味子湯，治鼻出清涕。論曰，五藏化液，遇熱則乾燥，遇寒則流衍，鼻流清涕，至於不止。以肺藏感寒，寒氣上達，故其液不能收制，如此且涕泗洟，皆鼻液也。以繼泣則曰涕，以生於肺則曰泗，涕甚曰洟。(是冷寒之病也。)

五味子 山藥(各一兩) 半夏(三分) 鹿茸(酒浸，炙) 白朮(米泔浸，炒，各一分) 附子(炮) 牛膝(酒浸，焙) 甘草(炙) 檳榔 熟地黃(焙) 乾薑(炮，各半兩) 白豆蔻(去皮) 木香 丁香(各一分) 白茯苓(三分)

右麤末，每服三錢重，水二盞半，煎一盞八分，去滓，分爲二服，食前，空心，溫服，日二三服。肺腧，灸二三百壯。

升麻湯，治鼻乾癢生瘡，乾嘔不食。

升麻 桔梗(炒) 黃芩 犀角 貝母 龍膽(各半兩) 甘草(炙，一分)

右麤末，每服一兩，水三盞，煎至二盞，去滓，分爲二服，不拘時，日三服。鼻內常生瘡，經歲人，尤可服之。

梔子煎，治肺氣風熱，鼻內生瘡。

山梔子(去殼皮) 苦參 木通(各三兩)

右細剉，入蜜四五兩，同煎，令香熟，去滓，傾入甆合中，每以少分滴入鼻中，點瘡上。蜜無則以豬脂煎，佳。

馬絆繩散，治鼻中瘡。

馬絆繩(ムマヲツナケルナハノフリタル也 故絆馬繩也 一條)

右燒灰，傅瘡上。

又黃蘗灰傅之。又太一膏傅之。

烏香散，治鼻疳瘡，蟲蝕侵鼻柱。

草烏頭燒灰　麝香研，等分

右同細研，常貼瘡上。

杏人膏，治鼻中疳瘡。

杏人去皮尖

右研成膏，以人乳汁和，塗鼻瘡上。

粉黃膏，治肺熱鼻發赤瘰，俗謂之酒皶鼻。

硫黃一分末　蘿蔔大，一個切蘆作蓋，先刻硫黃入大根中，覆蘆蓋，以竹刺札定，入糠火中煨，經一宿，取出硫黃，細末　輕粉　烏頭尖各一分

右研細，和生麻油，臥時貼鼻赤上，早旦以湯洗之，每夜或隔夜常貼之。

又方　乳香、硫黃、細辛、輕粉等分，和研，以水調之，常貼赤鼻上。

梔子圓，治酒皶鼻。

梔子人五兩，焙，末　黃蠟三兩

右鎔蠟，與梔子末擣熟，如梧子大，每服三十、五十丸，以茶清服之，食後，日三服。

草麝油膏，治肺風面赤鼻赤。《百一方》華宮侶人傳

草烏頭尖七個　大風油五十文目　麝香五十文錢

右以草烏尖爲末，入麝香，研勻，次入大風油，研和成膏，納甆器中，於火上煖調，先以生薑切口，擦患處，次擦貼之，日二三度，無不效。

又服何首烏丸。

何首烏丸，服之即除根本。

何首烏一兩半　防風　黑大豆去皮　藁本　荊芥穗　地骨皮各一兩　桑白皮　天仙藤　苦參　礬紅各半兩

右細末，蜜爲丸如梧子大，每服三十、五十丸，食後以茶清服，日三服。

上星穴，在鼻直上，入髮際一寸陷中。鼻中息肉，灸上星二百壯。又挾上星兩傍，相去各三寸，每穴灸百壯。

風門一名熱府，在第二椎下，兩傍相去各一寸五分，療鼻衄不止，鼻衄有瘡，鼻垂清涕，不聞香臭。常灸百壯。

神庭穴，在鼻直入髮際五分，灸二七壯，或七七壯，主鼻鼽清涕出。

五處穴，在上星穴兩傍一寸五分，灸十五壯，或二十一壯。治噴嚏頻數。風門功同。治肺鼻風寒疾。又鼻衄雖爲鼻病，而九竅流出血疾在別篇第二十九卷出之。自餘治方，散諸部中，廣可見勘之。

《資生經》云，鼻衄不止，灸涌泉各百壯。

覆載萬安方卷第二十九

嘉曆二年二月十四日未刻點了　性全

同十五日墨點了。冬景可秘之。　性全

朱墨紙數三十六丁

覆載萬安方卷第三十

性全　集

舌口齒門附咽喉。

論曰，心主舌，脾主口，口舌乾焦者，以心經蘊熱，傳之於脾，心脾二藏俱受邪熱，故口舌之間，津液燥而乾焦也。亦有多食五辛，飲酒過度，熱積上焦，不能滋潤於口舌，而致乾焦者。治宜詳之。

乾棗湯，治乾焦口舌。

乾棗去核，焙　貝母去心，各一兩半　生乾地黃焙　胡桃肉各二兩　陳皮焙，一兩　牛膝酒浸，切，焙　葛根　鱉甲醋炙　柴胡　桑根白皮各一兩

右麤末，每服一兩，水三盞，煎至二盞，去滓，分爲二服，不拘時，日二三服。

茯苓湯，治心熱，舌乾，煩燥。

白茯苓　大黃　升麻　麥門冬去心，焙　遠志去心苗　人參　葛根　甘草炙，各半兩

右麤末，每服一兩，水三盞，煎至二盞，分爲二服，不拘時候。

杏人煎，治口熱舌焦乾。

杏人去皮尖，研，一兩　生薑汁半盞許　甘草炙，末，一兩　蜜一盞　棗肉五十個

右先薑自然汁與蜜煎，令烊，後入餘藥，煎赤色如餳，每用如大棗，含口化嚥。

麥門冬，治口舌乾燥，心熱。

麥門冬　栝樓根各三兩

右㕮咀，每服一兩，水三盞，煎至二盞，分爲二服，去滓，溫服，不拘時，日二三服。

萹豆湯，治口舌乾燥，心脾腸熱，口舌生瘡。

白萹豆炒　蒺藜子炒，去角，二兩

右末，每服五錢匕，水一盞半，煎至一盞，去滓，溫服，日二三服。

玄參丸，治口舌生瘡，久不愈。

玄參　天門冬去心，焙　麥門冬去心，焙，各二兩

右細末，蜜丸如彈子大，每用以綿裹一丸，含化嚥津。

論曰，口舌生瘡者，心脾藏蘊熱所致也。蓋口屬脾，舌屬心，心者火，脾者土，心火積熱，傳之脾土，二藏俱蓄熱毒，不得發散，攻衝上焦，故令口舌之間生瘡腫痛。

五香丸，治口臭，去熱毒。

沈香　丁香各一兩　熏陸香三分　麝香研，半分　木香三分　甘草炙，一兩　羚羊角三分　黃連三分　鬼臼代目白檀香　黃芩各半兩　犀角三分　梔子人半兩

右細末，蜜丸梧子大，每服七丸或十二丸，以米飲服，日二三服，食後。

論曰，口者脾之候，心脾感熱，蘊積於胃，變爲腐臊之氣，府聚不散，隨氣上出，熏發於口，故令臭也。

雞舌香丸，治口臭，去熱毒。

雞舌香一兩，母丁香　藿香半兩　零陵香　甘松香各一分　當歸切，焙　桂心去麤皮，各三分　木香半兩　川芎三分　香附子一兩　草豆蔻去皮，半兩　檳榔五個

白芷半兩

右細末，蜜丸鷄頭大，綿裹含化嚥津，以差爲度。

豆蔻散，治口殠。イキノクサキ也クサシ

肉豆蔻　紅豆蔻高良薑子也　草豆蔻　白豆蔻各半兩　細辛一分　丁香半兩　桂心一兩　甘草炙　人參　赤茯苓各半兩

右細末，每服二錢匕，沸湯放冷，點服，食後，日二三服。

七香丸，治口及身臭。

白豆蔻人　丁香　藿香　零陵香　木香　白芷　桂心去麤皮　沈香各一兩　香附子二兩　當歸　甘松各半兩　檳榔三個

右細末，蜜丸彈子大梧子十個，常含一丸咽汁，日三夜一二度，亦可常含咽汁。五日口香，十日身香，二七日夜衣服香，三七日下風香，四七日洗手水落地香，五七日把他人手亦香，慎勿喫五辛，下氣去臭。

○《千金方》五香圓，治口及身臭。含香止煩散氣方　白豆蔻　丁香　藿香　零陵香　青木

白芷　桂心各一兩　香附子二兩　甘松香　當歸各半兩　檳榔二枚　力同七香圓。

含香丸，治口氣臭穢。

丁香半兩　甘草三兩　細辛　桂心去麤，各一兩半

右蜜丸彈子大，每服二丸，晝夜含口化服。

細辛散，治口臭，從齒齦血出不止。

細辛二分　菖蒲一兩二分　乾薑炮　棗肉焙，各一兩　鷄舌香二分用丁香代

右細末，如棗大，含當齒根嚥津。

丁香散，治口臭䘌齒口熱。

丁香一兩　白礬燒　香附子各二兩

右散，以楊枝燸頭點藥，揩塗齦。

芎藭散，治府藏蘊熱上熏，發口臭。

川芎小塊子尤佳

右細末，常含口嚥津。

治口氣臭《良驗方》，右用香白芷一兩三分　甘草三銖　右細末，以井花水服一二錢，數十日服，以口氣香爲度。

重舌和名小舌コンタ，舌上下生小舌也。

論曰，重舌者，以心脾二藏蘊伏熱氣，循緣經絡，上衝舌本，遂令舌下血脈脹起，如小舌狀，故謂之重舌。凡舌者，心之華也。心屬火，故舌形如火炎狀，雖在舌上下，治方惟同。

如聖勝金鋌《局方》，治重舌，木舌，腮頷腫痛，急喉閉，纏喉風，飛颺單蛾雙蛾，結喉，屢經用藥，不能吞水粥者，治之皆效。

硫黃　川芎　臘茶　薄荷　川烏頭炮　消石　生乾地黃各二兩

右細末，絞取生蔥自然汁，搜和藥末爲鋌子如棗大，每服先用新汲水灌漱，吐出後，次嚼生薄荷七葉，爛次藥鋌一箇，同嚼爛，以井水呑服。甚者三五服即愈。重舌腮腫，先服一二鋌，次抹一鋌，貼小舌上。又以一鋌含口，安在小舌上下，時時亦可嚼服，重舌隨藥而消落。

○此如聖勝金鋌者，治一切熱病，人人可隨身。

又治冒暑伏熱，不省人事，則生薄荷葉一握，以新水揉出之，研化一二鋌，乘冷頻灌入口即甦也。夏中行路，常含一鋌，即無伏熱中暑之患。又口舌生瘡，不能合口，並不得食熱物，亦如上，以生薄荷水服之，服訖用水灌漱，即嚼薄苛葉二十片如泥爛，吐出之，再冷水灌漱，亦嚼藥一鋌，合口，口內聚涎，覺涎滿口，方可吐出藥及涎。如此及三五遍，口瘡口熱，舌腫重舌自愈。若便飲酒醋，遇食鹹酸鮓脯炙煿，口中生泡，須掐破吐血，亦漱生薄荷水，常如此用之。

又血淋、石淋、小便出血、熱淋等，生車前草十葉，生薑一塊，同研爛，以冷水揉絞，先嚼藥一鋌，可以車前、生薑水服下此藥。分陰陽，去風熱，化凝血而作涎，化涎沫作水，常帶隨身備急，大人一鋌，小兒半鋌，量大小病輕重可用之。

又方，治疾如前，同號如聖勝金鋌。

朴消四兩　川芎一兩　硫黃一兩半　貫衆三兩　薄荷葉　荊芥穗　嫩茶各半兩

右爲末，以生葱自然汁搜和爲鋌子，服藥湯，使如前方，功效全同。

重舌，灸行間，隨年數。行間穴，在足大指歧中，左右悉灸之。又灸兩足外踝尖上三壯，或七壯（《千金翼方》）。又《備急灸法》有秘鍼，手大母指有旋紋，以小鍼刺彼旋紋中，以血出爲期，血出兩三滴而止。

又有咒重舌之秘方。和家（日本）一流秘之，但元來非醫家術法，從密宗中傳之云，有口傳。**性全案之，非惟咒法驗，咒已，灸足外踝上，是故有神效，亦只依灸功能耳，不可不知，故記之。**

蒲黃　百草霜　〇塗舌一百藥

右等分，研末，以酢和調，時時頻頻塗傅舌上。又以小鍼刺切重舌，傅藥尤佳。大熱病，故出血，即消愈。

朴麝散，治重舌及治天行陰黃，並散丹石發動一切熱毒。

朴消五兩　麝香一分　黃芩半兩　山梔子去皮，一兩　甘草炙，一分　淡竹葉一握　蘆根剉，一兩右剉散，以新汲水五盞入鐺中，煎約一盞許，去滓，澄清入磁器中，以蓋蓋定瓶口，用鹽泥固濟，以熳火煅一伏時，去灰火，放冷卻，將瓶安在水中，無令水至瓶口，浸水中一宿至明日，開瓶口，取藥如金色，而後研爲細散，每服半錢匕，以冷水調服，及綿裹少許，含口安重舌上，徐嚥津，此藥最上，有神驗。諸熱病中暑，即以水化服彈子大。

木舌

論曰，心氣通於舌脾脈，俠咽連舌本，散舌下，心脾二經，受風邪則舌本強，不能卷舒。又熱氣加之則腫，腫則脈筋脹急，勢連咽喉，礙於呼吸，名曰木舌。法宜刺之，洩去惡血而後可服藥點藥。

茈胡散，治木舌，舌本強兩邊痛。

柴胡　升麻各三兩　梔子人一兩半

右細末，每服二三錢匕，以熟水調服，日三五服，食後。先如聖金鋌，尤佳。

治心脾壅熱，生木舌腫脹。可名玄參散。

玄參　升麻　大黃濕帋裹灰火煨　犀角各一兩二分　甘草一兩，炙

右細末，每服三四錢重，水三盞，煎至半分，和滓點服，溫服，不拘時候，日三五服。《本事方》

《醫說》云，治舌腫滿口，謂一士人沿汴東歸，夜泊村步，其妻熟寐，撼之，問何事，不答。又撼之，妻驚起，視之舌腫已滿口，不能出聲。急訪醫，得一叟，負囊而至，用藥摻，比曉復舊。問之，乃蒲黃一味，須真者佳。

蒲黃

右爲細末，頻頻摻塗舌上下本末。

二霜散，治舌忽鞕，逡巡能塞煞人者，急可治之。

百草霜　鹽各等分

右同研和，頻塗舌表裏，立效。

礬石散，治舌強不能語。

白礬研　桂心去麤，各一兩

右細研，每用一錢，或半錢匕，安塗舌下。

麝香散，治同前。

麝香　皂莢

右等分，細末，頻摻塗舌腫上，吐出津。

半夏酒，治舌腫滿口，氣息不通，須臾殺人，急以手指刺破，漬去惡血。亦可用微鍼決破，次用半夏酒。

半夏三兩

右麤末，以苦酒酢也五盞，煮取三四盞，稍稍熱含口漱灌，候冷吐棄。半夏動戟人咽喉，吞生薑汁，解之。又加生薑五七片煮。

甘草汤，治舌卒腫起，滿口塞喉，氣息不通，頃刻殺人，以鍼決舌下兩邊大脈，出血，以銅筋燒，令赤，熨舌腫數遍，令血絕，仍以甘草湯治之。

甘草不以多少

右濃煎，熱含，冷吐出，未差，更以釜底墨和酢調塗舌下，即消落。

《醫說》曰，有人舌腫脹，舒出口外，無敢醫者。一村人云，偶有此藥。歸而取至，乃二紙撚，以燈燒之，取煙熏舌，隨即消縮。問之方。肯言，吾家舊有一牛，亦舌腫脹出口，人教以萆麻取油，蘸紙撚燒，煙薰之而愈，因以治人亦驗。

萆麻子熟研，塗厚紙面數遍，細卷撚紙，撚頭著火，以彼煙熏舌也。

喉痺並喉閉塞

論曰，喉痺，謂喉裏腫塞痺痛，水漿不得入也。治稍緩，則殺人。蓋由脾肺不利，蘊積熱毒，外犯寒邪，二經壅熱，結於喉間，痺而不通，其候身熱惡寒，治方有先鍼而後藥者，可謂知急先利矣。

吹喉散《局方》，治三焦大熱，口舌生瘡，咽喉腫塞，神思昏悶，喉痺，並能治之。

薄黃一兩　芒消八兩　青黛一兩半

右件用生薄荷汁搜和，入磁器中，慢火熬，令乾，研細，每用一字，或半錢匙，口中含摻，良久，漸出涎，吞之或喉中腫痛，咽中塞不通氣，以筆管入藥半錢，用力吹入喉中，無不立效。

悵帶飲《事證方》，治喉閉，余家常用之，緊於悵帶上，以備緩急。出陳總領《日華妙方》

白礬生

右細末，以冷水調服二三錢匕，服二三錢匕，服之，再三服，以差爲度。

五香散，治咽喉腫痛，諸惡氣結塞不通，急宜服之。《局方》

木香　沈香　鷄舌香用丁香　薰陸香或用乳香，各一兩　麝香別研，三分

右麤末，每服二三錢重，水一盞半，煎至一盞，去滓，溫服，日二三服。

如聖湯《局方》，治風熱毒氣，上攻咽喉，咽痛喉痺，腫塞妨悶，及肺壅欬嗽，咯唾膿血，胸滿振寒，咽乾不渴，時出濁沫，氣息腥臭，久久吐膿，狀如米粥。又治傷寒咽痛。

苦桔梗（炒，一兩） 甘草（炙，二兩）

右㕮咀，每服一兩，水三盞，煎至二盞，爲分二三服，去滓，溫服。小兒時時呷服，食後臨臥。（《聖濟總錄》名散毒湯。桔梗、甘草各等分，今分兩。亦名桔梗湯。）

如聖湯（《雞峰方》名國老湯），桔梗（三兩） 甘草（二兩）。治肺經積熱，外感寒邪，口乾喘滿，咽燥腫痛，挾寒咳嗽，唾有膿血。

茯苓湯，治喉咽閉塞不利。

赤茯苓 前胡（各二兩） 生乾地黃 人參 桂心（去麤皮） 芍藥 甘草（炙，各一兩） 麥門冬（去心，焙，三兩）

右麤末，每服一兩，水三盞，棗三個（打破），煎至二盞，去滓，分爲三服，日夜三五服。

治咽喉閉塞

紅藍花（クレナヰノハナ）

右擣絞取自然汁，每服一盞，半盞服之。無生花，則以乾花水浸絞攪濃汁，溫服之，亦通。又擣絞牛蒡根莖葉，研塗喉上外。

又研生糯米爲濃泔水，入蜜，時時飲之，每服一盞或半盞。

又炒焦糯米半升爲末，以水調成膏，貼喉上，再三換，腫即消。

三解湯，治脾肺壅熱，咽膈腫疼不利。

惡實（焙香，一兩） 甘草（炙，一兩） 荊芥穗（半兩）

右麤末，每服一兩，水三盞煎至二盞，去滓，分爲二服，日夜五服。凡喉痺，亦有馬喉痺，亦有纏喉風，亦咽喉壅塞痺痛，水食不通，雖有種類不同，治方大概惟同。

又方（《聖濟總錄》）

薏苡人ツシタマ七個

右以水皆吞之，即氣通腫消。

論云，《內經》言諸病胕腫，皆屬於火。故熱勝則腫，流走無常，如火炙然。亦或謂之流腫也。此得之風熱摶氣血而作，熏爍皷動，流四肢而著腹背，大則如盤，小則如手，甚則熠熠然於一體之中，令人五心煩熱，脣口乾燥，如注之狀。治宜湯液蕩滌於內，膏傅發泄於外，使熱氣得通，則腫自消矣。

升麻犀角丸，治熱腫熱毒。

升麻　黃芩　防風　人參　當歸焙　黃耆　乾藍　甘草炙　梔子人　黃連各二錢半　犀角十錢　大黃五錢　巴豆去皮膜心，四十粒，三錢重，炒焦細研

右十三味，擣羅爲末，煉蜜爲丸如梧桐子大，每服三丸或五七丸，至（後闕）。

荊芥湯《局方》，治風熱肺壅，咽喉腫痛，語聲不出，或如有硬物。

荊芥穗兩半　桔梗二兩　甘草炙，一兩

右麤末，每服一兩，水三盞，薑五片，煎至二盞，去滓，分爲二服，食後，溫服，日夜數服，以氣通爲期。

千兩金圓《良驗方》，治纏喉風，不問陰閉陽閉，如急病，內外腫塞，輒至不救者用之能起死。

蚵蚾草又云虻螟草，車前草也。嫩者根葉共用　大黃　皂角唐者，佳。各半兩　銅錢二文，古文錢也

右細末，以白梅肉鹽白如霜，故亦霜。又鹽梅，和名梅乾爛研和勻。十錢重一兩，作十五圓，每用一丸，新綿裹，口中含化嚥津，有頑涎吐出即差。若病兩日後，難用。

立應圓，治喉痺急卒，並療纏喉風。

右用白殭蠶、白礬等分爲末，蜜丸如彈子大，含化吞之。

又方用白礬燒生，不，研爲細末，以冷水二三錢服之，一二三服。

齒牙並齦

牙齒疼痛有二。一者，手陽明脈虚，風冷乘之而痛者，謂之風痛。二者蟲居齒根，侵蝕不已，傳受餘齒而痛者，謂之蟲痛。二種不同，古方有塗傅漱渫之藥，治風去蟲之方，各有法也。

藁本湯，治牙齒疼痛。

藁本　川芎　防風　蔓荊子　細辛　羌活　升麻　木通各三兩　楊白皮二兩，切　露蜂房炙　狼牙草　莽草　鹽各半兩　大豆五兩，炒

右麤末，每用二兩，水五盞，入生地黄汁半盞，煎十、二十沸，去滓，熱漱含，冷則吐出。如此每日二度含吐。

桃白皮湯，治牙齒疼痛。

桃白皮　槐白皮　柳白皮各二十兩

右剉如麻豆大，入酒二十五盞，煎三五沸，去滓，乘熱漱，冷吐。或五六貼，分一貼，入酒三四盞，一宿浸，每朝漱之。

吴茱萸散，治牙齒疼。

吴茱萸焙　白芷

右細末，等分，點調沸湯，連連乘熱漱之，冷即吐。

乳香散，治牙齒痛不可忍。

乳香二錢，研　山椒二字，炒末，

右每用半字或一字，揩塗痛處，良久煎荊芥湯漱口，頻漱即立效。

蓽撥丸，治牙齒疼痛。

蓽撥　胡椒

右等分，末，鎔蠟和丸如麻子大，每用一丸，咬挾齒痛中。

細辛湯，治牙齒痛，久不差。

細辛　蓽撥各三兩

右麤末，每用二三錢，水二盞，煎十、二十沸，去滓，熱漱冷吐。

乾地黃湯，治牙齒痛。

生乾地黃焙，三兩　獨活一兩

右㕮咀，每用一兩二兩，以酒三盞，浸一宿，煎十餘沸，去滓，熱漱，冷吐，以差爲度。

蒼耳湯，治牙齒痛。

蒼耳子ナモミノミ 不以多少

右麤末，每用二三兩，水三四盞，煎十餘沸，入鹽少許，去滓，熱漱，冷吐。

李木皮湯，治牙齒痛。

李木皮

右細嚼，以汁浸痛處，不過三五次即差。

松節湯，治牙齒痛。

松節一說云茯神中木也。和說云赤松之節或用皮右剉切，每用二三兩，水三盞，煎數十沸，熱漱冷吐，痛疼立止。

瓜蒂散，治牙齒痛。

瓜蒂（ウルノヘソノツル似マ子也）

右細末，與麝香勻和，以新綿裹，咬挾牙痛處。

槐皮散，治牙齒疼痛。

槐白皮　荊芥穗

右二味等分，吹咀，每用三兩，以醋三盞，煎至二盞，入鹽少許，熱含冷吐，以差爲度。

又方

豬牙皂莢（一挺，炙，去黑皮并子）　山椒（七粒）

右細末，每用一錢匕，綿裹於齒痛處咬之，有涎吐卻。

苦參湯，治齒痛及口生瘡，眼澀體重，蟲蝕藏府。

苦參　桃白皮（モモノホノカワ）　槐白皮（エンスノ各十兩）右麤切，每用二三兩，水五盞，煎四盞，去滓，熱含冷漱吐，日三五度。

玉池散，治蟲蝕牙齒，蛀蚛風癢，搖動疼痛，及牙齒宣露出血，口氣臭，齒齗腫膿爛等疾。

地骨皮　白芷　升麻　防風　細辛　川芎　槐花　當歸（炒）　藁本　甘草（炙）　等分

右細末，常用揩牙齒及齦，良久，以溫湯漱。又次用藥五六錢，水五盞，生薑五片、七片，黑豆百五十粒，同煎，至三四盞，熱含冷吐。（《聖濟錄》並《局方》《三因方》）

乳香散，治牙疼蛀蚛，風虛上攻，連腦疼痛。

乳香（一分）　補骨脂（二分，炒）

右抹，常取少許，揩疼處，有蛀孔眼，則用軟飯和藥作挺子，塞蛀孔中，其痛立止。

比金散，治牙疼不止，去風蚛，神仙功效。

雄黃（不以多少）

右研細，隨左右疼處，以剜耳子送入耳中，立止。○剜耳子，（ミミクシリ　ミミハラヒ）於丸反，削也。

柴胡湯，治腎虛牙齒齗腫，膈上熱。論曰，腎生骨髓。齒者，骨之餘而髓之所養也。腎經虛弱，氣血不能榮養骨髓，故因呼吸風冷，或嗽寒水，則令齒痛而不已。

柴胡（二兩二分）　枳殼（麩炒）　厚朴（各一兩三分）　黃連（一兩一分）

右麤末，每用一兩，水二盞，煎至一盞，去滓，食後服，日二三服。

骨碎補散，治腎虛氣攻，牙齒血出，牙齗癢痛，揩齒齗。

骨碎補（炒墨色，二兩）

右細末，盥漱後，早辰揩齒根，良久吐之，臨臥再用，嚥津不妨。

芎藭湯，治風齒疼腫及口臭。

川芎　當歸　獨活　細辛　白芷

右麤末，每用一兩，水三盞，煎一盞半，去滓，熱含冷吐，日三五度。

沈香散，治風疳齗腫，牙齒浮動。論曰，風疳之病，其候膻齗虛腫，牙齒動搖，侵蝕齒根，腐臭脫落，下攻齗頰，損爛，膿血俱出者是也。蓋緣腎經氣虛，風邪熱毒，有胃蘊積，日久上熏胸間，攻發口齒，故成斯疾。

沈香（一分）　麝香（二分）　地骨皮（一兩）　當歸　升麻　防風（各半兩）　川芎（三分）　桂心（一分）　甘草　黃蘗（蜜炙，各半兩）　凝水石（一兩）

右細末，常傳齒根，或以綿裹彈子大，含化嚥津。風疳，日本近來小兒多患，尤宜知之。

獨活湯，治風疳。

獨活　當歸炒　杏人炒　藁本　生乾地黃焙，各一分　甘草炙　細辛各半兩

右麤末，每用一兩，水三盞，煎十餘沸，熱嗽冷吐。

防風散，治風疳宣露，膿汁殠氣。イキノクサイ也

防風　羌活　槐白皮　黃芩　地骨皮　當歸各一兩二分　升麻二兩

右細末，每用一兩，水五盞，入鹽少許，煎數沸，熱漱冷吐，以差爲度。

細辛散，治風疳癢痛，侵蝕齒齗。

升麻　細辛　藁本　防風　川芎　凝水石各二兩二分　甘草炙，一兩一分

右細末，常貼齒癢處。又二三錢，綿裹，含化嚥津，常令藥味相續爲佳。

薔薇根散，治口瘡經年，歇發，飲食艱難。

薔薇根　山椒

右等分，麤末，每用一兩，水五盞，煎三盞半，去滓，熱含冷吐。口瘡或名口糜。

又方　治口瘡久不差。

薔薇根野薔薇尤佳，花白而野多。

右不以多少，剉散濃煎，冷溫得所，常含嗽吐出，不可吞入。

又方　蘘荷根ミヤウカ

右細剉，濃煎，熱含冷漱。

又　升麻一種　煎漱或一塊大。

又　檳榔子　細末，常塗舌及唇口。

又　桑枝汁　塗舌及口。

又　蒲黄　塗舌及口。

又　百草霜　又檳榔並大腹皮灰。

又　吳茱萸末　又葵根灰。

又　生地黄汁　又甘草末。

又　黄蘗末　又礬石燒末。

又　大黄末　又蜜。

又　馬齒莧汁並灰　以上皆傅口舌爛瘡。

玄參丸，治口舌生瘡，久不差。

玄參　天門冬（去心）　麥門冬（去心，各焙）

右等分，細末，蜜丸彈子大，每用一丸，綿裹，口含化嚥津。

自餘良方名藥等，不可勝計，不可限泥此一卷耳。

灸穴

膽俞（左右）在第十椎下，兩旁相去各一寸五分，灸三壯（云云）。治咽痛不下。（私云，可灸五十一壯或百壯。）

涌泉（左右）在足趺，主咽中痛，不可內食。灸各三壯或七壯、十一壯。一名地衝，在足心陷中，屈足捲指宛宛中。

璇璣，在結喉天突下一寸，治喉痺咽腫，水食不下，五壯、七壯或二、三十壯灸之。

尺澤二穴，在肘内曲陷横文中。主嗌内腫，氣走咽喉，不能言，喉腫，胸脇支滿，灸尺澤百壯。

人迎二穴，在頸大筋大脈，動脈應手，俠結喉，仰而取之。一名五會。禁灸。但治咽喉癰腫五七壯，若十五壯灸之。

缺盆二穴，在肩上大横骨上大陷中，治喉痺二三十壯灸之。

掖門二穴，在手小指與次指之中間陷中，治咽外腫，寒厥臂痛，不能上下，三五七壯。

天突一穴，在結喉下大陷中，治喉中生瘡，不得下食。《銅人經》《明堂》云，療喉中熱瘡，十、二十壯灸之。

又主喉中鳴，如水雞聲。〇水雞，即蛙也。

亶中穴，在兩乳二中間，治喉中鳴，三里手足、曲池、風池、鳩尾、鬲俞第七椎左右，皆主候痺疾。小兒喉痺，灸天突一壯。

勞宫，在掌中，屈中指，中指尖著處，左右各一壯。主小兒口有瘡蝕，齒齗爛臭衝人。《明堂》云，勞宫在無明指屈處。常云無名指者，第四指，謂之無名指。趙岐《孟子》釋云，無名指者，手第四指也。《資生經》云，今曰屈無名指著處者，中指也。云第四指者，非也。勞宫二穴，一名五里，在中央大横文中，灸三壯。謂掌内中心也。又足有五里穴

角孫二穴，在耳郭中間，上開口，有空穴。治齒齗腫，灸三壯。《明堂》云，主齒牙不嚼物，齲痛腫。

又治小兒疳濕瘡。

《史記》齊大夫病齲齒，太倉公灸左太陽明脈，即爲苦參湯，日嗽三升，出入五六日，病已。得之風及臥開口，食而不嗽。

耳門二穴，在耳前，起内當耳缺者陷中，灸三七壯。齒齲，（《說文》云，齲，齒蠹也。）傳曰，脣亡齒寒。（《說文》云，齲，齒蠹痛也。）謂齒蠹而痛也，其不因齲蠹而痛者，蓋風寒入腦髓爾。《素問》謂，太寒至骨髓，故頭痛，齒亦痛。當以此治之。

聽會二穴，在耳微前，陷中，上關下一寸，動脈宛宛中，張口得之，灸三七壯。上關者，一名客主人，在耳前起骨上廉，開口有空穴，宛宛而有動脈之處也。

《資生經》云，以線量手中指，至掌後（手甲後）大横文，折爲四分，量横文後，當臂中，灸七壯愈。左右隨齒病邊灸。

又云，有老婦人，舊患牙疼，人教將手掌交叉，以中指頭盡處爲穴，灸七壯，永不疼。恐是外關穴歟。外關穴，在腕後二寸陷中。今全同。泉司稍子妻，舊亦苦牙疼，人爲灸手外踝穴，近前些子，遂永不疼。但不知《千金》所謂外踝上者，指足外踝耶，手外踝耶，識者當辨之。

《醫說》及《良方》《資生經》云，灸牙疼法，隨左右所患，肩尖微近後骨縫中，少舉臂取之，當骨解陷中，灸五壯。

執中云，予親灸數人，皆愈。灸畢，頂大痛，良久乃定，永不發。予親病齒痛，百方治不驗，用此法差。

又《資生》云，辛帥舊患傷寒，方愈，食青梅既而牙疼甚。有道士爲之灸，屈手大指，本節後陷中，灸三壯，初覺病齒癢，再灸覺牙有聲，三壯疼止。今二十年矣。恐陽谿穴也。陽谿者，一名中魁，在腕中上側兩筋間陷中。《銅人經》云，治齒痛，手陽明脈入齒縫中，左疼灸右，右疼灸左。○執中者，《資生經》作者也。

覆載萬安方卷第三十

嘉曆二年二月十七日朱點了　性全

嘉曆一年二月十九日墨點了　性全

冬景秘之，雖爲兄弟親朋，不可容易披閱耳。

朱墨之紙數三十七丁

《可用方》第四云，《外臺方》蘇遊論曰，女年未至十三以上，月經未通，與之交接，其女日就消瘦，面色萎黃。不悟之者，將爲骨蒸，因錯療之，屢有死者。有此病者，慎勿療之，待月事通，自然差矣。（私謂，可與四物湯歟。）

《聖濟錄》百卷云，治鬼迷不寤方。

雄黃（研如粉，吹入病人兩鼻中，即差。）

又云，辟邪祟附著，及小兒驚哭恐悸方。

安息香常取一皂子大，燒香令熛起，邪自去。

《聖濟錄》第一百卷云，治妭魅病人不言鬼方。

鹿角屑

右一味，擣羅爲細末，以水服方寸，自言則差。

又云，治精魅感著，語言狂亂，悲怖不常，不飲食方。

水銀（一兩）

右一味，入漿水一盞，炭火上煎取三分，去火，取水銀如豌豆大，空腹溫水下三丸，晚再服一丸，日三服。

一婦人

二婦人血氣勞氣

三帶下（シラ）血赤血（マシハル下也）

四漏下（月水微少シテ、不斷、コレヲ名漏下。）

五通治婦人血疾經血暴下

六瘀血フル血也。瘀ハクチタリトヨム

七血分チフクレ身體ハレテ似水腫

八水分ミツフクレ水分浮腫之類也。

九脫血血枯九竅ヨリ血出病也。

十血瘕血癥氣塊積聚痃癖等ハラノヤマヒノカタマリタル也

十一諸淋疾小便澀滯疾也

覆載萬安方卷第三十一

覆載萬安方卷第三十一

性全　集

婦人一　通論總療

○《大全良方》《素問》第一

岐伯曰，女子者，七歲而腎氣盛，齒更髮長。二七歲而天癸至，任脈通，太衝脈盛，月事以時下。天癸者，天謂天真之氣降。癸謂壬癸，水名也。故云天癸也。然衝爲氣海，任主胞胎，腎氣全盛，二脈（任衝）流通，血經漸盈，應時而下，所以謂之。月事者，平和之氣，常以三旬一見，以象月盈則虧也。若遇經脈行時，最宜謹於將理，將理失宜，似産後一般受病，輕爲宿疾，重可死矣。凡此之時，中風則病風，感冷則病冷，久而不愈，變證百出，不可言者。所謂犯時微若秋毫，感病重如山岳，可不畏哉。○月水之時併後謹之，如産後將理也。

《褚澄遺書》云（《大全良方》第一），精血者，飲食五味，髓骨脈肌膚毛髮，男子爲陽，陽中必有陰，陰中之數八，故男必一八而陽精升，二八而陽精溢。女子爲陰，陰中必有陽，陽之中數七，故女必一七而陰血升，二七而陰血溢。皆飲食五味之實秀也。（可見《大全良方》第一卷）○南齊褚澄，名醫也。《本草》引之。

《産寶》方序云，大率治病，先論其所生，男子調其氣，女子調其血。氣血人之神也（云云），月水如斯，謂之

月信。不然血凝成孕。○《大全良方》

夫婦人月水不調者，由勞傷氣血，體虛風冷之氣乘也。若風冷之氣客於胞內，傷於衝任之脈（胞即兒子之所孕之胎胞也）。此衝任二經爲表裏，主上爲乳汁，下爲月水，育兒乳汁迸出之時（或三年或二年），月水不行，依仁育而血變成乳故也。然則月水是絡之餘，若冷熱調和，則衝脈任脈氣盛宣流，依時而下。若寒熱乖適，則經脈忽虛。若有風冷，虛則乘之，邪搏於血，或寒或溫，寒則血結，溫則血消，故月水乍多乍少，故爲不調也。

○《內典》忍辱仙人爲呵利王，七處被割截之時，及師子尊者爲異，見王被刎首之時，又震旦肇法師被刎首之時，皆血變爲乳色而出，是皆依慈怋而令然也。

初虞世云，女子十四而天癸至，任脈通，月事以時下，故令有子。天癸者，物之自然。月者，以月至。經者，有常也。其來不可過與不及，多與少。反此皆謂之病，不行尤甚，百疾生焉。血既不能滋養百體，則髮落面黃，身羸瘦。血虛則發熱，故身多熱。水不足則燥，氣蟠則金受邪。金受邪則肺家嗽，嗽則爲肺癰肺痿必矣。《千金方》云，夫婦人之別有方者，以其胎妊生產崩傷之異故也。是以婦人之病，比之男子十倍難療。經言，婦人者，衆陰所集，常與濕居。十四已上，陰氣浮溢，百想經心，內傷五藏，外損姿顏，月水去留，前後交互，瘀血停凝，中道斷絕，其中傷墮，不可具論，生熟二藏，虛實交錯，惡血內漏，氣脈損竭，或飲食無度，損傷非一，或瘡痍未愈，便合陰陽，或便利於懸廁之上，風從下入，便成十二痼疾。所以婦人別立方也。若是四時節氣爲病，虛實冷熱爲患者，故與丈夫同也。惟懷胎，妊而挾病者，避其毒藥耳。其雜病與丈夫同，則散在諸方中，可得而知也。然而，女人嗜慾多於丈夫，感病倍於男子，加以慈戀愛憎，嫉妒憂恚，染著堅牢，情不自抑，所以爲病根深，療之難瘥，故養生之家，特頃教子女學習此三卷（《千金要方》婦人卷三卷）之。婦人方令其精曉，即於倉卒之時，何憂畏也。夫四德者，女子立身之樞機。產育者，婦人性命之長務，若不通明於此，則何以免於夭枉者哉。故傳母之徒，亦不可不學，常宜繕寫一本，懷挾隨身，以防不虞也。

加減吳茱萸湯《張氏方》《大全良方》《和劑局方》等，治衝任衰弱，月候愆期，或月前月後，或崩中漏下不止，赤白帶下，小腹急痛，每至經脈行時，頭眩，飲食減少，氣滿心忪，肌膚不澤，悉皆主之。可謂婦人總藥

吳茱萸　當歸各五錢　麥門冬去心，焙　乾薑　白茯苓　牡丹皮　南木香不見火　桔梗各三錢　甘草三錢半　細辛一錢半　防風　官桂去麤皮，各二錢半　半夏七錢

右㕮咀，每服四錢重，水一盞半，生薑五片，棗一二個，煎至一盞，去滓，空心，溫服，日夜兩三服。久服取效。一說加香附子。川芎、芍藥同，加之尤佳。

治婦人室女經脈不調，臍腹冷痛，惡心，腹常脹滿，至晚則增。宜服小烏沉湯，吞下艾煎圓。見《局方》

小烏沉湯《局方》第三氣段，調中快氣，治心腹刺痛。

烏藥去心，十兩　甘草炙，一兩　香附子二十兩

右爲細末，每服一錢三四錢宜，入鹽少許，或不著鹽之，沸湯點服，不拘時。又名烏香正氣散

艾煎圓《局方》婦人段，治崩傷淋瀝，小腸滿痛。

人參　川芎　菖蒲根各二兩二分，忌鐵器　熟艾以糯米飲調作餅，焙熟乾，十兩　食茱萸　當歸各二兩　白芍藥　熟乾地黃各三兩三分

右細末，煮酒米糊爲圓如梧子大，每服五十丸或百丸，溫酒或以米飲服。常服補榮衛，固經脈。如《大全良方》則以小烏沉湯服之，調順血氣故也。

薑黃散《大全》，治血藏久冷，月水不調，臍腸刺痛。出專治婦人方

薑黃四兩，《本事方》云老生薑也云云。如諸方者，別物也。蓬莪朮、鬱金種類也　蓬莪朮　紅花　桂心去麤皮　川芎各一兩　延胡索　牡丹皮　當歸各二兩　白芍藥三兩

右細末，每服一錢重或三四錢，水半盞，酒半盞，煎至七分，去滓，熱服，空心，日夜三四服。

○《大全良方》第二

四物湯附加減，治婦人經病，或前或後，或多或少，疼痛不一。腰足腹中痛，或崩中漏下，或半產惡露多不滿月而產，謂之半產，或停留不出，妊娠腹痛下血，胎不安。產後塊不散，或亡血過多，或惡露不下，服之如神。張聲道云，此方治婦人百疾，只是四物湯加茱萸煎服。若陽藏，少使茱萸。若陰藏，多使茱萸。○半產者，不滿月而胎墮產出也。妊者服四物湯。

吴興周端仁郎中，頃赴省試，照屬一鄰案出場云，某本醫家，凡婦人百病，只是四物湯加茱萸，無不效者。謹以此爲報。徐明中方加香附子

當歸　白芍藥　川芎陸氏云，川芎減半　生乾地黄《養生必用方》，熟者《局方》，然《本草》云，男宜熟者，女宜生者，合用生者爲是

右等分，爲麤末，每服四錢，水一盞半，煎至八分，去滓，煎取六分，清者帶熱服，食前。若平常血氣不調，及常服，只用本方，日二三服。治經血凝滯腹內，血氣作疼，加蓬莪朮、官桂等分用之。王碩膺云，熟地黄滯血，安能止痛，不如五味子代用之云云。

○四物湯除地黄，代用五味子，是王碩秘方。

《易簡方》四物湯加莪朮、桂心，名六合湯。如因產後，欲推陳致新，補血海，治諸疾，加生薑煎。若姙者胎動不安，下血，每服加艾葉五七片，更加葱白、阿膠末，減四味之半，當歸用小半三分之一、五分之二。若疾勢甚者，以四味各半兩，細剉，以水四盞，熟艾一塊，如鷄子大，阿膠五七片，煎至二盞半，去滓，分作四服，一日令盡一方有甘草、乾薑、黄耆，日二三服，至二臈以一七日，爲一臈，以前產後，每日可一二服。若虛氣微弱，血海不調，服一月不妨。若產後被驚氣滯，種種積滯敗血，一月內惡物微少，敗血作病或脹或疼，胸膈脹悶或發寒熱。四肢疼痛，加延胡索、沒藥、香白芷，與四物湯等分爲細末，淡酢湯或童子小便、酒調服下。若血風於產後乘虛發作，或

產後傷風，頭痛發熱，百節骨疼，加荊芥穗、天麻、香附子、石膏、藿香各一分。四物湯料共一兩中加之，每服三錢，水一盞，煎七分服。若虚熱心煩，與血相搏，口舌乾渴，欲飲水者，加栝樓根一兩，麥門冬去心三分。若腹中刺痛，惡物不下，加當歸、芍藥一分。若血崩不止，加熟地黄、蒲黄各一兩。嘔逆加白朮、人參各半兩。若寒熱往來，加乾薑炮、乾牡丹皮各一分。因熱生風，加川芎一分，柴胡半兩。腹脹加厚朴、枳實各一分。身熱脉數，頭昏項強，加柴胡、黄芩各半兩。

若藏府滑泄，加桂心、附子炮各一分。若虚煩不睡，加竹葉、人參各一分。煩燥飲引，頭痛大渴，加知母、石膏各半兩。若水停心下，微吐逆，加木豬苓、防已各三分，同煎。若平常些少虚眩，肢體瘦倦，月信不調，只用生薑、薄荷，如常煎服此是婦人常服之藥，蓋味少而性緩，效遲而功深。一方治婦人血虚，心腹疞痛不可忍者，去地黄加乾薑，名四神湯。治老人風秘，加青皮等分煎服。一方治小便澀，大便秘結，加大黄、桃仁去皮尖，炒黄，減半煎。一方治血痢不止，加阿膠、艾葉陳氏方治痢病腹痛難忍，以此名六物湯。一方治婦人腹痛作聲，腸鳴，經脉不快，加熟地黄一倍，桂心半倍煎。治瘡疾，加荊芥酒煎，常服。一方加柴胡，名五神湯。柴胡能大補虚，退虚熱。

○《魏氏家藏方》推陳散，治產後或失血後，驚氣滯氣，種種節滯敗血疼内，惡物下及敗血作病，或脹或痛，胸膈脹悶，發寒發熱，四肢疼痛，四物湯加延胡索、沒藥、香白芷等分，爲細末，每服二三錢，淡酢湯或童子小便調下，是號推陳散。又云順氣散，順諸血，令有所歸。四物湯，如法煎調蒲黄末三四錢，不拘時服之。若上膈虚熱，壅滿，更煎蘇子降氣湯服蒲黄末云云。

○《大全良方》云，仲景曰，婦人經水過多，則亡津液，亦大便難。四物湯加青皮煎服，即通也。又有種種加減方。又新產後傷寒，加柴胡四物湯，尤宜，但以生乾地黄代熟地黄。

○《局方》芎藭湯，治一切去血過多。《易簡方》名芎歸湯，一名桂香飲，一名當歸湯，一名佛手散，治産前産後諸疾。又治大便下血，腸風藏毒等，加槐花矣。廣可見《易簡方》，功能加減載之。

〇四物湯之起源

一方以四物湯，共四兩，爲細末，煉蜜爲圓如梧子大，空心米飲下三四十圓，以療年高婦人白帶，有良驗也，請詳用之。一方四物湯，共四兩，加甘草半兩，細末，煉蜜爲丸，每兩作八丸，酒醋各半盞，溫湯同化，調停服下，名當歸煎丸。去敗血，生好血。如人行五里，再進一丸，無時候（用生地黄爲正）。此藥不知起於何代，或云始自魏華佗。按巢氏云，他之術精微，方類單省，傳稱他術鍼灸不過數處。《千金方》云，自三代以來（唐朝已前之三代也），醫方藥論未有如此詳備，其間有漢晉名公諸方，今《産寶方》乃末梁時節度巡官昝膺（殷）所撰，其中有四物散。國朝（仁宗之朝）太平興國中，修入《聖惠方》者數方，自後醫者易散爲湯，雖無傑特之功，但善用者，若馭良馬，以意驅策之，則隨意無所不至，自可珍也。自皇朝以來，名醫於此四物中，增損品味，隨意虛實寒燠，無不得其效者。然亦非止婦人之疾可用而已。又增損四物湯等加減，至産後篇可出之。《可用方》第三十云，六合湯，治婦人産後下血，四物湯去川芎、當歸、芍藥、地黄各一兩。四順理中圓，去乾薑、甘草二兩，人參、白朮各一兩，右六味㕮咀，每服三四錢，水一盞，煎六分，先進固經丸，後服此。又云，四物湯是婦人之重寶也。《親驗方》治瘡疥淋淫，經時不愈，皆由血氣凝滯，加大黄煎服。暴赤眼，用四物湯加龍膽草同煎，甚妙。仍用赤芍藥、當歸尾鬚尤佳。一方加縮砂、香附子、甘草、薑黄（切片）等分，治血氣尤妙，酒毒下血，槐花（炒焦）煎。《百一選方》婦人經候淋瀝不斷，加栢葉煎，鼻衄亦如是煎服。赤痢，煎此下駐車圓。休息痢，尤妙。治濕脚氣，腿腕生瘡，煎此調服消風散二三錢服。治婦人失血後氣弱，或産後虛羸，加生乾地黄、人參各等分，同爲細末，用生藕自然汁、生薑自然汁、蜜各一盞，同煎數沸，令香熟，入藥調成膏，用砂器盛貯，每服一匕。燈心棗湯化下，名百花膏。

《陳氏方》治婦人諸疾，加吳茱萸煎。《究原方》因虛致熱，熱與血搏，口舌乾渴，欲飲水。栝樓一兩，麥門冬去心三分。腹中刺痛，惡物不下，倍加當歸、芍藥。血崩，加地黃、蒲黃各一兩。固熱生風，更加川芎一分，柴胡去蘆半兩。身熱煩燥，頭昏項強，加柴胡、黃芩各半兩。大便秘，加大黃、桃仁去皮麩炒各半兩。若瀉，加桂、附子炮，去皮各三分。發寒熱，加乾薑炮、牡丹皮去心木、芍藥各一分。嘔吐，加白朮、人參、藿香葉各半兩。大渴，加知母、石膏半兩。水停心下發渴，加豬苓去皮、茯苓、防已各一分。虛寒，加人參、柴胡、防風。治咯血，用白紙燒灰，入麝香煎調二錢服。治婦人患脾血病，時覺腹痛，惡心，五心心並左右手足心煩熱如勞之狀，或進或退，因經候行而不食，驚恐所致，加吳茱萸同煎。

《家寶方》治跌損，生血氣，常服至愈。加乳香、沒藥。《易簡方》治男子婦人虛勞發熱，或五心煩熱，並治吐血、衄血、便血、婦人下血過多，致虛熱者，或因用心過度，發熱及往來寒熱者，用參蘇飲三兩，四物湯一兩半，合和名茯苓補心湯。《鷄峯方》云，治產後心腹疞刺疼痛不可忍，去地黃用赤芍藥，只三味爲末，薑酒調二三錢，名定痛散。治養陰生血補虛，加人參、鹿角膠、白朮，爲末，煉蜜丸梧子大，每服三十丸、五十丸，空心米飲下，名人參圓。《嬰孩妙訣》云，治血熱生瘡，遍身腫癢，及脾胃常弱不禁，加防風等分，黃芩半之，大小以意加減，煎服。忌酒麪豬羊肉豆腐。《信效方》加蓬莪朮、肉桂各半兩，名六合湯。治經血凝滯，肌瘦潮熱，腹中塊癖，結硬疼痛者主之。《全嬰集》云，四物湯治小兒時行瘡豆，發熱已出未出，或出不快。又消瘡班餘毒，大凡瘡豆不透者，爲血澀故也。以知四物湯誠瘡豆之仙藥也。又加罌粟殼治血痢也。

○參蘇飲與四物湯合和，治寒熱往來血亂病。

○增損四物湯在《產後血暈》篇中，加減功效可見彼中。

○四物湯治疹豆瘡。

○雙和湯功效

雙和湯（《局方》四物湯與建中湯合和，故名雙和湯也），治男子婦人五勞七傷六極，心腎俱虛，精血氣少，遂成虛勞，百骸枯瘁，四肢倦怠，寒熱往來，咳嗽咽乾，行動喘乏，面色萎黄，略有所觸，易成他疾。或傷於冷，則宿食不消，脾痛腹疼，瀉痢吐逆。或傷於熱，則頭旋眼暈，痰涎氣促，五心煩熱。或因飢飽動作，喜怒驚恐，病隨而至。或虛脹而不思食，或多食而不生肌肉，心煩則虛汗盜汗，一切虛勞，不敢服燥藥者，並宜服之。常服調中養氣，益血育神，和胃進食，補虛損。○《本事方》云，雙方和湯，許學士所製也云云。

白芍藥（七兩二分）　當歸　黄耆（鹽水浸，炙）　川芎　熟地黄（各三兩）　甘草（炙）　肉桂（去麤皮，各三兩二錢）　十錢一兩也。

右細末，每服二三錢，水一盞半，薑三片，棗二個，煎至一盞，空心服。忌生冷果子等物。（虛勞潮發，寒熱往來，則加五味子、鱉甲、柴胡各二兩，佳。）

○《衛生良製方》㕮咀，每服四大錢云云。

丹參散（《大全》），治婦人經脈不調，或前或後，或多或少，產前胎不安，產後惡血不下，並治之。兼冷熱勞，暖脊痛骨節煩疼。

丹參（不以多少，去土，切，功用與四物湯全同。《大全良方》單服丹參，與四物湯功全同。）

右細末，每服二三錢，溫酒下。經脈不調，食前服。冷熱勞，無時候服。

溫經湯（《局方》），治衝任虛損，月候不調，或來不斷，或過期不來，或崩中，去血過多不止。又治曾經損娠，瘀血停留，少腹急痛，發熱下痢，手掌煩熱，脣乾口燥，及治少腹有寒，久不受胎。

阿膠（蛤粉合炒，去粉）　當歸　川芎　人參　肉桂（去麤）　甘草（炙）　芍藥　牡丹皮（各二兩）　半夏（湯洗七次，二兩半）　吳茱萸（炒，三兩）　麥門冬（五兩半）

右麤末，每服四五錢，水一盞半，生棗五片，煎至八分，去滓，熱服，空心，食前服。

溫經湯《大全良》、《可用方》等，治寒氣客於血室，血凝不行，新血與積熱相搏，經候不通，繞臍作陣痛。

當歸　川芎　芍藥　桂心　牡丹皮　蓬莪朮各二兩　人參　甘草　牛膝各四兩

右㕮咀，每服五錢，水一盞半，煎至八分，去滓，溫服，空心，日夜三四服。

琥珀散《大全良》《本事方》，治婦人月經壅滯，每發心腹臍疞痛不可忍，及治產後惡露不快，血上搶心，迷悶不省，氣絕欲死。出《本事方》

京三稜　蓬莪朮　赤芍藥　牡丹皮　劉寄奴カツオクサ宋高祖名，以名藥，可見《本草》　川當歸　熟地黃　桂心　菊花　蒲黃炒，各三兩

右先以前五味，與黑大豆十五兩，同米酢十大盞，生薑二十四兩，切片，一處煮，豆爛爲度。豆共焙乾，入後五味，同爲細末，每服三四錢，空心，溫酒調下。不飲酒人，以鹽湯、橘皮湯服之。一方，不用菊花、蒲黃，卻用烏藥、延胡索，亦佳。予陳良甫也，《大全良方》作者也家之秘方也。若是尋常血氣痛，只一服。產後血衝心，二服便下。常服尤佳。前後救人，急切不少，此藥易合以救人。黑豆一升，約用五兩。〇黑豆一升，約五兩也。三升即十五兩也。

劫勞散《大全良方》，治心腎俱虛，勞嗽二三聲，無疾遇夜發熱，熱過即冷，時有盜汗，四肢倦怠，體劣黃瘦，飲食減少，夜臥恍惚，神氣不寧，睡多異夢。此藥能治微嗽有唾，唾中有紅線，名曰肺痿。若上件疾不治，便成羸劣之疾。〇婦人傳屍虛勞〇唾中有血名肺痿

白芍藥六兩　黃耆　甘草　人參　當歸　半夏　白茯苓　熟地黃　五味子　阿膠炒，各二兩

右㕮咀，每服三四大錢，水一盞半，生薑十二片，棗三個，煎至九分，無時，溫服，日進三服。陳總領日華子云，鄉人楊元鼎女，及笄，病證甚危，一歲之間，百藥俱試，無有效者，亦嘗從予求治法，無有應之者。偶遇名醫，得此方，一料遂除根。專錄此方傳人。今世尤可用之

當歸散，治血脈不通。

當歸　川山甲炒灰　蒲黃各二兩二分　辰砂　麝香各二錢

右細末，研匀，每服二錢，熱酒服下。若不喫酒，則薄荷煎湯，入酢少許服亦可。

琥珀散，治心膈迷悶，腹藏撮痛，氣急氣悶，月信不通等疾，月水不來或衰少，名血枯。下又有血枯篇

烏藥五兩　當歸　蓬莪朮各二兩二分

右細末，每服三錢，溫酒服，服後以食壓之，大忌生冷油膩等物。若產諸疾，用炒薑酒調服。已上出《婦人經驗方》

此外治月水不調並不通之疾，諸藥散衆方中，不載盡於此。泥於此一章，而不可不博勘覽。逍遙散《局方》《衛生良驗方》等，治血虛勞倦，五心煩熱，肢體疼痛，頭目昏重，心忪煩赤，口燥咽乾，發熱盜汗，減食嗜臥，及血熱相搏，月水不調，臍腹脹痛，寒熱如瘧。又療室女血弱，陰虛榮衛不和，痰嗽潮熱，肌體羸瘦，漸成骨蒸。

○《易簡方》一名人參散○未嫁女曰室女，已嫁女曰婦人。

白茯苓　白朮　當歸　白芍藥　柴胡各二兩　甘草一兩

右麤末，每服三四錢，水一盞，燒生薑一塊，切破，薄荷少許，同煎至七分，去滓，熱服，不拘時候。

《親驗方》治婦人虛勞發熱，與樂令建中湯合煎服。《易簡方》治婦人血熱，虛勞骨蒸，兼治邪熱客於經絡，肌熱痰嗽，五心煩燥，頭目昏疼，夜多盜汗，補真氣，解勞倦，用人參、白朮、茯苓、柴胡、半夏、當歸、赤芍藥、乾葛、甘草、黃芩各等分，㕮咀，每服四錢，水一盞半，生薑五片，棗二個，煎至六分，不拘時候服。應有勞熱之證，皆可服之，熱退即止。名人參散。

○又《易簡方》云，但婦人寒熱，亦有因經血節閉者，遂致五心煩熱，及骨節間熱，或作虛勞治之，反以爲害。積日既久，乃成真病，法當行其經血。若月事以時，自然平治。或以《局方》大聖散，用紅花煎酒

調服。不能飲者，以酢湯代之，仍以紅圓子醋湯嚥下此二藥，大治月事不調，或腹有血塊。若久無子息，服之數月，其效特異。非可數服，責之無功。或因下血過多，發爲寒熱，當用當歸、地黄之類，如大建中湯、樂令湯、養榮湯、十補飲、雙和散輩是也。然有痰飲停節之人，則難用此，蓋當歸、地黄與痰飲不得其宜，反傷胃氣，因是不進飲食，遂成真病，致於不救者多矣。痰飲中節至生寒熱者，宜以二陳湯、參蘇飲等藥療之，應手而效，更有服退熱冷藥太過，因而咳嗽下痢，發熱自汗，皆不可用之。惟真武湯、增損名目湯，仍佐以震靈丹服之。其詳更於真武湯方中求之，仍早灸膏肓，其效如響。但是病後虚損發熱，並虚勞寒熱，及久患瘧疾，皆宜灸之。輕者每穴五七十壯，重者三數百壯，當夜熱若未除，次日再灸數十壯，或有餘熱，逐日灸一二七壯，養其火力，以熱退爲期。今人見病人畏灸，多謂無力勝火，當俟少愈。此大不熱，倘能漸安，又何必灼艾。此皆悠悠之語，及其病成，則悔無及矣。灸此穴者，切不可灸三脘、腹中臍下等處。若前後受火，則炎氣交攻中脘鬲截，往往嘔吐清水，或氣息喘急，或渴欲引飲，名曰火邪，多有致斃，治法當以黑豆煎湯，徐徐解之，輕者尚可療也。已上《易簡方》

鱉甲圓《大全》，治婦人月經不調，肌肉黄悴，脇下積氣結硬，時發刺痛，漸成骨蒸勞狀。出《博濟方》

鱉甲去裙，酢炙　桂心　三稜酢煮，切，急炒　牡丹皮　牛膝　呵子肉　琥珀　大黄蒸　土瓜根　桃人去皮尖雙人，麩炒　等分

右爲細末，煉蜜圓如梧子大，每服十五丸，或二三十丸，煎桃人湯服下，此藥破血癥氣塊，積聚痃癖。若積塊堅硬，甚則加蓬莪朮、京三稜、當歸各二三兩。

婦人血風勞氣虚勞中風兼患也。

《聖濟錄論》曰，血風勞氣者，經血所下不調，或緣產褥感於風邪，久不差則變寒熱，休作有時，飲食減少，肌膚瘦悴，遇經水當至，即頭目昏眩，胸背拘急，四肢痠痛，身體煩熱，足腫面浮，或經水不通，故

謂之血風勞氣也。

鱉甲湯（聖濟錄），治婦人血風勞氣。

鱉甲　當歸　芍藥（各三兩）　柴胡　秦艽　桔梗　知母　枳殼（去瓤，麸炒）　黃耆　桂心（去麤）　川芎　前胡　人參　白茯苓

荊芥穗　地骨皮　羌活（各二兩）

右麤末，每服三四錢重，水一盞，煎至七分，去滓溫服，日夜三四服。

芍藥湯，治婦人血風勞氣，骨節疼痛，寒熱頭眩，眼睛疼，心虛恍惚，驚悸。

芍藥　牡丹皮　玄參　川芎　白茯苓　熟地黃　白斂　甘草（炙）　當歸　五味子　麥門冬　人參（各三兩）

右麤末，每服四錢重，水一盞，煎七分，去滓，溫服，不拘時日，夜三四服。

荊芥湯，治婦人血風勞氣，肢體羸瘦，飲食減少，疼痛寒熱。

荊芥穗　人參　木香　芍藥　生乾地黃　秦艽　柴胡　當歸　半夏　烏藥　川芎　甘草（各二兩）

右麤末，每服五錢，水一盞，生薑三片，同煎七分，去滓，空心，日午臨臥服。此外名方良藥見於《聖濟錄》中，不遑悉引載，於彼方中可揀用。《大全良方》第三第四云，《局方》中風篇中排風湯、小續命湯，治血風勞氣，月水不調，閉塞不通，尤有神驗。與四物湯，可並用。〇婦人血風，用排風湯證。

《大全良方》第三云，夫婦人血風驚悸者，是風乘於心故也。心藏神，爲諸藏之主。若血氣調和，則心神安定。若虛損，則心神虛弱，致風邪乘虛干之，故驚而悸動不定也。其驚悸不止，則變恍惚而憂懼也，排風湯可用也。排風湯下《大全良方》第二有《事證》，傳言繁，不引之，可見彼傳矣。

帶下（男女痢病，名滯下者，壅滯秘澀之義也。今此婦人帶下者，兼帶之義，赤白血以月水而下也。）

《聖濟錄》百五十二論云，帶下有三十六種，名雖不同，所致則一。蓋婦人衝任，爲經脈之海，上爲乳

汁，下爲月事。血氣和平，則生育之道得矣。苟乖保養，風寒乘虛，襲於胞絡，衝任不能循流，血氣蘊積，冷熱相摶，故成帶下也。冷則色白，熱則色赤，冷與熱並，則赤白雜下，間有五色者，各隨五藏虛損而應焉。

○婦人三十六種疾異於男子

《可用方》引《千金論》曰，諸方說三十六疾者，十二癥、九痛、七害、五傷、三痼，不通是也。何謂十二癥，一曰狀如清血，二曰如黑血，三曰如紫汁，四曰如赤肉，五曰如膿痂，六曰如豆汁，七曰如葵羹，八曰如魚血，九曰如清水，十曰如米泔，十一曰如月浣，十二曰經不應期，乍前乍卻。何謂九痛，一曰陰中痛傷，二曰陰中淋瀝痛，三曰小便即痛，四曰寒冷痛，五曰經來即腹痛，六曰氣滿痛，七曰汁出陰中，如有蟲嚙痛，八曰脇下痛，九曰腰胯痛。何謂七害，一曰窮孔痛，二曰中寒熱痛，三曰小腹急堅痛，四曰藏不仁，五曰子門不端，引背痛，六曰月浣乍多乍少，七曰喜吐。何謂五傷，一曰兩脇支滿痛，二曰心痛引脇，三曰氣血結不通，四曰邪思洩利，五曰前後痼寒。何謂三痼，一曰羸瘦，不生肌膚，二曰絕產乳，三曰經水閉塞，病多異同，具見所治之方。《病源論》三固無二固。

芎藭湯，治婦人帶下，漏血不止。

川芎　當歸　黃耆　乾薑　芍藥　吳茱萸黑豆同炒　甘草各二兩二分　熟地黃五兩

右麤末，每服三四錢，水一盞半，煎一盞，去滓，食前，溫服，日三夜一服。

栢葉散，治婦人帶下腹痛。

栢葉ムロノ木ノハ炙，五兩　川芎　芍藥　白芷　乾薑　牡丹皮各二兩二分　當歸

右細末，每服二三錢匕，食前，溫酒調服下。

芍藥散，治婦人赤白帶下，經年不差，漸漸黃瘦。

白芍藥　牡蠣煆　桂心　附子炮　黃耆　龍骨　鱉甲　川芎各二兩　乾薑一兩二分　白芷一兩　熟地黃三兩

右細末，每服二三錢，食前，溫酒服，日夜三四服。

漏下

○月水微少不斷，名漏下。

《聖濟錄論》曰，漏下之病，經血淋瀝不斷是也。夫衝任之脈所至，有時非時而下，猶器之津泄，故謂之漏下。蓋由血虛氣衰，不能約制。又有瘀血在內，冷熱不調，致使血敗，其色或赤如豆汁，黃如爛爪，黑如衃血，青如藍色，白如膿涕，五色隨五藏虛損而漏應焉。

沉香牡丹丸，治婦人內挾瘀血，經候淋瀝不斷，或多或少，四肢煩倦。

沉香二兩二分　牡丹皮　赤芍藥　當歸　桂心去麤　川芎　黃耆　人參　白茯苓　山藥　白芷　吳茱萸　巴戟天去心　陳皮　南木香　牛膝酒浸，焙　枳殼去穰，麩炒　肉豆蔻　厚朴薑製　乾薑　白龍骨各一兩

右細末，蜜丸梧子大，每服三十、五十丸，空心，日午臨臥，溫酒服。無效，加至七八十丸。

○地黃圓《本事方》，治婦人月經不調，每行數日不止，兼有白帶，漸漸瘦悴，飲食少味，累年無子。熟乾地黃二兩二分，山茱萸連核、白蕪荑、白芍藥炒、代赭石燒，酢淬，五六返，各二兩，乾薑、厚朴、白殭蠶各一兩二分，炒。右細末，煉蜜丸梧子大，每服四五十丸，空心，溫酒服，日三服。此龐老方，婦人有白帶下，是第一等病，令人不產育，宜速治之。此扁鵲過邯鄲，聞貴婦，所以專爲帶下醫也。

赤石脂散，治婦人漏下，淋瀝不止。

赤石脂煆　側栢焙　烏賊魚骨去甲，燒

右各等分，細末，每服三四錢，溫米飲調服，空腹，日二三服。

蒲黃散，治婦人漏血不止，日久虛損。

蒲黃炒，四兩　鹿茸去毛，酒浸　當歸各二兩

右細末，每服三四匕，溫酒或米飲，空心，日午臨臥服。

○《三因方》有萬病丸方，治婦人血瘕等諸病。乾漆、牛膝、生地黃汁。可見《三因方》，猶有神效云。

鹿茸散，治婦人漏下不止。

鹿茸　阿膠燒　烏賊魚骨各三兩　當歸　蒲黃炒，各二兩

右細末，二三錢，溫酒或米飲，日三服。

乾漆散，治漏下黑色。

乾漆燒盡煙　大黃炒　細辛　桂心去皺，各三兩　甘草炙，二兩一分

右細末，二三錢匕，米粥飲，日二三服，夜一服，溫酒亦佳。

大黃散，治漏下青色。

大黃炒，一兩二分　桂心去皺　牡蠣粉　黃芩　白芍藥各二兩

右細末，每服三四匕，溫酒或米飲服，空心，日夜三五服。

白朮散，治漏下赤白色。

白朮　黃蘗炙，各三兩　白芍藥一兩

右細末，每服二三錢匕，溫酒或米飲，日夜三四服。加香附子末二兩，尤佳。

白蘞散，治漏下白色。

白蘞一兩二分　狗脊去毛，一兩　鹿茸二兩

右細末，每服三四錢，米飲溫酒，日三四服。

伏龍肝散、四物湯、膠艾湯、溫經湯、加減吳茱萸湯。皆出《局方》

通治婦人血疾　經血暴下 暴下血，故名曰崩中。如山頹落，謂之崩倒也。

〇已下婦人通用良藥等也

《聖濟錄》論曰，婦人經血，謂之月事者，常以三旬一月而一見也。血氣和平，則所下應期。若衝任氣虛，則經血不能制約，故令暴血下，乃至數升。《病源》云，勞動過度，致藏府俱虛，而衝任之氣虛，不能制約其經血，故忽暴下，謂之崩中。又云，傷損之人，五藏皆虛，故五色隨崩中俱下。白崩，形如涕。赤崩，形如紅藍汁。黃崩，形如爛瓜。青崩，形如藍青色。黑崩，形如豆汁，與血色相雜而下。

劉寄奴草湯，治婦人經血暴下不止。

劉寄奴二兩二分　赤芍藥二兩　白茯苓一兩　川芎　當歸一兩半　艾葉炒，四兩

右麤末，每服三四錢，水一盞半，煎七分，去滓，溫服，食前，日夜三四服。

蒲黃湯，治因月水來，延引不止，遂成血傷崩下。

蒲黃炒　當歸　栢葉炙，令黃色　艾葉焙，各二兩　伏龍肝三兩　生乾地黃焙　黃芩各四兩

右㕮咀，每服三四錢，水一盞半，煎一盞，去滓，溫服，空心，日二三服。

小荊根湯，治月經過多，或卒暴血傷不止，或色如肝，或成片者。

小荊根三兩　當歸炙　阿膠炒　川芎　青竹茹　續斷　地榆根各一兩二分　伏龍肝二兩

右麤末，每服三四錢重，水一盞半，煎一盞，去滓，溫服，日夜三五服。

蒲黃丸，治月候過多，血傷漏下不止。

蒲黃三兩，炒　龍骨二兩二分　艾葉一兩

右細末，煉蜜丸梧子大，每服五十丸，米飲服。又煎艾葉湯服，佳。日三服夜一服。

防風散，治經血下不止。

防風十兩，生用

右細末，每服三四錢匕，酒服。**私云，已上諸以糯米泔水冷服，頓血止也。**

栢葉湯，治下血不止，臍下疞痛。

栢葉四兩，炒　芍藥一兩二分

右㕮咀，每服五錢重，水一盞半，煎一盞，入酒半盞，再煎至一盞，去滓，溫服，食前，日夜三四服。

○《本事方》云，治下血不止，或成五色崩漏方。右香附子舂去皮毛，中斷之，略炒爲末，每服二錢，用清米飲調服此方。《徐朝奉傳》，其內人有是疾，服遍藥不效，後獲此方，遂愈。須久服爲佳。亦治產後腹痛，大是婦人仙藥，常服資血調氣。

《可用方》《大全良方》等，有數個神方靈藥等，不可載盡，每看病女，博勘彼等方，斟酌可施救，不可妄投，誤殺於人命也。《聖濟錄》百五十二、三、四、五已下卷，病證治方繁多，尤可見之。單方之可救貧女，群藥之應療貴婦，著眼可用行，不可忽之。若因怠慢而麤意妄治，則天地奪運，罪過難免耳。

瘀血

論曰，瘀血者，由經水蓄聚，或產後惡露不盡，皆本衝任氣虛，風冷所乘，氣不能宣，故血瘀也。血瘀不去，結痼成積，則令人面黃肌瘦，煩渴憎寒，腰腹重痛，久變癥瘕。七癥八瘕

順經散，治經水或通或止，或產寒凝，血積成瘀。

吳茱萸三兩　麥門冬五兩半　半夏　當歸　川芎　人參各二兩　芍藥　牡丹皮　桂心　阿膠炒　甘草各二兩，炙

右麤散，每服四五錢，水一盞半，生薑五片，煎一盞，去滓，熱服，空心，食前。

血分

〇與水腫相似，尤可辨之。

論曰，血分者，經水流通之際，寒濕傷其衝任，爲之中止。氣壅不行，播在皮膚，邪氣相搏，經血分而爲水，發爲胕腫，故曰血分。《脈經》曰，經水前斷，後病水者，名爲血分。積久成水腫即難治。《可用方》云，《病源》云婦人血分病者，是經血先斷而後成水也。以其月水壅塞不通，經血分而爲水，故曰血分。婦人經脈通流，則水血消化。若風寒搏於經脈，血結不通，令月水搐積，故成水腫病。《三因》《大全良方》等同。

瞿麥丸《可用方》，治經候不利，水流走四肢悉腫，病名曰血分。其證與水腫相類，醫者作水病治之非也。

人參　當歸　瞿麥穗　赤芍藥　大黃紙裹，在米飯甑中蒸之，米熟之時，去紙，切，焙　白茯苓　桂心去麤，各二兩　葶藶三兩

右細末，煉蜜丸梧子大，每服二三十丸，米飲服，空心，漸加至五七十丸，日夜二三服。

赤芍藥散《可用方》，治血分經絡不調或不通，頭目浮腫，腹脇妨悶，四肢煩疼。

赤芍藥　桃人去皮尖　枳殼去穰，麩炒　百合　赤茯苓　當歸　檳榔　牽牛子末各三兩

右末，每服四錢，水一中盞，生薑五片，煎至六分，空心，溫服，以利爲度，不利加服，或以水丸服五七十丸，不利者七八十丸，以生薑湯服之。《聖濟錄》云，逐日服之，以利爲效。

防已散《可用方》，治血分，四肢浮腫，喘促，小便不利。

防己　當歸　桂心　赤芍藥　青皮　羚羊角各一兩　赤茯苓　大腹皮　荊　木通各一兩二分　大黃　檳榔　桑白皮各二兩

右細末，每服四錢，水一中盞，煎六分，食前，溫服，以快利爲良。

水分

論曰，水分者，以水氣上下溢於皮膚，分散四末，發爲胕腫。蓋腎者，胃之關，關閉不利，故聚水而從其類也。此病與血分治療有先後耳。

大腹皮丸《聖濟》，治婦人水分，腫滿不消，經水斷絕。

大腹子乍皮一兩半　防己　澤瀉　木香　蓬莪朮　枳殼去穰，麩炒，各一兩　檳榔煨　陳皮　牽牛子末炒，各三分

右末，煉蜜丸梧子大，每服三十丸，或五十、七十丸，空心，日午夜臥。生薑湯服下，腫減，漸減少丸數，腫不減則加增於丸數。

木通飲，治婦人水分，先病水腫，日久不消，致水斷絕。

木通二兩　桑白皮　澤瀉　防己　赤茯苓　石韋去毛，各一兩二分　大腹子八十枚

右㕮咀，每服五錢，水一盞半，煎一盞，去滓，溫服，日二三服。若腫水通利減少，即䟽服。不可頻服，故曰䟽也。

分水與大腹水腫全同，男女通用之，腫滿之治方。推氣丸、牽牛子丸、氣寶丸、復元丹、當歸散等，見於此書第十六卷中，積聚癥瘕痃癖兼患，以丁香脾積丸、丹元子、紅圓子加巴豆、牽牛，可令交服。

脫血　血枯

《大全良方》第一云，先唾血及吐血、下血，謂之脫血《事證方》《三因方》《聖惠方》等九竅出血，謂之失血，又名血枯，亦月水不來也。所以然者，津液減耗故也。但益津液，其經自下也。《聖濟錄》云，《內經》曰，有病胸脇支滿者，妨於食，病至則先聞腥臊臭，出清液，先唾血，四肢清，目眩，時時前後血，病名血枯。此得之年少時，有所大脫血，若醉入房中，氣竭肝傷，故月事衰少不來也。夫肝藏血，受天一之氣，以爲滋榮者也。其經上貫膈，布脇肋。今脫血失精，肝氣已傷，故血枯涸而不榮，胸脇支滿，以經絡所貫然也。妨於食，則以肝病傳於脾胃，病至

則先聞腥臊臭，出清液，以肝病而肺乘之，先唾血，四肢清，目眩，時時前後血，皆肝病血傷之證也。**私云，只以加減四物湯、溫經湯、當歸建中湯等，可謂順血氣耳。**

血瘕血癥氣塊積聚痃癖等

通經圓《本事方》，治婦人室女月候不通，疼痛或成血瘕。

桂心不見火　青皮去白　大黃炮　乾薑炮　川椒去目，炒出汗　蓬莪朮　川烏頭炮　乾漆炒盡煙　當歸　桃仁炒　各等分

右細末，將十分之四，用米醋熬成膏，和餘六分末成劑，臼中治擣，圓如梧桐子大，陰乾，每服二十圓，用淡醋湯服下，加至三十、五十圓，溫酒亦佳，空心，食前服。

徽州醫巫張櫎，頃年緣事在推勘院，有王醫者，以醫職直宿，日夜與之稔熟，口傳此方，渠甚秘之。予後得此方，以治婦人疾，不可勝數，且欲廣行，不敢自秘。尋常血氣凝滯疼痛，數服便效。○稔，如枕反。年熟也。

黑神丸《蘇沉翰良方》，治血癖氣塊。

神麴　茴香各四兩　木香　川椒炒香出汗　丁香各半兩　檳榔四箇　漆六兩，半生用，半者以重湯煮半日令香

右除椒、漆之外，五物皆半生半炒爲細末，用前生熟漆和丸如彈子大，亦以別茴香末十二兩，鋪陰地陰乾，候外乾，並茴香收器中，極乾去茴香。腎餘育膀胱、痃癖及疝墜、五膈血崩、產後諸血漏下赤白，並一丸分四服，死胎一丸，皆綿灰酒服。難產，炒葵子四十九枚，擣碎，酒並服下一丸。諸疾不過三服，痃氣十服，膈氣癥癖五服，血瘕三丸當差。予族子婦病腹中有大塊如杯，每發痛不可忍。子婦已貴，京下善醫者，悉常服有藥，莫愈。陳應之曰，此血瘕也。投黑神丸三丸，杯氣盡消，終身不復作。○綿燒灰，入酒中溫服藥，謂之綿灰酒也。

桃人煎《大全良方》，治婦人血瘕血積。出《千金》《外臺》，言之詳矣云云。彼方中有蝱蟲，太難得之，若有蝱蟲則可合服，其功效如神。可見《大全良方》第七。又《本事方》有傳，同可見之。

乾漆丸《大全良方》，治婦人積年血瘕癥塊，或攻心腹疼痛，四肢不和，面少血色，飲食全少。

乾漆炒盡煙　大黃炒，各一兩　琥珀　硇砂研　消石研　蓬莪朮各三分　紅花　延胡索　桂心去皮，各半兩　膩粉一分，胡粉也　巴豆霜一分一銖，別以漿水二盞，煎如錫

右細末，研和，用棗肉和丸如梧子大，每服五丸，於日未出時，煎蘇木湯呑下，量患人輕重加減服之。

三稜煎《選奇方後集》，治婦人血癥血瘕，食積痰滯。

三稜　蓬莪茂各五兩　青皮去白　半夏　麥牙炒，二兩二分

右㕮咀，用好醋六盞，煮乾，焙爲末，以醋米糊丸如梧子大，每服三十、五十丸，淡醋湯服下。痰積多以薑湯服下。

蓬莪茂丸《大全良方》，治婦人癥痞，腹脇妨痛，令人體瘦，不思飲食。

蓬莪朮　當歸　桂心　赤芍藥　檳榔　枳殼去白，麩炒　木香　昆布洗，焙　琥珀各一兩一分　桃仁　鱉甲　大黃各二兩二分

右細末，煉蜜丸梧子大，食前米飲服二三十丸，或五十丸。

私謂，若秘澀人，加牽牛子末二三兩，尤有神驗。

《大全良方》第七云，夫婦人痃癖者，本因邪氣積聚而生也。痃者，在腹內，近臍左右各有一條也。筋脈急痛，大者如臂。次者如指，因氣而成，如弦之狀，名曰痃氣也。癖者，爲癖側在兩肋之間，有時而痛，故曰癖也。夫痃與癖，皆陰陽不和，經絡否隔，飲食停滯，不得宣流，邪冷之氣，搏結不散，得冷則發作疼痛，故曰痃癖者也。

蔥白散《大全良方》，專治一切冷氣不和，及本藏膀胱，攻衝疼痛，大治婦人產前後腹痛，胎不安，或血刺痛者，

兼治血藏宿冷，百節倦疼，肌體怯弱，勞傷帶癖，久服盡除，但婦人一切疾病，最宜服之。

川芎　當歸　枳殼　厚朴　桂心　乾薑　芍藥　茴香　青皮　苦楝子（川楝子也）　木香　熟地黄　麥芽　三稜　蓬莪朮　茯苓　神麯　人參（各等分）

右細末，每服三四錢，水一盞，葱白連鬚三五寸，拍破，鹽半錢，煎至七分，溫服，入大黄、訶子，宜相度病狀，如大便不利，入大黄同煎，卻不入鹽。如大便自利，入訶子皮煎。朱先生云，此藥大治心氣脾痛，用之見效。僕（陳良甫）嘗以此藥治浮腫，立效。陳宜人病血氣，作楚痛，不可忍，服諸藥無效。召僕診之，兩關脈沉弱，爲肝脈，沉差緊，此血氣漸成，痃癖也。只以此藥安愈。四明馬朝奉後院（妻），亦病此，用此藥愈。○《大全良方》陳良甫述也。

又麝香丸方，在《大全良方》第七卷，有芫花、五靈脂，可見彼卷中。其外奇方神藥等，在此《萬安方》第十八卷。

覆載萬安方卷第三十一

婦人淋瀝（日本呼淋曰消渴，即世俗之誤也。消渴則内消飲水之名也。滑數咽乾曰消渴，淋閉澀痛曰淋病也。）

夫婦人淋者，由腎虛而膀胱熱也。膀胱與腎爲表裏，俱主於水，行於脬者，爲小便也。藏府不調，爲邪所乘，腎虛則小便數，膀胱熱則小便澀，其狀小便疼痛，澀數淋瀝不宣，故謂之淋也。

火府丹（《大全良方》第八），治心經熱，小便澀，及治五淋加甘草㕮咀，名導赤散（《本事。方》）。　生地黄（四兩）　木通　黄芩（各二兩）

右細末，煉蜜丸如梧子大，每服五十丸或七十丸，用木通煎湯下此藥，治淋瀝臍下滿痛。許學士云，壬戌年一卒病渴，日飲斗水，不食者三月，心中煩悶，時已十月。予謂必心經有伏熱，與此丹數服，五十粒溫水下，越二日不覺，來謝云，當日是三服渴止，又次日三服，飲食如故。此本治淋，用以治渴，信知用藥要在變通也。

治婦人諸般淋《本事方》

苦杖根，俗呼爲杜牛膝，多取淨洗，碎之，以一合，用水五盞，煎一盞，去滓，用麝香、乳香少許，研調下。鄞縣武尉耿夢得，其内人患砂石淋者，十三年矣。每漩痛楚不可忍，溺器中小便下砂石剝剝有聲，百方不效。偶得此方，啜之，一夕而愈。目所見也。《大全良方》載於此方，並耿夢得之傳曰，《本草》云牛膝治莖中痛云云。○《醫説》内人，作妻。

私云，麝香、乳香少許者，《幼幼新書》云，不足於一分者，謂之少許云云，一二銖、三四銖以内也。杜牛膝者，杜苑之地牛膝也。杜蒺藜、杜烏藥、杜茴香，皆如此也。一合者，《本草》有升合之評，曰升者，作升之法，上徑一寸，下徑六分，深八分云云。是合也，此合十合爲一升，但是唐朝升也。宋朝升，以古三合爲今一合，以古三升爲今一升是《三因方》《幼幼新書》説也。仍今牛膝一合者，彼《本草》三合爲一合矣。又《三因》云，一大盞準一升，一中盞準五合，一小盞準三合云云。是又《本草》三合爲一合，以十合爲一大盞等也。升合論，性全有一卷抄，可見於彼，不可妄意也。

姙婦淋者，由腎虚膀胱熱也。姙娠之人，胞繫於腎，腎間虚熱而成淋疾，甚者心煩悶亂，故謂之子淋也。

○姙婦淋病，謂之子淋。

療姙婦患淋，小便澀不利，小腹水道熱痛。

冬葵子一升，又用根　芍藥二兩　黄芩　赤茯苓　車前子各三兩

右㕮咀，以水七升，煎二升，分三服。

療姙娠數月，小便淋瀝疼痛，心煩悶亂，不思食。

瞿麥穗　赤茯苓　桑白皮　木通　葵子各一兩，亦用根　黄芩　芍藥　枳殼　車前子各半兩

右粗末，每服四錢，水一盞，煎六分，溫服，空心食前。

療姙娠子淋，小便澀痛。

冬葵子根，亦佳　滑石　木通各等分

右末，每服四錢，水一盞，煎入葱白七莖，至六分，去滓服。

產後諸淋，《大全良方》云，論曰，有因產損氣虛則挾熱，熱則搏於血，血即流滲於胞中，故血隨小便出，而爲血淋。淋者，如雨之淋也。

《三因》論曰，治諸產前後淋秘，其法不同，產前當安胎，產後當去血。如其冷熱膏石氣淋等，爲治則一。但量其虛實而用之，瞿麥、蒲黃最爲產後用藥，惟當尋其所因，則不失機要。療產後小便淋澀不通

葵子一兩，又用根　朴消八分

右水二升，煮取八合，硝分兩服。

滑石散《千金》療產後淋。

滑石五分，別研　通草　車前子　葵子各四分

右末，以漿水調服方寸匕至二匕。

治砂石淋毒，發不可忍方。

石鷰子燒令通赤，水中淬一兩次，搗研，水飛，焙乾　滑石　石韋　瞿麥穗各等分

右末煮糊丸桐子大，煎瞿麥燈心湯下三十丸，食前服，日二三。甚即以後湯下丸子。

石韋去毛　瞿麥　木通各四錢，徑二三寸，大者佳　陳皮　白茯苓各三錢

右末，每服三錢，水一盞，煎至七分，去滓，下前丸藥。《必用方》

除下焦留熱飲子方，熱在下焦則爲溲便不通。《必用方》

檳榔　木通即覆也　陳皮　白芍藥　車前子　茯苓各三兩

右粗，每服四錢，水一大盞，煎七分，溫服，日三五服爲妙。

療產後小便澀痛或血淋者

瞿麥穗　黃芩　冬葵子各二兩，又用根　通草三兩　大棗十二枚日本棗小可用三十四個

右以水七升，煮取二升半，分兩服。

療產後血淋

車前子　瞿麥各四兩　黃芩三兩　欝金末一兩

右水六升，煮取二升，下欝金末，分三服。

木通散《大全良方》，治產後小便不通。

木通　大麻仁　葵子又用根　滑石　檳榔　枳實　甘草各三兩

右爲粗末，每服三大錢，水一盞半，煎至七分，去滓，溫服。

嘉曆二年五月十六日爲冬景書點了　性全

同五月二十日墨點了

此一部於諸方中撰集當用藥等，太可深秘深秘。

性全　六十二歲

冬景堅可守之，不可忽之。

朱墨之紙數六十二丁

覆載萬安方卷第三十二

覆載萬安方卷第三十二

性全 集

婦人二 無子 妊娠

論曰，婦人所以無子者，衝任不足，腎氣虛寒也。任脈通，衝脈盛，陰陽和，故能有子。若衝任不足，腎氣虛寒，不能繫胞，故令無子。亦有夫病婦疹，則不有子，當原其所因而調之。《千金翼》等求子論云，凡欲要兒子生吉良日，交會之日，常避丙丁，及弦望晦朔，大風大雨，大霧大寒，雷電霹靂，天地昏冥，日月無光，虹蜺地動，日月薄蝕。此時受胎，非止百倍損於父母，生子或瘖啞聾聵，頑愚癲狂，攣跛盲眇，多病短壽，不孝不仁也。又避日月火光星辰之前，神廟佛寺之中，井竈圊廁之側，塚墓屍柩之傍，皆悉不可與夫交會，如法則有福德大智，善人降託胎中，仍令父母性行調順，所作和合，家道日隆，祥瑞競集。若不如法，則有薄福愚癡，惡人來託胎中，則令父母性行凶惡，所作不成，家道日否，殃咎屢至，雖生成長，家道滅亡。夫禍福之驗，有如影響，此乃必然之理，何不再思之。

凡男女受胎，皆以婦人經絕一日、三日、五日爲男，仍遇月宿在貴宿日。又以夜半後生氣時瀉精者，有子皆男，必壽而賢明高爵也。若以經絕後二日、四日、六日瀉精者，皆女也。過月水絕六日，皆不成子。又遇旺相日，尤吉。

私謂，每月月水以後有子，日日如上，但今月水以前交會之婦，亦有娠者，是知月經以前六個日之內，可有娠歟。月經之前第一日、三日、五日，亦可有男胎。第二、四、六日，即可有女子。每月經水日定，女月事以前，知陰陽日數第一日、三日、五日，陽日也。第二日、四日、六日，陰日也，推知王相日法。

春　甲乙日　夏　丙丁日

秋　庚辛日　冬　壬癸日

推貴宿日法

正月一日　六日　九日　十日　十一日　十二日　十四日　二十一日　二十四日　二十九日

二月四日　七日　八日　九日　十日　十二日　十四日　十九日　二十二日　二十七日

三月一日　六日　七日　八日　十日　十七日　二十日　二十五日

四月三日　四日　五日　六日　八日　十日　十五日　十八日　二十二日　二十八日

五月一日　二日　三日　四日　五日　六日　十二日　十三日　十五日　十六日　二十日　二十二日　二十八日　二十九日　三十日

六月一日　三日　十日　十三日　十八日　二十三日　二十六日　二十七日　二十八日　二十九日

七月一日　十一日　十六日　二十一日　二十四日　二十五日　二十六日　二十七日　二十九日

八月五日　八日　十三日　十八日　二十一日　二十二日　二十三日　二十四日　二十五日　二十六日

九月三日　六日　十一日　十六日　十九日　二十日　二十一日　二十二日　二十四日

十月一日　四日　九日　十四日　十七日　十八日　十九日　二十日　二十二日　二十九日

十一月一日　六日　十一日　十四日　十五日　十六日　十七日　十九日　二十六日　二十九日

十二月四日　九日　十二日　十三日　十四日　十五日　十七日　二十四日　二十七日

若春合　甲寅乙卯　夏合　丙午丁巳

秋合　庚申辛酉　冬合　壬子癸亥

與上件月宿日合者佳

論曰，夫人求子者，男服七子散，女服盪胞湯，及服坐導藥，並紫石英、門冬丸，則無不效矣。

私云，七子散、盪胞散等良藥，見《婦人大全良方》第九求嗣門中，藥種有異相，故不抄之。若得藥材，則可合用彼等。

朱萸圓（《經心錄》），療婦人陰寒，十年無子者。

吳茱萸　川椒（各一升，一升者，一大盞也。）

右爲末，煉蜜丸如彈子大，綿裹入陰中，日再易之，無所下，但開子藏，令陰溫即有子也。

內灸丸（《廣濟方》），療無子，令子宮暖。

麝香（二分）　皂莢（去皮子，釀炙，十分）

右末，煉蜜丸如棗大，入陰中，綿裹深內之，連線抽出之，一日一夜換之，無問晝夜，皆內無所忌。

地黃湯，療久無子斷緒，小腹冷疼，氣不調。

熟地黃　牛膝　當歸（各二兩）　卷栢　川芎　防風（各一兩二分）　牽牛子（末）　桂心（去麤，各三分）

右㕮咀，以水六升，煮取二升三合，去滓，分三服，服別和牽牛子末一分服，如人行四五里，更進一服，以快利止。忌生菜、蔥、熱麸、蕎麥、蒜、豬肉、炙煿、菘菜、海藻、黏食臭物等。

紫石英丸

紫石英　阿膠　當歸　川芎　赤芍藥　續斷（各二兩二分）　鹿茸　白朮　桂心（各一兩一分）　栢子仁（五兩）　熟地黃（七兩二分）

右末，煉蜜丸梧子大，每服二三十丸，空心，溫酒服（或五十丸），治虛中有熱，頭目旋暈，足如履空，嘔吐不食，月水不調，或多或少，皆虛候也。久服能生髮，令人有子。更治虛悸，常苦憂思，皆心血不足，血室虛所致也。

昔，東京有一焦公，因三世無嫡嗣，遂商旅遊玩名山，尋訪至人，問其因果。隧至京都，見一老僧，聲清而遠，目視精光。請教談論，語言其異，故就齋而坐。僧曰，有何所論。焦曰，貧家三世無嫡嗣，奈何。僧曰，無嗣者有三，一祖宗無德，自身無行。二夫妻年命恐犯禁忌。三精神不守，妻妾血寒。焦公曰，自身無行，夫妻年命，皆可受持。若妻妾血寒，有何法術。再拜。告曰，願聞一言。僧曰，不難。先脩德，後脩身，三年之後，可到五臺山，當投異方。說畢，忽不見。焦公自遇老僧之後，時時行方便，種種作陰功。遇人臨難者，效觀音之救苦。見物垂死者，助上帝之好生，行息布德，如此三年，竟往五臺山尋訪老僧，數日不見，方回歸，忽見行童，手持一書，言曰，老僧傳語，大夫功成，行滿回宅，合藥志誠服之，富貴子孫，隨念降生。焦公曰，但得嫡子足矣。何望貴子乎。於是遂生焦員外，後員外養子不肖，嘆曰，有何損德。如是忽遇一道人，云，汝有憂色，何不往五臺山見老僧（焦氏頓首，遂往五臺山，訣其因果。至五臺山，不見老僧，只有行童。曰，老師昨日言員外今日到山，令行童相接），再三傳語，何必來問。但依父行，愚者自賢。爾後必生賢德子孫。焦氏曰，愚子反賢乎。行童曰，昔竇氏五子，皆不全形，後行恩布德，悉皆如故，積德報應，皆登科第。焦氏拜謝而歸，奉行雕板印施方書，不及二十年，富貴子孫數人，長子橫金，出入金門，後人收得行狀及方，受持行用。求藥者，獲其子孫，皆有德行。余躬受此方，不敢緘默，併錄篇論，以告諸賢，庶不致煙沒耳。方具於後。

續嗣降生丹（五臺山行童秘方），治婦人稟受氣弱，藏虛損，子宮冷憊，血氣痼冷，難成子息，功效如神。

當歸　桂心　龍齒　烏藥　益智　杜仲　石菖蒲根　吳茱萸（各一兩半）　茯神　牛膝　秦艽　細辛　桔梗　半夏　防風　白芍藥（各三分）　乾薑（一兩，半生半炒）　附子（一枚，重八錢者佳，臍心作一孔，皂子大，辰砂一塊，重一錢，入附子孔中，以濕紙裹，煨炮）　川椒（二兩，湯浸半日，焙）　牡蠣（先大片一個，以童子小便浸四十九日，五日一度換小便，取出硫黃末一兩，以米醋調，遍塗足。牡蠣兩面，以紙厚裹，亦米醋浸，令紙濕透，而後以鹽水泥固濟乾訖，用炭火五斤鍛燒，用之合藥時，入二兩。已上十錢重一兩，称用之）

右細末，同入附子、辰砂拌匀，以糯米糊爲丸如梧子大，每服三十丸至百丸，空心，淡醋、溫酒、鹽湯，皆可服下，一日二服。此藥及療男子精寒不固，陽事衰弱，白濁夢泄，及治婦人血虚帶下，肌瘦寒熱。但是男女諸虚百損，客熱盗汗，氣短乏力，面無顔色，飲食少味，並皆治之。更有奇效，難以具述。受持君子，宜預行善及方便，卻服此藥，無不感應。（《大全良方》）

姙娠門

凡胎教論，及十個月形體，逐月養胎方，《千金方》第二、第三，《大全良方》十一、十二，《聖濟録》百五十四等，有廣論，常披看彼等，執略勿倦廣。《千金要方》第二徐之才逐月養胎方，尤深切，宜記憶，勿忘失。彼云，娠初一月名胎胚，第二月名始膏，三月名始胎。四月自五月至第十月無名，人體既成故也。養育之法，見《大全良方》。今即只娠婦病惱救急之一事，抄之。

《千金方》論曰，兒在胎，日月未滿，陰陽未備，腑臟骨節皆未成足，故自初訖於將産，飲食居處，皆有禁忌。

姙娠食山羊肉，令子多病。

姙娠食兔肉，令子無音並缺唇。

姙娠食雞子及乾鯉魚，令子多瘡。

姙娠食雞肉糯米，令子多寸白蟲。

姙娠食椹並鴨子，令子倒出心寒。

姙娠食雀肉並豆醬，令子滿面多皯黯黑子。

姙娠食鼈，令子項短。

姙娠勿向非常地大小便，必半產殺人。〇月未滿產曰半產也。

又有七十二藥味，姙婦可禁之。

歌曰（《和劑局方》曰，此歌者，盧醫周鼎集爲之）

蚖斑水蛭地膽蟲　烏頭附子配天雄　躑躅野葛螻蛄類　烏喙側子及虻蟲　牛黃水銀並巴豆　大戟蛇蛻及蜈蚣　牛膝梨蘆並薏苡　金石錫粉及雌雄　牙消芒消牡丹桂　蜥蜴飛生及蟅蟲　代赭蚱蟬胡粉麝　芫花薇蘅草三稜　槐子牽牛並皂角　桃人蠐螬和茅根　欓根硇砂與乾漆　亭長波流菌草中　瞿麥蕳茹蟹爪甲　蝟皮赤箭赤頭紅　馬力石蠶衣魚等　半夏南星通草同　乾薑蒜雞及雞子　驢肉兔肉不須供　切忌婦人產前忌　此歌宜記在心胸

已上七十二種者，常人尚不容易用之，況於姙婦乎。此中烏頭、附子、天雄、烏喙、側子、牛黃、薏苡、牡丹皮、桂心、槐子、牽牛子、皂角、桃仁、半夏、天南星、通草、乾薑，此十六七種，常可用之者也。自外皆大毒，非常用藥。若亦雖姙婦臨有疾之時，則薏苡、半夏、桃仁、牽牛子、乾薑，可用之，何拘於一隅制禁乎。故張松茂之之《究原方》云，有婦人一兩月經候不通，頭痛嘔逆，胸膈不快，此乃阻病（又云惡阻）。令服《局方》橘皮半夏湯和四君子湯，加紫蘇五葉，縮砂五個，生薑三片，煎服。今往往以半夏並他藥能損胎，多不敢服，初不考懷孕，每見人服打胎毒藥，胎亦不動。殊不知受孕自有子臟，人之一命，豈容易耳，藥安能損之。多不育者，皆緣陰陽未合其宜，男女必當其年，男難十六而精通，必三十而娶。女雖十四而天癸至，必二十而嫁，皆欲陰陽完實，然後交合，則交而成孕，孕而育，育而子堅壯強壽。今未笄之女，天癸始至，已近男色，陰氣早洩，未完而傷，未實而動，是以交而不孕，孕而不育，育而子脆不壽。今孕婦有病在身，有藥可治，貴官之家，以恐犯胎氣，是藥不用。醫者又見此說，隨情順意，縮手亦不敢言，慮歸咎於藥，使病愈深，遂致子母俱喪。僕張松茂之屢醫妊婦患傷寒結胸並雜病，所合用藥，皆尋常孕婦之所忌者，投之病痊，至產初無所犯。蓋世俗相傳，以略述之。

○治婦人惡阻病良藥，茯苓半夏湯，謂之陳皮半夏湯歟，有陳皮故也。與四君子湯合和，猶可謂神妙神妙。

○子藏者，以藏胎衣裏兒，故其母雖食毒物，其胎衣防護之，故無損胎之患也。

私云，治妊婦病，無禁藥，病殺於人甚自毒藥，古方新方不恐禁藥。今妊婦有傷寒痢疾，痃癖咳嗽，中風腳氣等，諸病競起，則諸方投於衆藥治之，或兒雖死而母即活，或二命俱存，何執一說而失古方妙術乎。今世所用行之《局方》《千金》《外臺》《聖惠》《三因方》等，治妊婦惡阻，有桂心、半夏、乾薑等，不可守株刻舟焉。

惡阻病ツワリ一名子病。

○惡阻，惡聞食氣。故即於故反。又嘔吐惡心。故即於宅反歟，可見《素問》《太素》等音義也。

半夏茯苓湯《局方》《千金》《大全良方》等，治妊娠惡阻，心中憒悶，頭目眩運，四肢怠墮，百節煩疼，胸膈痰逆，嘔吐惡心，嫌聞食氣，好噉鹹酸，多臥少起，全不進食。

旋復花　陳皮　桔梗　白芍藥　人參　甘草炙　川芎各一兩　熟地黃　赤茯苓各一兩二分　半夏洗切，二兩二分

右麤末，每服二錢重，水一盞半，薑四片，煎至一盞，去滓，稍熱服，食前服茯苓圓，即痰水消除，便能食。

茯苓圓《局方》，治妊娠阻病，心中煩憒，頭目眩重，憎聞食氣，嘔逆吐悶，顛倒不安，四肢困弱，不自勝持。常服此藥，消痰水，令能食，強力養胎。當先服半夏茯苓湯，次進此藥。

葛根　枳實去瓤，麩炒　白朮　甘草炙，各二兩　赤茯苓　人參　乾薑　肉桂去麤皮　陳皮　半夏洗切，各一兩

右細末，煉蜜丸梧子大，每服三十丸，溫米飲，空心服或加五七十丸。

《大全良方》第拾二卷云，夫妊娠阻病者，按昝殷之《產寶方》謂之子病。巢元方《病源論》謂之惡阻。若婦人稟受怯弱，或有風氣，或有痰飲，既妊娠便有是病，其狀顏色如故，脈息和順，但覺肢體沉重，頭目昏眩，擇食，惡聞食氣，好食酸鹹。甚者或作寒熱，心中憒悶，嘔吐痰水，胸腑煩滿，不能支持，不拘初娠，但疾苦有輕重耳。輕者，不服藥亦不妨。重者，須以藥療之。《千金方》有半夏茯苓湯、茯苓丸二方同《局方》，專治阻病。然此二藥，比來少有服者，以半夏有動胎之性，蓋胎初結，慮其易散，此不可不謹也。張仲景《傷寒論》云，婦人傷風，續得寒熱，發作有時，此爲熱入血室。有用黃龍湯者，小柴胡去半夏也。此蓋爲妊婦而設焉。王子亨則有白朮散，《局方》則有人參丁香散，用之良驗。然三方皆大同而小異，楊振則有人參橘皮湯，齊士明則有醒脾飲子，試之亦效。皆不用半夏胎動等藥，服之者知之。〇婦人傷寒，用小柴胡湯去半夏，名曰黃龍湯也。七十二藥中有半夏故也，是知自後漢張仲景之時，有恐動胎之藥誠矣。

白朮散，治惡阻吐清水，其害十餘日，粥漿不入者。

白朮十錢重同　人參五錢　丁香去花，二錢半　甘草一錢

右細末，每服二三錢，水一盞，薑五片，煎至七分，和滓溫服，日夜三四服。

人參橘皮湯，治阻病嘔吐痰水。

人參　陳橘紅　白朮　麥門冬去心，各二兩二分　甘草三分　厚朴製　白茯苓各一兩一分

右麤末，每服四錢重，水一盞半，竹茹一塊，如彈子大，生薑三片，煎至七分，去滓，澄清，溫服，空心，食前。《集驗方》無茯苓、門冬、甘草

人參丁香散，治惡阻胃寒嘔逆，翻胃吐食，及心腹刺痛。

人參一兩一分　丁香　藿香葉各二分半

右爲散，每服三錢，水一盞，煎至七分，去滓，溫服，無時。

又方　人參　丁香　柿蒂各二兩二分　甘草　良薑各一兩一分

右細末，每服二三錢，熱湯點服，不計時。〇是方不禁乾薑、甘草。

醒脾飲子，治妊娠阻病，嘔逆不食。甚者滿口中無味，或作寒熱。此出王氏《博濟方》

草豆蔻以濕帋裹，熱灰火中煨，令帋乾，去紙並皮，用　厚朴製，各一兩二分　乾薑二兩　甘草三兩二分

右細末，每服三大錢，水一盞，棗二個，生薑三片，煎至八分，去滓，呷服。病輕者，只一二服，便能食。舊有橘紅二兩，治寒熱瘧痢不食。後人去橘皮，以乾生薑代乾薑，治老人氣虛大便秘，少津液引飲，有奇效。產科醫官齊士明依舊用乾薑，去橘皮，亦名醒脾飲子，治阻病極爲神驗。初在京師校勘。

〇惡阻，服紅圓子、二陳湯等。

紅圓子《易簡方》，治姙婦惡阻病，並癖塊痃氣，癥瘕積聚。

蓬莪朮　荊三稜　陳皮　青皮　胡椒　乾薑　阿魏　礬紅

右修合如《局方》，每服六十圓，薑湯嚥下，大治大人小兒脾胃等患，極有神效。但三稜、蓬朮，本能破瘕消癖，其性猛烈，人不以此爲常服之劑。然今之所用者，以出產之處隔絕，二藥不得其真，乃以紅蒲根之類代之，性雖相近，而功力不同。應老人、虛人、小兒、姙婦，以其治病，不能傷耗真氣，但服之無疑。此藥須是合令致志。用好米醋煮陳米粉爲丸，若自修合之時，當去阿魏、礬紅，名小橘皮煎。尋常飲食所傷中脘，痞滿，服之應手而愈。大病之後，穀食難化，及治中脘停酸，並用薑湯嚥下。脾胃寒瘧疾，生薑橘皮湯下。心腹脹滿，紫蘇橘皮湯下。脾疼作楚，菖蒲湯下。酒疸穀疸，遍身皆黃，大麥煎飲下。兩脇引乳作痛，沉香湯下。酒積食積，面黃腹脹，時或乾嘔，煨薑湯下。婦人脾血作痛，及血癥氣瘕，並經血不調，或過期不來，或發爲寒熱，並用醋湯嚥下。寒熱往來者，尤宜服之。產後狀如癲癇者，此乃敗血上攻，迷亂心神所致，當以此藥，用熱酢湯下，其效尤速。男子婦人，有癲癇之患者，未必皆由心經蓄熱，亦有因脾血氣不舒，遂致痰飲上迷心竅，故成斯疾。若服涼劑過多，則愈見昏亂，當以此藥，衣以辰砂，用橘葉煎湯嚥下，名小鎮心圓。

又姙婦惡阻嘔吐，全不納食，百藥不療，惟此最妙，仍佐以二陳湯服之。但人疑其墮胎，必不信服，每每易名，用之特有奇功。然恐姙婦服此之後，偶爾傷動，必歸咎於此藥，故不敢極言其妙。

又《易簡方》增損四物湯下云，且如姙婦惡阻，古方有茯苓圓、茯苓湯，內有地黃、竹如、川芎輩，安能定嘔，服之則愈見增極。大抵惡阻，皆由素有痰飲以致之，可用二陳湯，改名小茯苓湯，用之極效，不可不知。

保生湯，治婦人經候不行，身無病而似病，脈滑大，六部俱匀，乃是孕婦之脈也。精神如故，惡聞食臭，或但嗜一物，或大吐，或時嘔吐清水，此名惡阻。切勿作寒病治之，宜此藥。如覺惡心嘔吐，加丁香、生薑煎服。（溫隱居方）

人參　甘草（各一兩）　白朮　香附子　烏藥　橘紅（各二兩）

右㕮咀，每服三四錢，水一盞半，薑五片，煎至一盞，去滓，溫服，無時。或細末沸湯點服。

二香散，療妊娠胎氣不安，氣不昇降，飲食不美，嘔吐酸水，起坐覺重，宜服。

香附子　藿香葉　甘草（各二分）

右細末，每服二三錢，以百沸鹽湯服。

李茂翁先生云，左脈弱而嘔，服諸藥不止者，當服理血歸原藥則愈。經云無陰則嘔是也。治妊娠惡阻，嘔吐不止，頭痛全不入食，服諸藥無效者，用此藥理血歸原則愈。

人參　甘草　川芎　當歸　赤芍藥　丁香（各半兩）　白茯苓　白朮　陳皮（各一兩半）　苦桔梗（炒）　枳殼（去瓤，麩炒，各一分）　半夏（一兩）

右㕮咀，每服三四錢，生薑五片，棗二個，水一盞半，煎至一盞，去滓，空心，熱服。（人參理血湯，今號之。）

○惡阻，不限初胎，始終患此。

安胎飲，治懷胎三月四月至九個月日，惡阻病者，心中憒悶，頭重目眩，四肢沉重，懈怠不欲執作，惡聞食氣，欲啖鹹酸，多睡少起，嘔逆不食，或胎動不安，非時轉動，腰腹疼痛，或時下血，及妊娠一切疾病，並皆治之。

甘草　茯苓　當歸　熟地黃　川芎　白朮　黃耆　白芍藥　半夏　阿膠炒　地榆各等分

右㕮咀，每服三四錢，水一盞半，生薑四片，煎至一盞，去滓，溫服，不計時候。一方無半夏、地榆，有人參、桑寄生。一方無白朮、黃耆、半夏、地榆，有艾葉，只是膠艾湯加白茯苓。

又《聖濟錄》及《可用方》有衆多良方，普可引用。凡《可用方》從第二十七卷至第三十卷，四個卷，論於婦人諸疾及妊娠將產、產後百病。又《聖濟總錄》自百五十四至百六十六卷，十三個卷，病名治方太委細精切，博勘察，臨於時勿令違失。又《大全良方》一部二十四卷，只說婦人病治，尤深切。自餘大小方書中，尚有神方妙術，難述盡，遍覽記之，辨知妊胎。

王子亨云，若妊婦其脈三部俱滑大而疾，左滑大則男，右滑大則女。又三部脈浮沉正等，無病者有妊也。又左手尺部浮洪者，爲男胎也。右手尺部浮洪者，爲女胎也。兩手尺部俱洪者，爲兩男也。俱沉實者，爲兩女也。又云，中指一跳一止者，一月胎。二跳二止者，二月胎也。《大全良方》有診婦人有妊歌

驗胎法，婦人經脈不行已經有三月，欲驗有胎。川芎不見火，生用爲細末，空心濃煎艾湯，調服方寸匕，覺腹內微動，則有胎也。

胎殺避忌，產前將護法尤可守之，常人不知之。

受孕之後，切宜避忌胎殺所遊，如經云，刀犯者，形必傷。泥犯者，竅心塞。打擊者，色青黯。繫縛者，相拘攣，甚至母殞。驗若返掌，斷不可忽。

私云，胎殺神所在之節候子干，可避畏之，不可觸犯也。

月遊胎殺　勘曆節，可記之

立春在房床　驚熱在戶カタトヒラ單扇云戶　清明在門左右トヒラ雙扇云門　立夏在竈　芒種在母身　小暑在竈　立秋在碓　白露在廚廁　寒露在門　立冬在戶及廚　大雪在爐及竈

小寒在房及母身　已上曆節也

十干日遊胎殺

甲己日占門　乙庚日占碓磨　丙辛日占井竈　丁壬日占廚廨　戊癸日占米倉

十二支日遊胎殺

子丑日占中堂　寅卯辰酉日占竈　巳午日占門　未申日占籬下　戌亥日占房

六甲旬遊胎殺

甲子旬遊窗碓　甲戌旬遊正廳

甲申旬遊中庭　甲午旬遊房內

甲辰旬遊房中　甲寅旬遊房內

太史局日遊胎殺

每遇癸巳、甲午、乙未、丙申、丁酉五個日，在房內北

庚子、辛丑、壬寅三個日，在房內南

癸卯一個，在房內西

甲辰、乙巳、丙午、丁未四個日，在房內東

六戊六巳日，在房內中央

覆載萬安方卷第三十二

餘日在外，無占日。

凡遊在房內，不宜於方位上安床帳及掃舍，皆凶。又有小兒殺及本年三殺，及產母身黃定命，皆不可犯。

凡妊娠之後，將此貼於當眼之處，常照應之，切不穿鑿修掘，移釘繫籬壁，重物展壓之類。犯之，重則胎死腹中，母亦不利。輕則子受其殃，成人之後，必定破形，拳攣跛縮，瘖瘂。犯之極有災害。驗。

妊娠漏胎將理失宜，經血時時下，謂之漏胎。已下以《聖濟總錄》並《大全良方》等，別可抄取於病證藥灸也。

驚胎母忽聞見於非常事，驚動，遂爲驚胎。胎子在胎中轉移不常，生而成癲。

胎動因病母胎動不安。又胎動下血。已上三條，見《聖濟錄》百五十四卷。

卒下血妊娠之間，經血暴下，可補之。所下不已，腰腹痛者，其胎多墮。流產謂之墮胎。

萎燥因母血氣衰弱，而子不能生育，羸瘦不長，謂之萎燥。

胎不長養巢元方云，母病療母，則胎安是也。若使母脾胃和，而能飲食，胎氣長也。

妊娠心痛因痰飲冷癖，或風寒邪氣，上乘於心，則傷心之正經而痛者，朝夕病死。

妊娠腹痛滿，又腹滿脾胃不和，則水穀不消化，令人胃脹腹滿。

妊娠腹痛藏府虛弱，冒寒濕之氣，令人腹痛。

妊娠腹俱痛外受風冷，內挾宿寒，正氣與邪氣交擊，故令心腹俱痛。

已上治方病源，見《聖濟錄》第百五十五卷

妊娠嘔逆，不下食脾胃氣弱，風冷乘之

妊娠痰飲水酒停積而成痰唾

妊娠虛煩懊熱陽熱獨勝，心下懊悶，頭痛面赤，小便黃澀成淋痛。〇一名子煩，在諸方。

妊娠欬嗽以肺感寒氣故也，甚則傷胎。

妊娠傷寒《傷寒一覽方》並《南陽活人書》具論之。

妊娠下痢赤痢、白痢、赤白痢、冷痢、熱痢、膿血痢、雜痢，速不治則傷胎。

妊娠子淋妊娠之淋病謂之子淋，因腎虛膀胱經客邪熱，令溲少而數數，水道結痛也。

已上在《聖濟錄》百五十六卷

妊娠胎間水氣肌膚浮腫利小便則可愈〇大腹水腫

妊娠小便不通小腸挾熱，氣道否澀，臍下急痛。

妊娠小便利滑腎虛胞冷，小便利多。

妊娠大便不通腸胃有風熱，津液不足，氣道否涉，故令腸胃枯燥，大便結。

妊娠大小便俱不通熱結於水穀道，故秘結不通。

妊娠半產半產日月未足，胎氣未全而產者，謂之半產。

妊娠數日不產

妊娠數墮胎又云傷胎

已上見《總錄》百五十七卷

妊娠諸瘡並產婦行年安圖等法

見《聖濟錄》第百五十八卷

覆載萬安方卷第三十二

胎前十八論治《校正時賢》《嚴氏濟生方》第九卷妊娠將產，以前病證治方，尤可記之。〇出於此《萬安方》第三十六卷中。

產後二十一論《校正郭稽中產科二十一論》是也。《嚴氏濟生方》並《三因方》有治方評論。〇楊子建《十產論》治十種難產，在《大全良方》。

產科論序曰《三因方》第十七卷

《千金》《外臺》《會王》《產寶》、馬氏、王氏、崔氏，皆有產書。巢安世有《衛生寶集》《子母秘錄》等，備則備矣，但倉卒之間，未易歷試。惟李師聖序郭中《產經驗保慶集》二十一篇，凡十八方，用之頗效。但其間序論未爲至當，始用料理，簡辨於諸方之下，以備識者，非敢好辨也。

私謂，妊娠之間諸病，並將產、坐產及產後攝養藥方，先可覽於諸方。今此一卷，論惡阻一病，是亦九牛之一毛，巨海之片滴也。以此端緒，遍爲博覽矣。自餘大病大藥，急卒之治療，可載於次卷。小惱小治，緩慢之病證，乞看諸方耳。

覆載萬安方卷第三十二

嘉曆二年五月二十二日朱點了　性全

同二十五日黑（墨）點了

冬景著眼力看記之　性全

朱墨點之紙三十五丁　壽

婦人

一姙娠中風

二姙娠傷寒

三姙娠熱病胎死腹中

四姙娠瘧病

五姙娠泄瀉

六姙娠痢疾

七姙娠子淋

八小便利不禁

九大便不通

十姙娠大小便俱不通

十一姙娠霍亂

十二姙娠心痛

十三姙娠子煩

十四姙娠胎間水氣肌膚浮腫

十五姙娠咳嗽

覆載萬安方卷第三十三

性全　集

婦人三

妊娠中風

白朮散《大全良方》，治妊娠中風，口噤，語言不得。

白朮三兩　獨活二兩　黑豆二合，炒

右細末，以酒六升六大盞也，煎取三升三大盞也，去滓，分七服服，口噤，拗開灌入口，得汗即愈。

又方　治妊娠中風，口眼不正，手足頑痺。

防風　羌活　防己各二兩二分　黃松木節二兩二分　麻黃去根　桂心去麤皮　荊芥穗　羚羊角　桑寄生代用續斷　甘草　薏苡仁各一兩一分

右㕮咀，每服三四錢，水一盞，生薑五片，煎至六分，去滓，溫服。可號防風湯

治妊娠因感外風，如中風狀，不省人事。

熟艾七兩二分

右以醋炒，令極熟，乘熱以布絹裹熨臍下，良久即省。

治妊娠中風，腰背強直，時復反張。

防風　葛根　川芎　生乾地黃　杏人　麻黃去根節，各三兩　桂心去麤　獨活　甘草　防己各二兩

右㕮咀，每服四錢，水一盞，煎至七分，去滓，溫服，日夜三四服。

〇防風湯、二聖散，可見《傷寒覽方》第十五卷

姙娠傷寒出《傷寒一覽方》第十五卷。

蒼朮散，治姙娠發熱頭痛，及療時疫，並宜主之。

麻黃二兩二分，去根　桔梗　甘草　茵蔯去根　蒼朮　前胡

右㕮咀，每服五錢，水二盞，煎至一盞，去滓，熱服，連進數服。

芎蘇湯，治姙娠傷寒，發熱惡寒，腰背痛者，此主之。

川芎　白芍藥　升麻　紫蘇　乾葛　陳皮各一兩　甘草二分　葱白三莖

右㕮咀，每服五錢，水二盞，煎至一盞，去滓，溫服。數服出汗

獨活散，治姙娠傷寒傷風，頭目昏眩，增寒壯熱者主之。

羌活　獨活　前胡　川芎　枳殼去瓤，麸炒　茯苓　人参　防風　麻黃各二兩二分，去根節　細辛二錢　甘草炙　黃芩各一兩一分

右㕮咀，每服五錢，水二盞，薑三片，煎至一盞，去滓，溫服。

黃龍湯，治姙娠傷寒發熱，經水適來，晝日明了，暮則譫語，如見鬼者。此爲熱入血室也，宜此主之。

柴胡四兩　黃芩一兩半　人参一兩半　甘草一兩半　棗六個

右㕮咀，每服五錢，水二盞，生薑四片，棗十三個加更，煎至一盞，去滓，溫服。此即張仲景於小柴胡湯而除半夏一味，名曰黃龍湯。半夏，姙婦所忌之七十二藥之一也。

枳殼湯，治姙娠傷寒，胎熱不安者。

枳殼去瓤，麸炒，三兩　甘草二兩，炙

右㕮咀，每服五錢，水二盞，煎至一盞，去滓，溫服。滑胎枳殼散是也。《醫說》有戒矣。
柴胡湯，治妊娠傷寒，憎寒壯熱，頭痛體疼。《聖濟總錄》
柴胡　白朮各一兩　川芎　當歸　芍藥　防風　赤茯苓各一兩　黃耆　生乾地黃各半兩
右㕮咀，每服三錢，水一盞，棗二個，生薑三片，煎至六分，去滓，溫服，不定時。
治時氣熱病，令不墮胎方。
伏龍肝三兩
右末，水和塗臍，方五寸，乾即易。
芍藥飲，治妊娠七八個月，暴傷風寒，身體煩疼，寒熱往來，胎動不安，頭昏眩暈，腰背痠痛。
芍藥　當歸　白朮　甘草炙　人參　厚朴薑汁製，各三兩
右麤末，每服五錢，水一盞半，生薑三片，薤白三寸，同煎至八分，去滓，溫服，不拘時。若利結，則加大黃一二兩。
白朮湯，治妊娠傷寒，安胎益氣。
白朮　黃芩各三兩，等分
右麤末，於新甆中同略炒令香，每服三四錢，水一盞，生薑三片，棗二個打碎，同煎至七分，去滓，溫服。
但陽證頭痛發熱，便可服三五服即差。唯四肢厥冷陰證者，未可服。
《大全良方》第十四云，此方本當州一士人賣此藥，醫皆論斥，售去行醫，用之如神，無人得此方。予自得此治疾，無大不效者。仍安胎益母子。
又以家葛根煮汁，無時服一小盞，遁墮胎。凡用葛根，宜用家葛，曬乾。若用野葛，能動胎。《養生必用方》言之甚詳。升麻葛根湯、敗毒散及諸方用葛根，皆須人家邊種生葛，可用之。遠野之去人家，皆有大毒，殺人云云。《大全良方》目錄並第十四卷傷寒中，粗有此說。
大黃飲子，治妊娠熱病六七日，熱入腹中，大小便秘澀煩熱。

川大黃(炒)　石膏(各一兩)　知母　前胡　赤茯苓(各三分)　梔子人　甘草　黃芩(各半兩)

右㕮咀，每服半兩一兩，水一盞，生地黃一分，煎至六分，去滓，無時溫服。

又　井中泥砂，塗心下，乾即易。(以袋盛，安心下及臍下。)

又　治妊娠傷寒，苦熱不止，身上班出，忽赤忽黑，小便如血，氣欲絕，胎欲落。

梔子仁　升麻(各四兩)　青黛(三兩)　石膏(八兩)　蔥白(切一升，一盞也)　黃芩(三兩)　生乾地黃(二十分五兩歟)

右㕮咀，以水九升(九盞也)，煎取三升，去滓，分作三服，服之以快利爲度，忌熱物。

妊娠熱病胎死腹中

熱病，兒死腹中，則母身冷不能自出，但服黑神散(《局方》)，暖其胎，須臾胎即自出。但看產母，舌青者，是子既死也。

黑神散，又名烏金散。《靈苑方》名肉桂散。以溫酒服二三服，胎溫必生出也。

鹿角散(《大全良方》)，治妊娠熱病，胎死腹中下之。

鹿角(二兩，爲屑)

右以水一盞，蔥白十莖，黑大豆半合(三兩)，煎至六分，去滓，溫服。

〇《本事方》云，佛手散，治妊孕五七月，因事築磕著胎，或子死腹中，惡露下，疼痛不已，口噤欲絕，用此藥探之。若不損則痛止，子母俱安。若胎損，立便逐下。此藥催生神妙。當歸六兩　川芎四兩，右麤末，每服二三錢，水一小盞，煎令泣泣欲乾，投酒一大盞，止一沸，去滓，溫服。口噤灌之，如人行五七里再進，不過二三服便生。《和劑局方》此藥治傷胎去血多，崩中去血多，金瘡去血多，拔齒去血多，昏運欲倒者，用水煎服。

妊娠瘧病《傷寒一覽方》並《大全良方》等。

夫妊娠瘧疾者，由夏傷於暑，客於皮膚。至於秋，因勞動血氣，腠理而虛，風邪乘之，陽盛則熱，陰盛則寒，陰陽相併，寒熱俱作，邪正交爭，故爲瘧疾。發作有時，其間日發者，皆由風邪内搏五藏，横連募原，其道遠氣深，其行遲不能日作，故間日揞積乃發也。妊娠而發寒熱，相迫於胎，故多動損胎也。

前胡散，治妊娠瘧疾，發作有時，往來寒熱者，此主之。

前胡　柴胡各二兩　烏梅肉　茯苓各半兩　陳皮　厚朴薑製　桔梗炒　蒼朮　甘草炙　藿香葉　人參各一兩　半夏三分，薑汁煮，焙

右㕮咀，每服五錢，水二盞，生薑三片，棗三個，同煎至一盞，去滓，當發之前尤宜服之。日二三服，夜一服。

秦艽飲，治妊娠寒熱往來，發作有時。

秦艽去蘆，二兩二分　常山酒浸二宿，剉炒，三兩　草果二兩二分

右㕮咀，每服四錢，古酒半盞浸，當發日五更，去滓冷服。飲酒者一盞浸。

七寶散可見此《萬安方》第十卷，治妊婦瘧疾。《大全良方》十四卷有傳證，見彼可用也。

妊娠泄瀉和云荒利，又云洞泄。無澀痛而水瀉募下。

厚朴丸，治妊娠洞泄寒中。《大全良方》第十五有論，可見彼。

乾薑　厚朴去麤皮，細剉

右等分，先杵令爛，水拌同炒令乾，再爲末，水煮麪糊爲丸如梧子大，每服五十丸，或七八十丸，食前以米飲服之，日夜三五服。

草菓散，治妊娠藏氣本虚，宿挾風冷，脾胃久弱，藏府虚滑，臍腹疞痛，日夜無度。

厚朴（薑汁製，炒，二兩）　肉豆蔻（麵炮，三個）　草豆蔻（五個，煨）

右細末，每服三四錢，水二盞，薑五片，煎一盞，去滓，熱服，以米飲點服。人參散與平胃散，等分合和，以米飲服之，名胃苓散。（加縮砂、肉豆蔻，尤佳。）

又　四君子湯（加豆蔻、縮砂，見於《局方》。）

妊娠痢疾（或云滯下。）

香連圓（《一覽方》第十五），治妊娠痢下紅血，臍腹刺痛者。

南木香（四兩，不見火）　黃連（去蘆毛，十兩，與吳萸二兩同炒，去茱萸不用。）

右同細末，米糊丸如梧子大，每服五十丸，或七八十丸，以飯飲服下，日夜五服。

調胃散，治妊娠夏月紅痢，日夜無度。

罌粟殼（蜜水製）　黃連　白芍藥　白朮（各二兩）　當歸（酒浸）　甘草（炙，各一兩）　地榆（四兩）

右㕮咀，每服五錢，水二盞，煎至一盞，去滓，溫服，日夜四五服，食前。

三神圓，治妊娠痢，泄瀉頻併，腹痛者。

南木香　肉豆蔻（炮）　罌粟殼（蜜炒，各三兩）

右細末，用棗煎汁米糊爲丸梧子大，每服五十丸或七十丸，飯飲送下。或羸弱不能食，行止者，可去粟殼，代用炮訶子肉。（諸方痢藥去罌粟殼，代用訶子肉，尤佳可宜。粟殼損脾胃也。）

黃耆散，治妊娠痢疾羸弱者。

川芎　黃耆（各十錢重）　當歸（酒浸）　人參　呵子肉（炮）　白芍藥　南木香　肉豆蔻（炮）　白朮　乳香（各五錢）　茯苓　甘草（炙，各三錢）

右㕮咀，每服五錢，水二盞，煎至一盞，去滓，溫服，日夜五六服。

《聖濟總録》姙娠下痢論曰，姙娠飲食過傷，脾胃不和，冷熱之氣入於腸間，腸虚則泄，故爲痢也。然冷多則白，熱盛則赤，冷熱則交，則赤白相雜，甚則膿血雜下，速宜療之，恐傷胎也。

肉豆蔻散《聖濟録》，治姙娠下痢不可療者，及丈夫脾虚泄瀉。

肉豆蔻十個，麪炮，去麸不用　草豆蔻十個，同前　訶梨勒二十個，十個炮，去核，十個生用，亦去核　甘草一分，蜜炙

右細末，每服二三錢匕，米飲，食前，日夜四五服。

阿膠丸，治姙娠下痢，日夜無度，安胎氣，止腹痛。

阿膠炒　酸石榴皮各一兩　黄連一兩　當歸　肉豆蔻各三分

右細末，煉蜜丸赤小豆大，每服五十、七八十丸，以米飲，空心服。

《婦人大全良方》四物湯加石榴皮、訶子肉、縮砂，而煎服。名加減四物湯。又有數方，《聖濟録》百五十六卷良方繁多，可見彼。

姙娠子淋

《聖濟録論》曰，婦人懷子而小便淋痛，謂之子淋。因腎虚，膀胱經客邪熱，令溲少而數，水道澀痛，痛引於臍者，是其候也。

當歸湯，治姙娠子淋，澀痛煩悶。

當歸　芍藥　赤茯苓　甘草炙　梔子人各二兩

右㕮咀，每服四錢，水一盞，煎至八分，去滓，溫服，食前。

赤芍藥湯，治子淋疼痛。

赤芍藥二兩二分　檳榔三個，麪炮

右㕮咀，每服三四錢，水一盞，煎至七分，去滓，溫服。私云，加車前子、葵根，各二兩。

療妊娠小便澀不利，小腹，水道熱痛。

冬葵子用根，同　芍藥各二兩　黃芩　赤芍藥　車前子各二兩

右㕮咀，每服五錢，水一盞，煎至七分，去滓，溫服，食前。《大全良方》第十四，和號黃芩湯。

此藥療妊娠尿血イハリニチヲス　チヲイハリニス

《千金方》並《外臺方》云，妊娠下血及子淋。又治尿血。〇小便出血，又云尿血。

葵子一盞，碎

右以水五盞，煎取二盞半，分三服，去滓，空心，溫服。

又方　生艾葉一斤，冬根及乾艾葉亦同

右以酒五盞，煎取二盞，分三服。

續斷湯《大全良方》，治妊娠下血及尿血。

當歸　生乾地黃各一兩　續斷半兩　赤芍藥一分

右細末，空心，每服二三錢匕，蔥白湯調服。

又方　療妊娠尿血。

阿膠　熟地黃各三兩

右細末，每二三錢，空心，以米粥飲服之。

小便利不禁

論曰，妊娠腎虛胞冷，不能約，故小便利下，多不禁也。

艾葉丸，治妊娠小便利，少腹急痛。

艾葉　乾薑生各二兩二分　厚朴薑製　益智去皮，各一兩一分

右細末，蜜丸梧子大，每服三十五十丸，米飲服，空心，服已，以飯壓之。

私云，男子婦人，及妊娠小便不禁之時，山芋與糯餅，入鹽醬酒成糜，夜臨眠臥食之，每夜以小便如常爲度。

大便不通

《聖濟錄濟》論曰，妊娠腸胃有風，加之挾熱，津液不足，氣道否澀，故令腸胃枯燥，大便不通，甚則呼吸奔喘，腹脹乾嘔。

麻人丸，治妊娠大便不通，腹滿，不能食，養津液，潤腸胃。

大麻人別研如膏，四兩　人參　訶子皮去核，各二兩　大黃剉炒，二分或一兩

右細末，煉蜜丸梧子大，每服三十、五十丸，空心，溫湯服，大便通即止。

檳榔丸，治妊娠大便熱結，旬日不通。

檳榔一兩　木香半兩　大黃剉，炒，二兩　青皮去白，焙，半兩　牽牛子末，半生半炒，二兩

右細末，煉蜜丸梧子大，每服二三十丸，或四五十丸，溫湯服，空心或夜半。

妊娠大小便俱不通

冬葵根湯，治妊娠大小便不通，七八日以上，腹脹瞀悶。

葵根子亦佳，二兩　車前草乾切，一兩　木通三兩　大黃剉炒，半兩或一兩

右㕮咀，每服五錢，水一盞，煎至一盞，去滓，空心，溫服，以利爲度。

覆載萬安方卷第三十三

妊娠霍亂《大全良方》第十四卷，《聖濟錄》**無妊娠霍亂治。**

《大全良方》論曰，夫陰陽清濁相干，謂之氣亂也。頭痛體疼而吐痢者，亦爲霍亂。又手逆冷，陽氣暴竭，謂之四逆也。妊娠之病，吐痢甚者，則傷胎也。

人參散，治妊娠霍亂吐瀉，心煩腹痛。

人參　厚朴　橘紅各一兩　當歸炒　乾薑炮　甘草炙，各半兩

右細末，每服四錢，水一盞，棗三個，煎至六分，溫服，無時，頻頻服之。

白朮散，治妊娠霍亂，腹痛吐逆不止。

白朮　益智仁　枳殼製　橘紅各三分　草豆蔻去皮　高良薑炒，各半兩

右細末，每服三四錢，水一盞，薑五片，煎至六分，去滓，溫服，無時。

此外，木瓜散、止渴飲、五苓散、理中丸、胡椒湯等皆服，不損動胎氣。可見《可用方》《大全良方》等也。

妊娠心痛

夫妊娠心痛者，多是風邪痰飲乘於心之經絡，邪氣搏於正氣，交結而痛也。又乍發乍宜，休作有時，久不平，則傷損子藏也，則令胎動。凡胎轉移，則多不安，不安而動於血者，則血下也。

川芎湯，治妊娠卒心痛，氣欲絕。出《產寶方》

川芎　當歸　茯苓　厚朴製，各等分

又㕮咀，每服三四錢，水一盞半，煎至一盞，去滓，頻頻溫服。

白朮湯，治妊娠卒心痛，欲死不可忍。《古今錄驗方》

白朮三兩　赤芍藥二兩　黃芩一兩半

右㕮咀，每服四錢，水一盞，煎至六分，去滓，溫服。忌挑李雀肉。

或方云，治妊娠心痛。

香附子　竹茹各二兩

右爲末，分作二服，一半，水二盞，薑三片，煎至一盞半，二服，服之。

妊娠心痛腹痛，心腹俱痛。可見《大全良方》十二卷及《可用方》《聖濟錄》百五十五卷。

妊娠子煩《聖濟錄》不出此證並治方，悶絕也，似心痛。

《大全良方》第十三曰，妊娠子煩，苦煩悶者，以四月受少陰君火，氣以養精。六月受少陽相火，氣以養氣。若母心驚膽寒，多有煩悶，名曰子煩也。《産寶方》云，夫妊娠而子煩者，是肺臟虛而熱乘於心，則令心煩也。停痰積飲在心胸之間，或衝於心，亦令煩也。

防風　黃芩　麥門冬各三兩　白茯苓四兩

右㕮咀，每服四錢，水一盞，竹葉十片，煎至七分，去滓，溫服。忌酢物。

又竹茹一味，濃煎服之，尤佳。

妊娠胎間水氣肌膚浮腫

《聖濟錄》曰，若妊娠脾胃氣虛，經血壅閉，則水飲不化，外攻形體，內注胞胎，懷妊之始，腫滿者，必傷胎氣，如臨月而腳微腫者，利其小便，則病可愈。

澤瀉湯，治妊娠經氣壅滯，身體浮腫，喘促，大便難，小便澀。

澤瀉　桑白皮　木通　枳殼　赤茯苓　檳榔各一兩

右爲末，每服四錢，水一盞，生薑三片，煎至七分，去滓，食前溫服，稍利爲度，日二三服。

防己湯，治妊娠通身浮腫，喘息促，小便澀。

防己　大腹皮各一兩二分　桑白皮　紫蘇莖葉　赤茯苓各二兩　木香二分

右麤末，每服四錢，水一盞，生薑三片，煎至六分，去滓，食前，溫服。

《大全良方》曰，妊娠自三月成胎之後，兩足自腳面漸腫，腿膝以來，行步艱辛，以至喘悶，飲食不美，似水氣狀，至於腳指間有水出者，謂之子氣，直至分娩方消，此由婦人素有風氣，或衝任經有血風，未可忌投湯藥，亦恐大段甚者，慮將產之際費力，有不測之憂，故不可不治於未產之前也。古方論中少有言者，按《名醫錄》云，宋少主元徽，與徐文伯微行學鍼法。文伯見一妊婦，足腫不能行。少主診脈曰，此女形也。文伯診之曰，此男胎也。少主怒欲破胎。文伯測曰，臣請鍼之，胎遂墮，男形也。此妊娠足腫之說見於古者。元豐中淮南陳景初，名醫也。獨有方論，治此病方名，初謂之香附散，李伯時易名曰天仙藤散。○《銅人形經》有此傳。

天仙藤散

天仙藤炒　香附子炒　陳皮　甘草　烏藥不須要天台者，但得嫩白而香辨者良

右等分，淨称，爲細末，每服三四錢，水一盞，薑三片，木瓜三片，紫蘇五葉，同煎至七分，放溫，澄清，空心，食前服，日三服。小便利，氣脈通，體輕，腫漸消，更不須多服。元豐末王刑公居金陵，舉家病，以詩贈景初曰，舉族貧兼病，煩君藥石功，到家何所寄，一一問忨鴻。因此見方得於李伯時家傳方。錄於臨川張右承宅。

澤瀉散，治妊娠氣壅，身體腹脇浮腫，喘息，大便不通，小便赤澀。

澤瀉　桑白皮　木通　枳殼　檳榔　赤茯苓等分

右㕮咀，每服四錢，水一盞，薑五片，煎至六分，去滓，食前，溫服。私云，加大黃等分。

防己湯，治妊娠脾虛，通身浮腫，心腹脹滿，喘息，小便不利。

防己三兩　桑白皮　紫蘇莖葉　赤茯苓各四兩　木香一兩

右麤末，每服四錢，水一盞，薑五片，煎至七分，去滓，食前溫服。

千金鯉魚湯，治妊娠腹大，胎間有水氣。

白朮五兩　茯苓四兩　當歸　芍藥各三兩

右細末，以鯉魚一頭，修事如食法，煮取汁，去魚不用，每服四錢，入魚汁一盞半，生薑七片，橘皮少許，煎至七分，去滓，空心服。《集驗方》同。此方神妙也，非只妊婦，男女大小之人水腫腹滿，皆可服之。

五皮散見《局方》《指迷方》治妊娠腫滿。

又五皮散，每服半兩，水二盞，濃磨木香水一呷，同煎至八分，去滓，空心，溫服。亦治男子脾虛腫滿。

一方無桑白皮，有白朮，倍之，名白朮散。

妊娠咳嗽

人參散，治妊娠咳嗽。《聖濟錄》

人參　陳皮　甘草炙，各三兩　生薑五兩，切片

右細末，每服二三錢匕，以沸湯服。

桔梗散《大全良方》，治妊娠肺壅，咳嗽喘急，不食。

天門冬去心，一兩　桑白皮　桔梗　紫蘇各半兩　赤茯苓一兩　麻黃去節，三分　貝母　人參　甘草各半兩

覆載萬安方卷第三十三

右㕮咀，每服四錢，水一盞，薑三片，煎至七分，去滓，不拘時服。又《局方》麻黄散，治妊娠傷寒，涎多咳嗽。

知母　杏人　天門冬　桑白皮分等

右㕮咀，每服三錢，水一盞，煎至七分，去滓，溫服。

已上妊娠諸病，散在衆方中，今常所患之病治，抽書如斯，不守略泥此書，廣看於諸方，遍可調治矣。

覆載萬安方卷第三十三

嘉曆二年五月二十八日朱點了

冬景勵愚，可看記之，不可忽之，不可忽之。性全。

同日墨點了　性全

三十三卷

朱墨紙員三十丁

婦人

一姙婦轉女爲男法並安胎方
二體玄子借地法
三安產藏衣及十三神吉凶方位
四入月預備藥物
五催生靈符
六胞衣不出
七產後將護法

覆載萬安方卷第三十四

性全　集

婦人四

妊婦轉女爲男法並安胎方

論曰，懷妊三月，名始胎。血脈不流，象形而變，是時男女未定，故令於未滿三月間，服藥方術轉令生男也。其法以斧置妊婦臥床下，繫刃向下，勿令人知，恐不信者。令待雞抱卵時，依此置斧於雞窠下，一窠盡出雄雞。此雖未試，亦不可不知。凡受胎三月，逐物變化，故古人立胎教論，能令生子，良善長壽忠孝仁義，聰明無疾。蓋須十月之內，常見好境象，無近邪僻，真良教也。《三因方》

安胎飲《三因方》十七卷，治妊娠胎寒腹痛，或胎熱多驚，舉重腰痛，腹滿胞急，卒有所下。或頓仆閃肭，飲食毒物，或感時疾，寒熱往來，致傷胎藏。懷胎間，常可服之。

川芎　枳殼去瓤，麸炒，各一兩二分　熟地黃三兩　糯米二合半，盞許歟

右細末，每用四大錢，水一盞半，薑五片，棗二個，金銀少許，同煎至七分，食前服。私云，金銀者，薄苛一名也。又實金片銀片歟。忍冬一名金銀花也。

《千金方》二云，妊娠十月，五藏俱備，六府齊通，納天地氣於丹田，故使關節人神皆備。但俟時而生。

妊娠一月始胚，二月始膏，三月始胞，四月形體成，五月能動，六月筋骨立，七月毛發生，八月臟腑具，九

月穀氣入胃，十月諸神備，日滿即產矣。宜服滑胎藥，入月即服。

丹參膏，養胎臨月服，令滑而易產方。

丹參半斤　川芎　當歸各二兩　山椒五合一盞椒十合，五合者，半盞也。姙娠人若有熱者，以大麻仁五合代用之，尤佳

右㕮咀，以清酒溲濕，停一宿，以成前豬膏四升四盞也，以一盞當一升，微火煎，色赤如血，膏成，新布絞去滓，每日取如棗許，內酒中服之。不可逆服，至臨月乃可服，舊用常驗。《可用方》三味，而無椒也。

私云，今代本朝，從第七個月用之，太違於不可逆服之誡。近代宋朝不用之，只用救生散，尤有神驗云云。

《嚴氏濟生方》第九云，論曰，懷姙十月，形體成就，入月合進，瘦胎易產之藥。今世多用枳殼散，非為不是。若胎氣肥實，可以服之。況枳殼大能瘦胎氣，本怯，豈又瘦之也。不若進救生散能安胎益氣，令子緊小，無病易產，又且多少穩當。

救生散嚴氏，安胎益氣易產。自第九月至生產期，每日二三服。

人參　訶子皮去核　麥蘖炒　白朮剉，炒　神麯炒　橘皮炒，陳皮同

右等分，細末，每服三五錢，水一盞，煎至七分，食前，日二三，溫服。

近代用滑胎枳殼散，大損小兒，子難長。《醫說》有枳殼散之戒，可見彼戒。自披此救生散方，每值姙婦，問來用此方，皆有神效，更無違失。丹參膏則無失無功，與救生散並用無難。不爾，只特用救生散，尤有妙功耳。

體玄子借地法

東借十步，西借十步，南借十步，北借十步，上借十步，下借十步。壁方之中，肆拾餘步。安產借地，或有穢污，或有東海神王，或有西海神王，或有南海神王，或有北海神王，或有日遊將軍，白虎夫人，遠去

十丈，軒轅招搖，舉高十丈，天府地軸，入地十丈。令此地空閒，産婦（某氏，此每人可書産婦姓氏）安居，無所妨礙，無所畏忌，諸神擁護，百邪速去，急急如律令敕（以朱書之）。

以前借地法，於入月一日即寫，一本貼在於産婦所居正北壁上，更不可避日，遊反支及諸神煞等。

凡婦人入月，不可休頭，濕冷流於足太陽之經，令子横逆不順，誡慎之。

又孕婦不語，非病也。間有如此者，不須服藥，臨産月，但服保生丸、四物湯之類，産下便語得，亦自然之理，非藥之功也。又醫家不説與人，臨月則與尋常之藥，産後能語，則以爲醫之功，豈其功也哉。《素問經》及《太素經》曰，黄帝問曰，人有重身，九月而瘖，此爲何也。岐伯對曰，胞人之絡脈絶也。帝曰，何以言之。岐伯曰，胞絡者，繫於腎少陰之脈，貫腎繫舌本，故不能言。帝曰，治之奈何。岐伯曰，無治也，當十月復。〇重身者，母子相重，故孕人謂之重身也。

〇孕婦悲傷啼哭

許學士云，鄉里有一婦人，數欠，無故悲泣不止，或謂之有祟祈禳，請禱備至，終不應。予忽憶有一證云，婦人臟燥，悲傷欲哭，象如神靈，數欠者，大棗湯。予急令治藥，盡劑而愈。古人識病製方，種種妙絶，如此試而後知。

大棗湯，治婦人臟燥，悲傷欲哭，象若神靈，數欠者，皆主之。

甘草（三兩）　小麥（一升）　大棗（十個〇一升者，一盞也。棗十個，日本棗其形小，以二十個用）

右㕮咀，以水六升，煮取三升，去滓，分三服，溫服。亦補脾氣，專治婦人。方名甘草湯（《大全良方》第十五卷有傳，可見。）

滑胎枳殼散，瘦胎易産（《大全良方》），胡陽公主，每産累日不下，南山道士進此方。

枳殼（二兩）　甘草（一兩）

覆載萬安方卷第三十四

右細末，每服二錢，以百沸湯點服，空心，日三服。凡懷孕六七個月已上，服之，令子易生。初生胎小微黑，百日已後，肉漸變白，此雖孫真人滑胎易產方，然抑陽降氣，爲衆方之冠。此方分兩出《必用方》，以此爲正。

一方　枳殼六兩　甘草一兩，未產人，甘草性寒，故減。未產前一月，日三服。

一方　加糯米半升，同炒爲末，米飲白湯服。溫隱居加當歸、木香各等分。

張氏方縮胎散，易產，治腸中諸病，下氣寬鬲。枳殼五兩，甘草一兩半，香附子三兩，炒。爲細末，煎薑湯亦服。大小便不通，加牽牛子末微炒，一二錢服。治妊婦血氣，塊僻疼痛，男子疝氣，氣塊亦佳。《選奇方》香附子　枳殼各二兩　甘草半兩

私云，《醫說》及《嚴氏方》雖有枳殼散之戒，諸方多用之，亦與內補丸並服，有功無失。

內補丸，治妊婦衝任脈虛，補血安胎。

熟地黃三兩　當歸一兩，微炒

右細末，煉蜜丸梧子大，溫酒服三五十丸。孕婦入月，每日一二服。

許學士云，大率婦人妊娠，在抑陽助陰。蓋抑陽助陰之藥甚多，然胎前藥，唯惡群隊。若陰陽交錯，別生他病，唯是南山道士枳殼散所以抑陽，四物湯所以助陰故爾。然枳殼散差寒，若單服之，恐有胎寒腹痛之疾，以內補丸佐之，則陽不致強，陰不致弱，陰陽調停，有益胎嗣。此前人未嘗論及也。〇群藥，藥才多數故也。

易產滑胎方，其藥性滑利小便。

車前子

右細末，每服方寸匕，酒服。不飲酒者，水服。若利下，炒焦，以米飲服之。

神寢丸，治產難，瘦胎，滑利易產，臨入月服之，極有神效。

乳香（通明者，一兩，別研） 枳殼（二兩）

右細末，煉蜜丸梧子大，每服三十丸，空心，溫酒服，每日一服（或五十丸）。孕婦九個月以後至產服之。

陸氏方，乳香一味，以酒米糊丸，名寢生丸。

保氣丸，安胎寬氣，進食瘦胎，易產。設或居處失宜，偶然頓仆，胎動胎痛，漏胎下血（妊孕月水，謂之漏胎）。亦兼服佛手散（《局方》）、神寢丸、枳殼散等，入月內，大宜常服。

香附子（四兩） 益智 紫蘇葉（各半兩） 山藥 縮砂人（一兩） 木香（四錢重） 甘草（一兩一分，一兩皆十錢重）

右細末，每服二三錢，白湯空心點服。

已上入月（九月），自第一日至出產，每日宜服。此外諸藥略之。

安產藏衣及十三神吉凶方位

推婦人行年法，圖在別卷。今依體玄子借地法，無所忌畏。若猶深守諸神方位吉凶，則善之中善，妙之中妙焉。

〇禁咒產褥法

禁草法，爲產婦鋪薦蓆茵褥訖即咒曰。頌文

鐵鐵湯湯非公所當，是王一言得之銅，一方得之鐵，母子相生俱篾鐵，急急如律令。

禁水法，產婦可用時，貯水咒曰，南無三寶水，水在井中爲井水，水在河中爲河水，水在器中爲淨水，水在法中爲真水。自知非真莫當真水。

以淨持濁，以正治邪，日遊月殺，五士將軍。
青龍白虎，朱雀玄武，招搖天狗，軒轅女妖。
天呑地呑，懸尸閉肚，六甲禁諱，十二神王。
土符伏神，各安所在，不得動靜，不得忌干。
若有動靜，若有忌干，施以神咒，當攝汝形。
阿佉尼阿毗羅莫多梨娑地梨娑訶。

入月預備藥物

保氣散、佛手散、枳殼散、神寢丸、榆白皮散、保生丸、催生丸、黑神散、大聖散、理中丸、催生符、生地黃、羌活、葵子、黃連、竹茹、烏梅、石鷰雌雄、甘草、海馬一對、馬啣鐵、棗子、陳皮、薑錢、黑豆、白蜜、無灰酒、童子小便、好醋 白朮 煎藥爐火鉢也、濾藥帛、小石二三十顆

湯瓶 私加增損四物湯、蘇合香丸、辰砂、草麻子二三百個、半夏末，吹鼻。

催生靈符

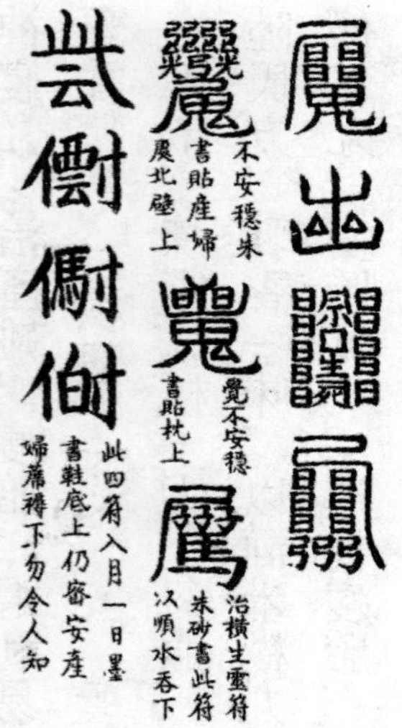

治橫生靈符
不安穩朱書貼產婦床北壁上
覺不安穩書貼枕上
朱砂書此符以順水吞下
此四符入月一日墨書鞋底上仍密安產婦薦褥下勿令人知

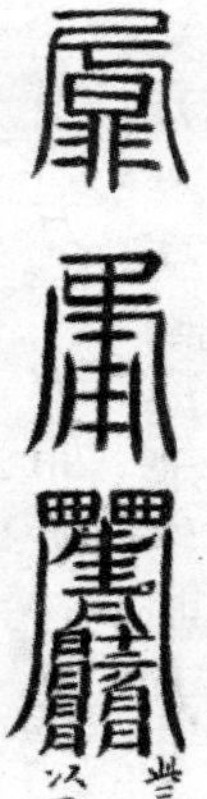
此三符遇產難以墨書吞之

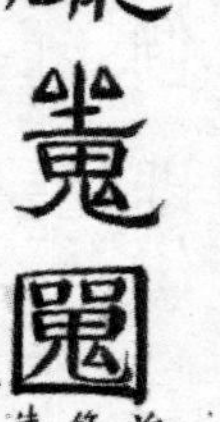
治胞衣不出靈符四道急則以朱砂書符吞下

催生丹，療產婦生理不順，產育艱難，並宜服之。以天醫日合之。《聖惠方》《局方》同

兔腦髓十二月中取之，去皮膜，研如泥　乳香通明者，二兩二分　母丁香末一錢，雞舌香也　麝香一字

右細研，以兔腦髓和圓如雞頭大，陰乾，用油紙密封貼，每服一圓，溫水服。即時產，隨男左女右，手中握出，良驗。

又方　通明乳香一塊如皂子大

右爲末，覺腰痛時，用新汲之水一小盞，入醋少許同調，扶立令產婦兩手捉石鷰，坐婆飼藥飲之，先令妊婦念醫靈藥聖三遍，然後服之。仍略扶行數步，須臾坐草，便生，更無痛楚，神良。〇坐婆女，扶持產婦之老婆女也。

又方

大辰砂隨多少，端午日曬，至百日，不得著雨。若滿百日，取研如粉

右用臘月兔腦髓和圓如綠豆大，欲覺產，粥飲服一丸，良久便坐，其藥男左女右手中把出。

又方

臘月兔頭一枚　燒存性爲灰

右細末，以葱白煎湯調服二三錢，立生。

覆載萬安方卷第三十四

又方

兔皮毛

右皮與毛和燒爲灰，末之，以酒調服方寸匕，即產。衣不下者，服之即下。

○《大全良方》催生柞木飲子，治產難，或橫或倒，死胎爛脹於腹中，此方屢用神效。生大柞木枝一大握，長一尺，淨洗，寸剉，甘草大者，五寸，剉作五段，右用新汲水三升半，同入新砂瓶內，以紙三重緊封之，文武火煎至一升半，令香。覺腹痛，便準備候產。婦腰重痛，欲坐草時，溫溫飲一小盞，便覺心下開豁。如覺再渴，又飲一盞至三四盞，覺下重，便生，更無諸苦，切不可坐草早，及坐婆亂下手，如催生藥，只消一服。此方至驗，乃上蔡張不愚方。

救產難經日不生

雲母粉五錢重

右以溫酒調服，入口，當產不順者即產，萬不失一。《陸氏方》云，是何德楊方，云已救三五千人。卻用雲母粉澄過研細，取一團如雞子大，臨時以無灰酒服下。

治橫產逆產，理不順，及子死腹中。

伏龍肝カマツチ

右細研，每服一二錢匕，溫酒服之，兒頭戴土而出生。

《備急方》療難產三日不出。

吞槐子十四個，即生。

《廣濟方》服蒲黃二三錢，《千金》《集驗》、崔氏同。

又方　當歸爲末，服方寸匕。

催生如神散，療逆產橫生，瘦胎，兼治產前產後虛損，月水不調，崩漏，一名催生黑散，一名烏金散，一名二神散。

百草霜　香白芷不見火

右等分，細末，研拌，每服二三錢，以溫酒或沸湯服。先以童子小便、米醋，二藥合煎而爲膏，臨產時以溫酒沸湯，每服一二彈子大，服之立生也。

勝金散，郭稽中《產難方論》曰，產難者何，胎側有成形塊，爲兒枕，子欲生時，枕破與敗血裹其子，故產難。但服勝金散，逐其敗血即自生。若逆生橫生，並皆治之。

麝香一錢重，研　鹽豉納豆也，一兩，以舊青布裹了，燒令赤，急以乳缽研

右細末，取秤錘燒紅，以酒淬之，調服一二錢匕。

胞衣不出和名云後物。《大全良方》十八有二十二方。

《大全良方》十八卷云，夫有產兒出，胞衣不落者，世謂之息胞，由產初時用力，此產兒出而體已疲憊，不能更用力，產胞經停之間，而外冷氣乘之，則血道澀，故胞衣不出，須急以方藥救治。舊法胞衣不出，恐損兒者，依法截臍帶而已。郭稽中論曰，胎衣不下者何。答曰，母生子訖，流血入胞衣中，胞衣爲血所脹，是故不得下，治之稍緩，腹中脹滿，以次上衝心胸，疼痛喘急者，但服奪命丹，以逐去胞衣中血，血散脹消，胞衣自下而無所患。更有牛膝湯等，用之甚效。

奪命丸

附子一兩，炮　牡丹皮二兩　乾漆二分，碎之，炒令煙盡

右細末，以釅醋一盞，大黃末二兩，同煎，熬成膏，和藥丸如梧子大，每服七丸或十五丸、二十丸，以

溫酒服，不拘時候。

牛漆湯《大全良方》《必效方》，治胎衣不出，臍腹堅脹，急即殺人。服此藥，胞衣即爛下，又下死胎。

牛膝　瞿麥穗各四兩　當歸三兩　通草六兩　滑石八兩　葵子五兩

右細剉，以水九升，煮取三升，分三。若胞衣不下，腹脹滿，即殺人。推其源，皆是胞衣有血奔心，是不出也。或坐婆生疎，斷帶收兒，其胞衣失於繫住，則帶縮入腹中，便不得出。宜服此藥，衣即爛出也。《廣濟方》《集驗方》《千金》、崔氏等同。

牛膝散，治胞衣不出，及姙娠五六月墮胎，而胞衣不下。

牛膝　川芎　朴消　蒲黃各三分　桂心二分　當歸一兩二分

右麤末，每服四錢重，水一盞，薑三片，生乾地黃不乾尤良一分，同煎至六分，去滓，溫服，頓二三服，立出。

又胞衣不出，若腹脹則殺人。

黑豆一合，炒令熟

右入醋一盞，煎三五沸，去豆服二服分之。又以酒煎服，亦良。

又服蒲黃二三錢，溫酒或白湯。《必效》《集驗》《千金》、崔氏

又方　以冷水噀產婦面。神驗。

如聖膏，治難產兼胞衣不下，及治死胎，用草麻子二三十粒，去殼，細研成膏，塗產婦腳心涌泉穴上，胞衣即下，速洗去，不洗腸出。若腸隨胎衣出，則卻用此膏塗頂上，腸自縮入也。

〇治盤腸連胞衣腸出也。別有治方，此術尤佳。

《大全良方》，治胞衣不下訣云第十八卷，婦人百病，莫甚於生產。產科之難，臨產莫重於催生，既產莫甚於胞

衣不下。且流血入胞中，爲血所脹，上衝心胸，喘急疼痛，必致危篤。若有此證，宜急斷臍帶，以少物先繫而後斷之，不然衣上衝心。縱淹延數日，亦不害人。只要産母心懷安泰，終自下矣。累試有驗，不可輕信坐婆，妄用手法，多有因此而亡，深可浩嘆。

私云，此治胞衣不下，有多治方，勘看數方。又以紙撚探産婦喉内，作嘔噎，隨逆氣催胎衣下，含弓弰、含杓柄，皆此意也。

私曰，産訖，以紙帛布巾浸醋如掌廣，置産婦之頂顱，乾則常易，産後三五十日，兼防於奔悶血暈耳。又燒小石數顆，沃醋，以煙氣令聞之，晝夜莫倦，血暈悶絶則可進。清魂散、黑神散、蘇合香圓、增損四物湯，而後隨證可療養。

産後將護法（ヲサメマホル心也。）

論曰，凡婦人生産畢，且令飲童子小便一盞（私云，蘇合香圓以水並湯、童小便），不得便臥，且宜閉目而坐，須臾方可扶上床仰臥，不得側臥。宜立膝，未可伸足，高倚床頭（枕高可二尺許），厚鋪茵褥，遮圍四壁，使無孔隙，免被賊風。兼時時令人以物從心擀至臍下，使惡露不滯，如此三個日可止。仍不可令多臥，如臥多，看承之人，宜頻喚醒。舊說産婦分娩了三日，方可上床，則必就地睡臥，又豈可令産婦近地氣乎（地臥則永不可也）。纔生産畢，不得問是男是女，且先研醋墨三分服之（墨三分許，以醋研之服）。一方云，不可服醋墨，有傷肺經，成欬嗽之戒，誠過慮也。然醋墨本破凝血，然不可用釅醋，仍不可太多，即不至傷肺。更産後三日内，令産婦嘗聞醋炭氣（以醋沃炭火，令聞盛煙），或燒乾漆，令聞其煙。若無乾漆，燒破舊漆器，令聞之。以防血逆、血迷、血暈不省之患。夏月宜於房門外燒磚，以醋沃之，置醋煙氣於房中。分娩之後，須臾且食白粥一味，不可大飽，頻少與之爲妙。逐日漸增之，不用經宿之粥。又不可令冷温，恐留滯成疾，仍時時與童子小便一盞飲之。新産後，不問腹痛不痛，有病無病，以童子小便，以酒和半盞，溫服，五七服妙。一臘（七日也）之後，方可快進醇酒，並些小鹽味。一法纔產，不得與酒，緣酒引血迸入四肢，兼產母藏府方虛，不禁消酒，熱酒入腹，必致昏悶。七日後，少進些酒，不可多飲。若服藥之酒，可用黑豆淋酒，宜避風邪，養血氣，下惡露，行乳脈也。夏月之間，亦不須強飲酒。一臘之後，喫物無味也。又產後三月之後，方少可食溫麪，早食則成腫疾。又鯉魚令血氣不行，三月之後可食。（私云，若產後血下過多，則食鯉魚無失。）烏賊魚、藕根，令血迸行，若血不下，則可食之。血妄行過下，則不可食。若未滿百日，不宜多語嬉笑，驚恐憂惶，哭泣思慮，恚怒，強起離床，行動久坐。又不作鍼線，用力工巧費志。又不可恣食生冷，粒硬果菜，肥膩魚肉之物，及不避風寒，脫衣洗浴，冷水洗灌，當時雖未覺，而大損血氣，百日以後及終身，即成蓐勞等諸病，縱有名醫，不可療。大都產婦將息，須是滿百日，方可平復，大慎觸犯。又產後不慎風冷，成角弓反張，謂之蓐風，遂致不救。滿月之以後，深尚可慎也。經云，婦人非止臨產須憂，產後大須將理，慎不得恃身體和平，取次爲之，乃縱心恣意，無所不爲。若有觸傷，便難整理，犯時微若秋毫，感病重如山岳。知命者，可不謹之。（已上《大全良方》十八卷之產後門，並《局方》、《可用方》三十卷。）

私云，日本國風俗云，產後七日七夜不臥眠（云云），此習久矣。凡男女產未產，若二三日夜不寢臥，則身心悅然，血氣錯亂，何況產勞之女，七日夜不睡臥，爭得安穩，是以心思茫然，言語謬誤，醫師失治，自稱邪鬼。看婦者用祈禳而後終夭命，太可哀憐矣。《千金》《聖惠》《外臺》《局方》已下諸方，皆生產以後，須臾上床仰臥（不側臥），立膝（不伸足）。未見一書一方而一日夜，乃至七日夜不睡臥之說。風俗之邪說，世世雖習用，醫師何不改正之。《局方》產後將護法云，且纔得分娩，切忌問是男是女，看血下多少，隨證服治血暈之藥。良久喫粥，服四順理中圓、蘇合圓，便令人以手從產婦心下按摩至臍腹，日日五七次。若有疾證，即隨證服藥，藥粥相間，半時頻頻服餌。若疾急則不認半時說，頻與諸藥。且產婦宜閉目而坐，背後倚物，左右看承。常令直立兩膝，雖時眠睡，頻令喚覺，過一伏時，方得上床，亦須立膝，高梏床頭，厚鋪裀褥，直至百晬。常服當歸圓、當歸建中湯、四順理中圓，日各一兩服，以養藏氣，補血脈。兩臘（二七日也）之後，方得肉食（二七日以後，肉食云云。鹿肉。）《聖濟總錄》百六十卷云，生產三日之内，只食白粥，間服滑血和氣之劑藥，三日之後，時飲少醇酒，併食軟飯，旬日以後，漸可食滋味。一月之内，慎不可出房縱步及女工之勞。又百日之内，慎無犯房室及諸飲食。又戒喜怒憂恚悲愁，恐致疾患。凡產婦一月之寢臥，常須覆衣被，縱暑月亦不得露身體，尤避風冷濕蔭之氣。若沐浴，亦須出三月外，縱復不能依此，亦須六十日後，方可沐浴。

楊氏曰，凡言滿月者，謂滿三月，非三十日也。

增損四物湯（《易簡》《大全》《局方》等），治產後下血過多，榮衛虛損，陰陽不和，乍寒乍熱，兼治婦人氣血不足，四肢墮怠，乏力少氣。

當歸　川芎　白芍藥　人參　乾薑　甘草（各三兩）

右㕮咀，每服四錢，一盞煎至六分，去滓，熱服。

一方治經血凝滯，腹内血氣作疼，用《局方》四物湯，加蓬莪朮、官桂等分服。名六合湯。又治產後血摶，口乾煩渴，加栝蔞、麥門冬。煩熱，小便澀，大便秘，加大黃、桃人。大率產後，不問下血多少，須日進黑神散三服。下血少者，以大聖散問之。產後二臘以後，腹内略無疼痛，方服四物湯、建中湯之類。若早服之，則補住敗血，爲後患不淺。黑神大聖散，非逐血藥，但能推陳致新，多服不妨。今人往往疑其逐血性寒，則不然，看其用藥可見矣。若惡血去多，徐徐補之，亦不爲晚。不可姑息，以貽後患，且如古方用四順理中圓，爲產後進食之劑，既用蜜圓。又倍甘草，其甜恃甚，豈能快脾，不如只用理中湯減甘草矣。若素有痰飲者，二陳湯之類，服之爲佳。〇產後四物湯，二七日之早，不可服。〇產後不可用四順理中丸（《易簡方》）

凡產後諸病，並產前十八論，《千金方》十科論，及《產育保慶集》二十一論，部類在別卷，此一卷則當用下篇也。產圖推行年所向吉凶方位，並胞衣藏方等，別記之耳。

覆載萬安方卷第三十四

嘉曆二年六月一日朱點了
性全
同二日墨點了
冬景策志，思之思之。
性全　六十二才
朱墨之紙數三拾一丁